普通高等教育"十三五"规划教材
全国高等中医药院校规划教材

供中医、中西医结合、针灸、推拿、骨伤、康复等专业使用

金 匮 要 略

第 2 版

主　编　姜德友

副主编　刘宏岩　吴　洁　喻　嵘　李俊莲　王　苹

编　委　（按姓氏笔画排序）

马晓峰（天津中医药大学）　　　　　王　苹（福建中医药大学）

王　寅（云南中医学院）　　　　　　王庆胜（甘肃中医药大学）

王俊霞（贵阳中医学院）　　　　　　牛　锐（陕西中医药大学）

卞　华（南阳理工学院）　　　　　　吕翠霞（山东中医药大学）

刘　俊（上海中医药大学）　　　　　刘丽娟（广州中医药大学）

刘宏岩（长春中医药大学）　　　　　孙许涛（黑龙江中医药大学）

李云海（湖北中医药大学）　　　　　李俊莲（山西中医药大学）

李鹏英（北京中医药大学）　　　　　吴　洁（南京中医药大学）

张　瑞（河南中医药大学）　　　　　张　静（广西中医药大学）

张秋霞（首都医科大学中医药学院）　陈桂敏（海南医学院）

周海虹（厦门大学医学院）　　　　　姜德友（黑龙江中医药大学）

袁世清（成都中医药大学）　　　　　曹灵勇（浙江中医药大学）

韩洁茹（黑龙江中医药大学）　　　　喻　嵘（湖南中医药大学）

主　审　李敬孝（黑龙江中医药大学）　　黄仰模（广州中医药大学）

科 学 出 版 社

北　京

内 容 简 介

本书是第 2 版，为普通高等教育"十三五"规划教材之一。非根据《金匮要略》本科教学大纲编写，注重提倡中医临床思维的训练与培养，以宋·林亿等诠次、明·赵开美校刻的《金匮要略方论》为蓝本。全书内容共分 23 章，设【释义】、【典型病案】、【辨治思路解析】、【讨论】、【参考医案】五部分，全书主要介绍学习《金匮要略》的目的及意义，简要阐释金匮原文、精选古今病案、介绍临床实际辨治杂病思维流程，并对杂病辨治思维模式、思维原则、思维方法进行系统的归纳整理，力主在授课时更真切地再现中医辨治杂病的临床思维程序。

本书可作为全国高等中医药院校中医、中西医结合、针灸等相关专业学生学习《金匮要略》专业课教材使用，还可供中医专业的临床医师、教学及科研人员、研究生学习和使用。

图书在版编目（CIP）数据

金匮要略 / 姜德友主编. —2 版. —北京：科学出版社，2017.6

普通高等教育"十三五"规划教材　全国高等中医药院校规划教材

ISBN　978-7-03-053677-8

Ⅰ.①金……　Ⅱ.①姜……　Ⅲ.①《金匮要略方论》-中医学院 -教材

Ⅳ.①R222.3

中国版本图书馆 CIP 数据核定（2017）第 137758 号

责任编辑：郭海燕 / 责任校对：赵桂芬
责任印制：赵　博 / 封面设计：陈　敬

科学出版社 出版

北京东黄城根北街 16 号
邮政编码：100717
http://www.sciencep.com

三河书文印刷有限公司 印刷

科学出版社发行　各地新华书店经销

*

2007 年 3 月第 一 版　开本：787×1092　1/16
2017 年 6 月第 二 版　印张：20 1/4
2017 年 6 月第四次印刷　字数：517 000

定价：**59.00** 元
（如有印刷质量问题，我社负责调换）

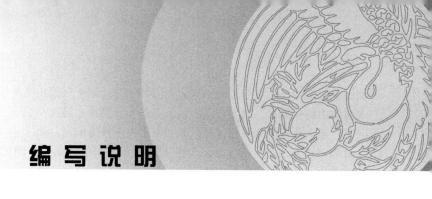

编写说明

　　《金匮要略》（案例版）第2版教材的编写宗旨是使《金匮要略》理法方药与临床实际有机结合，为学生提供一部具有科学性、系统性、先进性、实用性、启发性、创新性，并有利于培养与提高学生中医临床思维能力和实践能力的教科书。本书根据《金匮要略》本科教学大纲编写，可作为全国中医药院校中医专业理论课教学的主体教材或配套教材使用，也可用于实践教学中的辅导与考试及中医师资格考试的复习辅导用书，并可供从事中医药或中西医结合的临床医师、教学及科研人员、研究生学习和使用。

　　本书是以宋·林亿等诠次，明·赵开美校刻的《金匮要略方论》为蓝本，为保持该书原貌，仍然保留《金匮要略方论》序，并列《伤寒杂病论》序以供研究参考。

　　本书的编写，力求突出实效性，突出《金匮要略》特色，突出杂病辨治的临床思维全过程，即通过病案的分析，使学生形成中医临床思维方式，强化和提高运用《金匮要略》理法方药解决常见病、多发病、疑难杂重病的综合分析能力和处理具体问题的能力。同时，通过以案论理的教学模式，进一步提高中医理论水平。在编写内容上，力求精炼、简洁、真实，重点突出、深浅适度，为了便于理解原文内容和教学需要，第2版教材增设了原文简要释义，并将首版教材部分内容进行增减凝炼。

　　全书共23篇，后附杂疗方三篇及方剂索引。绪论部分主要介绍学习《金匮要略》医案的目的及意义，《金匮要略》医案的概况及研究方法、学习要点。同时，为了更好地理解《金匮要略》医案，还对《金匮要略》杂病辨治思维模式、思维原则、思维方法进行了系统的归纳整理。在各篇中仍用分类的编排方式，选择突出《金匮要略》特色、常用且疗效好的方证医案列在相应条文下，并设【释义】、【典型病案】、【辨治思路解析】、【讨论】、【参考医案】五部分。【释义】简要阐释《金匮要略》原文。【典型病案】精选与相应条文方证基本符合的古今病案。【辨治思路解析】是本书的核心部分，目的在于体现临床实际辨治杂病思维流程。内容包括：①病证辨析：根据病证诊断要点，确定病证，并作必要的疑似病证及类证鉴别；②病因病机分析：根据病案所述症状、体征，分析病机，即审证求因，从而为审因论治、守机用药提供可操作的依据；③治法与方药分析：包括据证立法、处方及药物配伍分析；充分反映理法方药的内在有机联系及立法处方用药的原则性和灵活性；复诊内容主要包括用药治疗效果、病情变化及随症变法、处方用药情况，反映杂病辨治思维全过程，从而体现中医诊治疾病的动态观。【讨论】围绕病案与对应原文方证等相关具体问题进行讨论，以加深对《金匮要略》原文的理解。【参考医案】主要精选体现异病同治的古今医案，以拓展辨治思路。另外，考虑到篇幅，对有些方证条文下仅列【参考医案】，不作分析，仅供自学。为在授课时更真切地再现中医辨治杂病临床思维，故对原案进行体例和文字加工。方剂检索部分为查原方提供了方便，也为查找书中各方证案例提供线索。

　　本书由全国29所高等中医药院校联合编写，是各院校长期从事《金匮要略》教学和临床实践工作的教授、专家的经验总结。本书绪论由姜德友编写；第一篇由韩洁茹编写；第二篇由吕翠霞编写；第三篇由牛锐编写；第四篇由刘丽娟编写；第五篇由孙许涛编写；第六篇由李俊莲编写；第七篇由张瑞、王寅编写；第八篇由李云海编写；第九篇由袁世清编写；第十篇由王庆胜编写；第十一篇由卞华编写；第十二篇由喻嵘、周海虹编写；第十三篇由张静编写；第十四篇由张秋霞编写；第十五篇由刘俊编写；第十六篇由曹灵勇编写；第十七篇由李鹏英、陈桂敏编写；第十八篇由刘宏岩编写；第十九篇由马晓峰编写；第二十篇由王俊霞编写；第二十一篇由吴洁编写；第二十二篇由王苹编写。黑龙江中医药大学的李敬孝教授和广州中医药大学的黄仰模教授对本书的编写给予了指导，在此一并表示感谢。

本书系以案例形式编写《金匮要略》教材，虽然我们凝聚了集体的智慧，在编写时做了很多努力和尝试，仍可能存在疵漏之处，希望各院校在使用过程中，不断总结经验，提出宝贵意见，以期再版时进一步修订、完善、提高。

《金匮要略》编委会

2017 年 6 月

《伤寒杂病论》序

　　论曰：余每览越人入虢之诊，望齐侯之色，未尝不慨然叹其才秀也！怪当今居世之士，曾不留神医药，精究方术，上以疗君亲之疾，下以救贫贱之厄，中以保身长全，以养其生。但竞逐荣势，企踵权豪，孜孜汲汲，惟名利是务；崇饰其末，忽弃其本，华其外而悴其内。皮之不存，毛将安附焉？卒然遭邪风之气，婴非常之疾，患及祸至，而方震栗；降志屈节，钦望巫祝，告穷归天，束手受败，赍百年之寿命，持至贵之重器，委付凡医，恣其所措。咄嗟呜呼！厥身已毙，神明消灭，变为异物，幽潜重泉，徒为啼泣。痛夫！举世昏迷，莫能觉悟，不惜其命，若是轻生，彼何荣势之云哉？而进不能爱人知人，退不能爱身知己，遇灾值祸，身居厄地，蒙蒙昧昧，蠢若游魂。哀乎！趋世之士，驰竞浮华，不固根本，忘躯徇物，危若冰谷，至于是也！

　　余宗族素多，向余二百，建安纪年以来，犹未十稔，其死亡者，三分有二，伤寒十居其七。感往昔之沦丧，伤横夭之莫救，乃勤求古训，博采众方，撰用《素问》、《九卷》、《八十一难》、《阴阳大论》、《胎胪药录》，并《平脉辨证》，为《伤寒杂病论》，合十六卷。虽未能尽愈诸病，庶可以见病知源，若能寻余所集，思过半矣。

　　夫天布五行，以运万类；人禀五常，以有五藏。经络府俞，阴阳会通；玄冥幽微，变化难极。自非才高识妙，岂能探其理致哉！上古有神农、黄帝、岐伯、伯高、雷公、少俞、少师、仲文，中世有长桑、扁鹊，汉有公乘阳庆及仓公。下此以往，未之闻也。观今之医，不念思求经旨，以演其所知；各承家技，始终顺旧。省疾问病，务在口给；相对斯须，便处汤药。按寸不及尺，握手不及足；人迎、趺阳，三部不参；动数发息，不满五十。短期未知决诊，九候曾无仿佛；明堂阙庭，尽不见察，所谓窥管而已。夫欲视死别生，实为难矣。

　　孔子云：生而知之者上，学则亚之。多闻博识，知之次也。余宿尚方术，请事斯语。

《金匮要略方论》序

　　张仲景为《伤寒杂病论》，合十六卷，今世但传《伤寒论》十卷，杂病未见其书，或于诸家方中载其一二矣。翰林学士王洙在馆阁日，于蠹简中得仲景《金匮玉函要略方》三卷：上则辨伤寒，中则论杂病，下则载其方，并疗妇人，乃录而传之士流，才数家耳。尝以对方证对者，施之于人，其效若神。然而或有证而无方，或有方而无证，救疾治病，其有未备。国家诏儒臣校正医书，臣奇先校定《伤寒论》，次校定《金匮玉函经》，今又校成此书，仍以逐方次于证候之下，使仓卒之际，便于检用也。又采散在诸家之方，附于逐篇之末，以广其法。以其伤寒文多节略，故断自杂病以下，终于饮食禁忌，凡二十五篇，除重复，合二百六十二方，勒成上、中、下三卷，依旧名曰：《金匮方论》。臣奇尝读《魏志·华佗传》云：出书一卷曰"此书可以活人"。每观华佗凡所疗病，多尚奇怪，不合圣人之经。臣奇谓活人者，必仲景之书也。大哉！炎农圣法，属我盛旦，恭惟主上，丕承大统，抚育元元，颁行方书，拯济疾苦，使和气盈溢，而万物莫不尽和矣。

　　太子右赞善大夫臣高保衡、尚书都官员外郎臣孙奇、尚书司封郎中充秘阁校理臣林亿等传上。

目 录

绪　论

　　《金匮要略》是东汉末年被后世尊为医圣的伟大医学家张仲景所著《伤寒杂病论》的杂病部分。作为诊治杂病的中医经典专著，其论言简意赅，内涵博大精深，以脏腑经络论内伤杂病，有机地整合了中医基本理论与临床医学；以整体观、衡动观、自然观揭示了疾病发生发展及病机动态演化规律，通过理法方药的内在联系，综合概括了中医临床思维的全过程，从而建立了中医诊治疾病之范式，既强调原则性，又重视灵活性。其首创的辨证论治理论体系，特别是对临床具有普遍性指导意义的辨治疾病的思维方法和基本原理，不仅是千百年来辨治内伤杂病与外感病的规矩准绳，而且至今对指导临床各科实践，仍具有很强的权威性、科学性和实用性，且留给后学一个广阔的思维空间，诚乃既医病又医医之经略宝典。正如张仲景在《伤寒杂病论·序》中所言"虽未能尽愈诸病，庶可以见病知源，若能寻余所集，思过半矣"。作为论治杂病的临床思维方法学专著，为后世中医学树立了光辉典范，被历代医家奉为圭臬。

　　历代医家或从理法方药、或从版本、或从文史、或从临证发挥等不同角度对《金匮要略》进行了不断深入的研究，特别是在医案、医话、医论及文史笔记小说等文献中记载了大量有关运用《金匮要略》理法方药治疗疾病的医案。《金匮要略》不仅是历代中医运用仲师理法方药诊治疾病的宝贵原始记录，且在不同体例、不同风格、不同内涵的医案中反映了杂病动态变化和医家随证运用经方的临床思维全过程。张仲景毕生的学术思想、独特见解和临床经验均在医案中得到充分的体现。另外，某些阐发仲景重要价值的理论见解并不见于中医理论著作或注家释义中，亦未载于综合性医书，而是隐于医案之中。正如近代国学大师章太炎所说："中医之成绩，医案最著"。

　　由于历代及近现代有关《金匮要略》的医案是不同历史时期、不同地域环境的医家对仲景学术在临证具体运用的范例，所以学习有关《金匮要略》的医案，对深化仲景辨治杂病的学术思想研究、更有效地指导临床实践和科学研究，具有重要价值。在教学过程中，强化案例教学，通过具体案例（即个案）的启发性、实践性、真实性、动态性使辨病与辨证的原则性与灵活性紧密结合。通过比较、鉴别、综合、分析、概括、归纳、示范，尤有助于理论与实践有机结合，深化已获得的理论知识，有助于开启拓展学生诊治思路，活化思维，训练辨证，以翼医术。学习《金匮要略》医案就是间接地向众多历代名医学习其临床经验，这无疑对提高诊治疑难奇杂重病水平及临床疗效大有裨益。

一、《金匮要略》医案概况

　　中医医案的起源，最早可追溯至殷代，至春秋《左传》已载秦国医师医缓为晋景公诊病的记录，但这些只能视为医案起源之萌芽，而真正有明确指导医疗、内容较完整的医案，则是司马迁《史记》记载的淳于意的25例"仓公诊籍"。对辨证论治有重要指导意义的医案则首推东汉医圣张仲景《金匮要略·痰饮咳嗽病》篇中第35～40条，这6条原文是叙述服小青龙汤出现的各种变化和随症而变的各种治法。此案复诊5次，药物变化5次，而温化大法却贯穿始终，充分体现了仲景辨治杂病的原则性和灵活性。除此较为明确的医案外，《金匮要略》的399条原文，可以说每一条均是从大量个案中提炼出的辨证论治规律。如某某病、某某证、以某某汤主治之类的原文，多是成功案例经验的概括及理论升华。而"淋家"、"汗家"、"亡血家"等不可汗之类的条文，则是从误治医案中总结出的教训。其后，成书不久，《伤寒杂病论》之杂病部分即因战乱隐于世，只有晋·王叔和《脉经》、葛洪《肘后备急方》、隋·巢元方《诸病源候论》、唐·孙思邈《备急千金要方》、王焘《外台秘要方》等书中可散见其部分内容，此时鲜见有关《金匮要略》医案的记载。至北宋仁宗时，翰林学士王洙在翰林院馆阁残旧书籍里发现《金匮玉函要略方》，这是《伤寒杂病论》节略本，共三卷，其中上卷讲伤寒病、中卷讲杂病、下卷载方剂及妇科理论与处方。至北宋神宗时，国家召集林亿、孙奇、高保衡等对此书进行校订。因《伤寒论》已有较完整的王叔和编次的单行本，故将上卷删去，只保留中、下卷。为了临床方便使用，又把下卷方剂部分分别列在各种证候之下，仍编为上、中、下三卷。此外，还采集各家方书中转载张仲景治疗杂病的医方及后世一些医家良方，分类附在每篇之末，题书名为《金匮要略方论》，意指该书是论杂病证治要领极为珍贵的典籍。

该书由于"尝以方证对者，施之于人，其效若神"，逐渐在世间广为流传，对宋以后论治杂病产生重要影响。宋·钱乙《小儿药证直诀》载案 23 则，其中用经方"白虎汤治吐泻案"1 则，其传世名方"六味地黄丸"是以"八味肾气丸"化裁而成。许叔微《伤寒九十论》，以医案为单位编序，不分卷次，可以说是医案发展史上第一个运用仲景《伤寒杂病论》方治的专题医案，并对仲景论杂病多有阐发。窦材所著《扁鹊心书》，附案 66 则，窦氏强调温养阳气、禁戒寒凉，处方以姜附类为主，载经方医案 3 则，其中黄芪建中汤案 2 则、当归建中汤案 1 则，均为小建中汤基础上的加味，亦可体现其崇尚温补的特点。陈自明《妇人大全良方》附案 46 则，案中常引用仲景言论作为论述依据，并录有经方医案 5 则，涉及理中汤、大柴胡汤、小柴胡汤、五苓散 4 首经方。

金元时代出现了各派争鸣的学术局面，各家在各自著述中引录了大量治验，其中亦有运用《金匮要略》理法方药的验案。张从正主张祛邪以安正，所著《儒门事亲》录有医案 198 则，其中经方医案 31 则，以瓜蒂散和承气汤的应用为最多，其他所用之五苓散、白虎加人参汤，亦为祛邪之剂；病后或汗下之后，张氏在应用健脾养血之品扶助正气时，又常与五苓散合用，补益与通利相兼而用，充分体现了其力主祛邪的学术特点。李杲是补土派的代表人物，用药以补益脾胃为主，其所著《兰室秘藏》载案 11 则，其中用麻黄汤者 1 则，罗天益整理的《东垣先生试效方》载案 28 则中用经方调胃承气汤者 1 则。王好古于《海藏治验录》附医案内有经方医案 3 则，其中"阴狂"与"阳狂"二案，一者阳证似阴，用大承气汤；一者阴证似阳，用理中汤，论证分析颇为详尽，对于阴阳寒热真假的辨证与鉴别具临床指导意义。罗天益《卫生宝鉴》24 卷，附案 73 则，其中经方医案 12 则，书中反复强调为医者须熟读经典，诸家思想了然于心。医案按语中多将仲景言论与《黄帝内经》理论相结合，如治许伯威用炙甘草汤案指出："凡药昆虫草木，生之有地，根叶花实，采之有时。失其地，性味少异，失其时，气味不全。又况新陈不同，精粗不等，倘不择用，用之不效，医之过也"，又引成无己之说论述了炙甘草汤的组方配伍大义。朱震亨所著《格致余论》载经方小柴胡汤案 1 则，其门人整理的《丹溪心法》载案 32 则，其中经方医案 2 则，《丹溪治法心要》载案 208 则，其中经方医案 12 则，朱氏强调正虚为受邪之本，然亦不忽视邪气在致病中的重要作用，故在认识和处理疾病时，祛邪与扶正兼顾，全面客观而不偏执一端，在经方的加减中可体现这一点；重视气血的流畅条达，经方多与行气活血之品同用；善用小柴胡汤加减，治验中以小柴胡汤为主方者 21 则。

明代已开始把医案作为专门的学问来加以研究，在数量上大大超过了宋代，据《中国分省医籍考》统计，仅江浙两省医案专辑就达 39 种，随着临床书写医案的普及，明代开始对医案的内容、格式进行探讨，把医案作为一个专门学问。1522 年，韩懋在《韩氏医通》中明确指出，写医案要有一定格式，凡治一病，首填某地、某人、某年月日，然后再记录"六法兼施"内容，即望形色、闻声音、问情状、切脉理、论病源、治方术。1584 年吴崑在《脉语脉案格式》中则对韩氏"六法兼施"做了进一步修改补充。明末喻昌《寓意草》中列"与门人定议病式"一篇，专门讨论了医案的规范化格式。明代有关医案研究方面的类书首推江瓘父子编著的《名医类案》，全书 12 卷，按病症分类编纂，共 205 门，集明以前医案之大成，内容涉及临床各科，真正起到"宣明往范，昭示来学"之作用。

清代，名医辈出，医案著作也进入鼎盛时期，不仅数量激增，总体质量亦明显提高，且形式多样化。如个人医案大量涌现，实录医案逐渐盛行，医案汇编也不拘一格。其方式主要有合编、合刊、专科、专题等。医案研究日趋活跃，如各种医案评注、评按、批注等。19 世纪后半叶，随着西方医学在我国的传播与发展，医案书写也向病历式过渡，并日趋完善。明清时期有关《金匮要略》的医案亦较丰富，特别是现代有关《金匮要略》医案的专著也不断问世。

从医案的发展脉络上看，学习研究有关《金匮要略》医案，注意力主要应侧重在宋以后，特别是明清以后的医案、医论、医话方面。

二、《金匮要略》医案研究方法

第一，整理研究的原则：由于医案发展的时期、类别、书写体例、风格、水平等差异，使有关《金匮要略》医案研究的内容既丰富，又有难度，为了更好地开展有关《金匮要略》医案整理研究工作，尚须遵循两个原则：一是真实。无论是古代传统医案，还是现代医案，所有入选医案，均须真实可靠。二是完整。无论是验案，还是救误案，医案均应资料完整、首尾呼应、效果明确、理法分明、方药齐全，对读者有启示和借鉴作用。

第二，医案收集选择的标准：①医家运用《金匮要略》理法方药验案；②救误案例；③反映医家发挥仲景辨治杂病学术思想、独特经验、见解的案例；④反映医家运用《金匮要略》理法方药诊治疾病思维过程的病例；⑤各种风格书写体例在汇总的所有医案中均得到体现。

第三，收集范围：①从医案专著中发掘医案；②从医学论著中发掘医案；③从方剂专著中发掘医案；④从本草专著中发掘医案；⑤从医话著作中发掘医案；⑥从史传、笔记、方志中发掘医案；⑦从期刊杂志中发掘医案。

第四，加工：①文字加工；②体例加工。

第五，分类：①按《金匮要略》所载病症进行分类，并用统计学方法结合计算机软件处理、进行以病名为核心的证治规律研究；②以金匮方为核心进行分类。并用统计学方法结合计算机软件处理，进行以方为核心的证治规律研究。

第六，评析：在个案后分析案例诊治思路，阐隐发微、析疑解惑辨误、言明特点、鉴别比较、总体评价，以帮助学生掌握医家运用《金匮要略》理法方药的案中精义。

三、《金匮要略》医案学习要点

第一，结合《金匮要略》原文及医家学术思想阅读。大凡名医不仅有丰富的临床经验，且有高深的理论建树，特别是对《伤寒杂病论》理法方药掌握纯熟，在所著医案中常常反映运用经典的思维及其学术观点。反推之，熟悉各名家的学术见解，亦有助于理解其医案的内涵和底蕴。故结合《金匮要略》原文，并对照读医家医案以外的医书医论，有助于参透其理论思维。

第二，掌握辨识证候的关键点。即明晰反映病症本质特征的症状和体征，特别是通过了解医家在虚实寒热疑似情况下，掌握如何识证的思维和技巧，尤善于明察"独处藏奸"。此法多见于追忆式医案，亦见于实录式医案。反映病症本质特征的关键点或见于案首，或用"虽"、"惟"、"但"等虚词，通过语言的转折，示人病症的真象。

第三，揣摩转方心法。对多次复诊病案，每诊都存在随病情而采取"效不更方"，或"中病即止"、"效亦更方"、"不效亦不更方"的情况，从而反映出医家运用仲景理法对杂病证候演变规律的把握和随证施治的应变能力。故学者对转方过程中医家的临床思维方法尤应细加揣度。正如清代陆九芝《世补斋医书》言"书本不载接方，以接方之无定也，然医则全在接方上见本领"。秦伯未亦言"凡医案观其变化处，最耐寻味"。

第四，体悟治则治法处方用药精义。在历代有关《金匮要略》医案中记载的多是疑难复杂重症治例或不同于常规的治法验案。徐灵胎在《临证指南医案·咳嗽门》批语中云："凡述医案，必择大症及疑难症，人所不能治者数则，以立法度，以启心思，为后学之所法。"江瓘在《名医类案凡例》云："变法稍有出奇者采之，诸庸常者不录"。

第五，掌握读案技巧。面对古今大量医案，以课时为单位的《金匮要略》案例教学毕竟是有限的，所以让学生掌握读案技巧是十分必要的。①先易后难法，即先选择较易读、好懂的医案，再读较难复杂的医案；先选择现代、近代名医有关《金匮要略》医案读，再由近及远读清代、明代、宋代医案。②按医案书写顺序读。③先读医案中的评注或按语，再读医案全文，以大致了解案中的精义。④先看医案所列方药或治法，再读医案所列病情，以方药推知证候。⑤比较读。即是对同一病症医案，可选不同医家医案对比读，这样有助于解读各医家运用《金匮要略》理法的辨证思路。如《临证指南医案凡例》云："就一门而论，当察其病情、症状、脉象各异处，则知病虽同而源不同矣。此案查用何法，彼案另有何法，此案用何方，彼案另有何方，以其错综变化处，细心参玩。切勿草率看过，若但得其皮毛，而不得其神髓，终无益也。"⑥汰读法。对医案中的迷信、夸大、不科学的内容要善于甄别真伪。⑦联系临床实践读。结合临床诊病或随师学习，更有助于解读医案内涵。⑧运用统计学方法。对病症、方药使用频次及性别、年龄、诱因、病程、病位、疗程、地域、发病时间等内容，可通过回归、聚类分析等统计方法，借助计算机软件处理，从中发现规律性的结果，以指导科学研究和临床应用。

四、《金匮要略》杂病辨治临床思维

（一）《金匮要略》杂病辨治的基本思维模式

1. 辨病与辨证相结合

《金匮要略》确立了病名诊断在杂病中的纲领性地位。全书在编写体例上大多以病分篇，第二篇至第十七篇论内科杂病，第十八篇论外科疾病，第十九篇论跌蹶等五种不便于归类的杂病，第二十篇至二十二篇论妇产科疾病，共计 40 余种疾病，即痉、湿、暍、百合、狐惑、阴阳毒、中风、历节、血痹、虚劳、肺痿、肺痈、咳嗽上气、奔豚气、胸痹、心痛、腹满、寒疝、宿食、五脏风寒、积聚、痰饮、消渴、小便不利、淋、水气、黄疸、惊悸、吐衄、下血、胸满、瘀血、呕吐、哕、下利、疮痈、肠痈、浸淫疮、跌蹶、手指臂肿、转筋、阴狐疝、蛔虫及妇人妊娠病、产后病、妇人杂病等，并强调辨病与辨证有机结合，二者互为经纬，临床上先辨病后辨证，辨病是总纲，辨证是核心、是主体，证是辨析的基本内容。

2. 方证相对

运用脏腑经络辨证、十纲辨证、三焦辨证、卫气营血等辨证方法辨清杂病证候，针对证候论治是仲景诊治杂病的基本原则，同病异治与异病同治是这一原则的具体体现。同一种疾病，由于病因、病机、体质不同，证候不同，故治亦不同，即同病异治。反之，不同疾病，但病因、病机、病位相同，证候相同，故治亦相同，此即异病同治。方证相对，即"有是证，用是方"的独特的汤方辨证模式。仲景常在原文某证后标以"某方主之"，即含有方证相合，某证必用某方之意；对于方证基本相符，可用此方的，常在某证后标以"可与某方"；可酌用此方的，则在某证后标以"宜用此方"。

在参考病因的基础上，重点根据脉证，探求病机，归纳为具有特征性的汤证，从而拓展方剂的主治疾病范围。这是仲景异病同治思维的应用基础。

3.审析辨治

病机包括了病因、病位、病性与病势。病机分析是杂病诊断的重要内容，脉证是探求病机的依据，立法、处方是调理病机的措施。在病名、脉证、病因、病机、立法、处方用药中，病机起着关键核心的作用。正如《素问•至真要大论》言"审查病机，无失气宜"，"谨守病机，各司其属，有者求之，无者求之，盛者责之，虚者责之"。病机决定着疾病的性质发展与转归，也是立法处方用药的基本前提。杂病基本病机为脏腑失调、阴阳失衡、升降失常、邪正相争、气血失和等。不同的疾病又存在差异，无外邪侵入的杂病，如劳伤、饥伤、忧伤、情志所伤之虚劳、脏躁等，外邪诱发的痉、湿、中风、历节、血痹等杂病及肠痈、肺痈、黄疸等实证杂病，在病机方面又各有不同。临证时，既要把握杂病总病机，又要明析每个病的病机特点且应对证的病机乃至具体症状出现的内在病机均详察、细析，才能做出正确的治疗决策，用药才能精当。

（二）《金匮要略》杂病辨治思维原则

1.整体性原则

整体观念是仲景论治杂病的指导思想，也是其基本论点之一，强调人与自然及人体内部必须统一，对疾病的诊治着眼于人体内部的整体联系及人与外界环境的统一性。①对病因的预测与预防。《金匮要略》对病因的认识是以人与环境统一性的破坏为依据，气候、饮食、情志、虫兽、金刃、王法、房室等都可以成为致病因素，从而提出多因杂至互动的发病学观点。②对疾病的诊断。因人是一个有机的整体，故对任何表现于局部的症状，都必须综合全身情况才能得出正确诊断。强调用望、闻、问、切四诊方法搜集病情，其诊断严格遵循四诊合参的原则，特别是内伤杂病常以复合病、复合证的形式存在，对此，辨治病症上尤需综合整体判断把握。③对疾病演变的预测。由人体的整体关联性可知疾病在发展过程中，必定会按照脏腑经络传变规律蔓延和发展变化。④从整体出发灵活论治，如上病下治、下病上治、内病外治、外病内治等。

2.动态性原则

疾病证候的发生、发展、减轻或加重、传变、演化、转归始终都处在一个复杂的动态变化之中，所以辨病后只有明晰病症的动态特征及动态趋势，才能提高对疾病认识的准确性、预见性及治疗的有效性。

3.常变观原则

仲景论杂病均以"××病脉证并治"为篇名，并通过条文及专论合论的形式撰写，"各随证治之"，这里既包括了对杂病辨治的纲领性、常识性、稳定性、规律性、普遍性常法，又蕴涵了对杂病辨治的无序性、无规律性之变法。中医辨证之活在于变法，辨证之难亦在于变法，如大量的类方就是常变观的最好体现，临证时应做到"知常达变"。

（三）《金匮要略》杂病辨证思维方法

1.脏腑经络辨证法

仲景针对内伤杂病的临床特点和病变规律，创立了脏腑经络辨证方法。《金匮要略》首篇即以

"脏腑经络先后病脉证"命名，并作为全书的总纲。全篇以脏腑经络学说为理论基础，认为病症的产生均是脏腑经络病变的反映，如该篇第2条云："千般疢难，不越三条：一者，经络受邪，入脏腑，为内所因也；二者，四肢九窍，血脉相传，壅塞不通，为外皮肤所中也；三者，房室、金刃、虫兽所伤。以此详之，病由都尽"。又如首篇第1条提出了"见肝之病，知肝传脾，当先实脾"的内伤杂病脏腑相传理论。

在对杂病各种具体疾病的"脉证并治"中，仲景运用脏腑经络辨证为主，并结合十纲辨证的方法，如肺系疾病中的肺痿、肺痈、肺胀等；心系疾病中的胸痹、心痛、心悸、肝着、百合、脏躁、邪哭等；脾胃系疾病腹满、寒疝、宿食、呕吐、哕、下利等；肝胆系病中的黄疸、中风、痉症等；肾系疾病中的消渴、小便不利、淋病、水气病等。

如中风病，"邪在于络，肌肤不仁；邪在于经，即重不胜；邪入于腑，即不识人；邪入于脏，舌即难言，口吐涎"，这种以中经络、中脏腑作为纲领的中风辨证方法，至今仍被临床应用。又如虚劳病，张仲景从五脏气血虚损立论，将复杂的虚劳病症概括为气虚、血虚、阴虚、阳虚、阴阳两虚及虚中夹实等类型，在治疗时重在补益脾肾以治其本，直至今天，中医辨治虚劳仍未超出这个范围。再如水气病，虽有风水、皮水、正水、石水、黄汗五种类型，但其发病均与肺脾肾及三焦、膀胱等脏腑密切相关，故在五类水肿外，又有五脏水，在"痰饮咳嗽病脉证并治"篇亦有"水（饮）在五脏"的论述，在"五脏风寒积聚病脉证并治"篇中，仲景还论述了五脏中风证、中寒证、真脏脉，以及三焦各部病症，这里的风、寒是两种常见而性质不同的病邪，它们作用于五脏后，便会出现各脏不同的特殊病变。

2.十纲辨证法

八纲虽是清代程钟龄《医学心悟》中首先明确提出，但具体内容在《金匮要略》中早已充分论述。除此以外，仲景论杂病还十分重视上下辨证，故可归纳为十纲辨证：①以阴阳作为杂病分类纲领。如在首篇论"阳病十八"、"阴病十八"，在具体疾病辨证上亦注意分阴阳。如对百合病"见于阴者，以阳法救之"，"见于阳者，以阴法救之"。②以表里明病位。在"脏腑经络先后病脉证"篇中云"问曰：病有急当救里救表者，何谓也？师曰：病，医下之，续得下利清谷不止，身体疼痛者，急当救里；后身体疼痛，清便自调者，急当救表也。"又在"肺痿肺痈咳嗽上气病"篇第8条、第9条言："咳而脉浮者"，说明邪近于表，用厚朴麻黄汤散之；"咳而脉沉者"，说明邪重于里，用泽漆汤利之。③以寒热分病性。如在"五脏风寒积聚病"篇第19条言："小肠有寒者，其人下重便血，有热者，必痔"。肺痿则分虚寒、虚热两证，分别用甘草干姜汤、麦门冬汤治之。④以虚实观邪正盛衰。如在首篇言"夫肝之病，补用酸，助用焦苦，益用甘味之药调之……此治肝补脾之要妙也。肝虚则用此法，实则不在用之"。又如在"胸痹心痛短气病"篇第5条言"胸痹心中痞，留气结在胸，胸满，胁下逆抢心"，偏实者用枳实薤白桂枝汤，偏虚者用人参汤。⑤以上下辨病势、识病性。如首篇云"清邪居上，浊邪居下"；"湿伤于下，雾伤于上"。在治疗上，水气病"腰以上肿"，说明水势趋上，"当发汗乃愈"；"腰以下肿"说明水势趋下，"当利小便"。在"消渴小便不利淋病"篇根据上燥下寒的小便不利证，用瓜蒌瞿麦丸润燥生津，温阳利水。

3.平脉辨证法

平脉辨证法是脉证合参的辨证方法。全书大多以"病脉证并治"名篇，以提示临床诊治疾病要以脉证合参，其论述脉象条文145条，诊脉部位除寸口诊法外，还有趺阳诊法、少阳诊法、少阴诊法，且根据脉象，以诊断疾病、推测病因、明确病位、阐述病机、指导治疗、判断预后。如"血痹虚劳病脉证并治"篇"夫男子平人，脉大为劳，极虚亦为劳"，即是以脉证判断虚劳病。"脏腑经络先后病脉证"篇"病人脉浮在前，其病在表；脉浮在后，其病在里"，以脉象确定病位深浅。"黄疸病脉证并治"篇"酒黄疸者……其脉浮者先吐之，沉弦者先下之"，以脉象指导治疗。"水气病脉证并治"篇"脉得诸沉，当责有水，身体肿重，水病脉出者，死"，以脉证合参判断预后。可见据脉论理是仲景学说一大特色。

4. 抓主症辨证法

主症是能反映病机的一些症状、体征，它对判定病症、探究病机具有重要意义，是临床取得快速而正确诊断之捷径。主症主要包括两类：一类是具有特征性的临床表现，如胸痹之"胸背痛"，黄疸病之"目黄"，历节病之"诸肢节疼痛"、肿胀等。抓住这些主症就可对疾病做初步诊断，并由此分析以判断病位、病性、病势，进而做出证的诊断。另一类是多个症状，或一组症状，即症状群，这些症状往往互相关联。如百合病表现饮食、行动、语言、感觉等一系列精神异常症状，而口苦、小便赤、脉微数则是阴虚内热造成的一组脉证，通过这些看似繁杂，但实质上是相互关联的症状群的归纳分析，有助于揭示病症的本质。仲景辨杂病除了重视抓主症外，还注意分析次症及兼症，亦有利于明辨主症。这样可使治疗更具体、更全面、更有针对性。不同的病症，可有不同的症状或症状群作为主症，而复合病症则有多个主症，归纳仲景有关杂病症状可分为七类：①全身症状：发热，潮热，往来寒热，恶风寒，不恶寒，汗出，大汗，多汗，微汗，白汗，黄汗，自汗，盗汗，头汗，不汗出，发黄，项背痛，身疼痛，肢节疼痛，身体烦痛，身肿，身重，身冷，身瞤，身痒，身体羸瘦，半身不遂，身形如和，腰痛，肌肤甲错，肌肤不仁等。②头面症状：头痛，头眩，头动摇，发落，面热，面色青，面色黄，面色黑，面色白，面色赤，面色鲜明，面肿，颈脉动，目瞑，目赤，目黄，目泣自出，目直视（目正圆），目肿，目青，目瞤，目赤眦黑，两目暗黑，目不得闭，目如脱状，口苦，口燥，口多涎，唇口青，口噤，口不能言，鼻塞，清涕，鼻干，咽干，咽痛，咽喉不利，喉中水鸡声，气上冲咽，咽中如有炙脔等。③四肢症状：厥逆，手足烦热，手足肿，手足拘急，四肢酸痛，四肢重滞，手足不仁，酸削不能行，但臂不遂等。④脏腑症状：烦，烦躁，躁，欲眠，不得眠，谵语，独语，喜呵欠，喜悲伤欲哭，靖言了了，默默，多嚏，不识人，心中懊忄农，心愦愦，心中如啖蒜齑状，心痛，心中热，心下痞，心下硬，咳，喘，喜太息，倚息，短气，少气，气上冲胸，噎，哕，噫，嚏，口渴，口不渴，呕吐，吐血，吐蛔，吐逆，吐利，吐涎沫，唾脓血，不能食，能食，嗜甘等。⑤胸腹症状：胸满，胸中窒，心胸不安，胸中痛，胁痛，胸中冷，胁下满，腹痛，腹中㽲痛，腹中绞痛，腹中刺痛，雷鸣切痛，少腹拘急，腹大，腹重，腹如肿状，少腹寒，肚热，少腹不仁，绕脐痛，当脐跳，脐上悸，脐下悸，脐肿，肠鸣，膀胱急等。⑥二阴症状：下利，溏泄，下利气，便血，大便黑，不大便，小便利，遗尿，小便数，小便不利，小便不通，小便淋漓，尿血，小便色不变，阴痛等。⑦其他症状：阴头寒，男子失精，精气清冷，脏躁，胞阻，转胞，半产，漏下，恶露不尽，产后病痉，经水不利，经水不通，妇人阴寒，妇人阴疮，妇人阴吹，女子梦交，久不受胎等。

5. 腹诊辨证法

仲景辨杂病，创造性运用腹诊。①辨虚实。"腹满寒疝宿食病脉证并治"篇明确指出"病者腹满，按之不痛为虚，痛者为实"。②察邪气。"惊悸吐衄下血胸满瘀血病脉证并治"篇言"脉微大来迟，腹不满，其人言我满，为有瘀血"。"水气病脉证并治"篇言"皮水其脉亦浮，外证胕肿，按之没指，不恶风，其腹如鼓，不渴"。③定病症。如"腹满烦重"为脾中风，"哕而腹满"为胃病，"少腹拘急"为虚劳肾虚。④判预后。如《金匮要略·杂疗方》"救自缢死"、"心下苦微满者，一日以上犹可治"。当然腹诊尚须参症状、知常变。

6. 鉴别比较辨证法

内伤杂病，病种繁多，病机复杂，疑似颇多。有时真假难辨。主要有三种情况，一是一般类似证，二是难辨类似证，三是相互关联又相互矛盾的类似证。故仲景在《金匮要略》一书的编写体例上，采用多病成篇的合论形式，目的就在于鉴别疑似，区别异同，同中求异，异中求同，从而明确诊断，掌握各种疾病的证治规律。《金匮要略》根据不同病症，而采取灵活多样的鉴别方法，此辨证法主要有三种：

（1）比较法：①通过对同一病症或相似病症主症的对举比较，抓住关键性的症状、体征来进行分析比较，从而辨证诊断。"百合狐惑阴阳毒病脉证并治"篇曰："阳毒之为病，面赤斑斑如锦文，咽喉痛，唾脓血"；"阴毒之为病，面目青，身痛如被杖，咽喉痛"。阴阳毒同为疫病范畴，病因相同，病变在血脉，通过面部色泽的变化来鉴别证候的阴阳，由此可知，在同一病症中张仲景通过主症对比来鉴别病症的虚实寒热表里阴阳。同样，在相似病症的诊断上，仲景强调审主症，通过主症对比而鉴别疑似，以明确诊断，如血痹与风痹，虽言："血痹……外证身体不仁，如风痹状"，但血痹的主症是身体麻木不仁，而风痹的主症是肢体关节游走性疼痛，且痛势较剧。②通过脉象变化的对照比较来判断疾病的病因、病位、病机，从而指导辨证、指导治疗、推断预后。如"肺痿肺痈咳嗽上气病脉证并治"篇："咳而脉浮者，厚朴麻黄汤主之"，"脉沉者，泽漆汤主之"，同为咳嗽、气逆之证通过脉象的浮沉来区别病位病机。脉浮本主表，咳而脉浮可知病机是病近于表而又邪盛于上；咳而脉沉，沉为在里，亦为有水之征，故可知其病机为水饮内停，故咳喘身肿。病位病机不同，因此治疗亦异。③通过对疾病发生的先后及临床证候表现的比较，从而对疾病的病因病机进行鉴别诊断的方法。如"水气病脉证并治"篇曰："问曰：病有血分、水分，何也？师曰：经水前断，后病水，名曰血分，此病难治；先病水，后经水断，名曰水分，此病易治。何以故？去水，其经自下。"通过分析闭经与水肿发生的先后来判断病在血分、水分。先经闭而后水肿的，是瘀血阻滞水道所致，名谓血分，血分深而难通、血不通则水不行，故曰难治，在治疗时就不能单纯治水，而是应该考虑先治血病，后治水病；先病水肿而后经闭的，是水液阻滞血道所致，名谓水分，水分浅而易行，水去则经自下，故曰易治，在治疗时就应先治水病，水去则经血自通，病亦痊愈。又如"呕吐哕下利病脉证并治"篇曰："先呕却渴者，此为欲解。先渴却呕者，为水停心下，此属饮家"，根据呕与渴的先后判断其病因所在。在痰饮病中，先呕后渴，则饮随呕去，故为欲解；若先渴后呕，饮水过多，则水停心下，故属饮家。

（2）反证法：①根据正常的生理变化规律，对患者临床表现进行鉴别，以判断其为异常、病态的方法。如"脏腑经络先后病脉证"篇曰："师曰：寸口脉动者，因其王时而动，假令肝王色青，四时各随其色。肝色青而反色白，非其时色脉，皆当病。"人体的内在环境与外界环境是相适应的。五脏之气各有其旺时与季节气候变化相应，因而随春夏秋冬时序的更替，脉象和色泽也相应发生规律性变化。如肝旺于春、其脉弦、色青；心旺于夏、其脉洪、其色赤等。如此，时、色、脉相应，方谓正常无病。反之，则为有病之征。如肝气旺于春时，色应青而反白，脉应弦而反毛；心气旺于夏时，色应赤而反黑，脉应洪而反沉等，都属于不正常现象，故曰："非其时色脉，皆当病"。在此仲景强调掌握正常生理变化规律是进行鉴别诊断的基础。②根据疾病发生发展的基本规律和特征，反证其为某病而非彼病的方法，如"水气病脉证并治"篇曰："太阳病，脉浮而紧，法当骨节疼痛，反不疼，身体反重而酸，其人不渴，汗出即愈，此为风水。"风水初起与太阳伤寒证在症状上均有恶寒、发热、头项强痛、脉浮紧等，但太阳伤寒之证为风寒束表，太阳经输不利，故法当骨节疼痛，而风水脉虽浮紧但骨节不痛，而身体却沉重而酸，这是水湿内盛阻碍气机之候，故以两个"反"字来说明风水与太阳伤寒表证的区别，以示后学者不可误诊。知常达变反证法是仲景对于疾病鉴别常用之法。仲景在行文时常用"反"字来说明某证与彼证的区别，同时揭示后人要知常达变、广泛搜集病情、不可固执一症一脉诊断疾病，应重视鉴别疑似，从而明确诊断。

（3）排除法：在叙述若干阳性症状的基础上，再列举具有鉴别意义的几个阴性症状，以排除某些病症，从而确定诊断的一种方法。如湿病中，仲景在论述寒湿在上"其脉大"时，强调"自能饮食，腹中和无病"，则知湿邪并未传入于里，故此时脉大，是病邪在上之征。同样，在论述湿病风湿在表而表阳虚证时说"伤寒八九日，风湿相搏，身体疼烦，不能自转侧，不呕不渴，脉浮虚而涩者，桂枝附子汤主之"。伤寒八九日，按外邪传变规律当有所传变，但却无呕、渴见症，说明病邪在表，虽八九日仍不解，因呕乃邪传少阳犯胃之见症，渴乃邪传阳明、化热伤津之象；不呕不渴也说明湿邪并未传少阳犯胃，亦未郁而化热；病不解之因，是由于风、寒、湿合邪，痹阻经脉，故见身体疼烦，不能自转侧。

7. 反馈辨证法

本法即根据初诊治疗后出现的各种变化而再次辨证，以把握病症本质的方法，用以验证辨治，判断病势，了解药效，提示治禁。杂病中有较多复杂和不典型的病症一时难以确诊，可先提出有根据的假设诊断，然后进行试探性治疗，以协助确诊。如"妇人产后病脉证并治"篇曰："产妇腹痛，法当以枳实芍药散，假令不愈者，此为腹中有干血著脐下，宜下瘀血汤主之"。妇人产后腹痛，多属气血瘀滞，法当用枳实芍药散行气和血，今服枳实芍药散而腹痛仍不愈，说明非气血瘀滞，而是因为干血着于脐下，病重药轻，枳实芍药散不能胜任，故用下瘀血汤破血逐瘀。除药物外，还可应用食物试探病情变化，以助辨证。如"百合狐惑阴阳毒病脉证并治"篇"若能食者，脓已成也，赤小豆当归散主之"，"能食"说明湿热聚于眼之局部，而脾胃湿热反轻，故能食，提示湿热上行之势。

8. 时相辨证法

本法即根据病症发生发展转归过程中的阶段性和时间性进行辨证。仲景不仅对外感伤寒提出了时相辨证方法，对内伤杂病也提出了时相辨证方法。如"脏腑经脉先后病脉证并治"篇第7条："师曰：寸口脉动者，因其王时而动，假令肝王色青，四时各随其色。肝色青而反色白，非其时色脉，皆当病"，提出时色脉相违则病。在该篇第8条根据"有未至而至，有至而不至，有至而不去，有至而太过"的气候异常变化，提出气候节气相违亦病的观点。在"百合狐惑阴阳毒脉证并治"篇载阴阳毒"五日可治，七日不可治"，证明阴阳毒为急性热病，病变迅速，需早期治疗。如"黄疸脉证并治"篇第11条"黄疸之病，当以十八日为期，治之以十日以上瘥，反剧为难治"，以病变的时间提示黄疸病的预后。"血痹虚劳病脉证并治"篇第6条"劳之为病，其脉浮大，手足烦，春夏剧，秋冬瘥"，说明阴虚类虚劳病的病情，减轻、增剧与时令有关，这对因时辨证很有启发及指导意义。

9. 体质辨证法

体质的本质是阴阳气血的强弱多寡和脏腑功能的盛衰。《金匮要略》从体质的类型、体质与发病、体质与辨证、体质与治法方药、体质与病症转归及预后等方面将体质理论与临床应用结合起来。①在体质类型方面不仅强调"男子"与"妇人"体质有别，且把不同人群体质分类与病症联系起来。如用"强人"、"羸人"、"瘦人"、"盛人"、"素盛今瘦"、"平人"、"老小"等表示体质强弱。如有余于外，不足于内的"尊荣人"易患血痹；"盛人"易患历节病。②各种疾病日久致机体阴阳气血、脏腑经络受损而形成的不同病理体质，书中常用"某某家"表述。如疮家，因津血耗伤复感风邪，易患痉病；衄家、亡血家，因营血亏虚，若误汗，易致阴虚阳浮之证；失精家，多致虚劳病之阴阳两虚证。以上无论疮家还是衄家、亡血家、失精家，均可归为阴虚体质，多由疮毒伤津、亡血竭阴、房事失精所致，这种体质每易化热伤阴，而常见阴虚或阴虚火旺证候。与之相反，书中还载有"中寒家"，即素有中焦脾胃阳虚而内寒重的人每易感寒，如"腹满寒疝宿食病脉证并治"篇"夫中寒家，喜欠，其人清涕出，发热色和者，善嚏"。另外，病邪侵入人体还可随寒体热体的不同而产生"从化"现象。如湿邪为患，若为阳盛之体，则湿从热化，易患"身色如熏黄"之阳黄病。"痉湿暍病脉证并治"篇言"湿家之为病，一身尽疼，发热，身色如熏黄也"，若为阴盛之体，则湿易从寒化，而易患阴黄。若长期大量饮酒之酒客，酿成湿热，则易咳血吐血，"惊悸吐衄下血胸满瘀血病脉证并治"篇言"夫酒客咳者，必致吐血，此因极饮过度所致也"。③因特殊生理而形成的体质差异。如妇人正处于月经、妊娠、产褥、哺乳等阶段，其体质可有某些暂时变化。《金匮要略》分立妊娠病、产后病、妇人杂病（主要是月经病）三篇论之。妇人妊娠，因气血养胎，一般肝脾常有不调，且因逐月分经养胎，在妊娠的不同月份体质可能出现某些差异，故有"怀身七月，太阴当养不养"之说；正当产后，则亡血汗出而体虚多寒，或因分娩不顺而留瘀；哺乳期中，乳汁去多，若营养较差，阴血每患不足，中气亦虚；月经期内，血室空虚，感邪即易深入，这些皆涉及体质，对病情变化有极大的影响。另外，随着年龄变化可有"年盛不觉"，但在"阳衰之后"则易患水肿病。

（四）《金匮要略》杂病治略思维方法

1. 治则思维

（1）调衡性治则：杂病发生的本质是脏腑阴阳气血失去平衡协调，故使阴阳气血恢复于协调平衡状态是杂病治疗的根本。书中所采用的一切治疗措施均以此为目标，中医临床决策过程中始终贯穿着这一原则。如调整阴阳、调整脏腑、调和气血、扶正祛邪等临床治则的选择就是要恢复机体平衡与协调。寒者热治、热者寒治、纠偏救弊、脏腑补泻，表里互治等均属于调节平衡的具体治法。组方遣药，不仅具体表现了这一治则、治法的原则性要求，处方本身也是一个药物组合偏性与疾病偏性的对立统一体。如对阴阳两虚、寒热错杂的虚劳病症，用小建中汤建立中气，调和阴阳。对肾阴阳两虚之消渴、虚劳腰痛、转胞、脚气、痰饮等病症，用肾气丸，方中以地黄、山茱萸、山药等养阴，用附子、桂枝助阳，"少火生气"。方如黄芪建中汤、薯蓣丸、桂枝加龙骨牡蛎汤均体现了调衡阴阳这一治则。又如对"水气病"属气分的治则，明确提出"阴阳相得，其气乃行，大气一转，其气乃散"，又在"脏腑经络先后病脉证"篇中"经曰：'虚虚实实，补不足，损有余'是其义也。余藏准此"。"痰饮咳嗽病脉证并治"篇"病痰饮者，当以温药和之"，用温药及行消利导之品除饮散寒以复阳，则是对治疗调衡原则的具体体现。

（2）有序性治则：仲景辨治杂病，十分注意临床思维的有序性，从审病辨证、立法，到选方、用药各环节丝丝入扣，层次分明，次序井然，整个思维过程保持着理法方药的高度协调，特别是对复合病症尤强调论治的有序性。①对于表里同病应根据表病与里病的轻重缓急来决定其治疗的先后。一是表里同病，表病较急，当先治表，后治里，此为常法。二是表里同病，里病较急，当先治里，后治表，此为变法。而对于表病与里病的急缓相同，则又采取表里同治的兼顾法。②对于痼疾加卒病，因痼疾为旧病、慢性病，日久势缓病深，难速愈，故后治。而卒病为新病、急性病，势急邪浅，迟则生变，宜急治，又可避免新邪深入与久病纠合，使病情复杂化。当然若新旧病互相影响，又当新旧病同治。③对于本虚标实之证，则宜急则治标，如痰饮病，以阳虚为本，水饮为标。当饮邪壅盛，标证突出，治宜发汗、分消、攻逐以治其标。如支饮、悬饮用十枣汤，溢饮用大、小青龙汤，痰饮用甘遂半夏汤、己椒苈黄丸等。若饮衰大半，则又转从"微饮"治法，续与苓桂术甘汤、肾气丸温脾温肾，以图其本。④有些疾病常呈阶段性、规律性病理变化，又当分期治疗。如肺痈分"风中于卫"、"风伤皮毛"之表证期，"热过于营"、"风舍于肺"之成痈期，"热伤血脉"、"血为之凝滞"之溃脓期。故在表证期应宣肺解表，在成痈期应清肺化瘀消痈，在溃痈期应排脓解毒。⑤五脏虚损，阴阳气血俱不足，应先调补脾胃，以助化源，益其元气。

（3）适度性治则：有些中药在其作用的范围内，随着剂量的变化，主治和功效会发生量变或质变。有的药物在一定剂量范围内是治病的良药，超量则成致病的"药毒"。如《素问·至真要大论》所云："久而增气，物化之常"、"气增而久，夭之由也"。仲景治疗杂病十分重视因人、因病、因证施药，如风寒或风湿在表，则应微汗而不应峻汗。如发汗的桂枝汤，涌吐的瓜蒂散，攻下的大小承气汤，或"一服汗出病差"，或"得快吐"，或"得快利"，即止后服，以防克伐伤正。再如百合地黄汤治疗百合病方后注云："中病勿更服"，以防生地黄汁寒凉伤脾戕阳。桃花汤属温涩之剂亦"若一服愈，余勿服"，以免过涩反生瘀阻之弊，即中病即止，效亦更方，防药过病所。一般来说，对慢性病，应根据具体病情或效不更方，或不效亦不更方；对急性病宜适度而止，恰到好处。

（4）个体化治则：疾病的发生、发展、转归与个体差异性关系密切，故在辨证论治中，应考虑这方面的因素，对提高疗效，防止不良反应，有重要意义。①因体质制宜。"腹满寒疝宿食病脉证并治"篇的大乌头煎方后提示"强人服七合，弱人服五合"；"痉湿暍病脉证并治"篇之甘草附子汤有"恐一升多者，服六七合为妙"的告诫，表明仲景在使用峻猛之剂时，十分注重患者体质的强弱，以及其对药物的耐受能力，而给予恰当的剂量，辨证地把握个体与病、药的关系。②按年龄与性别制宜。"百合狐惑阴阳毒病脉证并治"篇中的升麻鳖甲汤方后注明"煮取一升，顿服之"，而"老小再服"，老年人和儿童对疾病的抵抗力及对药物的耐受力不如中青年，因而服药次数及药量自然有所不同。又如"肺痿肺痈咳嗽上气病脉证并治"篇之小青龙加石膏汤方后云"强人服一升，羸者减之，日三服，小儿服四合"，显然，小儿的药量与成人不同。此外，《金匮要略》设妇人妊娠、产后、杂病专篇，并明确指出"其虽同病，脉各异源，子当辨记，勿谓不然"，可谓因性别制宜之明证。

（5）预防性治则：即治未病。①未病先防。在疾病未发生前，即应顺应四时，注意"养慎"，并"更能无犯王法、禽兽灾伤，房事勿令竭乏，服食节其冷、热、苦、酸、辛、甘"，使形体不衰，病无由入，从而有效防治疾病的发生。②已病防传。在疾病发生后，则应在疾病的初期及时治疗，或根据疾病的传变规律，预先采取措施，先安未受邪之地，以防传变或恶化，防止疾病扩大蔓延。《金匮要略》在首篇首条开宗明义，言"问曰：上工治未病，何也？师曰：夫治未病者，见肝之病，知肝传脾，当先实脾"，在第2条云邪风"适中经络，未流传脏腑，即医治之"。治疗肠痈脓未成之大黄牡丹皮汤用冬瓜仁排脓，即是对急腹症所采取的预防措施。

（6）审因论治治则：仲景在首篇明确提出审因论治原则，"夫诸病在脏，欲攻之，当随其所得而攻之"，弄清病邪"所得"的根本病因病机，针对性治疗。如水与热结，则利水清热；热与血结，则祛瘀除热；食与热结，则通腑泄热；水与血结，则化瘀利水。"余皆仿此"。

（7）治病求本治则：仲景对内伤杂病的治疗，十分重视人体正气，强调调补脾肾在内伤杂病康复过程中的重要性，即使在祛邪时，亦不忘扶助正气。如治疗湿病注意保护阳气，治疗痉病注意顾护阴津。在应用峻烈药时，亦时时采取护正顾脾措施，否则脾胃败药亦难发挥治病作用。如葶苈大枣泻肺汤、十枣汤之用枣，大乌头煎之用白蜜，皂角丸之用蜜丸，治疗产后痢疾之用白头翁汤加甘草、阿胶等。

（8）因势利导治则：仲景对邪实为患的病症，即按病邪所在上下表里部位，因其势就近引导，使之排出体外以免伤正。如对水气病的治疗为"诸有水者，腰以下肿，当利小便；腰以上肿，当发汗乃愈"。肺胀"咳而喘者"，宣肺发表，用厚朴麻黄汤；"咳而脉沉者"，当利水，用泽漆汤。对"宿食在上脘"，有愠愠欲吐之势者，治疗"当吐之"；宿食在下脘者当下之；治疗酒疸，见"心中热，欲吐者"，是热邪有欲出之机，故"吐之愈"。而逆其势治疗则可造成不良后果，如"呕家有痈脓，不可治呕，脓尽自愈"。

（9）顺应性治则："脏腑经络先后病脉证"篇第16条"师曰：五脏病各有所得者愈，五脏病各有所恶，各随其所不喜者为病"。以脏腑各有所喜所恶来说，如《素问·五藏生成》篇云："心欲苦，肺欲辛，肝欲酸，脾欲甘，肾欲咸"，《素问·宣明五气》篇云："心恶热，肝恶风，肺恶寒，脾恶湿，肾恶燥"。"禽兽鱼虫禁忌并治"篇云："肝病禁辛，心病禁咸，脾病禁酸，肺病禁苦，肾病禁甘"。从个体喜恶来说，又有饮食起居习惯情志之异，故在临证时则应根据生理特性、病理规律，"近其所喜，远其所恶"，处方用药，进行治疗；并应"顺其志，问其便"、"问其所欲五味"，恰当护理，有利病愈。

2. 治法思维

（1）内治法：仲景治杂病的具体治法均随证而立，即"随证治之"。大致又分四种类型：第一，八法。即汗吐下和清温消补八法，属基本治法。第二，脏病治法。如治肝法，治脾胃法，治心法，治肺法，治肾法。第三，对症治法。如治呕哕法，治痢法，治热法，治喘法，理血法，安胎法等。第四，其他治法。如涩法，利小便法，后者给痰饮水湿、瘀血、热邪、结石以出路，并分温阳化气利水法，清热利水法，补气利水法，滋阴利水法，通窍利水法，化瘀利水法等。

（2）外治法：如导法，熏法，洗法，烟熏法，敷法，摩法，扑粉法，点药烙齿，纳药鼻中等法。从耳、口（舌）、鼻孔和前后二阴等孔窍局部给药的方法，称为孔窍疗法，使药就近至病所，邪速去而正安。

（3）针灸法：有预防、治疗和辨别预后三方面的意义。

（4）急救法：仲景对危急重病症的救治主要有四种方法。其一是以内服药为主的辨证急救法。其二是外治急救法，如吹鼻法、浸渍法和舌下含法等。其三是灸法急救法。其四是人工呼吸法及溺死救治法。

（5）食疗法：食物本身有治疗作用，与药物相合，尚有食助药力，食缓药势之功，对养生康复有重要作用。《金匮要略》除在各篇有食疗内容外，在第二十四、二十五篇还设专篇讨论动物类与植物类食品饮食卫生问题。

3. 救误思维

因杂病的复杂性、多变性、不典型性、疑似性，加之医者思维的固化性、片面性、绝对性，临床常出现误诊误治，从而造成变证坏病。正确的"辨误"及"救误"已被仲景纳入辨证论治体系及方法之中。仲景针对风湿在表误用峻汗法，他认为病不愈的原因是"汗大出者，但风气去，湿气在，是故不愈也"，从而提出了治疗湿病应以微汗为正确治则。再如对百合病因误诊、误汗、误吐、误下所造成的变证，分别用百合知母汤、滑石代赭汤、百合鸡子汤随证救治。对黄疸病之太阴虚寒证，误用苦寒之剂伤及中阳致哕，则用小半夏汤温阳化饮，降逆止哕。对使用熏、熨、烧针等法，"火邪"伤阳致惊者，则用桂枝去芍药加蜀漆牡蛎龙骨救逆汤温通心阳，镇惊安神。为了避免误治，在多处条文中提出了治疗禁忌及注意事项。

（五）《金匮要略》杂病的制方思维

《金匮要略》方剂大致可归纳为18类：解表剂如桂枝汤；泻下剂如大承气汤、小承气汤、大黄附子汤、麻子仁丸；和解剂如小柴胡汤；清热剂如白虎加人参汤；温里剂如人参汤、小建中汤、大建中汤、吴茱萸汤、四逆汤、通脉四逆汤；表里双解剂如大柴胡汤、厚朴七物汤、乌头桂枝汤；补益剂如当归生姜羊肉汤、八味肾气丸；安神剂如甘麦大枣汤、酸枣仁汤、百合地黄汤；固涩剂如桃花汤、诃梨勒散；理气剂如半夏厚朴汤、厚朴三物汤、枳实薤白桂枝汤、橘枳姜汤；理血剂如大黄䗪虫丸、桂枝茯苓丸、温经汤、黄土汤、柏叶汤；治燥剂如麦门冬汤；祛湿剂如茵陈蒿汤、五苓散、苓桂术甘汤、猪苓汤、防己黄芪汤；祛痰剂如瓜蒌薤白半夏、皂荚丸；消导化积剂如枳术汤、鳖甲煎丸；驱虫剂如乌梅丸；涌吐剂如瓜蒂散；痈疡剂如大黄牡丹汤、薏苡附子败酱散、桔梗汤、排脓散等。这些经方经古今临床广泛验证，疗效卓著，故有"经方治大病"之说。

1. 类方与合方

（1）类方：主要有三种，一是按法类方，二是按病类方，三是以方类方。特别是后者，即以主要组成药物或主要配伍关系相同，组方结构相似的一类方剂，并随症加减变化所制的方剂，在《金匮要略》一书中记载较多。①桂枝汤类：瓜蒌桂枝汤，葛根汤，桂枝附子汤，桂枝芍药知母汤，黄芪桂枝五物汤，桂枝龙骨牡蛎汤，小建中汤，黄芪建中汤，竹叶汤等。②麻黄汤类：麻黄加术汤，麻黄杏仁薏苡甘草汤，越婢加术汤，越婢加半夏汤，越婢汤，射干麻黄汤，厚朴麻黄汤，小青龙汤，大青龙汤等。③承气汤类：大承气汤，小承气汤，厚朴三物汤，厚朴大黄汤，栀子大黄汤，大黄硝石汤，大黄甘草汤，大黄牡丹汤等。④白虎汤类：白虎加人参汤等。⑤泻心汤类：泻心汤，甘草泻心汤，半夏泻心汤等。⑥柴胡汤类：大柴胡汤，小柴胡汤。⑦苓桂剂类：苓桂术甘汤，苓桂甘枣汤，茯苓泽泻汤等。⑧附子汤类：附子汤，白术附子汤，甘草附子汤，桂枝附子汤，四逆汤，通脉四逆汤等。⑨乌头汤类：乌头汤，乌头赤石脂丸等。⑩瓜蒌薤白汤类：瓜蒌薤白白酒汤，瓜蒌薤白半夏汤，枳实薤白桂枝汤等。⑪百合汤类：百合地黄汤，百合知母汤，滑石代赭汤，百合鸡子黄汤等。⑫半夏汤类：小半夏汤，小半夏加茯苓汤，大半夏汤，半夏干姜汤等。⑬茵陈蒿汤类：茵陈蒿汤，茵陈五苓散等。⑭肾气丸类：肾气丸，瓜蒌瞿麦丸等。

（2）合方：即两首或两首以上方剂相合而组成的复合方剂，是方剂加减化裁的一种特殊方式。合方主要针对复合病症而单一经方不能适合病情、难以取得佳效，所采取的组方思维。如厚朴七物汤，即是对里实兼太阳表证，用桂枝汤去芍药与小承气汤合方。桂枝去芍药加麻辛附子汤，即是针对阴寒凝聚的气分病，用《伤寒论》桂枝去芍药汤与麻黄附子细辛汤之合方。黄芩加生姜半夏汤，即是针对肠胃积热干呕而利者，用黄芩汤与小半夏汤之合方。

2. 五味化合

仲景善将酸苦甘辛咸不同味的中药有机配伍，产生佳效。①辛甘化阳。如辛味能解表发散，甘味能益气且能缓急，辛甘合用发散而不滞气耗气，且辛甘化阳能助阳，如桂枝甘草汤。②酸甘化阴。酸味能收敛，甘味能补，酸甘合用化阴以益阴，如芍药甘草汤。③辛开苦降。辛能散，苦能泄，辛苦味合用能辛开苦降，调理气机，如半夏泻心汤。

3. 相辅相成

相辅相成即几种性味功能基本相同的药物相互组合，发挥协同作用，如附子配干姜驱寒，麻黄配桂枝发汗，大黄配芒硝攻下，茵陈配栀子清热利湿退黄，厚朴配枳实行气等。性味功用虽不同但相配伍，起协同作用，如桂枝与茯苓配伍化气利水。

4. 相反相成

相反相成指性味或功用相反的药物组合以取效。①寒热并用。主要针对表寒里热、寒热错杂、上热下寒等证，以寒药热药为主组成的方剂，如麻黄与石膏相伍散表寒清里热，黄连与干姜相伍治中焦之寒热错杂。另通过寒药热药相伍，以去性取用，治疗纯寒或纯热证，如大黄与附子合用，去大黄之寒性，取其攻下之用，治寒实内结之腹满。瓜蒌与薤白白酒同用，去瓜蒌之寒性，取其开胸豁痰之用，治阳虚阴盛之胸痹。②刚柔相济。由于辛热苦温药，其性刚燥，用之不妥易于伤阴；一些滋阴寒凉药，其性凝滞，用之不当则易于碍阳。仲景将刚柔二性药物恰当配伍，以刚济柔，以柔克刚，相反相成，如肾气丸既用温热阳刚之桂附，又配寒凉阴柔之干地黄；瓜蒌瞿麦丸用山药、瓜蒌根甘寒阴润，又伍附子辛热助阳等，使阴寒滋润而又不碍湿伤阳，温热阳燥而又不伤津损阴，使药物避免偏性之害而各尽所长。炙甘草汤用生地黄、麦冬、火麻仁等甘药，辅以刚性之桂枝、生姜辛温通阳之品。③动静结合。脏腑有阴者主静、阳者主动之性，药物亦有动静之别。动药走而不守，静药守而不走，静欲动促行，动非静难守。仲景根据病情需要，将不同功效的动静药物进行配伍，如小建中汤桂枝辛散走动祛寒，得白芍之酸敛助阳而不伤阴；白芍得桂枝又不致凝滞阴寒，使散中微敛则不伤阴而助阳，敛中有散则不碍阳而益阴。又如猪苓汤中，二苓、滑石、泽泻动而下行利水，得阿胶之阴静滋补而不致伤阴动血；阿胶得四药之利而不致滋腻留邪，内停水邪之静得渗利之动而下除。动静结合，能守能行，可上可下，可收可散，而使肾升降相因，开合得宜，阴阳协调，气化复常。④散敛相合，即辛散药与酸敛或收涩药相合，使散而不伤正，敛而不留邪。如小青龙汤用麻桂之辛散祛寒，白芍、五味子之酸敛以防麻桂散肺气；乌头赤石脂丸用乌头、附子、蜀椒、干姜驱寒，用赤石脂收涩敛阳。⑤补泻兼施。杂病多为正虚邪实，虚实夹杂之证，故制方当补泻兼施。

（六）《金匮要略》杂病的用药思维

1. 一药多用

（1）一方中恰合多种病机，起到药味少而药力精专的作用。

（2）很多中药兼多种功效，通过配伍、炮制，可扩大应用范围。很多药物在不同组方中，使用频率很高，如甘草达 71 次、桂枝 35 次、芍药 42 次、茯苓 24 次、大黄 16 次。

2. 专病用专药

如用百合主治百合病，茵陈主治黄疸，苦参外用治狐惑病阴部蚀烂，蜀漆主治疟疾，甘李根白皮治奔豚气等。

3. 善用药对

仲景根据药物性味、归经、升降浮沉、毒性、功效和病症，或以药对成方、或以药对合于方中，以达相协、相制、减毒增效之旨。其组成形式：①寒凉相合，如石膏和知母，黄芩与黄连等。②温热并用，如桂枝与附子、附子与干姜。③寒热并用，如石膏与麻黄，黄连与干姜等。④补泻兼施，如葶苈子与大枣，猪苓与阿胶。⑤散敛结合，如乌梅与蜀椒，麻黄与五味子。⑥刚柔相济，如附子与地黄，芍药与桂枝。⑦润燥互用，如半夏与麦冬，附子与瓜蒌根。⑧动静结合，如枳实与白术。⑨相畏制约，如半夏与生姜等。

4. 根据脏腑特性及病症特点用药

由于肝体阴而用阳，故治肝用药常刚柔相济，如酸枣仁汤用酸枣仁补肝之体，用川芎理肝之用。肺主宣发肃降，治肺病时宣降药并用，且为防宣散太过耗气，又常伍以收敛药，如射干麻黄汤，既用麻黄之宣，又用半夏之降，且用五味之敛。又因不同的病症、不同的病机特点，故用药亦须注意针对性，如胸痹为阳虚阴盛、胸阳痹阻，故用瓜蒌、薤白、桂枝通阳宣痹。另外各脏腑病症有相对常规的用药谱，如泻肺多用葶苈子；温肺止咳常用杏仁、紫菀、款冬花；温肺化饮，常用半夏、细辛；止呕常用生姜、半夏；治百合病常用百合等。

5.注意用量

注意用量主要指以体质定量，以病定量，以证定量，以法定量，以方定量。

6.善于用利远弊

通过炮制、配伍、煎服法等制约药物偏性或毒性作用，去性取用，发挥其治疗之功效。如对乌头有合蜜煎、先煎、炮、熬、不破碎等五种方法。

7.处方用药灵活，随证化裁

如小青龙汤治疗支饮咳逆不得卧出现的变证，改用桂苓五味甘草汤后又4次加减变化用药，均属药随证转、据证用药的范例。

（七）《金匮要略》杂病的药物制剂、炮制与煎服法思维

1.制剂

仲景治疗杂病多据病症之异及药性、毒副作用制成各种不同的剂型。汤剂在书中共92首；丸剂16方，其中有直接为丸，有加料为丸，包括蜜丸、药汁丸、枣肉丸、糊精制丸；散剂27方；酒剂；还有外用制剂，如洗剂、熏剂、点剂、坐药等。

2.炮制

炮制能提高药物纯度，改变药物性情，清除毒副作用。①修制法：剉、切、擘、捣、杵、碎、研、去皮、去心、去节、去翅足等。②水制法：洗、浸、渍等。③火制法：包括炮、炙、炒、去汗、烧、熬、煨等。

3.煎法

仅方药对证，但若煎药方法不当，也会影响疗效。①溶媒：煎药溶媒常因病选用，95%用水，除一般常用水外，还有特殊的水，如泉水、甘澜水、井花水、浆水、泔水等。另外还有蜜、酒、醋、人尿等。②煎药法：根据药物特性灵活掌握，有急煎法、久煎法、去渣再煎法、煮汁纳药再煮、同煮、先煮、后下、分煮后再合煮等。

4.服药法

服药法是使药物在人体内适时发挥最佳效果的重要措施。《金匮要略》服药方法十分丰富，虽多是口服给药，但对服药时间、次数、服用量的变化、服药后的要求及再服条件有不同要求，且根据病症及不同剂型，选择适当服药方法，示人规矩。①一次服药法。②二次服药法。③分三次服药法。④分五次服药法。⑤分十次服药、昼日服完法。⑥昼夜服药法。⑦逐渐加量法。⑧一服邪尽、余药不再服用法。⑨服药后吃粥或多饮暖水法。⑩发病前服药法。

（八）护理思维

整体调护也是取得良效和疾病康复的重要环节，仲景对杂病的护理思想和措施主要体现在四个

方面：①注意养慎，适应生存环境。"夫人禀五常，因风气而生长，风气虽能生万物，亦能害万物……若人能养慎，不令邪风干忤经络……四肢才觉重滞，即导引、吐纳、针灸、膏摩，勿令九窍闭塞"，强调可通过导引、吐纳来增强体质，切忌养尊处优，好逸恶劳，以防气血瘀滞。②生活起居要有规律和节制。"房室勿令竭乏，服食节其冷热、苦、酸、辛、甘，不遗形体有衰，病则无由入其腠理"。③注意调节心理，尽量减少情志致病的因素。如"妇人杂病"篇曰"妇人之病，因……结气……或有状惨，悲伤多嗔"，"妇人脏躁，喜悲伤欲哭"。④注意服药后护理及饮食护理。

脏腑经络先后病脉证第一

本篇论述脏腑经络先后病脉证，属于全书概论性质，具有纲领性指导意义。人体为有机整体，脏腑经络间关系密切，功能相互协调，方能安和无病，若发病则互相影响。"先后"二字提示临证需注意脏腑经络先后病传变规律。脏腑经络病变，必反映于脉证，故临床可根据患者脉证，推断脏腑经络病变及转归预后。本篇内容广泛，对发病、预防、病因、诊断、治疗、护理等均做原则性提示，许多观点均贯穿于各篇条文中，为杂病辨证论治奠定基础。

一、发病、病因病机及预防

（一）发病与预防

【原文】夫人禀五常，因风气而生长，风气虽能生万物，亦能害万物，如水能浮舟，亦能覆舟。若五脏元真通畅，人即安和，客气邪风，中人多死。千般疢难，不越三条：一者，经络受邪，入脏腑，为内所因也；二者，四肢九窍，血脉相传，壅塞不通，为外皮肤所中也；三者，房室、金刃、虫兽所伤。以此详之，病由都尽。

若人能养慎，不令邪风干忤经络；适中经络，未流传脏腑，即医治之；四肢才觉重滞，即导引、吐纳、针灸、膏摩，勿令九窍闭塞；更能无犯王法、禽兽灾伤；房室勿令竭乏，服食节其冷热苦酸辛甘，不遗形体有衰，病则无由入其腠理。腠者，是三焦通会元真之处，为血气所注；理者，是皮肤脏腑之文理也。（2）

【释义】本条论发病机理、致病途径及其预防措施和早期治疗。预防疾病的发生，关键在于养慎，以达到"五脏元真通畅"、"不遗形体有衰"；若人体正气不足，则易感受外界致病因素而发病。各种病邪致病主要有三种途径：一是经络受邪，入脏腑，为内所因；二是四肢九窍，血脉相传，壅塞不通，为外皮肤所中；三是房室、金刃、虫兽所伤。疾病的预防，首先要内养正气，外慎邪气。具体措施：节制房事，勿令竭乏；饮食有节，避免偏嗜；避免邪风、虫兽、外伤及触犯王法所伤。一旦发病，应及早治疗，采用导引、吐纳、针灸等方法，防止疾病由经络入脏腑，由浅入深，由轻变重。防治疾病的基本原则是未病先防、有病早治、已病防传。

（二）病因

1. 反常气候

【原文】问曰：有未至而至，有至而不至，有至而不去，有至而太过，何谓也？师曰：冬至之后，甲子夜半少阳起，少阳之时，阳始生，天得温和。以未得甲子，天因温和，此为未至而至也；以得甲子，而天未温和，此为至而不至也；以得甲子，而天大寒不解，此为至而不去也；以得甲子，而天温如盛夏五六月时，此为至而太过也。（8）

【释义】本条论与时令不符反常气候的类型。冬至之后60日为雨水节，天气应变暖，这是正常气候。若未到雨水节气，气候提早变暖，是时令未到气候已到，则为"未至而至"；若已到雨水节气而气候未变暖，是时令已到而气候未到，称为"至而不至"；若已到雨水节气而气候仍然很冷，是时令已到而严寒当去不去，则称为至而不去；若到雨水节气而气候温暖如同盛夏五六月份，为时令至而气候太过，称为"至而太过"。这些异常气候易致疾病发生，须注意调摄。

2.疾病分类与病邪特性

【原文】问曰：阳病十八，何谓也？师曰：头痛，项、腰、脊、臂、脚掣痛。

阴病十八，何谓也？师曰：咳、上气、喘、哕、咽、肠鸣、胀满、心痛、拘急。

五脏病各有十八，合为九十病，人又有六微，微有十八病，合为一百八病。五劳、七伤、六极、妇人三十六病，不在其中。

清邪居上，浊邪居下，大邪中表，小邪中里，馨饪之邪，从口入者，宿食也。五邪中人，各有法度，风中于前，寒中于暮，湿伤于下，雾伤于上，风令脉浮，寒令脉急，雾伤皮腠，湿流关节，食伤脾胃，极寒伤经，极热伤络。（13）

【释义】本条论疾病的分类和五邪中人的一般规律。疾病主要以阳病、阴病来分类，阳病指头、项、腰、脊、臂、脚掣痛等六种经络病症，阳病有营病、卫病、营卫兼病的不同，一病有三，故称为十八病。阴病指咳、上气、喘、哕、咽、肠鸣、胀满、心痛、拘急等九种脏腑病症，阴病有虚实之分，一病有二，故称十八。五脏病因感受六淫得病，有在气、在血、气血兼病的分别，故为十八，合五脏，共九十病。六微指六腑，六腑有在气、在血、气血兼病的不同，也为十八，合六腑，共一百零八病。此外五劳、七伤、六极、妇人三十六病，因不是外感致病，故不包括在其中。

根据病邪各自特性，侵犯人体有不同临床表现，仲景指出其致病的一般规律，即所谓："五邪中人，各有法度"。风属阳邪，其性散漫，多在午前侵犯肌表，患者脉多浮缓；寒属阴邪，其性紧束，常在暮时中于经络之里，患者脉多紧急；湿邪其性类水，重浊下流，易伤人体下部，常以流注关节为主；雾邪为湿中清轻之邪，易伤人体上部，以侵犯皮腠为主；馨饪之邪，如膏粱厚味，易致脾胃损伤，或形成宿食；极寒、极热皆可伤及经络。

（三）病机

【原文】问曰：经云："厥阳独行"，何谓也？师曰：此为有阳无阴，故称厥阳。（10）

【释义】本条论厥阳的病机。厥阳独行指阳盛阴竭、阴不敛阳、阳气上逆的病理状态，进一步发展可能出现阴阳离决等危险表现。

二、诊断举例

（一）望诊

【原文】问曰：病人有气色见于面部，愿闻其说。师曰：鼻头色青，腹中痛，苦冷者死一云腹中冷，苦痛者死；鼻头色微黑者，有水气；色黄者，胸上有寒；色白者，亡血也，设微赤，非时者，死；其目正圆者，痉，不治。又色青为痛，色黑为劳，色赤为风，色黄者便难，色鲜明者有留饮。（3）

【释义】本条通过望诊来诊断疾病并判断其预后。鼻头色青，青为肝色，是肝木乘脾的表现，可见腹痛；若见极度怕冷，是阳气衰败，预后不良。若鼻头色微黑，黑为水色，是肾水反侮脾土之象，多见水气病。色黄为脾色，面色黄可见于中阳不足，失于运化，寒饮停聚，上干胸阳；面色白多见失血者；若失血患者反见微赤，可能为虚阳浮越之象，预后差。目正圆指两目直视不能转动，是五脏精气已绝，不能上荣，多见痉病危证。色青为痛，因血脉凝滞；色黑为劳，黑为肾色，为肾精不足，其色外露；色赤为风，因风为阳邪，多从热化，赤为火色；色黄为脾色，湿热蕴结，脾气郁滞，多有大便难的情况；色鲜明指因水气内停，上泛于面形成的面目浮肿光亮之色。

【原文】师曰：吸而微数，其病在中焦，实也，当下之即愈；虚者不治。在上焦者，其吸促，在下焦者，其吸远，此皆难治。呼吸动摇振振者，不治。（6）

【释义】本条通过望呼吸以辨别病位、病情及预后。吸而微数，是吸气短促，频率加快，若属实证，多为邪在中焦，阻滞气机，气不得降所致，可用攻下法祛邪，使之气机通畅，呼吸恢复正常；若属虚证，多为宗气衰竭或肾不纳气导致，预后差，所以说不治；若邪实兼有正虚，下之则伤正，补之又碍邪，也属难治之证。病在上焦，吸气短促困难，是肺气大虚所致；病在下焦，吸气深长而困难，为元气衰竭、肾不纳气，故均是难治之证。呼吸时全身振振动摇，为正气虚衰已甚，形气不能相保的危重证候，故称不治。

（二）闻诊

【原文】师曰：病人语声寂然，喜惊呼者，骨节间病；语声喑喑然不彻者，心膈间病；语声啾啾然细而长者，头中病一作痛。（4）

【释义】本条论述通过语声辨病位。骨节间病是指关节部位疼痛的一类病症。病在关节，转动不利，动则作痛或痛剧，故突然发出惊呼声；心膈间病，由于实邪闭塞心胸，气道不畅，故语声低微而不清澈；头中病多指头中痛，大声则震动头部而加重头痛，故患者不敢扬声、语声细小而清长。

（三）切诊

【原文】师曰：病人脉浮者在前，其病在表；浮者在后，其病在里；腰痛背强不能行，必短气而极也。（9）

【释义】本条论述脉象主病随部位不同而有所差异。例如，同是脉浮，若寸脉浮，则主病在表，是正气抗邪的表现，脉多浮而有力；若尺脉浮，则主病在里，是肾阴不足，虚阳外浮之象，脉多浮而无力，并兼见腰痛背强不能行，短气而极，说明临床诊断疾病要结合患者脉象与症状。

（四）四诊合参

【原文】师曰：息摇肩者，心中坚；息引胸中上气者，咳；息张口短气者，肺痿唾沫。（5）

【释义】本条论述望诊、闻诊结合诊病方法。呼吸困难、抬肩者，有虚实之分，本条是实邪壅塞在胸中引起呼吸困难，常伴鼻翼煽动，胸闷胀满。呼吸时引胸中上气而咳，是胸中有邪、阻塞气道、肺气不降所致。张口呼吸，仍短气不足以息，是肺痿，肺气痿弱不用，伴见咳吐涎沫。

【原文】师曰：寸口脉动者，因其旺时而动，假令肝旺色青，四时各随其色。肝色青而反色白，非其时色脉，皆当病。（7）

【释义】本条论述脉、色与四时相结合的诊病方法。正常人的脉象和气色，是随四时气候而发生相应变化。若非其时而有其色脉，为病态反映。如春为肝主令，其色青，脉弦属正常。若春季反而出现色白，脉毛（秋脉）则为不正常现象，提示诊病时应注意与时令相结合。

（五）预后

【原文】问曰：寸脉沉大而滑，沉则为实，滑则为气，实气相搏，血气入脏即死，入腑即愈，此为卒厥，何谓也？师曰：唇口青，身冷，为入脏即死；如身和，汗自出，为入腑即愈。（11）

【释义】此条论及卒厥病机及预后。卒厥病机为气血逆乱，脏腑功能失调，故见寸脉沉大而滑。其预后有二：唇口青、身冷，为邪气内闭，血流郁滞，阳气衰竭，内闭外脱，病位深病情重，预后不良；若身体温和、微汗自出、气血流通，病位相对较浅，病情较轻，易治。

【原文】问曰：脉脱入脏即死，入腑即愈，何谓也？师曰：非为一病，百病皆然。譬如浸淫疮，从口起流向四肢者，可治；从四肢流来入口者，不可治；病在外者可治，入里者即死。（12）

【释义】本条论判断疾病预后一般规律。疾病入脏，病深难愈；入腑则病浅而易治。脉脱是正邪相争、邪遏正气、经脉气血一时不通所致。浸淫疮是一种皮肤病，从口流向四肢是病位由深转浅，病势转轻，可治；若由四肢流来入口，是病位由浅入深，病势转重，难治。总之，凡病位由浅入深、由外入内，反映正不胜邪，病势重；病位由深入浅、由里出表，则反映正气恢复，可驱邪外出，病趋好转。

三、论治

（一）已病防传、虚实异治

【原文】问曰：上工治未病，何也？师曰：夫治未病者，见肝之病，知肝传脾，当先实脾。四季脾旺不受邪，即勿补之。中工不晓相传，见肝之病，不解实脾，惟治肝也。

夫肝之病，补用酸，助用焦苦，益用甘味之药调之。酸入肝，焦苦入心，甘入脾。脾能伤肾，肾气微弱，则水不行；水不行，则心火气盛；心火气盛，则伤肺，肺被伤，则金气不行；金气不行，则肝气盛。故实脾，则肝自愈。此治肝补脾之要妙也。肝虚则用此法，实则不在用之。

经曰："虚虚实实，补不足，损有余"，是其义也。余脏准此。（1）

【释义】本条强调预防医学的思想，论述治未病治疗原则，具体可为已病防传和虚实异治。人体是有机整体，除治疗已病的脏腑外，还应注意治疗未病的脏腑，以防止疾病传变。以肝病为例，因肝木克脾土，故知肝病易传脾。脾虚则应先实脾，若脾气旺则不易受邪，故不需补脾。肝虚证的治疗用药应遵循以酸味药补肝体；以焦苦之药助心火而克肺金，使金不克木，从而助肝气；以甘味药补脾土，补土制水以助火，防止肺金侮肝木。对肝虚的治法，并不适用于肝实证。虚实必须异治，是内伤杂病提出的治疗总则，告诫医者不要犯虚虚实实的错误。若对虚证用泻法，对实证用补法，会使虚证更虚，实证更实。

（二）表里同病

【原文】问曰：病有急当救里救表者，何谓也？师曰：病，医下之，续得下利清谷不止，身体疼痛者，急当救里；后身体疼痛，清便自调者，急当救表也。（14）

【释义】此条论表里同病先后缓急治则。表里同病以里虚寒证为重，见下利清谷，身体疼痛者，当先救里；后里证已解，大便恢复正常，身体疼痛者，说明表证仍在，再予以解表。故治疗当分先后缓急，以急者先治为原则。

（三）痼疾加卒病

【原文】夫病痼疾，加以卒病，当先治其卒病，后乃治其痼疾也。（15）

【释义】此条论痼疾加卒病先后治则。一般痼疾日久势缓难以速愈，卒病新起势急而易治，故治疗当先治卒病而后治痼疾。

（四）审因论治

【原文】夫诸病在脏，欲攻之，当随其所得而攻之，如渴者，与猪苓汤。余皆仿此。（17）

【释义】本条论治疗杂病当审因论治原则。病邪在里，多与有形实邪相合，"当随其所得而攻之"，指治疗时当攻逐有形实邪，则无形病邪失去依附而病易治愈。例如，口渴而小便不利，属水热互结而伤阴者，用猪苓汤，育阴利水而清热则渴解病愈，其他疾病亦当如此治疗。后世由此发展有"脏病取腑”之法，实有临床意义。

（五）饮食与调护

【原文】师曰：五脏病各有所得者愈，五脏病各有所恶，各随其所不喜者为病。病者素不应食，而反暴思之，必发热也。（16）

【释义】本条论临床应根据五脏喜恶进行治疗和护理的原则。五脏各有其生理特性，五脏病各有所相适应和不相适应的饮食、居处等。临床应注意顺应五脏特性，采用适宜的药物治疗及适宜的饮食、居处等进行护理。若患者突然出现想吃平时不喜欢吃的食物，是脏气为邪气所改变的反映，会出现助长邪气而发热的现象，实属病理状态，有诊断意义。

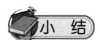

小　结

本篇以整体观念为指导思想，以脏腑经络学说为理论依据，以辨病与辨证相结合为基本临床思维模式。对疾病的病因、病理、诊断、治法和预防等方面，都做概括性的论述。篇内有的是古代经文，有的是经验总结，都是原则性的理论，有时举出一些例子来说明问题，具有全书概括性和纲领性意义，对学习《金匮要略》有很大帮助。

病因和病理方面，本篇主要从正邪两方面分外在和内在两大因素来阐述病因。人与自然息息相关，正常的气候有助于万物生长，如果气候太过或不及，就是客气邪风，即成为致病因素；至于房室、金刃、虫兽所伤是意外创伤，统属于外。人发病与否，关键在于正气的强弱。邪之所凑，必定正气先虚；五脏元真通畅，人即安和，病则无由入其腠理。经络受邪，深入脏腑的疾病，必有内在因素。形体有衰，抗病力减弱，邪便乘虚而入。病邪侵犯人体，一定有途径可循，一般由外到内、由表到里、由浅到深、由轻到重，而一切症状的发生，都是经络脏腑病理变化的反应，故把证候归纳在脏腑经络中分类，说明必须掌握经络脏腑病机进行辨证。就杂病形成之脏腑先后病演变规律而言，有五种形式：一是先脏腑病后外及经络，二是先经络病后内及脏腑，三是先此脏腑病后及彼脏腑，四是先此经络病后及彼经络，五是脏腑经络俱病。关于病因，指出与时令不相应的气候、风、雨、湿、雾、寒、热、饮食、房事、金刃、虫兽等皆可成为病因使人发病，其中尤其重视风、雨、湿、雾、饮食五种邪气，论述了这五种病邪的特点及中人致病后的一般规律，对于"千般疢难，不越三条"的归纳，为后世陈无择的三因学说奠定了基础。此外，还提到脏腑阴阳不能维持平衡而发生偏胜，也是疾病发生的基本机制。

在治未病方面，首先提出内养正气，外慎邪风，注意三焦腠理、起居饮食的调摄，气候寒暖的护理，情志思虑的适度等，以防止疾病的发生，这是未病前的一般预防；及至已病后争取早期治疗，邪在经络，未流传脏腑，即须医治，以防病邪深入，并说明疾病发展有一定规律，可根据脏腑互相制约关系，先安其未病的脏腑，以防疾病的传变。

在诊断方面，概括地提出望、闻、切诊等方法。以面部、鼻部、目部的五色表现来判断主病和预后；闻患者的呼吸和语声变化以推测病位所在；预后诊断，一从脉与证相结合（卒厥病），一从脉与内外病机合参（浸淫病）。

在治疗原则方面，表里同病，须权衡病情缓急，分别救表救里，以急者先治为原则；痼疾加卒病，当视发病新久，做出治疗先后措施；病邪痼结在脏，宜攻其所得；其余补不足、损有余，皆是大经大法。此外，还要注意饮食与调护。

痉湿暍病脉证治第二

本篇论述痉病是素体津液不足，又外感风寒，邪滞筋脉，拘急不利，以项背强急、口噤，甚至角弓反张为主症的筋脉病变；湿病是以外湿为主，由外感风寒湿邪，痹着于筋脉肌肉关节，以发热、身重、骨节疼痛为主症的疾病；暍病即伤暑，偏暑热者，以发热、自汗、烦渴、溺赤、少气、脉虚为主症；偏湿者，以身热疼重为主症。三病皆为感受外邪所致，初期都有太阳表证，故合为一篇讨论。

本篇精选痉、湿、暍三种病证相关医案 21 则。

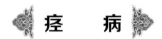

一、刚痉与柔痉鉴别

【原文】太阳病，发热无汗，反恶寒者，名曰刚痉。（1）

太阳病，发热汗出而不恶寒，名曰柔痉。（2）

【释义】上两条论述外感痉病的分类及鉴别要点。痉病由外感所致，初期病在表，故言"太阳病"。风寒表实者发热恶寒无汗；风寒表虚者发热汗出恶风，痉病初期兼风寒表实者，名为刚痉；兼中风表虚者，名为柔痉。

既名为痉，须具备项背强急、口噤等筋脉拘急之症，为古文的省文笔法，悉以"痉"字赅之。

二、病因

【原文】太阳病，发汗太多，因致痉。（3）

夫风病，下之则痉，复发汗，必拘急。（5）

疮家虽身疼痛，不可发汗，汗出则痉。（6）

【释义】此三条论述痉病内因。太阳病表证，虽应发汗，却须"微似有汗者益佳，不可令如水流漓"。假如发汗太过，伤津耗液，必致筋脉失养，则易形成痉病。太阳中风本多汗，如误用攻下，津液更伤，易致筋脉失养，而生痉病；若一再发汗，津液复伤，必致筋脉失养而拘急。疮家经常流脓失血，致阴液素亏，虽见身体疼痛之表证，也不可冒然发汗，否则必重伤津液而致痉。以上误治的共同结果都是阴液重伤，是导致痉病发病的内因。

三、主要脉证

【原文】病者，身热足寒，颈项强急，恶寒，时头热，面赤目赤，独头动摇，卒口噤，背反张者，痉病也。（7）

【释义】本条论述外感痉病的主要证候。太阳主表，其经脉自巅下项，行于脊背两旁。风寒之邪侵及太阳，既有太阳表证恶寒、项背强急，又见邪郁入里化热的面赤目赤、时头热，足寒为阳郁过重，不能达于四末的表现。

颈项强急、背反张、突然口闭不能言语、独头动摇均为痉病的典型症状，为太阳邪郁不解，入里化热化燥动风，故由太阳经筋不利的颈项强急，进一步发展为全身筋脉拘急而背反张；阳明之脉夹口入齿中，邪入阳明，经脉失养，强急则口噤不开；热盛风动，故独头动摇。条文中"时"、"卒"二字突出了痉病具有发作性的特点。

【原文】夫痉脉，按之紧如弦，直上下行。（9）

【释义】本条论述痉病主脉。痉病是由筋脉拘急而致，所以其脉亦见强直弦劲之象。"直上下行"，谓从寸到尺，上中下三部，皆见强直而弦紧之脉。

从"按之"两字，可知痉病脉象应是沉紧有力，重按不减，与里虚寒病的虚弦少力脉及太阳伤寒的浮紧脉不同。

四、证治

（一）柔痉——瓜蒌桂枝汤案

【原文】太阳病，其证备，身体强几几然，脉反沉迟，此为痉，栝蒌桂枝汤主之。（11）

栝蒌桂枝汤方：

栝蒌根二两　桂枝三两　芍药三两　甘草二两　生姜三两　大枣十二枚

上六味，以水九升，煮取三升，分温三服，取微汗。汗不出，食顷，啜热粥发之。

【释义】本条论述柔痉的证治。太阳病其证备，指太阳表虚诸症俱备，如头项强痛、发热、汗出、恶风等。太阳病可见项背强，今见全身强急几几然，为全身筋脉拘急的表现；太阳中风脉当浮缓，今反见沉迟，为体内津液不足，筋脉失养而拘急之象。以上诸症具有太阳表虚和痉病早期表现，故为柔痉。病属素体津液不足，感受风邪，营卫不利，筋脉失养。治用瓜蒌桂枝汤，解肌祛邪，生津缓急。方中瓜蒌根生津润燥、滋养筋脉；合桂枝汤解肌祛邪、调和营卫。本方证与《伤寒论》太阳病桂枝加葛根汤证相似而有别。彼为邪盛于表，兼项背强几几，故以桂枝汤加葛根解肌祛邪为主。此是柔痉，素体津伤于里，故重用瓜蒌根，且将瓜蒌根置于桂枝汤之前，提示生津柔筋的重要。

【典型病案】丁某，男，半岁。1931年初夏，身热，汗出，口渴，目斜，项强，角弓反张，手足搐溺，指尖发冷。指纹浮紫，舌苔薄黄。[赖良蒲.蒲园医案.南昌:江西人民出版社,1965]

【辨治思路解析】

（1）病证辨析：患者主要表现为目斜、项强、角弓反张、手足搐溺，且兼见太阳中风表虚证之身热、汗出。据证当辨为柔痉，这与身体强、恶寒无汗之刚痉显然不同。此外本案兼有津亏液少之口渴、舌苔薄黄、指尖发冷、指纹浮紫，皆为邪闭阳郁之证，当辨为柔痉兼热郁证。

（2）病因病机分析：患儿年幼体弱，阴常不足，阳气稚嫩，表虚感邪，复罹身热、汗出之疾，又津耗于夏，致津伤液劫、筋脉失养、伤湿兼风、表虚液竭、势必筋脉失荣，迭现目斜项强、角弓反张、手足抽搐之貌。病机为风淫于外，津伤于里，筋脉失养。

（3）治法与方药分析：治疗时不能只顾其果，而忽略其因，故循序施法，令病尽愈。故先解太阳卫分风湿之邪，兼滋太阳膀胱经脉之液，与瓜蒌桂枝汤主之。

瓜蒌根6g，桂枝3g，白芍3g，甘草2.4g，生姜2片，红枣2枚，水煎服，3剂。

方中生瓜蒌根、白芍清热养阴，滋养筋脉；桂枝汤疏泄风邪，调和营卫。

二诊：3剂后各症减轻。后再以养血生津，清热通络之品以善后。当归、川贝母、秦艽各3g，生地黄、白芍、瓜蒌根、忍冬藤各6g，水煎服，4剂而愈。

【讨论】

（1）柔痉的辨证要点是什么？

其辨证要点是筋脉拘急诸症，或项背强直、肢体拘急，或口噤，甚至角弓反张；外感中风表虚证，如发热、恶风、汗出、苔薄白少津、脉沉迟。病因病机为外感风寒，津液不足，邪阻筋脉，失于濡养。

（2）如何理解柔痉的脉象？

本案为痉病初起，虽见太阳表证，但与伤寒中风不同，其脉亦为鉴别关键，如伤寒中风脉必浮紧或浮缓，但太阳证而脉沉迟者，则须考虑痉病的可能。本篇第 3 条云："太阳病，发热，脉沉而细者，名曰痉"，第 9 条谓："夫痉脉，按之紧如弦"，瓜蒌桂枝汤证又言"脉反沉迟"，反映了痉病症情的复杂多变，临证需审慎辨析。弦而紧是痉病之本脉，为筋脉拘急所致；脉见沉细，则表明邪入少阴，里气已虚，正不胜邪，一般较难治。本案六脉沉涩属沉迟脉之类，因津伤而筋脉失养，营卫不利所致，正如尤在泾所云："沉本痉之脉，迟非内寒，乃津液少而营卫之行不利也"。

（3）柔痉本已汗出津伤，为何仍要"取微汗"？

本案为太阳柔痉，由外感风邪所致，因风为阳邪，其性开泄，易耗伤阴液，故有汗出津伤的表现，但欲保津液，必须依证解表祛风，不得不用汗解之剂，但只能微汗，以令邪去津复，营卫和调，筋脉得养，则痉病自愈。临证要内外兼顾，祛邪生津并施，一则用瓜蒌清热生津以补内在津液不足，润养筋脉；一则用桂枝汤微汗调和营卫以祛表邪。这亦体现了祛邪与顾护津液并治的双解原则。此外，临证运用瓜蒌桂枝汤时，还需注意瓜蒌根与桂枝汤的配伍关系，包括药味的增减和剂量的变化。有医家认为原方中瓜蒌根量轻，桂枝汤偏重，当增加瓜蒌根并减去桂枝的用量为宜。如症见沉迟脉者，为津液不足，营卫不利，故生津养血药须重用。关键是谨守病机，因人制宜。

（4）瓜蒌桂枝汤与桂枝加葛根汤都可治太阳病项背强几几，二者有何区别？

二方均有解痉作用，所治症状颇为类似，但当细辨，瓜蒌桂枝汤为津伤于里为主，身体强几几，故瓜蒌根重在滋液以柔筋脉，且放方名之首以示重要；桂枝加葛根汤为邪盛于表，汗出恶风表阳虚为重，兼项背强几几，故加葛根重在解肌。

（5）现代运用瓜蒌桂枝汤治疗哪些疾病？其临证依据是什么？

本方主治外有风邪，兼津液不足所致的痉病，如小儿抽搐症、小儿慢惊风病等；现代运用本方还治疗虚人感寒、席汉综合征、自汗、盗汗、颈椎病等症，但必须谨守外有表虚兼内伤津液，营卫失和的基本病机。

【参考医案】 金某，男，4 岁。发热头疼，频繁呕吐，儿科以"流行性脑脊髓膜炎"收入院治疗，给予磺胺、抗生素及对症疗法。十余天后呈昏睡状态，神志不清，不吃不喝，并出现频频抽风。每日约抽十余次，抽时两眼上吊，角弓反张，牙关紧闭，四肢抽搐，每次约数分钟即自行缓解。给予输液打针、用各种镇静剂四十多天效果不佳。一直处于昏迷状态，遂停西药，改用中药治疗。经治疗患儿发热比前有所好转，但如不用退热药时，体温仍然上升，易汗、唇干裂、舌上少津、脉数。治以银翘散加天花粉，因吞咽困难，用鼻饲灌入。每日 1 剂，并送下安宫牛黄丸半粒。经服上药 3 剂后，抽风逐渐减少，持续时间缩短，神志渐清，会哭，并能稍进食。继以上药加减化裁，减去安宫牛黄丸，每日 1 剂，体温降至正常，四肢抽搐虽减，但仍未痊愈。家属再三要求出院调治疗养。时过两个月，患儿未复就诊治疗，抽风与出院时无甚差别。据家属叙述，两个月以来，在外一直未停止过治疗，多以寒凉生津之品或以羚羊角、钩藤息风解痉之类治疗，少有效验。患儿面色㿠白，唇舌色淡，精神疲惫，大便溏，手足不温。据此判断，为过用寒凉，挫伤阳气，不仅脾胃损伤，而且气阴皆虚，不能濡养经脉，抽风终难治愈。遂以瓜蒌桂枝汤治疗，连服 5 剂。十数日后复诊，抽搐次数显著减少，程度也轻。宗此方加白术、当归、党参等调治 1 个月痊愈。[付衍魁,尤荣.医方发

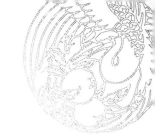

挥.沈阳:辽宁科学技术出版社,1984]

（二）欲作刚痉——葛根汤案

【原文】太阳病，无汗而小便反少，气上冲胸，口噤不得语，欲作刚痉，葛根汤主之。（12）

葛根汤方：

葛根四两　麻黄三两（去节）　桂枝二两（去皮）　芍药二两　甘草二两（炙）　生姜三两　大枣十二枚

上七味，㕮咀，以水一斗，先煮麻黄、葛根减二升，去沫内诸药，煮取三升，去滓，温服一升，覆取微似汗，不须啜粥，余如桂枝汤法将息及禁忌。

【释义】本条论述欲作刚痉的证治。太阳病无汗属表实，由风寒束表，卫气郁闭所致；一般无汗小便应多，有汗则小便少，本证无汗却小便少，其因有二：一是寒束肌表，卫气失宣，不能敷布津液；二是津液不足。表实气郁，既不外达，又不下行，势必逆而上冲，所以出现气上冲胸；邪滞经络，强急不利，故口噤不得语，这是发痉预兆，若病情继续发展，必将出现卧不着席、脚挛龄齿等症。所以说"欲作刚痉"。此属表实气郁，津液失布，筋脉不利。病位在表与筋脉，当治以葛根汤发汗散寒，升津养阴，舒缓筋脉。本方由桂枝汤加麻黄、葛根组成。发汗散寒当用麻黄汤，但恐其发汗太峻而伤津，故用桂枝汤减量加麻黄发散风寒；重用葛根，取其味甘气凉，能起阴气而升津液，滋筋脉而缓挛急。诸药合用，表邪得解，津液得输，筋急得缓，则痉病自止。

【典型病案】石某，男，32岁，1990年12月23日就诊。患者于就诊当日凌晨2时许熟睡醒来，疑有贼行窃，薄衣出户巡视，回屋后即告颈项发紧，随之全身战栗，覆以厚被，仍不能止，不久患者牙关紧咬，口噤不开，颈项强硬，四肢抽搐，遂急诊入院，血常规、尿常规、X线片和脑脊液检查均无异常，予以输氧、针刺等方法治疗无效。患者神清，体温37℃，血压120/80mmHg，心肺听诊正常，脉弦紧。[管荣朝.经方治疗急症临床点滴.江西中医药,2004,35(1):46]

【辨治思路解析】

（1）病证辨析：患者先外感恶寒、发热，未述汗出，继之猝然项背强急、牙关紧咬、口噤、抽搐，与本篇第1条所述大致相符，当辨为刚痉。本案与有汗出之柔痉区别明显，亦不同于伴有高热、神昏、脚挛急、独头动摇、龄齿等热盛动风之阳明痉病。

（2）病因病机分析：正值隆冬天气，室内熟睡，腠理不密，猝然出户，风寒侵袭，毛孔顿塞，经络阻滞，气血不畅，筋脉失养，发为刚痉。寒束肌表、卫气闭塞，故发热、恶寒；猝然出现抽搐、项背强直、口噤、脉弦紧等筋脉拘急之象；邪未内陷，故神智清醒；脉弦紧为风寒外束且有津亏之象。其病机为风寒郁表，筋脉不利。

（3）治法与方药分析：病属刚痉，乃风寒外束，筋脉不利证。治宜发汗散寒，升津缓急。方用葛根汤加味。

葛根30g，生麻黄、桂枝各12g，白芍、生姜各10g，炙甘草5g，大枣2枚。急煎，鼻饲200 ml。

方用麻、桂发汗散寒；葛根解肌升津缓急；白芍配甘草，酸甘化阴以缓筋急；姜枣和表里，此方为桂枝汤加麻黄、葛根，既可发汗解肌散邪，又能养津舒筋。

服药1剂，漐漐汗出，微似有汗，约半时许痉止，说明风寒得去、筋脉得养而愈。

【讨论】

（1）刚痉的辨证要点是什么？

其辨证要点是早期痉症表现，如项背强，或口噤，或全身筋脉拘急不舒；还当有外感风寒表实证，如发热恶寒、无汗、苔薄白、脉弦或紧。

本证应与麻黄汤证、桂枝加葛根汤证相鉴别。麻黄汤证亦可见发热恶寒、无汗、项背强，但不兼全身筋脉拘急之象，脉浮紧当在寸部，不在关、尺。《伤寒论》之葛根汤证与刚痉之本方，属异病同治；桂枝加葛根汤证，当以表虚感寒为主症，项背强几几是兼证，范围仅限于太阳经所过的背部，不似痉病的全身筋脉拘急。

（2）葛根汤运用禁忌如何？

本方证为风寒所致之将作刚痉，故其他原因所致之痉病，尤其是温热病毒致痉或外感风寒表虚证禁用。

葛根汤证有津液不足，或津液输布不利病机，故仲景在方后强调"微似汗"，示人治痉不可过汗，以免再伤津液，此确为治痉不可忽视的环节。

（3）现代运用葛根汤治疗哪些疾病？其临证依据是什么？

现代运用葛根汤治疗：①外感病，如太阳阳明下利、太阳中风表实兼项背强几几；②寒束筋脉病症，如风湿病、颈椎病、肩周炎、血管神经性头痛、痉挛性斜颈、强直性脊柱炎、血管神经性头痛、咀嚼肌痉挛症、周围性面神经麻痹等；③表寒化热病证，如荨麻疹、痤疮之属风寒外袭，郁而化热成毒者；④筋脉拘急病证，咀嚼肌痉挛证、凝视、斜颈、震颤抽搐、神经麻痹、急性多发性眼睑疾患；⑤寒郁闭窍病症，如风寒感冒并发精神障碍、感冒后用寒凉药导致的失音、产后感寒所致的小便不通证、慢性副鼻窦炎等，但均应谨守寒邪束表，卫气郁阻，兼津液不足的病机。

（4）葛根汤治疗刚痉临证如何加减运用？

表证重者重用麻、桂；项强重用葛根、白芍；兼神昏者，可加石菖蒲、胆南星等；抽搐重者，可加全蝎、蜈蚣、僵蚕等。

【参考医案】刘某，女，45岁，1986年10月6日就诊。口噤不语20余天，某医院诊为"咀嚼肌痉挛"，用西药治疗5天，症情依旧，即来我院就诊。诊见，右颞颌关节僵硬，疼痛，不能咬嚼食物，张口约0.5cm，舌淡，苔薄白，脉紧。方以葛根、芍药各60g，甘草30g，桂枝12g，麻黄4g，生姜、大枣各60g。水煎温服。同时用药渣敷患处（每日3次，每次约30分钟），5剂后，口噤不语减轻，颞颌关节僵硬、疼痛明显缓解，张口约1.7cm，守方继服4剂，即张口自如，诸症消失。随访未发。[杨德明.葛根汤治咀嚼肌痉挛症.湖北中医杂志,1989,(2):17]

（三）阳明热痉——大承气汤案

【原文】痉为病，胸满口噤，卧不着席，脚挛急，必齘齿，可与大承气汤。（13）

大承气汤方：

大黄四两（酒洗）　厚朴半斤（炙去皮）　枳实五枚（炙）　芒硝三合

上四味，以水一斗，先煮二物，取五升，去滓，内大黄，煮取二升，去滓，内芒硝，更上火微一二沸，分温再服，得下止服。

【释义】本条论述阳明热盛致痉证治。太阳病不解，入里化热，阳明热盛，故胸满、心烦；阳明经环口入齿，其支脉可下至足，热盛津伤，经脉失养而筋脉挛急，故出现口噤，卧不着席，脚挛急，齘齿等症。卧不着席为角弓反张之甚，齘齿为口噤之甚。可见，本证由热盛津伤，化燥动风，病情急重。故急宜急下泄热以存阴，用大承气汤，使热退津保，痉挛可解。

【典型病案】患者，男，40岁。患者十天前浴后以电扇直吹，当风而眠，翌日发热恶寒，头身疼痛，先于本厂职工医院治疗数日不效，后又经他医或清或汗，病益进。刻诊：患者项背强直，角弓反张，口噤头摇，四肢僵直，身热口渴，大便旬日未解，小便短赤，秽气袭人，但神智清醒，舌红苔燥，脉沉细。[石国文.经方下法治验二则.天津中医药,1990,(5):13]

【辨治思路解析】

（1）病证辨析：患者有身热、口渴、小便短赤秽气袭人、大便不通、舌红苔燥等阳明实热的表现，又见口噤、项背强急、角弓反张、四肢僵直等筋脉挛急之象，头摇乃热盛动风，综上当属阳明痉病；脉象沉细提示里阴已现匮乏之象，故辨为阳明痉证之重证。

（2）病因病机分析：患者洗浴后，腠理开泄，汗出肌疏，复贪凉取冷，当风而眠，感受风寒之邪，故发热恶寒、头身疼痛；后经治疗不效，病机随之发生变化，病邪已入里而转属阳明实热，阳热炽盛，灼伤津液，筋脉失养，故项背强急、角弓反张、口噤头摇、四肢僵直；热灼津伤，燥结已成，故身热口渴、大便不通、小便短赤、舌红苔黄燥；邪热尚未扰及神明，故神智尚清；脉沉细为邪热伤津已重。其病机为热盛津伤，化燥动风，病情急重。

（3）治法与方药分析：病属阳明痉病，急宜釜底抽薪，急下泄热，以存阴液；方用大承气汤加味。

大黄 30g，川厚朴 15g，枳壳 12g，芒硝 12g，甘草 9g。1 剂，水煎服。

方中芒硝软坚散结；大黄攻下泄热；川厚朴、枳壳行气以助通腑；甘草缓和诸药，护养中州，以攻邪而不伤正。

二诊：1 剂后泻下燥屎数枚及大量臭秽溏粪，翌日病愈大半，说明腑气得通，邪退津复。按原方减量递进 1 剂而告痊愈。

【讨论】

（1）阳明痉病的辨证要点是什么？

其辨证要点是里热炽盛证，如高热、胸满、或兼腹满、不大便等；筋脉挛急症状，如口噤、角弓反张；甚则热极生风之象，如龂齿、脚挛急、独头动摇等。其热势高、津伤甚，筋脉挛急的症状重，病势急。

（2）阳明痉证中燥屎内结是否为必具之症？

据"痉湿暍病脉证并治"篇阳明痉证原文："痉为病，胸满口噤，卧不着席，脚挛急，必龂齿，可与大承气汤"。条文中虽指出可用大承气汤，但未明确指出必须有燥屎已成方可与之。大承气汤乃通腑泻热之剂，初学者易因学习《伤寒论》而产生此证也必有燥屎方可用之的认识，但实际上，阳明痉病是因邪热内蕴，犯及阳明，耗伤阴津，筋脉失养，或热极生风所致。其发病急，病情危重，急下之法，是取《内经》"甚者独行"之意，用大承气汤，其宗旨在于泻热以存阴，而非攻其腑实，况且这亦属权宜之计，治疗一俟腑气通后，必当以和其筋脉之剂调之，病方能痊愈。

（3）本病用大承气汤有何注意事项？

本病由阳明热盛津伤所致，急下泄热意在存阴，条文言大承气汤"可与"，而非"主之"，寓有斟酌、慎重之意，方后"得下止服"，表明治疗痉病，应注意顾护津液，即使可下，亦需适度。

（4）大承气汤的煎法有何意义？

临证时应用本方须注意煎法：先煎枳实、厚朴以行气于前，后煎大黄以取其苦寒攻下之用，若煎煮过久，会减缓泻下作用。正如柯韵伯所言"盖生者气锐而先行，熟者气钝而缓，仲景欲使芒硝先化燥，大黄继通地道而后枳、朴除其痞满"。最后下芒硝，则其软坚之性损伤最小。大黄酒洗，既走上也走下，配枳实、厚朴驱上部邪热于下，又宽中行气，消痞散满。

（5）阳明痉病与柔痉、欲作刚痉在病机及遣方用药上有何不同？

柔痉、欲作刚痉、阳明里热成痉是痉病的三种常见证型，柔痉、刚痉所论为外感痉病阶段，阳明致痉是病程进展的重症阶段。

刚痉、柔痉均为感寒致痉的初级阶段，痉兼表实为刚痉，与葛根汤发汗散寒、升津缓急，该方以桂枝汤加麻黄发汗散寒而不伤津，加葛根升津舒筋；痉兼表虚为柔痉，用瓜蒌桂枝汤解表与养阴并重。该方以桂枝汤解肌祛风、调和营卫，加一味瓜蒌根养阴生津缓急。

阳明痉为外邪入里化热，化燥动风的极期阶段，用大承气汤急下以泄热，泄热以保存阴液。

（6）大承气汤治疗阳明痉证临证如何加减运用？

临证腑实不重者，可用调胃承气汤、小承气汤；阴虚重者，可加增液汤；动风者可合大小定风珠；热入心营者，可合犀角地黄汤、镇肝熄风汤、羚角钩藤汤等。

（7）现代运用大承气汤治疗哪些疾病？其临证依据是什么？

现代常用大承气汤治疗：①流行性脑脊髓膜炎、脑血管意外、脑肿瘤、脑寄生虫病等各种原因引起的高热惊厥，符合阳明病热盛者；②大便难、热结旁流证、燥屎症；③阳明热盛腑实阴液将竭，或少阴病里实证；④宿食症；⑤阳明实热下利证。

【参考医案】黄某，15岁。四日患发热，口渴，咳嗽，大便三四日一行，医十余日不愈，始延余诊。以大柴胡汤退热止咳，五月四日热退尽，可食饭，唯青菜而已。六日晚，因食过饱，夜半突然腹痛甚，手足躁扰，循衣摸床，肆咬衣物，越日午刻延诊。诊时手足躁扰，惕而不安，双目紧闭，开而视之，但见白睛，黑睛全无，其母骇甚，惊问何故？余曰："此阳明悍热也，漂悍滑疾之气走空窍，目系为其上牵而黑睛为之抽搐，故只见白睛也。"其母曰："可治否乎？"余曰："急下则可医，如救焚之救，稍缓则无及也。"即立大承气汤一剂，嘱其速煎速服，务必大下乃有生机。其母畏惧，留余座医。三时服药，四时未下，再与大承气汤一剂，五时依然未动，再照此方加重其量，七时许，腹中雷鸣，转矢气，知为欲下之势，当乘机直鼓而下，唯大承气汤已服数剂，始欲下而未下，遂嘱其将全数药渣煮，半敷脐上，半熏谷道。不及一二十分钟即下泥浆状黑粪一大盆。一般大承气汤所下为水，此连服数剂而仅下泥浆，其悍热之凶险可知。下后，手足安静，宁睡一宵。次早诊之，人事虽醒，两眼依然白睛。悍热已退，大势安定，毋庸再下。但热极伤阴，燥极伤络，阴伤无以荣筋，故目系急而睛未下耳，当清热养阴为要。遂拟竹叶石膏汤去半夏加竹茹，或黄连阿胶汤，或芍药甘草汤加竹茹、丝瓜络，交替煎服，十五日黑睛仅露一线，十六、七日再露一半。十八日晨，黑睛全露，并能盼顾自如，再调理数日而愈。[张有俊.经方临证集要.石家庄:河北人民出版社.1983]

五、预后

【原文】太阳病，发热，脉沉而细者，名曰痉，为难治。（3）

暴腹胀大者，为欲解。脉如故，反伏弦者，痉。（8）

痉病有灸疮，难治。（10）

【释义】以上三条论述影响痉病预后几种情况。太阳病发热，是病在表，如发痉，脉应如第9条"脉弦紧"、第11条"脉沉迟"。如反见沉而细，说明正不胜邪，不能抗邪于外。此时，若发散在表之邪气则津液更伤，而补养阴津之虚又有留邪之弊，故曰难治。

痉病发作，如由腹部筋脉挛急，忽然转为胀大，说明痉病筋脉拘急之势欲缓解。但如脉象仍弦紧，或沉伏而弦，说明筋脉紧急未有缓解之势，故仍将发痉。

痉病有灸疮，是指先有灸疮后患痉病。灸后成疮，脓血久渍，暗耗津血。若再患痉病，则津血必然更伤，内燥日盛，可致血枯津竭，其病情较一般为重，所以难治。

湿　痹

一、临床表现

【原文】湿家之为病，一身尽疼—云疼烦，发热，身色如熏黄也。（15）

【释义】本条论述湿痹发黄的证候。素有湿病的人，由于脾虚不能化湿，湿邪留于肌肉关节，所以一身尽痛。湿邪郁久化热，湿热蕴蒸，故身热发黄。因属脾虚湿郁之黄，湿多热少，故其黄色晦暗如烟熏状。

二、基本治法

（一）微发汗

【原文】 风湿相搏，一身尽疼痛，法当汗出而解，值天阴雨不止，医云：此可发汗。汗之，病不愈者，何也？盖发其汗，汗大出者，但风气去，湿气在，是故不愈也。若治风湿者，发其汗，但微微似欲出汗者，风湿俱去也。（18）

【释义】 本条论述对风湿痹发汗法要求。风湿相合侵及体表，郁于肌腠，流注关节，筋脉不利，故一身尽痛。若逢天阴雨不止，两湿相合，外湿更甚。外湿当汗，但汗之病仍不愈，为汗不得法。因风为阳邪，其性轻扬，表散迅速。湿为阴邪，其性重浊黏滞，难以骤除。如发汗太过，则风去湿存，且阳气损伤，故病不愈。因此，治风湿病正确发汗方法，应是微似汗出，使阳气缓缓蒸腾而不致骤泄，则营卫畅通，风与湿俱去而病解。

（二）利小便

【原文】 太阳病，关节疼痛而烦，脉沉而细，此名湿痹。湿痹之候，小便不利，大便反快，但当利其小便。（14）

【释义】 本条论述湿痹证候及治法。湿为六淫之一，首犯太阳之表而见太阳病；湿易痹着筋脉关节，导致阳气不通，故关节痛剧而烦。湿从外来，脉应浮缓，今脉沉而细，沉主里，细主湿，说明里有湿。同时，还见里湿证候，小便不利者，由湿阻于中，阳气不化；大便反快者，为湿趋于肠。故本证为外湿合并内湿。法当利小便，先去里湿，里湿去而阳气通，阳气通则外湿易除。

三、证治

（一）头中寒湿——内药鼻法

【原文】 湿家，病身疼发热，面黄而喘，头痛，鼻塞而烦，其脉大，自能饮食，腹中和，无病，病在头中寒湿，故鼻塞，内药鼻中则愈。（19）

【释义】 本条论述寒湿在上证治。寒湿袭表，郁遏卫阳，故身疼发热；寒湿上犯头部清窍，肺气不宣，鼻窍不通，则头痛鼻塞而烦、喘；湿郁于表，故面黄；湿邪尚未传里，故能饮食，腹中和；病位在上在表，所以脉大。本证重点是头中寒湿，故只需局部用药——纳药鼻中，以宣泄上焦寒湿，使肺气通利，则诸症自愈。

（二）寒湿在表——麻黄加术汤案

【原文】 湿家身烦疼，可与麻黄加术汤，发其汗为宜，慎不可以火攻之。（20）

麻黄加术汤方：

麻黄三两（去节）　桂枝二两（去皮）　甘草一两（炙）　杏仁七十个（去皮尖）　白术四两

上五味，以水九升，先煮麻黄，减二升，去上沫，内诸药，煮取二升半，去滓，温服八合，覆取微似汗。

【释义】 本条论述寒湿表实证治。湿痹之人身体疼痛而烦扰不宁，为寒湿痹阻，阳郁不通所致，当有恶寒发热无汗等表寒证。故用麻黄加术汤，发汗散寒除湿，温通经脉止痛。表证当从汗解，麻黄汤本为伤寒表实而设，而湿邪又不宜大汗，只宜微微似欲汗出，故加白术，此处麻黄汤得术，虽发汗不致多汗，白术合麻黄汤，能并行表里之湿，故为寒湿在表正治之剂。本证不宜火攻发汗，否则既可令大汗淋漓，风去湿存，又可使火热内攻，与湿相合，引起发黄、衄血等变证。

【典型病案】 单某，女，37岁。时值初冬，因雨淋透衣襟，归后即发热恶寒，周身疼痛而重，少汗，头痛如裹，苔白而滑，脉浮而紧。[张谷才.从《金匮》方来谈痹症的治疗.辽宁中医杂志,1980,(9):18]

【辨治思路解析】

（1）病证辨析：患者淋雨后出现发热恶寒、少汗、头痛如裹、周身疼痛而重、苔白滑、脉浮紧等症状，与本篇第20条所述相符，当辨为寒湿在表证。

（2）病因病机分析：时值初冬，天气已寒，复又淋雨，寒湿相搏，外侵肌表，即出现寒湿表实证。营卫失和，故发热恶寒；寒湿痹阻，阳郁不通，故周身疼痛；湿性重着，故头痛如裹、肢体沉重；表实，故少汗；苔白而滑、脉浮而紧为寒湿在上、在表之征。本病病机为寒湿表实。

（3）治法与方药分析：病属寒湿在表；治当发汗散寒，除湿止痛；方用麻黄加术汤加味。

麻黄6g，桂枝6g，杏仁10g，甘草4g，苍术12g，生姜3片，大枣3枚。4剂，水煎服。

麻黄汤辛温既能发散在表之风寒邪气，又能祛肌表湿邪，还可止痛。麻黄加术汤原方是配白术以加强祛湿作用，而本案配苍术，苍术与白术均能行气燥湿，白术甘温而苦，补胜于散，止汗为主；苍术辛苦性烈，散多于补，能发汗，以散湿行气为主。本案配苍术，意在行气散湿。加生姜助麻黄以发散寒湿，同时配以大枣调中健脾。

服药4剂，果然汗出表解，症状消失，故去发汗作用较强的麻黄；为巩固疗效，继服数剂以调和脾胃，并嘱注意饮食起居，防止湿邪复发。

【讨论】

（1）麻黄加术汤证的辨证要点是什么？

此方为治疗寒湿在表之代表方，寒湿在表的辨证要点是身烦痛或重痛。以方测证还当有恶寒、发热、无汗、苔白滑、脉浮紧或弦紧等太阳表证。

（2）湿病治疗法则是什么？并说明其作用机制。

湿病有外湿和内湿之分，外湿常兼风邪，而成风湿之邪，宜用汗法；内湿宜用利小便法，此为《金匮要略》对湿病提出的治疗原则。治外湿之发汗法，必须遵循微汗的原则。因为风为阳邪，其性轻扬，易于表散；湿为阴邪，其性重浊，难以速去。如果骤发大汗，则风邪易去，而湿邪仍在，不仅病未愈，还易伤卫阳及阴津。故取微汗，使阳气内蒸而不骤泄，蒸腾于肌肉、关节之间，营卫通畅，使风与湿邪一并宣泄而俱去。

利小便法，乃因患者素有内湿，又招外湿，形成内外合邪，表现为"小便不利，大便反快"。必须治以利小便法，一则小便得利，则里湿去，阳气通，则湿痹易除；二则古人云"治湿不利小便非其治也"，利小便法是治湿痹的基本治法，更是去里湿的根本方法。

可见，湿病治法有发汗和利小便之不同，汗法是针对湿邪在表的通治法；利小便法是针对湿痹的体质状况提出的但除湿必须通阳，阳气宣畅，湿邪方可尽除。禁忌大汗、火攻和下法。

（3）麻黄加术汤治疗湿病在临床上应如何加减应用？

临床可根据患者风寒湿偏胜之不同进行灵活化裁。湿邪偏胜可加薏苡仁、茯苓等；风邪偏胜加防风、荆芥、羌活等；寒邪偏胜加附子、细辛等。

（4）麻黄加术汤治疗寒湿在表有哪些治疗禁忌和服药注意事项？

禁大汗、火攻、攻下。一是禁大汗，中篇第18条指出过汗易伤阳气，风去湿存。二是禁火攻，本篇第20条提到火攻，是指艾灸、温针、火熏等法，是古代常用的发汗方法，治风寒尚可，但治寒湿就不适宜了。因为火攻法一怕大汗淋漓，风去湿不去，病必不除；二怕火热内攻与湿相合，湿热郁蒸，引起发黄、衄血之变。三是禁下，本篇第 16、17 条指出，寒湿之证，阳气已伤，若妄用攻下，中阳一伤再伤，易致湿盛阳微，阴盛阳衰之变。阳无所制，浮越于上则见额汗出、喘，而"小便自利"、"下利不止"为阳不摄阴，阴津下脱之变，均为阴阳离决之象。

药后反应之"服后当如虫行皮中"，是卫阳振奋，湿从下行，风湿欲解之征。

服药后应加强护理，当助之以温，远之以寒，配合药物使微微汗出而病愈。如原文所言"坐被上"、"又以一被绕腰以下"。

（5）麻黄加术汤现代临床上常用来治疗哪些病症？

此方多用于治疗寒湿在表之证。除治疗风湿性关节炎、类风湿关节炎、水肿、坐骨神经痛、多发性肌炎、增生性骨关节病外，还可用治皮肤病，如荨麻疹属风寒湿停滞肌表、营卫不和、疹色较淡的；治疗脏腑里证初起，如急性肾小球肾炎初起、慢性肾衰竭、氮质血症者；治疗肺炎属寒湿在表、肺气不宣、营卫不和、水道不利者。

【参考医案】李某，男，45 岁，2011 年 9 月 13 日就诊。自述"反复高热 3 周余"。患者自诉于 2011 年 8 月 21 日无明显诱因出现发热，于某医院就诊，查体：体温 39.5℃，血常规未见明显异常。予西药（具体不详）治疗无效。2011 年 8 月 31 日复查血常规：白细胞计数 $5×10^9$/L，淋巴细胞计数 0.62，中性粒细胞计数 0.29。自服退热药后有汗出，体温略有下降。但转而又发热，自觉每晚 7:00～8:00 热起，晚 10:00 左右体温最高达 40℃。刻诊：体温 39℃，夜间加重，伴恶寒、头痛、手足凉、身痛、咳嗽，无恶心，无咽痛，无汗出，纳可，睡眠一般，二便尚调。查浅表淋巴结无肿大，舌胖色暗红，苔薄白腻，脉浮细濡数。西医诊断：发热原因待查。中医诊断：高热，证属外感寒邪、内有湿阻、郁而发热。治法：解表散寒、祛湿除热。方用麻黄加术汤：生麻黄 10g，炒杏仁 10g，桂枝 10g，甘草 10g，麸炒苍术 15g，7 剂，每日 1 剂，水煎分 2 次温服。嘱其热退后停服。2011 年 9 月 20 日二诊：患者诉上方仅服 3 剂后周身汗出，发热已退，疼痛大减，偶有咳嗽，疲乏，舌红，苔薄白，脉转为缓象。继予人参败毒散善后调理。1 周后随访，热退、咳减、疲乏消失，宛若常人。[汪刚.齐文升教授用麻黄加术汤治疗高热 1 则.中国中医急症,2013,22(1):64]

（三）风湿化热——麻黄杏仁薏苡甘草汤案

【原文】病者一身尽疼，发热，日晡所剧者，名风湿。此病伤于汗出当风，或久伤取冷所致也。可与麻黄杏仁薏苡甘草汤。（21）

麻黄杏仁薏苡甘草汤方：

麻黄（去节）半两（汤泡）　甘草一两（炙）　薏苡仁半两　杏仁十个（去皮尖，炒）

上剉麻豆大，每服四钱匕，水盏半，煮八分，去滓，温服，有微汗，避风。

【释义】本条论述风湿表实成因和证治。风湿在表，故一身尽疼痛。风与湿合，且渐趋化热，故每到下午阳明气旺之时，正邪相争，发热加重。其发病多由汗出时外受风邪，汗液滞留为湿，或经常贪凉而生湿，风湿相合，侵犯肌腠所致。病属风湿表实，有化热之势。治当以麻杏苡甘汤轻清宣化，解表祛湿。方中麻黄、甘草微发其汗；杏仁宣肺利气以助汗解；薏苡仁甘淡微寒，一可淡渗利湿、通络止痛，二使辛温发散中兼具凉解之用。

【典型病案】李某，男，36 岁。1975 年因汗出风吹，发热十余日不解，每日下午热势增重，全身痛重，伴有咽痛而红肿，咳嗽，痰白而黏稠，无汗，自用辛凉解表药，更增恶寒，舌苔白腻，脉濡缓略浮。[诸葛连祥.《金匮要略》论外湿的临床意义.云南中医学院学报,1978,(3):14]

【辨治思路解析】

（1）病证辨析：患者于汗出受风后出现发热不解，午后加剧，并伴有全身疼痛而沉重，咽喉红肿疼痛，与本篇第 21 条所述相符，当辨为风湿在表化热证。此与寒湿在表证比较均有身疼重，但后者尚有无汗恶寒等表实证，而风湿在表化热证则兼有午后发热、咽痛而红肿等热证，二者有别。

（2）病因病机分析：此病缘于汗出受风，以致汗出未透，郁于皮下而成湿邪，风湿合邪郁久化热，加之湿邪黏滞难愈，故患者发热十余日不解；下午，尤其在日晡时，阳明气旺，邪正相搏，故发热加重；风湿郁闭肌表，气机不畅，故全身痛重、无汗；风湿化热，上攻咽喉，故咽喉疼痛而红肿；风湿袭于肌表，影响肺之宣降，肺气上逆故咳嗽；气不布津，湿郁成痰，故咳痰色白而黏稠；湿邪为阴邪，当用温散，故单用辛凉解表发汗无益，更易伤阳故恶寒；舌苔白腻、脉濡缓略浮为风湿在表之象。其病机为风湿在表，郁而化热。

（3）治法与方药分析：病属风湿在表，郁而化热证；治宜轻清宣化，解表祛湿清热；方用麻杏苡甘汤加味。

麻黄、杏仁各 10g，薏苡仁 30g，甘草 7g，秦艽 10g，白豆蔻 7g。水煎服。

方中麻黄、杏仁宣肺理气，宣散肌表风湿邪气；薏苡仁、甘草甘寒除湿清热；秦艽苦辛平，祛风除湿，清热止痛；白豆蔻辛温，和胃化湿，行气止痛。

仅服 1 剂，果然热退身安，咽已不痛，咳嗽亦舒，劝其更服 2 剂，以巩固疗效。

【讨论】

（1）麻黄加术汤证与麻杏苡甘汤证有何异同？

两方证均为湿邪在表之表实证，以一身关节疼烦为主症，以微汗法治疗，二方用药均有麻黄、杏仁、炙甘草，乃由麻黄汤变化而来。麻黄加术汤证为寒湿在表，除主症外，尚有发热、恶寒、无汗、脉浮紧等表现，治法为微发汗，除寒湿，宜用麻黄汤加白术。麻杏苡甘汤证为风湿在表，有入里化热倾向，除主症外，以发热午后为重、无汗、恶风为特征，故治以发汗散寒除湿，轻清宣化。

（2）麻黄杏仁薏苡甘草汤功用属性？

对该方功用属性历来有不同的解释，有认为是温化水湿者，或认为是发散风湿者，还有认为是辛凉发散。从本病病机来看，湿为阴邪，当与温散；风为阳邪，从阳明而化，治当凉解。从主证看，因于"汗出当风，或久伤取冷"，且"一身尽疼"，当风湿为重，故所用麻黄、杏仁、炙甘草以辛温为主，散寒湿止痹痛；从兼证"发热，日晡所剧"看，有风邪入里化热之势，当清解。故方中唯薏苡仁甘淡微寒，偏于凉散，一可清热，二可配麻黄，变辛温为辛凉，轻清宣化，祛风除湿。故本方寒热并用，辛温可散在表之寒湿，凉可清里热，使辛温发散中兼具凉解之用，则外寒湿内里热得以双解。

（3）麻杏苡甘汤现代临床如何运用？

除治疗风湿在表之痹证外，偏寒者，还可治疗风湿感冒、风湿鼻渊、风湿咳嗽、风湿哮喘、扁平疣、多发性疣、嗜睡症、黄褐斑等；偏热者，可治疗慢性气管炎急性发作属痰热郁肺证、急性肾小球肾炎初起、肺痈早期、银屑病等，临证可随症加减。

【参考医案】熊某，女，58 岁。右肩臂疼痛年余，不能举高梳头，近日痛更甚。夜不能寐，肢麻，循手太阴肺经有麻木感，面色微黄，舌质淡红苔薄白，脉浮弦。前医曾用当归四逆汤及舒筋饮等方治疗无效。辨证属风湿痹阻经络，方用麻黄杏仁薏苡甘草汤加味治疗：麻黄 10 克（先煎），薏苡仁 30g，杏仁 10g，炙甘草 5g，桃仁 10g。上方服两剂后痛减。共服 10 剂，痛全止，能随意抬举，活动仅轻度受限乃停药。[王伯章.麻黄杏仁薏苡甘草汤活用举隅.上海中医药杂志，1990,(3):23]

（四）风湿气虚——防己黄芪汤案

【原文】风湿，脉浮，身重，汗出，恶风者，防己黄芪汤主之。（22）

防己黄芪汤方：

防己一两　甘草半两（炒）　白术七钱半　黄芪一两一分（去芦）

上剉麻豆大，每抄五钱匕，生姜四片，大枣一枚，水盏半，煎八分，去滓，温服，良久再服。喘者，加麻黄半两；胃中不和者，加芍药三分；气上冲者，加桂枝三分；下有沉寒者，加细辛三分。服后当如虫行皮中，从腰下如冰，后坐被上，又以一被绕腰以下，温令微汗，差。

【释义】本条论述风湿表虚证治。脉浮身重，是风湿在表。汗出恶风，是气虚卫表不固。风湿在表，法当汗解，但表气已虚，不宜麻黄发汗，故用防己黄芪汤益气除湿。方中黄芪益气固表，除湿，托邪于表；防己辛散苦泄，祛风除湿；白术协黄芪助卫气，合防己祛湿邪；生姜、大枣、甘草调和营卫。本方扶正祛邪、标本兼顾。方后云"服后当如虫行皮中"，为卫阳振奋、风湿欲解的征兆。

若患者兼气喘加麻黄以宣肺平喘，兼胃中不和加芍药以调肝理脾胃，兼气上冲者加桂枝降逆平冲，下有沉寒者加细辛通阳散寒。服药后强调"坐被上"，"又以一被绕腰以下"，旨在助之以温，远之以寒，助药力使病愈。

【典型病案】张某，男，35岁。因近期多次冒雨劳动，以致发热，关节酸痛，经服复方阿司匹林和抗生素治疗，热退，余症依然。面色萎黄、头重神疲，倦怠嗜卧，骨节酸楚，重滞难移，肘膝关节尤甚，汗出恶风，胃纳欠佳，舌苔白腻，脉濡涩。检查：肘、膝关节肿胀活动受限，红细胞沉降率（简称血沉）34mm/h，抗链球菌溶血素"O"试验（简称抗"O"）测定1250单位。[沈敏南.防己黄芪汤的临床运用.吉林中医药,1981,(2):18]

【辨治思路解析】

（1）病证辨析：患者于多次冒雨劳动后，出现发热、关节酸痛等症，经西医治疗发热症状好转，而风湿痹证仍在，除骨节酸楚、重着难移外，尚有神疲乏力、食欲不振、头重神疲、倦怠嗜卧等脾虚湿困的表现，以及汗出恶风之卫表气虚证，与本篇第22条所述相符，当辨为风湿表虚，兼脾虚湿困证。此与无汗恶寒之寒湿在表证显然有别。

（2）病因病机分析：患者感触湿邪，虽经西医抗风湿治疗，但湿邪仍郁滞肌表，流注关节，故仍然骨节酸楚、重滞活动不利；湿邪困脾，故倦怠嗜卧、舌苔白腻；脾虚运化失常，故胃纳欠佳；生化乏源，气血不荣于上，故面色萎黄；气虚故神疲乏力；湿邪内阻，清阳不升，故头重；风湿在表，加之患者常自汗出，更伤卫气，故汗出恶风；脉濡而涩为湿滞之象。其病机为风湿在表，表虚卫外不固，脾虚湿困。

（3）治法与方药分析：病属风湿表虚兼脾虚湿困证；治宜祛风除湿，益气固表健脾；方用防己黄芪汤加减。

黄芪、白术、宣木瓜各10g，汉防己15g，薏苡仁、徐长卿、茯苓各20g，滑石30g，通草5g。5剂，水煎服。

方中汉防己、茯苓、滑石、通草利尿除湿，正应"治湿不利小便非其治也"之意；黄芪、白术、茯苓、薏苡仁健脾益气；白术、薏苡仁、木瓜又善于除湿痹；徐长卿祛风利水除湿。

服5剂后，诸症均减。连服1个月后，血沉、抗"O"均已正常。

【讨论】

（1）风湿表虚证的辨证要点是什么？

本证的辨证要点是身重或关节酸楚疼痛、汗出恶风、脉浮。肌肉或关节酸楚、重着、疼痛是湿邪在表或寒湿在表的特征。身常自汗出，尤其汗出后恶风是表气亏虚的特点。

（2）防己黄芪汤临床如何运用？

此方现代临床应用十分广泛，可用于气虚湿停引起的多种病症：如体虚感冒、风湿性关节炎、类风湿关节炎、风湿性心脏病、急慢性肾炎、肾结石、液气胸、肺源性心脏病、更年期综合征、痛风、异位妊娠、高尿酸血症、单纯性肥胖合并高脂血症、膝关节积液、腰椎间盘突出症、荨麻疹、狐臭、骨折愈合后肿胀等。

【参考医案】刘某，男，45岁，1992年6月24日就诊。患者尿浊时发时止，发则尿色混浊，如淘米水，小腹下坠，尿意不畅，面色不华，神疲乏力，劳倦或进食油腻后更易发作，舌质淡，脉细弱。此乃脾虚气弱，精微下注，治拟健脾益气，升清固涩。防己黄芪汤加味：防己、白术、升麻、柴胡各10g，黄芪、党参各15g，甘草、生姜各5g，大枣7枚。5剂。药后复诊，患者诉小便渐清，气色转佳，续服原方10剂后尿清，小便畅，精神已佳。经随访未复发。[陆家武.防己黄芪汤临床应用一得.浙江中医杂志，1994,(4)：117]

（五）风寒湿表阳虚

1. 风湿表阳虚——桂枝附子汤、白术附子汤案

【原文】伤寒八九日，风湿相搏，身体疼烦，不能自转侧，不呕不渴，脉浮虚而涩者，桂枝附子汤主之；若大便坚，小便自利者，去桂加白术汤主之。（23）

桂枝附子汤方：

桂枝四两（去皮）　生姜三两（切）　附子三枚（炮，去皮，破八片）　甘草二两（炙）　大枣十二枚（劈）

上五味，以水六升，煮取二升，去滓，分温三服。

白术附子汤方：

白术二两　附子一枚半（炮，去皮）　甘草一两（炙）　生姜一两半（切）　大枣六枚

上五味，以水三升，煮取一升，去滓，分温三服。一服觉身痹，半日许再服，三服都尽，其人如冒状，勿怪，即是术附并走皮中，逐水气，未得除故耳。

【释义】本条论述风湿表阳虚证治。伤寒八九日不解，其原因是风寒与湿相合，致病情缠绵。风寒湿痹着于肌表，经脉不利，故见身体疼烦，不能自转侧；其人不呕不渴，是病邪并未传里犯胃，亦未郁而化热。风寒夹湿为病，且阳气不振，故脉浮虚而兼涩。治用桂枝附子汤温阳散寒，除湿止痛。方中桂枝辛温，祛在表风邪，又温经止痛；附子温经助阳，散寒除湿止痛，为治风寒湿痹要药；姜、枣调和营卫，甘草和中缓急。

风湿为病，常与素有内湿有关。内湿不化，当小便不利，大便不实。若其人"大便坚，小便自利者"，说明湿气在表，并无里湿，治疗只需驱除表湿。风邪已去，故去桂枝，而加走皮内、逐水气、去湿痹的白术。

【典型病案】黄某，女，24岁。下肢关节疼痛已年余，曾经中西医治疗，效果不显。现病情仍重，尤以右膝关节疼痛为甚，伸屈痛剧，行走困难，遇阴雨天则疼痛难忍，胃纳尚好，大便时结时烂，面色㿠白，苔白润滑，脉弦紧，重按无力。[孙其新，孙甚然.秦伯未医案.北京:中国中医药出版社,2014]

【辨治思路解析】

（1）病证辨析：病者素患风湿，膝关节疼痛为重，每以天气变化时加剧，苔白润滑，当诊为寒湿痹证；同时大便时结时烂，面色㿠白，脉弦紧，重按无力，属阳虚寒盛。与本篇第23条桂枝附子汤证吻合，当辨为风寒湿痹而阳气虚证。

（2）病因病机分析：患者寒湿邪气痹阻关节疼痛为重，每以天气变化时加剧，阳虚运化无力，故大便时干时稀；面色㿠白，苔白润滑，脉虽弦紧，但重按无力。病机为寒湿痹证而阳气不足。

（3）治法与方药分析：本病为寒湿痹阻、阳气不足，用桂枝附子汤温阳散寒，祛风胜湿。

桂枝尖30g，炮附子24g，炙甘草18g，生姜18g，大枣4枚，3剂，水煎服。

桂枝、附子温阳散寒、除湿止痛；生姜、大枣调和营卫，甘草和中缓急。

复诊：服药后痛减半，精神食欲转佳，处方：桂枝尖30g，炮附子30g，生姜24g，大枣6枚。连服10剂，疼痛完全消失。

【典型病案】韩某，男，37岁。自述患关节炎有数年之久，右手腕关节囊肿起如蚕豆大，周身酸楚疼痛，尤以两膝关节为甚，已不能蹲立，走路很困难。每届天气变化，则身痛转剧。问其大便则称干燥难解，视其舌淡嫩而胖，苔白滑，脉弦而迟。[刘渡舟.新编伤寒论类方.太原:山西人民出版社,1984]

【辨治思路解析】

（1）病证辨析：患者素患风湿性关节炎，周身酸楚疼痛，以膝关节为重，每以天气变化时加剧，舌淡胖、苔白滑，当诊为寒湿痹证，且湿邪为甚。同时有大便干结，与本篇第23条白术附子汤证吻合，当辨为寒湿在表兼脾虚不运证。

（2）病因病机分析：患者寒湿邪气痹阻肢体关节，故周身关节酸楚疼痛、活动困难；遇天气变化转凉或下雨等诱因寒湿加重，故疼痛亦加剧；湿邪凝聚于局部，故右手腕关节囊肿；脾虚不能为大肠行其津液，肠道失润，故大便干燥难解；舌淡嫩而胖、苔白滑，脉弦迟为阳虚寒湿之象。病机为寒湿在表，脾虚不运。

（3）治法与方药分析：病属寒湿在表兼脾虚不运证；治宜祛湿除痹，温经助阳；方用白术附子汤。

附子15g，白术15g，生姜10g，炙甘草6g，大枣12枚。3剂，水煎服。

白术、附子逐皮间水气，祛湿除痹；白术、甘草、生姜、大枣健脾益气。

服药后周身如虫行皮中状，两腿膝关节出黏凉之汗甚多，而大便由难变易，乃寒湿得除、脾虚得复之有效反应。转方用：干姜10g，白术15g，茯苓10g，炙甘草6g。服至3剂而下肢不痛，行路便利。又用上方3剂而身痛亦解。后以丸药调理，逐渐平安。

【讨论】

（1）白术附子汤证与桂枝附子汤证辨证要点是什么？

桂枝附子汤证为阳虚风寒湿痹阻肌表，风邪偏盛；白术附子汤证是阳虚风寒湿痹阻肌表，湿邪偏盛。两方主症均有身疼剧而转侧不利，舌淡苔白，脉浮虚而涩。桂枝附子汤证辨证要点为身体疼烦、不能自转侧、不呕不渴、脉浮虚而涩；白术附子汤证辨证要点为身体疼、不能转侧、大便坚、小便自利。

（2）桂枝附子汤中用桂枝的意义是什么？

仲景原文中该方证中当有风邪，如原文所言"伤寒八九日，风湿相搏"，故方中桂枝当有祛风功效。但桂枝不必拘泥于解表，它有温阳散寒止痛之效，同样适用于寒湿闭阻证，如上举医案中就无明显风证，方中仍用桂枝。实际上，仲景在本方中桂枝的用量就有别于解表的桂枝汤，用至4两，就已经寓意桂枝不仅解表，尚可温经散寒、除湿止痛了。

（3）白术附子汤中用白术的意义是什么？

白术一药，《神农本草经》记载："主风寒湿痹死肌，痉，疸，止汗除热，消食"。《本草别录》说："能除皮间风水结肿"。汉代苍、白术不分，因此仲景多用白术治疗寒湿痹证，白术附子汤用白术主要是祛肌表湿邪。直至南北朝《本经集注》才有苍、白术之别。因苍术去湿力较强，故现代去表湿一般用苍术代白术。而现代中药学将其列入补虚药中，性味苦甘温，补气健脾，燥湿利水，止汗安胎。可见古今用药有所不同，白术生用可润肠通便。

（4）桂枝附子汤、白术附子汤临床如何运用？

桂枝附子汤可治疗符合上述证机的寒湿病症：如痹证、产后身痛，雷诺病、坐骨神经痛、慢性痛风性关节炎、冠心病、心动过缓、心房颤动、房室传导阻滞、输尿管结石等；白术附子汤也可用于符合其证机的风湿性关节炎、类风湿关节炎、膝关节炎、痛风、坐骨神经痛等，并可治阳虚湿滞便秘证。

【参考医案一】丁某，女，30岁，1972年9月12日就诊。自述自产后一旬贪凉受风而常感浑身酸楚，随着时间的推移而逐渐加重，现觉肘、肩、髋、膝等大关节及肌肉不时酸痛，每逢阴雨天便加重，甚或屈伸受限，不能安卧，便溏溲少，在此月余期间曾先后服用解热镇痛、抗风湿之类西药，只能暂时有所缓解。刻诊舌质淡，苔白腻，脉濡，其证当属桂枝附子汤证，方予桂枝附子汤加味：制附片（先煎）6g，川桂枝、炒白芍、炙甘草、威灵仙、桑枝各10g，生姜3片，大枣5枚，3剂，水煎取汁，早晚分服，嘱避风寒，暂不可下冷水。9月15日二诊：自诉肌肉、关节疼痛大减，余症悉除，然时有汗出，苔薄腻，脉弦，原方减附片为4g，加生黄芪、生白术各10g，防风3g，5剂，如前煎服，药尽病除。[张笑平.金匮要略临床新解.合肥:安徽科学技术出版社,2001]

【参考医案二】黄某，男，35岁。患者素有内湿，大便溏软，又因春插下水，感受寒湿，发热恶寒，一身尽痛无汗，小便不利，大便反快，舌苔白滑，脉浮而濡。此因内湿招致外湿，内外合邪为病。用麻黄加术汤，服2剂，寒热已除，身痛亦止，唯食欲未复，大便仍溏，拟温阳化湿、健脾扶正，用白术附子汤：白术12g，附片6g，甘草3g，生姜3片，大枣3枚，加茯苓10g，嘱服3剂以善其后。[谭日强.金匮要略浅述.北京:人民卫生出版社,1981]

2. 风寒湿表里阳气俱虚——甘草附子汤案

【原文】风湿相搏，骨节疼烦，掣痛不得屈伸，近之则痛剧，汗出短气，小便不利，恶风，不欲去衣，或身微肿者，甘草附子汤主之。（24）

甘草附子汤方：

甘草二两（炙）　白术二两　附子二枚（炮，去皮）　桂枝四两（去皮）

上四味，以水六升，煮取三升，去滓，温服一升，日三服，初服得微汗则解，能食，汗出复烦者，服五合。恐一升多者，服六、七合为妙。

【释义】本条论述风湿表里阳气俱虚证治。风湿已由肌肉侵入关节，病情较上条严重，故骨节疼烦，掣痛，不得屈伸，近之则痛剧。表阳虚，故汗出，恶风不欲去衣；里阳虚，气不化水，故短气，小便不利，或身微肿。以上病情是由风寒湿盛、内外阳气皆虚所致。当用甘草附子汤祛风散寒除湿，温助表里阳气。方中甘草配附子，意在缓急止痛；附子、桂枝、白术并用，兼走表里，助阳祛风化湿。

【典型病案】卢某，男，63岁，因"双侧膝关节疼痛、活动不利7年余"来诊。患者长期双侧膝关节疼痛，上下楼梯时疼痛明显，天气寒冷或潮湿时加重，于各地求诊经治疗口服消炎止痛药有所缓解，最近疼痛明显加重，特来就诊。现症见：双膝关节肿大，双侧关节活动度在0°～30°，浮髌试验（+），半月板压痛（-），侧副韧带试验（-），抽屉试验（-）；颜面浮肿，汗出恶风，心悸，下肢浮肿，按之凹陷，腰腹困痛，纳差，小便不利，便溏，舌质淡，苔薄白，脉沉细。[李剑峰,吴亚琳.甘草附子汤临床应用探讨.云南中医学院学报,2011,34(1):43]

【辨治思路解析】

（1）病证辨析：患者久患关节疼痛，天气寒冷或潮湿时加重，临床表现为最近疼痛明显加重，双膝关节肿大，且有汗出恶风之表阳虚证，又有颜面浮肿、心悸、下肢浮肿、按之凹陷、腰腹困痛、纳差、小便不利、便溏等里阳虚证，与本篇第24条所述基本符合，当辨为风湿表里阳虚证。此与风湿表气虚证均有汗出，但此案汗出畏寒重，且伴气短浮肿，而风湿表虚证则以汗出恶风之表虚为特征，无里气虚表现，二者有别。

（2）病因病机分析：患者素患风寒湿邪，经脉不通，故遍身骨节疼痛、双膝关节肿大；表阳虚，卫外不固，温煦失职，故关节疼痛遇寒湿加重、汗出恶风；里阳虚，气不化水，运化失司，故颜面浮肿，心悸，下肢浮肿，按之凹陷，腰腹困痛，纳差，小便不利，便溏；舌质淡，苔薄白，脉沉细。病属风寒湿俱重，表里阳气俱虚之证。

（3）治法与方药分析：病属风湿表里阳气皆虚；治宜祛风散寒除湿，温助表里阳气，方用甘草附子汤加减。

炮附子 30g，桂枝 15g，白术 20g，甘草 10g，川续断 15g，当归 20g，牛膝 15g。共 10 剂，每日 1 剂。

方中甘草配附子，意在缓急止痛；附子、桂枝、白术并用，兼走表里，助阳祛风化湿；加川续断、当归、牛膝，补肝肾强筋骨。

服药后患者复查疼痛缓解，精神较前明显好转，颜面及双下肢浮肿消失。继续用前方不变，另加狗脊 15g，补肾柔筋，10 剂后患者症状基本消失。

【讨论】

（1）甘草附子汤证的辨证要点是什么？

甘草附子汤为风湿表里阳虚的主方，其辨证要点为，一是关节疼痛剧烈，如骨节疼烦、掣痛不得屈伸、近之则痛剧；二是表里阳气虚证，如汗出短气，恶风不欲去衣，小便不利，大便稀溏，或身微肿。

（2）桂枝附子汤、白术附子汤、甘草附子汤三方有何异同？

以上风湿三方均治风湿痹证兼阳虚者，但各有特点：桂枝附子汤是表阳虚，风寒湿偏盛，三方中附子用量最大，目的在于合桂枝温经助阳，祛风除湿止痛，并化气利小便；白术附子汤是表阳虚，风寒已减，表湿仍盛，三方中附子用量最小，目的是合白术祛表湿；甘草附子汤是表里阳气俱虚，寒湿偏盛，用附子合甘草重点在于缓急止痛，桂枝、白术、附子温经散寒除湿。

（3）在湿病辨证治疗过程中应注意什么？

本篇论及的湿病侧重于外感湿病，由于寒湿、风湿致病因素的不同，在辨证上当分表里虚实。在治疗上，应根据风与湿邪的轻重及体内阳气虚弱的程度具体分析选药。六方中既体现微发其汗的原则，善用辛温发散药，又不乏辛温（热）温经通阳药，目的是利于祛风（寒），除湿邪。因此，有以下几种情况当细思。①寒邪较重时，发散药应重用，但必须遵循微汗法的原则，因多用极易过汗或使病情失控，此时宜加用适量的补气助阳药。②湿郁化热时，温散药宜少用，以免助热，或导致两热相得，更易汗出，故发散药当减量，亦可加适量清利湿热药。③化燥伤阴时，温燥药的使用更应斟酌，以切中病机为宜，须伍用生津护阴的甘润之品。④对阳气已虚者，不用或少用发散药。临证时为免伤正气，不求速效，只应缓图，如风湿表虚之防己黄芪汤证，表里阳气俱虚之甘草附子汤证等即是例证。所以，湿病是一个病机较为复杂的疾病，对其邪正虚实的不同病情必须认识清楚，判定缓急方可斟酌用药。⑤注意健脾。感受外界风湿邪气，之所以导致人体发生湿痹，关键在于脾虚。脾运化水湿，脾气旺盛，即使感受湿邪，一般也较少发病。因此用茯苓、白术、大枣、甘草等健脾药物治疗湿病至关重要。⑥利小便祛除内湿最捷当，麻黄、桂枝、生姜、白术均有利小便作用。⑦禁用攻下法。

（4）甘草附子汤证临证还可以治疗何病症？

本方适宜于风湿湿盛、表里阳气俱虚证机的关节筋脉病变，如风湿性关节炎、类风湿关节炎、风湿性脊柱炎、肩周炎、坐骨神经痛及肌肉萎缩、痛风等。还可以治疗符合阳虚而兼有寒湿病机的脏腑病症，如支气管哮喘、慢性肾炎、过敏性鼻炎、发热不退者。另外还可治疗各种虚寒性痛证，如头痛、腹痛、胸痛、腰痛等。

【参考医案】王某，男，59 岁，1986 年 10 月 10 日就诊。患者 1980 年以来在井下作业。1984 年春两肩关节、肘关节疼痛，经某医院诊为"风湿性关节炎"，治疗月余，效果不佳。近来双下肢疼痛，尤以两膝关节为甚，掣痛不能行走。小腿发冷，每逢气候变化疼痛加剧，膝关节不肿，舌苔白腻，脉沉细。此系久处湿地，风湿蓄于关节之甘草附子汤证。处方：炙甘草 6g，白术 10g，桂枝 15g，炮附子 10g，牛膝 15g，威灵仙 10g。日服 1 剂，水煎服。上药 7 剂后，双下肢疼痛减轻，稍感温暖。仍拟原方加重药量再进 7 剂。药后，两腿有灼热感，微微汗出，四肢疼痛尽除，并能步行 15 华里（1 华里=500m）前来复诊。苔白，脉缓。为根除风湿，按原方减量 10 剂以善后，1 年后随访未复发。[黄道富，肖美珍.甘草附子汤治疗痛证举隅.河南中医，1989，(3):9]

四、误下变证

（一）误下变证

【原文】湿家，其人但头汗出，背强，欲得被覆向火。若下之早则哕，或胸满，小便不利一云利，舌上如胎者，以丹田有热，胸上有寒，渴欲得饮而不能饮，则口燥烦也。（16）

【释义】本条论述湿病误下后变证。病湿之人，因湿困阳郁，阳气不达，气逆向上，故见头汗出；湿滞经脉，故背强。湿阻阳气，失于温煦，故其人恶寒，欲得被覆向火。此时湿盛阳郁，治应温经通阳，散寒除湿。然误攻其里，遂致阳气被伤、上寒下热的寒热错杂变证。误下伤中，胃气上逆而哕；下焦湿热，妨碍气化，故小便不利；上焦阳气被伤，寒湿不化，则胸满、舌上如苔湿润而白滑；湿郁化热，则口燥烦、渴欲得饮；上有寒湿，又不能饮。

（二）坏证

【原文】湿家下之，额上汗出，微喘，小便利者死；若下利不止者，亦死。（17）

【释义】本条论述湿病误下后坏证。湿为阴邪，最易伤阳，若误用攻下，里阳更伤，虚阳上越，则额上汗出而微喘；阴液下脱，则小便自利，此属阳气上越而阴液下脱之证，病情危笃，故曰"死"。若误下而下利不止者，为真阳失守，阴脱于下，此阴阳两竭，故亦主"死"。前条与本条同为湿家误下之变证，但病情不同，预后亦异，其关键在于患者平素中阳之盛衰。前条所论，表阳虽郁，里阳犹治；本条则由中阳素虚，再经误下，则真阳失守，真阴将脱，故预后较差。

❧ 暍 病 ❧

一、脉证

【原文】太阳中暍，发热恶寒，身重而疼痛，其脉弦细芤迟。小便已，洒洒然毛耸，手足逆冷，小有劳，身即热，口开，前板齿燥。若发其汗，则恶寒甚；加温针则发热甚；数下之则淋甚。（25）

【释义】本条论述中暍的脉证及误治后的辨证。暑为六淫之一，侵犯太阳之表，故见发热恶寒表证。暑多夹湿，故身重而疼痛。夏暑天气炎热，人体出汗多，易耗伤气阴，所以伤暑又多呈现气阴两伤或阴阳两虚的证候。其脉或见弦细，或见芤迟，均属阴阳两虚之象。暑热耗气，加之小便时阳气下泄，使阳气一时性虚馁，故小便已洒洒然毛耸。阳虚故手足厥冷。《素问·生气通天论》言

"阳气者，烦劳则张"，劳则扰乎阳，阳气外浮，故稍有劳作身即发热、张口气喘；阴津耗伤，则门齿干燥。

暍病属暑热内盛，气阴两伤之证，治当清暑益气养阴为主，不可妄施汗、下、温针等法，否则将变证迭出，一者若见表证而误用辛温发汗，则阳气更虚而恶寒甚；二者若以为有表寒而误用温针法，则更助暑邪，使发热加剧；三者若误认为口开齿燥是内有燥热而数用攻下，则更伤其阴，津液内竭，热邪内陷，遂使小便由黄赤而转为淋涩。凡此诸症，皆属误治之变。

二、证治

（一）热盛——白虎加人参汤案

【原文】太阳中热者，暍是也。汗出恶寒，身热而渴，白虎加人参汤主之。（26）

白虎加人参汤方：

知母六两　石膏一斤（碎）　甘草二两　粳米六合　人参三两

上五味，以水一斗，煮米熟汤成，去滓，温服一升，日三服。

【释义】本条论述伤暑偏于热盛证治。暍是伤暑病，太阳中热指暑热邪气侵犯太阳肌表。暑热熏蒸，则大汗出，汗多腠理空疏，故汗后恶寒，与一般表证发热恶寒同时并见不同。暑热邪盛，故必发热；热盛伤津，则口渴。此外，可见心烦、气喘、尿赤、口舌干燥、倦怠少气、脉虚等暑伤气津证。病属暑热内盛，津气两伤，治用白虎加人参汤清热祛暑，益气生津。方中石膏辛寒清热，知母苦寒清热养阴，人参益气生津，甘草、粳米和胃补中。

【典型病案】李某，女，35岁。因盛夏田间劳动，感受暑邪，发热汗出，烦渴喜饮，如当风乘凉，则皮肤粟起，汗出减少，体温增高；如用热水抹澡，则汗出增多，体温稍降，口渴益甚，小便短涩，脉象虚大。[谭日强.金匮要略浅述.北京:人民卫生出版社,1981]

【辨治思路解析】

（1）病证辨析：患者于盛夏劳作后出现发热汗出、烦渴喜饮、恶寒，故当属中暍，此外兼见口渴益甚、小便短涩、脉象虚大等症，与本篇第26条所述基本相符，故当辨为中暍之暑热炽盛、津气两伤证。

（2）病因病机分析：患者盛夏田间劳作外感暑邪，暑为阳热之邪，燔灼阳明，蒸津耗液，故发热汗出；汗出后腠理不固，故出现当风乘凉皮肤粟起之恶风症；津气两伤，故其人口渴益甚、小便短涩、脉象虚大。其病机为暑热内盛，津气两伤。

（3）治法与方药分析：治宜清热祛暑，益气生津；方用白虎加人参汤化裁。

石膏15g，知母10g，粳米10g，甘草3g，党参12g。2剂，水煎服。

方中石膏清表里之热；知母滋阴清热；粳米、甘草养胃；党参益气健脾生津。

服药2剂后，热退汗止，暑热之邪已去，唯津气未复，故尚口渴，精神未复，用生脉散泡水作饮料以益气阴而愈。

【讨论】

（1）本证的辨证要点是什么？与中暑及暍病湿盛证有何区别？

中暍之白虎加人参汤证是以暑月感邪，身热汗出、汗出后微恶寒、口渴欲饮、舌红苔燥、脉虚细而弱或扰大等为辨证要点。

中暍与中暑不同，中暑是后世之夏日高温下远行、或劳作，猝然发生头痛发热、汗出大渴、无气以动、昏晕闷倒、甚至一时性晕厥不同，故临床不难鉴别。此外，区别中暍之湿盛一物瓜蒂汤证，当以身热恶寒、不汗出、身体疼重、不渴、甚至呕恶为主症，脉象微弱。两者一热一寒，有明显区别。

（2）中暍恶寒与伤寒中风之恶寒有何不同？

中暍恶寒，伤寒中风亦恶寒，两者病机病证不同。中暍白虎加人参汤证之恶寒乃里热蒸迫，腠理开泄，汗出太多，卫外阳气不足所致，特点是汗出后恶寒，即汗出在先，因汗出而恶寒，《伤寒论》中白虎加人参汤证的"时时恶寒"，或"背微恶寒"，与此同一病机，可以互证。

表证之恶寒有伤寒与中风。伤寒恶寒因腠理闭塞，卫阳被郁而恶寒，因无汗，故与中暍不难鉴别；中风之恶寒，是风寒袭表，营卫失和，不能卫外而恶寒，营阴不能内守而汗出，故当恶寒与汗出同时并见为特点。正如徐灵胎说："凡汗出多之病，无不恶寒者，以其恶寒、汗出而误认为寒，妄用热剂，则立危矣"。

另外，从兼证渴与不渴，也可以帮助辨别中暍与中风。诚如《古今名医方论》云："汗出，恶寒，身热，而不渴者，中风也。汗出，恶寒而渴者，中暍也"。

（3）中暍有恶寒为什么不先解表？

中暍为热盛津气两伤之证，汗出恶寒、身热而渴为主症，之所以不以解表为先，是因为本病之恶寒，乃因暑热熏蒸，迫津外泄，汗出过多，卫气被耗而虚弱，腠理不固所致，是里热盛汗出后的表虚。与《伤寒论》中白虎加人参汤证的"时时恶风，背微恶寒"机制相同。因此与《伤寒论》中使用白虎加人参汤的原则："其表不解者，不可与白虎汤"和"渴欲饮水无表证者，白虎加人参汤主之"的禁忌不矛盾。而辨表证之有无，可根据其汗出与恶寒是否同时出现来细辨。既然是里热证就当以白虎汤治疗。

此外，如果内热郁极，也反见手足厥冷者，病属热厥当无疑，也当使用本方治疗。

（4）现代运用白虎加人参汤治疗哪些疾病？其临证依据是什么？

现代除运用本方治疗中暍之外，尚有用于治疗：①代谢性疾病，如糖尿病、甲状腺功能亢进；②伴有发热症状的一些疾病，如风湿热、产后发热、伤寒、病毒性脑炎、老年性肺炎、肺结核、中枢性发热、结核性脑膜炎、颅脑术后高热、肿瘤性发热；③口腔及咽喉干燥症；④皮肤病、顽固性外阴瘙痒等，但均须谨守阳明热盛，津气两伤的病机。

（5）白虎加人参汤治疗中暍之津气两伤证临证如何加减？

临证时津伤较重，舌苔黄燥，门齿干燥者，可加天花粉、麦冬、石斛等；热盛不减者，可用承气汤急下存阴之法；夹有湿邪者加佩兰、苍术、扁豆；如有阳气随汗而泄而致阴竭阳脱者，可急用独参汤益阴回阳。

【参考医案】吴某，女，35岁，1987年12月2日就诊。6个月前出现不明原因的强烈饥饿感，伴周身出汗、心慌、四肢颤抖，进食后症状即消失。初每日发作3～5次，后日渐加重，食毕即饥饿，需不断进食。3个月内体重由52kg增加至87kg，腹围由78cm增加至126cm。全身无力，行走困难。无烦渴多饮，血压、脉搏、体温、呼吸均正常。做B超、脑CT、脑血流图、24小时尿17羟、17酮类固醇、空腹血糖测定等多项检查均正常。在郑州某医院按"下丘脑综合征"治疗月余，病情反而加重。后转某中医院以"中消"证服"加味玉女煎"、"知柏地黄汤"等百余剂，未见效果。入我科后，停服以往所有一切药物。予白虎加人参汤每日1剂。分两次煎服。服药1剂，次日（入院第二日）强食症状即消失，每日三餐各进食三两已可。6天后体重下降5.5kg。第八日能下床活动，生活自理。第十二日痊愈出院。共服药12剂。出院后随访半年未反复，体重、腹围恢复如病前，能正常参加田间劳动。[陈定生,刘旗生,陈晓月.白虎加人参汤治疗严重饥饿症.中医杂志,1989,(5):24]

（二）湿盛——物瓜蒂汤案

【原文】太阳中暍，身热疼重，而脉微弱，此以夏月伤冷水，水行皮中所致也。一物瓜蒂汤主之。（27）

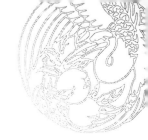

一物瓜蒂汤方：

瓜蒂二十个

上剉，以水一升，煮取五合，去滓，顿服。

【释义】本条论述伤暑偏湿证治。夏月贪凉饮冷，或汗出入水，使水湿邪气侵入肌腠，郁遏阳气，常致暑热夹湿。伤暑则身热；湿盛则身疼重；暑湿伤阳，故脉微弱。治用一物瓜蒂汤去湿散水。瓜蒂逐散皮肤水气，水湿去则暑无所依，而病自解，体现随其所得而攻之的杂病治则。

【参考医案】陈某，女，65 岁，1979 年 9 月 10 日就诊。患者自述素有痰嗽旧疾，饱食后与人诟詈不胜，殉然而踣，不省人事，抬至家中，更医多人，迄未得效，气息仅属，历十余日而不绝。刻诊：患者面色暗青，昏不知人，时太息，胸腹膨隆，哕声频频，唇部几几动不息，牙关微紧，脉细弦若丝，启口视舌，舌苔腻，质暗红，此为痰浊食积滞塞中脘为恙也。俾用瓜蒂散 1.4g，麝香 0.15g 调匀灌服，越二时许，吐出酸腐积食，杂以大量痰涎，泄下沫沫甚多。翌日二诊时，人事已清，且能吸粥。觉气短、心悸而喘。起坐则头眩欲仆。脉细弦，苔腻而斑剥。盖吐后脾胃气伤，健运失职，水湿内停，上冲为眩，凌心则悸，冲肺作喘。治以扶阳涤饮法：茯苓 30g，桂枝 15g，白术 12g，甘草 10g，六剂而安。[王吉椿.涌吐一得.中医杂志,1981,(12):21]

【讨论】

（1）吐法应用要点是什么？

吐法在《金匮要略》中适用于病在脘上或在表的阴性实邪，如水邪（中暍）、疟邪、黧饪之邪（宿食）等阴邪，以及脓液（肺痈）、湿热（酒疸）等阴性病理产物。仲景强调吐法的用药指征有两点：一是脉"浮"或"浮大"，二是泛恶，即"欲吐"。

（2）《金匮要略》暑病为何用吐法？

呕吐本是人体对有害物质入胃肠道时的保护性反应。古人认识到这种排异本能可以很快地消除病因，因而有意识地将催吐药物用来治疗某些疾病。仲景所用正合《素问·阴阳应象大论》所言"其高者，因而越之"。

本篇述及暑病挟湿证，为"夏月伤冷水，水行皮中所致"。仲景用一物瓜蒂汤涌吐痰涎。《金匮要略心典》说得好："暑之中人也……阳虚而多湿者，暑即伏于湿之内，为身热而疼重，故暑病恒以湿为病，而治湿即所以治暑。瓜蒂苦寒，能吐能下，去身面四肢水气，水去而暑无所依，将不治而自解矣。此治中暑兼湿者之法也"，此即"脏腑经络先后病脉证"篇所立的"攻所合"治则的体现。

（3）《金匮要略》全书用吐法治疗的主要病症还有哪些？

除本篇用吐法治疗伤暑偏湿证外，仲景还用吐法治疗：①食积胃脘之宿食证，如"腹满寒疝宿食病脉证并治"篇第 24 条："宿食在上脘。当吐之，宜瓜蒂散"；②湿热上泛之酒黄疸，如"黄疸病脉证并治"篇篇末附方中瓜蒂散专"治诸黄"；③风痰壅滞之"手指臂肿"，如"趺蹶手指臂肿转筋阴狐疝蛔虫病脉证并治"篇第 2 条藜芦甘草汤证；④疟病，如"疟病脉证并治"篇之第 5 条"牝多寒者，名曰牝虐，蜀漆散主之"。

（4）古今临床中瓜蒂可以治疗哪些病症？

古代中医用以治疗胸中有寒、邪结在胸中、宿食在胃、痰滞胸膈、误食毒物、胸腔痰涎、脑寒、热鼻、嗅觉失灵、黄疸湿热、头目湿气、皮肤水气、急黄、中风、痰涎等。

当代瓜蒂常用于：①痰涎类疾病：如哮喘、慢性鼻炎、乳房结块、黄疸型肝炎、重症肝炎、胃炎、胆囊炎等；②精神类疾病：如神经衰弱、癔症、癫痫、精神分裂；③其他：如中毒、中枢性呃逆、糖尿病、酒精依赖等。

（5）使用瓜蒂应注意哪些事项？

毒理研究表明，瓜蒂中含有的葫芦苦素 B、D、E、异葫芦苦素 B、葫芦苦素 B—2—O—β—

D—吡喃葡萄糖苷等活性成分，多为氰苷类成分，口服后具有强烈催吐作用，过量服用易出现头晕眼花、呕吐、腹泻等症，严重者可因脱水造成电解质紊乱，甚至循环衰竭及呼吸中枢麻痹而死亡。甜瓜素进入人体能刺激肠黏膜引起腹痛、腹泻，严重脱水时可导致循环障碍、代谢性酸中毒，最后导致呼吸中枢麻痹而死。葫芦素 D 能增强毛细血管通透性，降低循环血容量和动脉压，但长期使用可引起肺源性心力衰竭，导致死亡；葫芦素 D 可增强戊巴比妥钠对小鼠的催眠作用，对中枢神经系统具抑制作用。

瓜蒂的临床用量在历版《金匮要略》教材中一直没有定论，五版教材以前的《金匮要略》教材中皆注为"二七"，五版教材中为20个，其准确用量值得商榷。有相关资料记载为27枚相当于20g，也有记载100枚相当于12g，而相关资料中有一次应用12g瓜蒂粉末即出现重症中毒的记载，有医家建议用于吐法用量，瓜蒂末之量不宜超过1.6g。

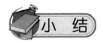

小 结

本篇所论痉、湿、暍三病，均由感受外邪所致，病情变化又都从太阳表证开始，与伤寒有相似之处，但其又各有特点，故此三种病症，除见于伤寒论外，又列于此，作为论述杂病的开始。

痉病病在筋脉，以颈项强急，口噤不开，甚至角弓反张为主症。致病原因，多由外感风寒，阻滞经脉，筋脉挛急所致。故本病初起，具有发热恶寒、脉浮等表证。根据汗之有无，可分为刚痉和柔痉。刚痉用葛根汤发汗解表，升津柔筋；柔痉用瓜蒌桂枝汤滋养津液，解肌祛邪。如病情进一步发展，表邪入里化热，热甚动风，则成为阳明实热痉，可用大承气汤泄热存阴以止痉。无论何种痉病，治疗时必须兼顾津液，这是治疗痉病的一项重要原则。

湿病有外湿内湿之分，本篇所论，重在外湿，以发热身重，骨节疼烦为主症。外湿侵犯人体多挟风寒，由于兼邪不同，体质差异，因此病情变化也不一样。如湿邪偏重者，以身体重着、疼痛为主症；偏于寒湿，则其痛较甚；偏于风湿，则多游走性疼痛。湿从外袭，导致人体发病，首先出现表证，寒湿在上，用辛荑散或瓜蒂散纳药鼻中则愈；寒湿在表，用麻黄加术汤发汗解表、散寒除湿；风湿在表化热者，用麻杏苡甘汤轻清宣发、祛风清热祛湿；风湿表虚，用防己黄芪汤益气固表、祛风除湿；风湿表阳虚、风寒湿俱重，用桂枝附子汤温经助阳、祛风化湿；风去湿存者，用白术附子汤温经助阳、祛肌表湿邪；如风寒湿、表里阳气俱虚者，用甘草附子汤温助表里之阳，散寒除湿止痛。以上诸方，都属于微发汗之剂，无论表实表虚，都以温服取微汗为佳。

暍即伤暑，是因夏月感受暑热之气，或贪凉饮冷，汗出入水所致。如暑热偏重者，用白虎加人参汤清热益气生津；如暑湿偏盛者，用一物瓜蒂汤祛除暑湿邪气。

百合狐惑阴阳毒病脉证治第三

本篇论述百合、狐惑、阴阳毒三种疾病的辨证与治疗。百合病多因热病后期，余热未尽，或情志不遂，郁而化火，导致心肺阴虚内热，临床以神志恍惚不定、口苦、小便赤、脉微数为特征。狐惑病是湿热虫毒内扰所致，临床以目眦、咽喉及前后二阴蚀烂为特征。阴阳毒分为阴毒和阳毒，皆与感受疫毒有关，以发斑、咽喉痛为特征。三病虽各有特点，但其病因都与热邪有关，症状亦有相似之处，故合为一篇讨论。

本篇精选百合病、狐惑病、阴阳毒等病证医案 16 则。

🏵 百 合 病 🏵

一、脉证与病机

【原文】论曰：百合病者，百脉一宗，悉致其病也。意欲食复不能食，常默默，欲卧不能卧，欲行不能行，欲饮食，或有美时，或有不用闻食臭时，如寒无寒，如热无热，口苦，小便赤，诸药不能治，得药则剧吐利，如有神灵者，身形如和，其脉微数。

每溺时头痛者，六十日乃愈；若溺时头不痛，淅然者，四十日愈；若溺快然，但头眩者，二十日愈。

其证或未病而预见，或病四、五日而出，或病二十日，或一月微见者，各随证治之。（1）

【释义】本条论百合病病因、症状、预后和治则。"百脉一宗"言其病机，心主血脉，肺朝百脉，人体之脉同出一源，心肺所统，心肺受累，症状百出。百合病临床表现主要有两方面：一是心神不宁之证：心肺阴虚，热扰心神则有如常默默，意欲食复不能食，欲卧不能卧，欲行不能行，欲饮食，或有美时，或有不用闻食臭时，如寒无寒、如热无热等变化或矛盾的症状；二是常见阴虚内热之证：阴虚内热所致口苦，小便赤，脉微数。治疗不当会出现吐利等不良反应。

第二段以小便时伴随症状轻重论述百合病预后。多从膀胱和肺主水，又与脑有联系解释。二十日、四十日、六十日为约数，不必拘泥。

第三段讲百合病治则。本病见于热病后期，余热未清；或者情志不遂，郁而化火，应根据不同的原因，给予适当的治疗。

二、治疗原则

【原文】百合病见于阴者，以阳法救之；见于阳者，以阴法救之。见阳攻阴，复发其汗，此为逆；见阴攻阳，乃复下之，此亦为逆。（9）

【释义】本条论述百合病治疗原则。百合病的病机主要是阴虚内热，治疗以养阴清热，为阴法，然阴阳互根互用，阴虚亦可损阳，故养阳之法亦不可偏废，为阳法。若阴虚而现阳证，误以实热而攻里，则阴更伤，其证不愈，复发汗，伤阴耗阳，"此为逆"；若阴损及阳而见阳虚之证，误以发汗散寒，则阳气受损而见阳虚证，乃复下之，阳气阴液受其害，"此亦为逆"。

三、证治

（一）百合病正治法——百合地黄汤案

【原文】百合病，不经吐、下、发汗，病形如初者，百合地黄汤主之。（5）

百合地黄汤方：

百合七枚（擘）　生地黄汁一升

上以水洗百合，渍一宿，当白沫出，去其水，更以泉水二升，煎取一升，去滓，内地黄汁，煎取一升五合，分温再服。中病，勿更服。大便当如漆。

【释义】本条论述百合病未经汗、吐、下误治，病情如初，用百合地黄汤的正治法。百合病因心肺阴虚内热，治疗以清热安神，养阴润肺为原则。方中百合清心润肺，安神；生地黄汁滋肾水、益心阴、清血热；泉水利尿，下热气。全方具有润养心肺，凉血清热之功。"中病，勿更服"指因地黄性寒而润，多服可泻利，故取效后不可过服。大便当如漆是因服地黄汁后大便可呈黑色，停药后便会消失。

【典型病案】李某，男，25岁，2007年4月15日就诊。患者自述近2个月来因考研失利，故而悲观失望，情志抑郁。1周前因心前区有阵发性刺痛感，曾在外院就诊治疗，诊为肝气郁滞，以疏肝解郁法治疗，处方为：柴胡疏肝散加龙骨、牡蛎、酸枣仁。服用5剂后患者症状未改善。刻下症见：少气懒言，心烦易怒，躁动不安，神疲乏力，心悸失眠，不思饮食，小便黄，舌红少苔，脉细数。[李鹏.百合地黄汤验案一则.江西中医药,2008,(9):38-39]

【辨治思路解析】

（1）病证辨析：患者以悲观失望，情志抑郁为主要临床表现，症见少气懒言，神疲乏力，心悸失眠，不思饮食等气虚证；兼见心烦易怒，躁动不安，小便黄，舌红少苔，脉细数等心肺阴虚内热之象。此病证与本篇所论百合病的神志、语言、行动异常，以及口苦、小便赤、脉微数基本一致，故可辨为百合病，证属气阴两虚，郁而化火。本证虽有烦躁不安、脉细数，但尚未出现口渴、身热等症。因此，可排除百合病变证；亦未经汗、吐、下之误治，故可按百合病本证辨治。

（2）病因病机分析：患者因考研失败的情志刺激，导致肝气郁滞、气郁化火、灼伤阴津、气阴两伤。前医以柴胡疏肝散加龙骨、牡蛎、酸枣仁的疏肝解郁法治疗，达到了疏肝解郁的目的，但用药过于辛散，凉润滋养不足，故疗效不佳。后医针对于气阴两虚、郁而化火而致心烦易怒、躁动不安等症状，直指阴虚化火病机，体现了审因论治、谨守病机用药的仲景之法。

（3）治法与方药分析：病属气阴两虚，肝郁化火证。治宜补气养阴清热，予百合地黄汤。

百合40g，生地黄40g。每日1剂，水煎服，早晚各1次。

3剂后，心前区刺痛消失，心烦易怒、躁动不安减轻。虚火之象有所改善，唯阴虚仍需滋养，故减少百合、地黄用量至20g，以防过寒伤阳，加麦冬20g，白芍15g，以润养心肺、敛阴养血、调理肝脾。诸药合用，阴液渐复，虚热自除，诸症皆消。

继服5剂后诸症消失。后给予逍遥丸调理，嘱调节情志，随访3个月未复发。

【讨论】

（1）百合病的辨证要点是什么？

百合病临床表现有两组基本症状：一是心神不宁证：症见神志、语言、感觉、饮食、行动、起居等异常表现，具有变幻莫测的特点；二是阴虚内热证：口苦、小便赤、脉微数等常见症。二者结合方能辨为心肺阴虚内热的百合病。

（2）百合病的发病原因有哪些？

本篇第 1 条提出百合病发病原因有二：一是"其证或未病而预见"，指原发于七情不遂，日久郁结化火，消灼阴液，致心肺阴虚内热；二是"或病四、五日而出，或病二十日、或一月微见者"，这里的"病"指伤寒热病之后，消灼阴液，致心肺阴虚内热。

（3）运用百合地黄汤还能治疗哪些疾病？临证如何加减运用？

百合地黄汤除用于伤寒热病后余热未尽之神志恍惚症外，还可用于各种神经官能症、癔症、梅核气、抑郁、焦躁、妇女更年期综合征、自主神经功能紊乱、干燥综合征、甲状腺功能亢进、皮肤瘙痒症等，属阴虚内热证者。

本方具有清、平、轻、润的特点，具滋津血、益元气，使五脏元真通畅之功。临证若心肺阴虚内热重可加知母、玄参、栀子、黄连等；若阴虚燥热重可加麦冬、沙参、瓜蒌根等；若虚烦不眠者可加酸枣仁、柏子仁、合欢皮、龙骨、牡蛎等；若阴虚痰热内扰者可加竹茹、川贝母等；若伴肝气郁结者加柴胡、香附等。

（4）百合地黄汤与栀子豉汤皆有虚烦不得眠之症，二者有何区别？

二者皆有虚烦不得眠，心中懊憹之症；病机都是伤寒热病因治疗不当，邪气化热内陷，无形邪热内扰胸膈所致；唯热的性质不同，栀子豉汤证属实证，治疗以清热除烦为主；本方以阴虚内热为主，治疗以养阴清热为主。

（5）百合地黄汤的炮制特点是什么？

原文方后注云："上以水洗百合，渍一宿，当白沫出，去其水，更以泉水二升，煎取一升，去滓，内地黄汁，煎取一升五合，分温再服。中病，勿更服。大便当如漆。"

百合炮制特点主要有：①百合水洗的意义：水洗的目的主要是洗去杂质，清洗药材，百合的用药部位是鳞茎部，泥土和杂质较多，水洗方能保证药材纯净。②百合水渍的意义：一则使质地坚硬的药材便于煎煮，二则使其苦味浸出，而能清热，抑制润肺止咳的作用。③百合"白沫出"的意义：百合浸泡"当白沫出，去其水"，要去除百合中产生白沫成分，且这种成分易溶于水，现代药理研究，皂苷广泛分布于百合科植物，有易溶于水和产生泡沫的特点，有止咳化痰作用。④与现代百合炮制的区别：方中百合炮制方法，与现代不同在于生百合制法，表现为水渍和水烫的区别，水渍法能保留生百合的甘寒之性，突出清心安神；沸水烫使生百合寒性减轻，有助滋阴润肺的功能，故治疗百合病应以生百合炮制更适用。

【参考医案】孙某，男，58 岁，1984 年 4 月就诊。患者两个月前与儿子发生口角，致精神抑郁，常默默。近期常感胸腹不适，无论静坐或劳作，都会突然发作腹部剧烈撑胀，其时因苦于胀急而辗滚于地，迅即感胸中如炉火灼热，其热难忍，须臾，又觉火向外散，皮热异常，同时心悸怔忡，四肢乏力，欲卧床休息，但背部着床瞬时，即感背部发热，又强迫坐起，须马上到户外疾行，但行不数步，又感肢麻无力，精神恍惚不定，症状百般无常，如有神灵所作。每于发作之时，观其腹无胀大，扪其皮不热，舌瘦小质红，舌尖无苔，脉细而数。已求诊数医，服中药 10 余剂。察其前诊，有辨为肝郁发热而投丹栀逍遥散者；有诊为阴虚发热而主以清骨散者；亦有疑为瘀血发热而选用血府逐瘀汤者，皆未奏效。笔者诊后，断为心肺阴虚、虚热内扰心神之百合病，治以养阴清热、宁心安神法。方选仲景百合地黄汤加减：百合 30g，生地黄 30g，酸枣仁 20g，合欢花 10g，栀子 6g，甘草 3g。7 剂，水煎服。再诊：药后热势大减，发作次数减少，舌转淡红，尖仍少苔，上方去栀子加白芍 10g，再服 10 剂告愈。2 年后寻访，病未复发。[赵德语.百合病验案二则.山西中医,1990,(5):37]

（二）百合病误汗——百合知母汤案

【原文】百合病，发汗后者，百合知母汤主之。（2）

百合知母汤方：

百合七枚（擘）　知母三两（切）

上先以水洗百合，渍一宿，当白沫出，去其水，更以泉水二升，煎取一升，去滓；别以泉水二升煎知母，取一升，去滓；后合和，煎取一升五合，分温再服。

【释义】本条论述百合病误汗后的治法。百合病病机是心肺阴虚内热，非外感表邪，若认为"如寒无寒，如热无热"是表实证而妄用辛温发汗。过汗后阴津更伤，虚热更甚，故在基本症状上突出心烦、口渴等症。治疗应以养阴清热、补虚润燥为主。

【典型病案】陈某，男，42岁。身热不除两周，头痛便闭。曾因"副伤寒"住院，用抗生素后，身热退，胃纳不开，思食而不欲食，睡眠恍惚，懒怠倦乏，神情沉滞，少言少动。曾用中西药无效。初诊面色微黄。主诉：口苦，大便欠畅，小便黄赤，舌质红，苔薄，脉微数。[何任.《金匮》撷记.上海中医药杂志,1984,(7):27]

【辨治思路解析】

（1）病证辨析：患者以睡眠恍惚、神情沉滞、少言少动、思食而不欲食等神志、语言、行动、饮食等异常表现为主症，属百合病。此外，该患兼有口苦、大便欠畅、小便黄赤、舌质红、苔薄、脉微数等热病后余热未清的表现，此与百合病的误汗证表现基本一致，当辨为热病后余热未清，气阴两伤之百合病。本病虽舌质红、口苦，但未见口渴，故可排除百合病变证；虽思食而不欲食、大便欠畅，但脉细微略数，故可排除阳明胃肠燥热之腑实证。

（2）病因病机分析：患者热病后期，身热虽退，但余热未清，且因发汗，伤阴耗气，致阴虚燥热加重，故于百合病基础上，又见他症。心阴亏虚，虚热扰及心神，神无所主，故出现睡眠恍惚、神情沉滞、少言少动、思食而不欲食等神志异常的表现；脾气虚弱，纳运失司，气血生化乏源，故胃纳不开、懒怠倦乏；阴虚燥热，加之余热未清，故口苦、大便欠畅、小便黄赤、舌红苔薄、脉微数。其病机为热病后余热未清，阴虚燥热，气阴两伤。

（3）治法与方药分析：病属百合病之热病后余热未清，气阴两伤证；治宜补虚清热，养阴润燥；方用百合知母汤加味。

百合30g，知母9g，生地黄15g，天水散15g。水煎服。

方中百合润肺清心，益气安神；知母养阴润燥，清热除烦；加生地黄、天水散以养阴清利热邪。

1剂，未见呕吐，又续服一周，共进药8剂，精神渐平稳，口苦已除，小便转清，说明热除阴复，神志复常，又予和中健胃之剂而愈。

【讨论】

（1）百合病为什么会误治？

百合病因心肺阴虚内热，致心主神明与肺主治节功能失调，便见神志、语言、感觉、饮食、行动、起居等精神恍惚，似有非的症状表现，因此，容易误治。如将百合病"如寒无寒，如热无热"，误认为伤寒表实而用汗法，汗后必消耗津液，使燥热增加，出现心烦、口燥等症，故用百合知母汤补虚清热，养阴润燥；如将百合病"意欲食，复不能食"，误认为阳明里实证而用攻下法，下后必损伤脾胃阴液，使内热加重，可出现小便短涩不利、呕恶等症，故用滑石代赭汤在养阴基础上清降内热，即本篇第3条所谓："百合病下之后者，滑石代赭汤主之"；如将百合病"欲饮食，或有美时，或有不用闻食臭时"，误为痰涎壅塞而用吐法，吐后必伤及脾胃气阴，使和降功能失调，可致虚烦不眠、胃中不和等症，故用百合鸡子汤以养肺胃之阴，即本篇第4条所谓："百合病，吐之后者，用后方主之（百合鸡子汤方）"。

（2）百合知母汤证的诊断要点是什么？临床还能运用治疗哪些疾病？

百合知母汤是百合病经过误汗后阴津更伤，虚热更甚，故在临床表现上除具备百合病的基本症状，如心神不宁证和阴虚内热所表现的小便短赤、舌红少苔、脉细数等症外，心烦、口渴、躁扰不宁、口渴等症状较为突出。

百合知母汤还可治疗乳癖、乳腺癌术后、乳疬、癔症性瘫痪等症，现代药理研究表明，百合知母总皂苷抗抑郁作用与其增加脑内神经递质、逆转 HPA 轴功能亢进等有关；还对大鼠卵巢颗粒细胞具有保护作用。

【参考医案】张某，女，34岁。自述1977年患重感冒，高烧之后，经常头昏头痛，神志恍惚，失眠少寐，甚至彻夜不眠，苦恼万状身软乏力，不欲饮食，或食之无味，常口苦尿黄，舌淡红，苔薄白，脉略弦数。系热病之后，余热未尽，心肺阴伤，百脉皆病。治宜清除余热，滋养心肺。百合30g，生地黄6g，知母9g，滑石9g，夜交藤30g，牡蛎30g。连服5剂，稍有好转，守方15剂，热去津还，百脉调和，半年之后偶遇，据云亦未复发。[王琦.经方应用.银川:宁夏人民出版社,1984]

（三）百合病误下——滑石代赭汤案

【原文】百合病，下之后者，滑石代赭汤主之。（3）
滑石代赭汤方：
百合七枚（擘）　滑石三两（碎，绵裹）　代赭石如弹丸大一枚（碎，绵裹）
上先以水洗百合，渍一宿，当白沫出，去其水，更以泉水二升，煎取一升，去滓；别以泉水二升煎滑石、代赭，取一升，去滓；后合和重煎，取一升五合，分温服。

【释义】本条论述百合病误下后的治法。若"意欲食复不能食"或"口苦，小便赤"认为是里实热证而用攻下里热之法，犯"虚虚实实"之诫。误下伐胃伤津，虚热更甚。因此在基本症状上突出呕吐、呃逆、口渴、小便短赤涩之症，治疗以（百合）滑石代赭汤，养阴清热，和胃降逆。

【参考医案】笔者1968年用百合地黄汤合滑石代赭汤治愈胃肠道功能紊乱。患者：陈某，女性，48岁，症见胃脘嘈杂三年，有灼痛感，嗳气，时肠鸣，干呕，纳少，心悸，眠不佳，身体消瘦，脉细数，舌红苔少。经服西药一个月余未效，改服百合地黄汤合百合滑石代赭石汤二剂而愈。[林天东.《金匮》百合病误治证之浅见.陕西中医函授,1988,(10):12-13]

（四）百合病误吐——百合鸡子汤案

【原文】百合病，吐之后者，用后方主之。（4）
百合鸡子汤方：
百合七枚（擘）　鸡子黄一枚
上先以水洗百合，渍一宿，当白沫出，去其水，更以泉水二升，煎取一升，去滓，内鸡子黄，搅匀，煎五分，温服。

【释义】本条论述百合病误吐后治法。百合病因"常默默，欲卧不能卧，欲行不能行"等精神恍惚症，若以"怪病多痰"而采用吐法，虚作实治，更伤其阴，燥热更显，出现虚烦不得眠，胃中不和之证。治疗以清润心肺，方中鸡子黄养阴润燥，安五脏、宁心神，使阴复胃和，热除心安。

【参考医案】王某，男，44岁。因肝炎后肝硬变合并克吕韦耶-鲍姆加滕综合征（简称克-鲍综合征），第二次出现腹水已9个月，于1970年9月14日入院。入院后经综合治疗，腹水消退，腹围减到71cm。1971年1月15日因食冷餐引起急性胃炎，予禁食、输液治疗。1月21日患者性格改变，一反平日谨慎寡言而为多言，渐渐啼哭不宁，不能辨认手指数目，精神错乱。考虑肝昏迷Ⅰ

度。因心电图上有 V 波出现，血钾 3.26mmol/L，补钾后，心电图恢复正常，血钾升到 4.3mmol/L。同时用麸氨酸钠，每日 23～46g，达 12 天之久，并用清营开窍、清热镇静之方。患者症状无改变，清晨好转，午后狂乱，用安定剂常不效，需耳尖放血，始能平静入眠，而精神错乱如故。考虑其舌红脉虚，神魂颠倒，乃从百合病论治。从 2 月 1 日起加用百合鸡子黄汤。百合 30g，鸡子黄 1 枚，日 1 剂，煎服。2 月 2 日患者意识有明显进步，因多次输入钠盐，腹水出现，加用氨苯喋啶每日 200mg，并继用百合鸡子黄汤。2 月 3 日患者神智完全恢复正常，继用百合鸡子黄汤 2 剂后改服百合地黄汤（百合 30g，生地黄 15g），患者病情保持稳定。1971 年 3 月 21 日出院时，精神良好，如常人行动，腹水征（－），肝功能化验基本正常。1972 年 6 月与患者联系，情况保持良好。[山西省中医研究所肝病科.中西医结合治疗肝硬变肝昏迷 40 例经验小结.新医药学杂志,1974,（2）:13]

（五）百合病变治法——瓜蒌牡蛎散

【原文】百合病一月不解，变成渴者，百合洗方主之。（6）

百合洗方：

上以百合一升，以水一斗，渍之一宿，以洗身。洗已，食煮饼，勿以盐豉也。

百合病，渴不差者，用后方主之。（7）

栝楼牡蛎散方：

栝楼根　牡蛎（熬）等分

上为细末，饮服方寸匕，日三服。

百合病变发热者—作发寒热，百合滑石散主之。（8）

百合滑石散方：

百合一两（炙）　滑石三两

上为散，饮服方寸匕，日三服。当微利者，止服，热则除。

【释义】百合病本无口渴，若病久不解，则阴愈虚而热愈重，便可出现口渴。因肺合皮毛，其气相通，洗其外可通其内，故以百合洗方以滋肺润燥，并食以麦粉煮饼，益气生津，忌盐豉免伤津液，向愈。

若仍不解，药力不胜病，瓜蒌牡蛎散治疗。瓜蒌根生津止渴、养阴润肺，牡蛎益阴潜阳，引热下行，则津液自生，虚热得清，口渴自解。

百合病之变证，多发于病久不愈，今变发热，因里热较盛，外达肌肤，治疗用百合滑石散。方中百合滋养肺阴，滑石清利小便，使热随小便去，阴复热除，发热自解。

【典型病案】陈某，男，50 岁。已患病多日，面黄颧红微浮，口出一股焦臭气，欲卧不能卧，欲行不能行。一个月来，时寒战，时发热，时昏睡，时惊叫。能食时如常人，不思食时则汤水不能下咽。大便颇硬，3～5 日一次。小便色如血水，涓滴作痛。因病情较重，送县医院检查治疗，越 10 日，诊为：①结核性脑膜炎；②慢性肾盂肾炎。经用西药链霉素等药治疗病不见好转。根据患者体温上午 37.8℃，下午 39℃，每日如此不变的表现看，系属阴虚之证。给予复脉汤 3 剂后，潮热始退，大便变软，但仍昼日了了，夜则谵语，甚则通夜不眠。重用龙、牡等药，初服效果显著，一夜能合目 2～3 小时，再服则不效。[贺德震.百合病治验.中医杂志,1965,（11）:21]

【辨治思路解析】

（1）病证辨析：患者以欲卧不能卧、欲行不能行等情志异常为主要表现，当属百合病，且病已多日，虽未提及口渴，但口有焦臭气，且面黄颧红微浮，昼日了了，夜则谵语，甚则通夜不眠，与百合病变证之阴虚燥热增重证候基本相似，故可按之辨治。此案虽严重时通夜不眠，但与虚劳病的"虚劳虚烦不得眠"有别，因后者为肝阴不足，心血亏虚所致，其燥热现象尚不突出。

（2）病因病机分析：患者患百合病日久不解，阴虚内热更甚，故于百合病基础上又出现一系列虚热加重的表现。心阴亏虚，神无所主，故出现欲卧不能卧、欲行不能行等情志异常表现；阴虚燥热，内扰神明，故昼日了了，夜则谵语，甚则通夜不眠；燥热内盛，故口有焦臭气；阴虚燥热，下移膀胱，灼伤血络，故溺血而痛；面黄颧红微浮，亦为阴虚燥热之象。其病机为肾中真阴亏于下，心阳浮于上，相火炽烈，龙雷不潜。

（3）治法与方药分析：病属百合病变发热证；治宜养阴清热润燥；方用百合地黄汤加鸡子黄。

百合 120g，生地黄 24g，水煎去渣，加鸡子黄 1 枚，搅匀炖沸，顿服。药渣于次日早晨加水再煎取汁，加鸡子黄 1 枚。服如前法，日服 1 剂，连服 10 日。

方中百合润肺清心，益气安神；生地黄益心营，清血热；鸡子黄养阴润燥安神。

10 日后狂叫已息，夜间能安卧 4～5 小时。醒后也不惊叫，脉息上午已平，下午微数，体温下午 37.6℃，小便仍短赤，舌由光剥到布白苔，但渴甚。本篇第 7 条指出："百合病，渴不差者，用后方主之（瓜蒌牡蛎散）"，此乃热甚津伤，实为阴虚而内热增重之百合病变证。故宜用瓜蒌牡蛎散加味。

处方：天花粉 12g，牡蛎 18g，百合 120g，生地黄 24g。水煎去渣，加鸡子黄 1 枚，搅匀炖沸，顿服。

方中天花粉苦寒生津止渴；牡蛎咸寒引热下行；加百合、生地黄、鸡子黄养阴清热润燥。

上方连服 3 剂渴止，诸症皆有好转，唯小便尚黄涩，下肢微浮肿。上方再加滑石 24 g。在养阴基础上加滑石利尿引热下行，使热从小便解。服 2 剂后，尿量增多，黄色转浅。

再改原方为：百合 24g，生地黄 18g，玄参 12g，牡蛎 18g，龟板 18g，鳖甲 15g，鸡子黄 1 枚。

此方作常服剂，滋阴潜阳，肺肾并治，以作善后处理。又服 8 剂诸症基本消失，不渴不烦，饮食 1 天能进 3 餐稀粥，小便清长，大便 2 日 1 次。根据病家要求，带药回家，又服 17 剂，出院后询访十余次，一切情况良好。

【讨论】

（1）此百合病变证案例与百合病本证有何区别？

此百合病变证案例在病机方面有两个突出特征：一是阴虚津伤；二是阴虚火旺。所谓百合病变证，实际是发热加重之变化，故治疗宜在养阴清热基础上加大清热润燥之品，而百合病本证虽有阴虚内热，但虚火不旺，故用百合地黄汤在养阴基础上兼顾清热即可治疗。

（2）此百合病变证案例治疗有何特色？

此百合病变证案例较为复杂，虽用瓜蒌牡蛎散加味治疗后基本收功，但百合地黄汤、百合鸡子汤功不可没。本案例将此 3 方合用，可增强养阴润燥、清热泻火之力，正切中阴亏火旺的百合病变证。方中用百合地黄汤与百合鸡子汤加强养阴清热润燥；用瓜蒌牡蛎散清热泻火，并能引热下行。

【参考医案】吴某，女，44 岁，1984 年 5 月 5 日就诊。自述 5 个月前因吵架而情志受挫折，胸闷乳胀，周身瘫软乏力，欲行无力，终日烦扰，口干而渴，思食难进，欲言懒语，如寒无寒，似热而无热。西医诊为"神经症"，服用镇静安眠药未效，后请中医诊治，服百合地黄汤十余剂，病情有所缓解。近日又感风寒，发热达 39℃，心中烦热，一医给服解热发汗药后，口干苦，渴甚。化验血糖、尿糖均正常。患者头晕目眩，默默无言，时觉有热，小溲深赤，舌红少苔，脉浮数。诊为百合病，治拟清热润燥，生津止渴，方用瓜蒌牡蛎散合百合知母汤治之，并嘱怡情养性。经先后用本方加减治疗两个半月，渴止神安，一如常人。[秦书礼,冯军.《金匮要略》清法临证运用举隅.江苏中医药,1984,8(5):28]

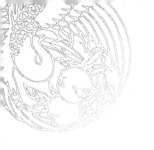

狐惑病

一、脾胃湿热——甘草泻心汤案

【原文】狐惑之为病，状如伤寒，默默欲眠，目不得闭，卧起不安，蚀于喉为惑，蚀于阴为狐，不欲饮食，恶闻食臭，其面目乍赤、乍黑、乍白。蚀于上部则声喝（一作嗄），甘草泻心汤主之。（10）

甘草泻心汤方：

甘草四两　黄芩三两　干姜三两　人参三两　黄连一两　大枣十二枚　半夏半升

上七味，水一斗，煮取六升，去滓再煎，温服一升，日三服。

【释义】本条论述狐惑病治法。狐惑病是湿热虫毒内蕴脾胃为基本病机，咽喉、二阴溃烂为主症的疾病。湿热熏蒸于上，则口咽蚀烂，声音嘶哑；湿热下注，蚀于前后二阴，则溃烂。湿热内蕴，营卫失和，则发热恶寒，默默欲眠，状如伤寒。邪正相争，气血失和，则面目乍黑、乍赤、乍白；湿热内扰心神，则目不得闭，卧起不安；湿热扰胃，纳运失司，则不欲饮食，恶闻食臭。

治疗以清热解毒、化湿安中的甘草泻心汤。方中重用甘草，配以黄芩、黄连清热解毒；辅以半夏、干姜辛苦温燥，宣化内湿；佐以人参、大枣扶正安中，全方共奏清热化湿、扶正安中之功。

【典型病案】郭某，女，27岁。1周前患咽喉及前后阴瘙痒溃烂，心烦不得眠，卧起不安，不思饮食，恶闻食臭，有时发热，声音嘶哑，经他院诊治无效。于1981年2月29日来诊。症见：精神抑郁，面色白，舌质淡，喉部舌面及前阴部均有明显的溃疡面，舌面溃疡6处有1cm×1.5cm，脉弦细。[王晓东.狐惑病的辨证施治.辽宁中医杂志,1984,8(5):28]

【辨治思路解析】

（1）病证辨析：患者咽喉及前后二阴瘙痒溃烂，喉部舌面及前阴部均有明显的溃疡面，伴有心烦不得眠、卧起不安、精神抑郁、不思饮食、恶闻食臭、有时发热、声音嘶哑，与狐惑病症状基本一致，可诊为狐惑病，尤其该患咽喉与前后二阴上下溃烂之症同时并见即为狐惑病诊断之重要依据。单纯口腔溃疡则不属狐惑病。

（2）病因病机分析：狐惑病是由感染湿热虫毒蕴结不解所致。本案患者湿热熏蒸局部窍道血脉肌肉，故咽喉及前后阴瘙痒溃烂，声音嘶哑；湿热扰及心神，故心烦不得眠，卧起不安，精神抑郁；湿热弥散肌肤，故时有发热；脾胃湿热内蕴，纳运失职，故不思饮食，恶闻食臭。其病机为脾胃湿热熏蒸。

（3）治法与方药分析：病属狐惑病之脾胃湿热证；治宜清热解毒，调中祛湿；方用甘草泻心汤加味。

甘草25g，黄芩15g，黄连15g，黄柏10g，党参15g，栀子10g，半夏10g，干姜10g，大枣10枚。水煎服。

方中甘草清热解毒；黄芩、黄连、黄柏、栀子清热化湿解毒；半夏、干姜辛燥温中化湿；党参、大枣补益脾胃，顾护正气。

外用苦参汤清洗外阴部，喉痛消炎丸含化，雄黄熏肛门，乃内病外治。连服12剂病愈。

【讨论】

（1）狐惑病诊断要点及治疗原则是什么？

狐惑病临床症状以目眦、咽喉及前后二阴蚀烂为特征，此乃主要诊断指征。其病可伴默默欲眠、目不得闭、卧起不安、不欲饮食、恶闻食臭，面目乍赤、乍黑、乍白等症。治疗以清热解毒除湿为基本大法。狐惑病若以咽喉蚀烂为主，尚未成脓者，方用甘草泻心汤清热化湿，解毒调中；若以前阴蚀烂为主者，用苦参汤配合外洗以清热化湿，解毒杀虫；若以后阴蚀烂为主者，用雄黄配合外熏以清热燥湿、解毒杀虫；若狐惑病日久不解，致目眦或前后阴酿脓者，用赤小豆当归散清热利湿、活血排脓。

（2）治狐惑病的甘草泻心汤与《伤寒论》治痞证的甘草泻心汤有无区别？

《金匮要略》与《伤寒论》甘草泻心汤药味组成、用量基本相同；不同之处《伤寒论》甘草泻心汤明确标明甘草四两（炙），而《金匮要略》甘草泻心汤的甘草四两未标明炙，说明是用生甘草。炙甘草补中益气；生甘草清热解毒。虽然仅一味甘草有炮制之差别，但方之作用及适应证却有明显差异。

（3）运用甘草泻心汤都治疗哪些疾病？临证如何加减运用？

甘草泻心汤临床除治疗狐惑病外，还用于治疗口腔溃疡、胃及十二指肠溃疡、各型胃炎、慢性结肠炎、久痢、肝胆胰腺等疾病，只要证属湿热并虚实寒热错杂者均可用甘草泻心汤加减化裁。临证治疗狐惑病以咽喉及目眦蚀烂为主者，可加金银花、板蓝根、野菊花等；以前阴溃疡为主者，可加土茯苓、地肤子等；眼部损害加密蒙花、草决明；口腔溃疡外用冰硼散、锡类散等；治疗肝胆胃肠疾病，若胁腹胀满者可加柴胡、制香附等，若胃脘痞满者可加枳实、厚朴等；若胃中有烧灼感及吐酸者可加乌贼骨、瓦楞子等；若胃肠出血者可加白及、三七粉等；若肝经湿热明显，加龙胆草、黄柏、木通、车前子、赤小豆；若脾气虚衰，合用补中益气汤。

（4）甘草泻心汤体现了仲景什么治疗大法？临床应用有何指征？

甘草泻心汤体现张仲景辛开苦降的治疗大法。甘草泻心汤中黄芩配黄连，苦寒泻下，清热燥湿，泻火解毒；干姜配半夏，辛味药能散能行，行水蠲饮。二者配伍，符合脾胃之间脏腑的生理特性，一阴一阳，一升一降，一寒一热，一开一泄；对于中焦脾胃，能发挥斡旋中焦、调理气机、升清降浊之功，又能疏通肠胃、增进食欲、助脾运。全方"以辛为辅，以苦为主"，辛散无劫阴之弊，苦寒无碍阳之嫌。

辛开苦降的运用指征是：胃脘部胀闷不舒；干呕或呕吐；肠鸣或下利腹痛；饥不欲食。

【参考医案】焦某，女，41 岁，1962 年 6 月就诊。患者于 20 年前因在狱中居处潮湿得病，发冷发热，关节疼痛，目赤，视物不清，皮肤起有大小不等之硬斑，口腔、前阴、肛门均见溃疡。20 年来，时轻时重，缠绵不愈。近来月经先期，色紫有块，有黄白带，五心烦热，失眠，咽干，声嘎，手足指趾硬斑，日久已呈角化。肛门周围及直肠溃疡严重，不能正坐，口腔黏膜及舌面也有溃疡，满舌白如粉霜，大便干结，小溲短黄，脉滑数。诊断为狐惑病，即予治惑丸、甘草泻心汤加减内服，苦参煎水熏洗前阴，并以雄黄粉熏肛。肛门熏后，见有蕈状物突出肛外，奇痒难忍，用苦参汤洗涤后，渐即收回。服药期间，大便排出恶臭黏液多量，阴道也有多量带状浊液排出，病情日有起色，四肢角化硬斑亦渐消失。治疗 4 个月后，诸症消失，经停药观察 1 年余，未见复发。[王子和.狐惑病的治疗经验介绍.中医杂志,1963,(11):10]

二、酿脓证——赤小豆当归散案

【原文】病者脉数，无热，微烦，默默但欲卧，汗出，初得之三、四日，目赤如鸠眼；七、八日，目四眦—本此有黄字黑。若能食者，脓已成也，赤小豆当归散主之。（13）

赤小豆当归散方：

赤小豆三升（浸，令芽出，曝干） 当归三两

上二味，杵为散，浆水服方寸匕，日三服。

【释义】本条论述狐惑病酿脓证治。病者脉数，无寒热而汗出，是里热表和；湿热内蕴，热扰

心神，见微烦，默默欲卧；湿热随经上注于目，即将成脓之象，见目赤如鸠眼；瘀血内积，脓已成熟，故目四眦黑；因病势局限于目，脾胃影响反轻，故患者能食。用赤小豆当归散治疗，方中赤小豆清热渗湿、解毒排脓，当归养血活血、祛瘀生新，浆水清凉解毒，全方共奏清热渗湿、活血排脓之功。

【典型病案】肖某，女，54岁，1986年4月18日就诊。2年前患牙周炎，医治减轻，继而口腔黏膜溃烂，时发时止，近两个月来，双眼及外阴红肿，瘙痒难忍，小便时有灼热感，尿色黄。妇科诊为"贝赫切特综合征"。刻诊：颜面以鼻为中心散在红疹，口苦咽干，渴不欲饮，大便干，舌红少津，苔薄黄，脉细滑数。[郑昱.狐惑(白塞氏综合征)病治验二则.甘肃中医学院学报,1988,(2):61]

【辨治思路解析】

（1）病证辨析：据患者口腔黏膜溃烂、双眼及外阴红肿、瘙痒难忍、小便时有灼热感、尿色黄之主症，即可诊为狐惑病，且以双眼及外阴红肿之症突出，故可辨为湿热瘀浊证。

（2）病因病机分析：患者湿热缠绵蕴郁不解，故口腔黏膜溃烂，时发时止；热伏血分，湿热随肝经上注于目，故双目红肿；湿热下注于阴部，故外阴红肿、瘙痒难忍，小便时有灼热感、尿色黄；湿热炽盛，故口苦咽干、渴不欲饮、大便干；血分热盛，故出现红疹；舌红少津、苔薄黄，脉细滑数为湿热内蕴之象。其病机为湿热久蕴、蒸腐气血而成瘀浊。

（3）治法与方药分析：病属狐惑之湿热瘀浊证；治当清热解毒，利湿化浊，凉血消瘀；方用赤小豆当归散合地榆汤化裁。

赤小豆、生薏苡仁各25g，全当归、苦参、龙胆草、金银花、生地黄、车前草、知母各12g，丹皮15g，生黄芪30g。3剂，水煎服，早晚饭后服。

方用赤小豆、生薏苡仁渗湿清热，解毒排脓；全当归养血活血，去瘀生新；丹皮清热凉血活血；生地黄、知母养阴清热；苦参、龙胆草、金银花、车前草清热燥湿解毒；生黄芪固正托疮生肌。

4月22日复诊：药后口腔、眼睑及外阴红肿疼痛减轻，外阴搔破处愈合，尿灼热感消失，色仍黄，大便正常，舌红苔薄黄，脉滑数。药后收效，效不更方，说明湿热渐除，气血得通，正气来复。继服6剂。2个月后随访，诸症痊愈。

【讨论】

（1）赤小豆当归散治疗狐惑病的辨证要点是什么？

赤小豆当归散治疗狐惑病日久湿热蓄毒不解而化脓者，是治疗狐惑病目四眦及前后二阴化脓之良方，且勿仅局限于目眦化脓。

（2）赤小豆当归散临床如何运用？

赤小豆当归散除治疗狐惑病外，临床亦用于治疗痔血、肛裂、赤痢等。"惊悸吐衄下血胸满瘀血病脉证并治"篇记载："下血，先血后便，此近血也，赤小豆当归散主之。"临证湿热重用赤小豆当归散可加苦参、黄柏、土茯苓、薏苡仁、龙胆草等；大便燥结加重当归用量，再加大黄、火麻仁等；热毒重加槐米、地榆、大蓟等。

【参考医案】李某，女，32岁，1969年8月22日入院。自述1960年即患贝赫切特综合征，经积极治疗，口腔溃疡已愈。诊见：外阴湿疹，瘙痒溢水。双眼干涩，全身散发小脓疮，双下肢红斑累累，抓破流脂。形体瘦弱，面白无华，纳差口苦，小便灼热短黄，大便干结难下。每次经血量多，经潮时诸症减轻，经净后病又如故。舌红，苔黄厚腻，脉细缓。妇科检查：外阴、右小阴唇、左大阴唇内侧均可见3～5个如蚕豆样大小之溃烂，淋漓流水。因适逢经潮，未内诊。此亦狐惑病，舌红，苔黄腻乃湿热之象。湿热蕴结，蒸腐气血，泛滥周身则为脓疮，流注阴部则生溃烂、湿疹瘙痒等，热毒迫血则经多，经行诸症减轻是湿热随经而泄，病久损伤气血，故脉细缓而形神俱不足也。

此证虚中夹实，治当凉血解毒、清利湿热、调补气血。处方：赤小豆25g，当归10g，苦参12g，金银花12g，知母12g，薏苡仁25g，车前子10g（包），地榆炭18g，熟地炭18g，淮山药15g，党参12g，黄芩炭10g。每日1剂，水煎服。上方服4剂后，月经尚未干净，阴部溃疡如故，但湿痒消失；下肢红斑隐退，脓疮亦有愈合之势。食纳稍增，仍溲黄便结。舌苔黄，根部稍腻。为防经后病情加重，守服原方4剂。药后月经已净，外阴湿痒未发，脓疮已愈，阴部溃疡亦将愈合。唯黄白带下增多，此乃湿热蕴毒已现外出之机，仍守原方去知母，加草薢12g。连服10剂后，诸症消失。经妇科检查证实："阴部溃疡已全部愈合"。出院后仍予上方5剂，以巩固疗效，随访半年余，未见复发。
[王足明.白塞氏综合征验案二则.广西中医药,1982,(4):5]

三、外治法——苦参汤案

【原文】蚀于下部则咽干，苦参汤洗之。（11）

苦参汤方：

苦参一升

以水一斗，煎取七升，去滓，熏洗，日三服。

蚀于肛者，雄黄熏之。（12）

雄黄

上一味为末，筒瓦二枚合之，烧，向肛熏之。《脉经》云：病人或从呼吸上蚀其咽，或从下焦蚀其肛阴，蚀上为惑，蚀下为狐，狐惑病者，猪苓散主之。

【释义】上两条论述狐惑病前后二阴的外治法。狐惑病乃湿热内蕴，循肝经上扰，口咽是脾胃门户，阴器是肝经所绕，故见咽干、阴糜。苦参、雄黄具有解毒杀虫之效。

【典型医案】穆某，女，30岁。患狐惑病，其证如下阴无病，则口腔咽喉溃烂疼痛；如口腔病好，则阴道唇溃烂疼痛，如此交替发作已一年余，颇似眼、口、生殖器综合征，但未见有眼科疾患。因按狐惑病处理。用甘草泻心汤：甘草15g，党参10g，黄芩10g，黄连5g，法半夏10g，大枣3枚，水煎内服。口腔溃烂时，用锡类散吹之；下阴溃烂时，用苦参汤洗之。经反复治疗半年之久，其病始愈。后以此案告之同事张某，其邻妇有患此症者，用上法治之亦有效。[谭日强.金匮要略浅述.北京:人民卫生出版社，1981]

【辨治思路解析】

（1）病证辨析：患者口腔、阴道溃烂痛反复交替出现，符合狐惑病诊断。

（2）病因病机分析：如甘草泻心汤证所述，湿热内蕴，血败肉腐。

（3）治法与方药分析：狐惑病以内治为主，外治用苦参汤洗之，雄黄熏之。解毒杀虫，直接给药，避免肝脏的首过作用，皮肤黏膜直接吸收，增强药效。

【讨论】苦参汤外用临床如何运用？如何加减？

苦参汤现代运用于湿疹、疥疮、会阴肛门瘙痒、肿痛。治疗赤白带下，阴道滴虫之阴道瘙痒，可加黄柏、龙胆草、蛇床子；治周身风痒，疥疮顽癣，可加地黄、赤芍、白鲜皮。

【参考医案】梁某，女，35岁。患白带下注3年之久，近1年来加重，并发外阴瘙痒难忍。经妇科检查，诊断为"滴虫性阴道炎"。经用甲硝唑等治疗2个疗程，效果不明显。后用苦参汤熏，每晚熏1小时，兼服清热利湿之中药，2周后，带净痒止。又经妇科数次检查，阴道未见滴虫，而且炎症也愈。[赵明锐.经方发挥.太原:山西人民出版社,1982]

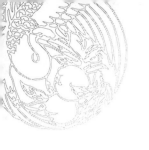

阴 阳 毒

一、阳毒

【原文】阳毒之为病，面赤斑斑如锦文，咽喉痛，唾脓血。五日可治，七日不可治，升麻鳖甲汤主之。（14）

升麻鳖甲汤方：

升麻二两　当归一两　蜀椒一两（炒去汗）　甘草二两　雄黄半两（研）　鳖甲手指大一片（炙）

上六味，以水四升，煮取一升，顿服之，老小再服，取汗。《肘后》、《千金方》阳毒用升麻汤，无鳖甲，有桂；阴毒用甘草汤，无雄黄。

【释义】本条论述阳毒证治。热毒壅于营血，发于面部，症见面赤斑斑如锦纹；邪毒上蒸，结于咽喉，见咽喉肿痛；热蒸肉腐成脓，则咳唾脓血。因斑纹色泽鲜明，病邪偏表，故称阳毒。本病早期邪虽盛但正未虚，驱邪较易；日久则邪盛正虚，疫毒难驱，故云"五日可治，七日不可治"，提示该病应早治。升麻鳖甲汤以升麻、雄黄、甘草清热解毒；当归、鳖甲滋阴散结；蜀椒辛热散结，全方清热解毒，活血散瘀。

二、阴毒——升麻鳖甲汤去雄黄、蜀椒案

【原文】阴毒之为病，面目青，身痛如被杖，咽喉痛。五日可治，七日不可治，升麻鳖甲汤去雄黄、蜀椒主之。（15）

【释义】本条论述阴毒证治。病邪血瘀毒滞，脉络不通，血行不畅，症见面目青，身痛如被杖；热毒上壅，结于咽喉，见咽喉痛。本病治疗仍以升麻鳖甲汤主之，因疫毒深伏，恐蜀椒、雄黄辛热助邪，耗阴伤血，故去之。

【典型病案】顾某，女，43 岁。患"亚急性红斑性狼疮"两个多月。症见发热不退，经用激素（泼尼松）治疗，发热虽然减轻，但面色红斑未退，形如蝴蝶状，色红似锦纹，胸背上肢亦有红斑，下肢及面目有轻度浮肿，周身关节酸痛，有时咽部亦疼痛，小便较少，舌红苔白，脉象细数。化验：血沉偏快，尿蛋白（＋＋）。[张谷才.从《金匮要略》来谈阴阳毒.广西中医药，1981，（6）：13]

【辨治思路解析】

（1）病证辨析：本证发热不退，面色红斑，形如蝴蝶状，色红似锦纹，胸背上肢亦有红斑，周身关节酸痛，有时咽部亦痛，与本篇第 15 条所述基本相符，且兼见下肢及面目轻度浮肿，可辨为阴毒热邪在血分，经脉瘀阻，肾虚水停证。阳毒与阴毒均属热毒，阳毒血分热盛为主，阴毒血脉瘀阻突出。

（2）病因病机分析：患者因热毒侵害，血分热盛而上壅，故发热、咽痛、肌肤出现红斑；血脉瘀阻，营卫通行不畅，故周身关节酸痛；热毒伤及肾气，致肾虚不能化气行水，且阴络瘀阻，血不利则为水，故下肢及面目轻度浮肿、小便较少；阴血耗伤，热毒不解，故脉象细数；既有热毒，又兼肾虚水湿不化，故舌红苔白。其病机为热毒壅盛于血分。

（3）治法与方药分析：病属阴毒血分热盛，经脉瘀阻兼肾虚水停证；治宜清热解毒，补肾利水；方用升麻鳖甲汤加减。

升麻 15g，生鳖甲 20g（先煎），当归 6g，丹皮 10g，熟地黄 20g，附子 3g，牛膝 12g，车前子

10g，露蜂房 6g，蛇蜕 5g，土茯苓 20g。水煎服。

方用升麻、甘草清热解毒、利咽消斑；鳖甲、当归养阴活血行瘀；丹皮活血凉血清热；车前子、土茯苓引水湿热毒下行；熟地黄、制附子、牛膝补益肾气；蜂房、蛇蜕解毒。

上方加减连服 20 剂，面部旧斑渐消，新斑未见，浮肿消退，尿蛋白转阴，说明热毒渐退，肾虚渐复，故原方去清热利湿之车前子、丹皮，加雄黄 1g（研末冲），附子增至 6g，以增温通行血之功。再服 20 剂，症状基本消失，病情稳定，嘱常服原方以防反复。

本例先用激素治疗，后用本方治疗 2 个月，激素慢慢减量，最后减至每天服泼尼松 1 片，4 个月后停用。

【讨论】

（1）阳毒与阴毒如何区别？

阳毒与阴毒都有咽喉痛和面色改变，区别是阳毒斑疹症状比较明显而阴毒较隐晦。阳毒血分热盛明显，阴毒血脉瘀阻突出。因而阴、阳当以症情来划分，其鉴别点较为明显，但无寒热属性之别。阳毒与阴毒病因相同，以同一方治疗，但两者症情有异，故药有出入。

（2）阴毒为什么用升麻鳖甲汤去雄黄、蜀椒？

升麻鳖甲汤中升麻、当归、甘草、鳖甲四药合用，共奏清热解毒、滋阴行血、散瘀消斑之功，是治疗阴阳毒的基本用药。阳毒血分热盛，阴毒血脉瘀阻突出，但升麻鳖甲汤治阴毒反去雄黄、蜀椒两味辛温药，此理不明，诸家看法多有分歧。如尤在泾："其去蜀椒、雄黄二物，阳毒用之者，以阳从阳欲其速散也；阴毒去之者，恐阴邪不可劫，而阴气反受损也"；徐大椿认为，蜀椒辛热之品，阳毒用而阴毒反去之，疑误。

（3）升麻鳖甲汤可用于治疗哪些疾病？

本方除治疗红斑性狼疮外，还可用于治疗过敏性紫癜、血小板减少性紫癜、猩红热、肾性血尿、慢性荨麻疹、慢性肝炎等。只要其证候属血分热盛者皆可随机化裁应用。

（4）升麻鳖甲汤临证如何加减运用？

对肌肤发斑的疾病，若血分热盛者加羚羊角、大青叶、金银花、连翘、生地黄等；若血瘀较重者加牡丹皮、赤芍、丹参等；出血者加三七、茜草、紫草、白茅根等。

【参考医案】陆某，女，35 岁，1972 年 2 月 14 日就诊。生育过多，子宫垂脱，月经如崩已久，皮肤青紫块，面色灰青，时作咽痛，龈血鼻衄，身软肢酸，脉弱舌淡。宜先益血（当地医院诊断为"血小板减少性紫癜"，血小板计数 $<50×10^9/L$）。升麻 3g，炙鳖甲 30g，炒当归 9g，甘草 4.5g，生地黄 30g，玄参 15g，黄芪 9g，仙鹤草 30g，艾叶 3g，赤白芍各 6g，炒阿胶珠 12g，归脾丸 60g（包煎）。7 剂。3 月 18 日复诊。上方服 7 剂后，月经来时量较前为少。又续服 7 剂，咽痛、衄血已解，宫脱亦减轻，自感"有气力得多"，脉平，舌色转正，以丸剂缓进，以期巩固。黑归脾丸 1000g（服 3 次/天，每次 12g），十灰丸 500g（每日临睡前服 9g），连服 2 个月。[张仲景.金匮要略.北京:线装书局,2012]

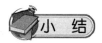

小 结

本篇论述百合、狐惑、阴阳毒三种疾病的病因病机、证治。

百合病多由热病之后，或情志不遂，引起心肺阴虚内热，百脉失和所致。临床可见精神恍惚不定、语言、行动、饮食、感觉异常、口苦、小便赤、脉微数等特征。治疗以养阴清热、润肺安神为原则，以百合地黄汤为主方。本病在药物治疗的同时，应言语开导、情志调畅和饮食调护等配合治疗。

百合病如误用汗吐下者，分别用百合知母汤养阴清热，润燥除烦；滑石代赭汤养阴清热，和胃降逆；百合鸡子汤滋阴清热除烦。如未经误治，日久变渴者，配合百合洗方或瓜蒌牡蛎散内外并治，以益阴潜镇、润燥止渴；变发热者，用百合滑石散养阴润肺，清热利水。

狐惑病是湿热虫毒内蕴所致的疾病，以咽喉及前后二阴蚀烂为特征。治疗以清热除湿解毒为原则，可内外兼治，脾胃湿热者，用甘草泻心汤清热解毒，调中祛湿；酿脓证，用赤小豆当归散清热解毒、利湿化浊、凉血消瘀；外治方用苦参汤洗、雄黄熏。二者配合，疗效更好。

阴阳毒由感受疫毒而发，以发斑、咽喉痛为主症。因患者体质之差异、症状及受邪轻重之不同，故有阴毒、阳毒之分，治疗均以清热解毒、活血化瘀为主，方用升麻鳖甲汤随症加减。

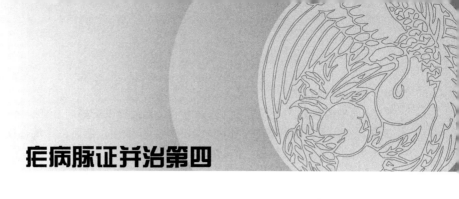

疟病脉证并治第四

本篇论述疟病的证治。疟病是感受疟邪，以寒热往来、休作有时为主症的一种疾病。根据脉证和寒热的多少，可分为但热不寒的瘅疟，热多寒少的温疟和寒多热少的牝疟。三者若反复发作，迁延不愈，疟邪假血依痰，结于胁下，则可形成疟母。

本篇精选疟病、疟瘕、湿热痹等病证医案6则。

一、脉象与基本治法

【原文】师曰：疟脉自弦，弦数者多热；弦迟者多寒。弦小紧者下之差，弦迟者温之，弦紧者可发汗、针灸也，浮大者可吐之，弦数者风发也，以饮食消息止之。（1）

【释义】本条论述疟病的病机和治则。疟病是感受疟邪，以寒热往来、休作有时为主症的疾病。因患者体质不同，除主脉外，尚可兼其他脉象。热重者多兼数脉，寒重者多兼迟脉。

疟病在发病过程中可有偏表偏里、在上在下、属寒属热的不同。脉弦小而紧，多兼有食滞，病属里，可用下法，但未必是承气类；脉浮大，病邪偏上，可用吐法；迟紧两脉均主寒，但有偏表偏里之不同，脉弦紧偏于表，多兼风寒，故用发汗法或结合针灸；弦迟为里寒多用温法；弦数脉为感受外邪，郁而化热，除药物清热外，尚需用甘寒饮食调理。

二、证治

（一）瘅疟

【原文】师曰：阴气孤绝，阳气独发，则热而少气烦冤，手足热而欲呕，名曰瘅疟。若但热不寒者，邪气内藏于心，外舍分肉之间，令人消铄脱肉。（3）

【释义】本条论述瘅疟病机。阴气指津液，阳气指热邪，阳热充斥表里内外，故阳热炽盛是其病机。阳热过盛，灼伤阴液，出现但热不寒之证。壮火食气则少气；热扰心神则心中烦闷；四肢为诸阳之本，热盛则手足热；热盛伤及胃阴，胃气上逆则呕吐；热盛耗损津液，故令人肌肉消损。

瘅疟以疟疾发作伴高热、神昏谵语、舌红苔黄干、脉洪数为表现，治疗可用白虎加人参汤或竹叶石膏汤。

（二）温疟——白虎加桂枝汤案

【原文】温疟者，其脉如平，身无寒但热，骨节疼烦，时呕，白虎加桂枝汤主之。（4）

白虎加桂枝汤方：

知母六两　甘草二两（炙）　石膏一斤　粳米二合　桂枝（去皮）三两

上剉，每五钱，水一盏半，煎至八分，去滓，温服，汗出愈。

【释义】本条论述温疟的证治。"其脉如平"有两种理解，其一为弦数脉，因温疟亦为疟病热盛证型；其二为疟病发作间歇期，其脉象如常人之和缓。身无寒但热，为里热盛，但此乃相对之词，故温疟仍有寒战，只是相对较轻；骨节疼烦为表证未解；呕吐为热邪损伤胃气；治用白虎汤清热生津,加桂枝解表邪。

【典型病案】友人裴某之第三女患疟,某医投以柴胡剂2剂,不愈。余诊其脉洪滑,询之月经正常,未怀孕,每日下午发作时热多寒少,汗大出,恶风,烦渴喜饮,脉洪滑。[中国中医研究院.岳美中医案集.北京:人民卫生出版社,1978]

【辨治思路解析】

(1)病证辨析:该患者患疟,表现为每日下午发作时热多寒少,基本符合温疟"身无寒但热"的辨证要点。汗大出、烦渴喜饮,则属里热炽盛耗津证。此与太阳中暍伤暑热盛虽都有身热汗出、口渴等症,但此案为温疟,呈发作性,二者显然不同。

(2)病因病机分析:本案的病因是感受疟邪,正邪相争,互为胜负,故每日下午寒热发作。寒热之多少,与感受不同的疟邪,患者不同的体质有关。本例发作时热多寒少、烦渴喜饮,乃热盛耗津之征;汗大出,为热盛迫津外泄使然;恶风,乃由里热盛,汗出过多,腠理疏松,兼有表邪所致;脉洪滑,是感受疟邪,阳明热盛,热势嚣张之象。其病因病机是感受疟邪,表邪未解,里热炽盛。

(3)治法与方药分析:病属温疟之表邪未解里热炽盛证;治宜清阳明里热,兼解表祛风;方用白虎加桂枝汤。

生石膏48g,知母18g,炙甘草6g,粳米18g,桂枝9g,清水4盅。煮米熟,汤成,温服。1剂病愈大半,2剂疟不发作。

【讨论】

(1)本篇第4条温疟的热型是"身无寒但热",而本例的热型是"热多寒少"应如何理解?温疟的辨证要点是什么?

温疟的主要辨证依据是感受疟邪病史,脉证为"温疟者,其脉如平,身无寒但热,骨节疼烦,时呕",发热重而恶寒轻。"身无寒但热"是强调温疟偏热盛,因此患者发热重而恶寒轻,或不恶寒。应灵活理解"无"字,即还有少少之意,故"热多寒少"是本例温疟的热型。

(2)温疟与瘅疟皆属热盛型疟病,其病机和症状有何不同?

瘅疟、温疟均属疟病热盛证型,但病机症状各有不同。瘅疟热势重,不兼表寒或兼有表热,气阴已伤,症见高热、不恶寒、神昏谵语、气短神疲、舌红苔黄干、脉洪大,病情重;温疟热势较轻,兼有表寒(即里热表寒),气阴未伤,症见高热不甚,多无神昏谵语、兼微恶寒、骨节疼痛、舌红苔黄、脉滑数,病情较轻。

(3)白虎加桂枝汤临床如何运用?

白虎加桂枝汤临床主要用于温疟与热痹,除此,报道还可用于治疗中暑、风疹及外感热病等。此方为清泄里热,兼解表寒之剂,故凡外感风寒,邪热入里,里热炽盛,而表邪未尽,热多寒少,症见发热恶寒、头身疼痛、自汗出、口渴引饮、舌红少津、脉洪数者,均可用本方加减治疗。此方虽加桂枝,但凉性仍在,中病即止,非久服之方。应用时,疟疾可加常山、青蒿;关节肿痛等可加忍冬藤;咽红可加黄芩;湿重可加苍术;斑疹加玄参、丹皮、紫草等;若热久津伤,可加太子参、天花粉。

【参考医案】吕某,女,18岁,1965年6月17日就诊。自述双膝痛一个月,伴发热、自汗盗汗、恶心或呕吐、头晕头痛、口干思饮、苔白腻、舌红、脉弦滑数。证属表虚而热,治以两解表里,予白虎加桂枝汤:生石膏60g,知母15g,炙甘草6g,生山药10g,桂枝10g。上药三剂热退,恶心呕吐止,自汗盗汗减,他医续用补中益气,又大汗不止,需静脉补液。又改用上方原方,诸症渐已。[冯世纶,张长恩.经方传真:胡希恕经方理论与实践(修订本).北京:中国中医药出版社,2008]

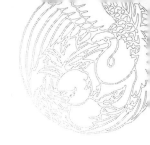

（三）牝疟——蜀漆散案

【原文】疟多寒者，名曰牝疟，蜀漆散主之。（5）

蜀漆散方：

蜀漆（洗去腥） 云母（烧二日夜） 龙骨等分

上三味，杵为散，未发前以浆水服半钱。温疟加蜀漆半分，临发时服一钱匕。*一方云母作云实。*

【释义】牝疟在病机为素体阳虚，痰饮内停，痰饮侵入人体留于阴分，病性属阴、属寒。蜀漆性温，祛痰止疟之主药；云母为硅酸盐类矿物白云母，性甘温，入肺、脾、膀胱经，使痰饮从小便排出；龙骨安神，且防涌吐太过而伤阳。全方合用，共奏涌吐、温散痰饮、伸展阳气、截疟安神之功。需在未发前1～2小时服用，否则难以奏效，体现了仲景重视服药时间的蕴意。

【典型病案】徐师母，寒多热少，此名牝疟。舌淡白，脉沉迟。[浙江省医药研究所.范文甫专辑. 北京:人民卫生出版社,1986]

【辨治思路解析】

（1）病证辨析：本案热型是恶寒多、发热少，故诊为牝疟。舌淡白、脉沉迟，为痰阻阳位、阳虚阴盛所致，当辨为寒湿证，与温疟热多寒少有别。

（2）病因病机分析：本病的病因为感受疟邪，伏于半表半里，内搏五脏，横连募原。疟邪与营卫相搏，入与阴争，阴盛阳虚，则恶寒战栗；出与阳争，阳盛阴虚，则壮热汗出；疟邪与营卫相离，则发作停止；当疟邪再次与营卫相搏时，又引起再一次发作。本例病因为感受疟邪，寒多热少、舌淡白、脉沉迟为痰阻阳位之证。其病机为感受疟邪，正邪交争，寒湿为患。

（3）治法与方药分析：病属牝疟之寒湿证；治宜祛痰扶阳；方用蜀漆散。

炒蜀漆9g，生龙骨9g，淡附子3g，生姜6g，茯苓9g。

方中蜀漆（常山苗）祛痰，为主药；龙骨、附子、生姜扶助阳气，镇逆安神；茯苓利湿。

【讨论】

（1）牝疟与其他类型疟病如何鉴别？应怎样治疗？

瘅疟、温疟、牝疟三者都有寒热往来、休作有时、脉弦的特点，但在症状、病机、治疗方面又有不同之处。瘅疟症见但热不寒、少气烦闷、手足热、欲呕，病因病机为邪热炽盛，充斥内外、耗伤气阴，《金匮要略》未出治法及方药，后世医家多主张治宜清热救阴，方用白虎加人参汤或竹叶石膏汤化裁；温疟以热多寒少为临床表现特点，并伴骨节疼烦、时呕、脉弦数，病因病机为里热炽盛、表有寒邪，治宜清泄里热、散表寒，方用白虎加桂枝汤；牝疟以寒多热少为特征，因素体阳虚、疟邪痰阻所致，治宜祛痰通阳截疟，方用蜀漆散。

（2）疟疾的寒热表现与其他有寒热表现的疾病如何鉴别？

疟病的寒热特点是先恶寒后发热，其发作呈间歇定时，有一日一发，间日一发，间二日一发；伤寒少阳病的寒热特点是寒热往来；温病风温发热，当邪在卫分时，可见寒战发热，转入气分则见壮热有汗不解；淋证初起常见畏寒或寒战发热，但多兼小便频涩，滴沥刺痛；虚劳阴虚内热，上午发热不明显，以午后或夜间潮热为特征。

【参考医案】王某，男，25岁，1958年6月29日入院。主诉：因间日寒战、发热两度而入院治疗。现病史：患者于6月25～27日下午两度寒战，继而发热，出汗而热退。入院当天下午又发作心烦，全身酸困，胸闷甚，口渴引饮不多。既往史：以往有慢性咳嗽史，近未发作。体检：急性病容，舌苔薄白，脉弦数，其他体检未见明显异常。实验室检查：白细胞计数$7.5×10^9$/L，中性粒细胞计数0.51，淋巴细胞计数0.49，血片找到间日疟原虫。胸透：左上肺有钙化点。本病的病因为感染虫邪即疟邪，《黄帝内经》也称为疟气。本例寒战，继而发热、口渴、心烦、全身酸困、胸闷、脉弦数，应辨为疟病之湿热两盛证。治以截疟和解，祛湿清热。方用炒常山五钱，柴胡一钱半，黄芩二钱，姜半夏二钱，茯苓三钱，槟榔三钱（1钱约等于3g）。水煎服。方中常山、槟榔祛邪截疟为主药；柴胡、黄芩和解表里，导邪外出；姜半夏、茯苓祛痰湿；黄芩清热。服上方未吐，翌日疟仍作，时间短，恐与未掌握时间给药有关。第三日于上午4时、8时各服1剂，常山共一两，无呕吐等不适反应，疟即截止。以后仍给常山等煎剂内服。常山日用量四钱，服2剂，疟原虫阴性。住院6日痊愈出院。随访未再发。本例初未注意服药时间，故服上方，翌日疟仍作；后注意了服药时间则有效。[徐景藩.关于常山治疗疟疾的讨论.广东中医,1959,4（9）:396]

（四）疟母——鳖甲煎丸案

【原文】病疟，以月一日发，当以十五日愈，设不差，当月尽解；如其不差，当云何？师曰：此结为癥瘕，名曰疟母，急治之，宜鳖甲煎丸。（2）

鳖甲煎丸方：

鳖甲十二分（炙）　乌扇三分（烧）　黄芩三分　柴胡六分　鼠妇三分（熬）　干姜三分　大黄三分　芍药五分　桂枝三分　葶苈一分（熬）　石韦三分（去毛）　厚朴三分　牡丹五分（去心）　瞿麦二分　紫葳三分　半夏一分　人参一分　䗪虫五分（熬）　阿胶三分（炙）　蜂窠四分（炙）　赤硝十二分　蜣螂六分（熬）　桃仁二分

上二十三味，为末，取锻灶下灰一斗，清酒一斛五斗，浸灰，候酒尽一半，着鳖甲于中，煮令泛烂如胶漆，绞取汁，内诸药，煎为丸，如梧子大，空心服七丸，日三服。《千金方》用鳖甲十二片，又有海藻三分，大戟一分，䗪虫五分，无鼠妇、赤硝二味，以鳖甲煎和诸药为丸。

【释义】本条论述疟母的形成和治法。古人认为五日为一候，三候为一节气。天气随节气而变更，人身之气亦随之更移，若正气能胜邪气，则病易愈，故曰："病疟，以月一日发，当以十五日愈"。此句体现了天人合一的思想，但应灵活对待。若疟病迁延不愈，反复发作，耗伤正气，疟邪与痰、血、气互结，形成痞块，结于胁下而成疟母。为防正气继续虚损，应抓紧治疗。予以破瘀消癥、杀虫止疟、扶正化痰。

该方以小柴胡汤、桂枝汤、大承气汤为基础，方中鳖甲软坚散结消癥，乌扇（射干）、桃仁、丹皮、芍药、紫葳（凌霄花）、赤硝（硝石）、大黄、鼠妇（地虱）、䗪虫（土鳖虫）、蜂窠、蜣螂（屎壳虫）活血化瘀；葶苈子、石韦、瞿麦利湿；柴胡、桂枝、干姜、半夏、厚朴、黄芩清热散寒，调理气机；人参、阿胶益气养血；锻灶下灰、清酒引经入药，加强活血消积作用。全方寒热并用、攻补兼施、行气化痰、除瘀消癥。此为慢性病，用丸剂缓缓图治而取效。

【典型病案】郭某，女，52岁。5年前曾定期发寒热往来，经县医院诊断为"疟疾"，运用各种抗疟疗法治疗，症状缓解，但遗留经常发低热。半年后，经医生检查，发现脾脏肿大2~3cm，予各种抗疟治疗，效果不佳，脾脏继续肿大。近1年来逐渐消瘦，贫血，不规则发热，腹胀如釜，胀痛绵绵，午后更甚。食欲不振，消化迟滞，胸满气促，脾大至肋下10cm，肝未触及，下肢浮肿，舌胖有齿痕，脉数而弱。[赵明锐.经方发挥.太原:山西人民出版社,1982]

【辨治思路解析】

（1）病证辨析：患者患"疟疾"，迁延难愈，脾脏肿大至肋下10cm，当属疟母，且既有疟邪所致的低热、不规则发热，气血水互阻之腹胀如釜、胸满气促、下肢浮肿等症，又有脾虚气血不足之消瘦、贫血、食欲不振等表现，当辨为疟母兼有脾虚气血不足证。

（2）病因病机分析：患者病疟日久，迁延不愈，疟邪假血依痰，结于胁下而形成疟母。久病入络，瘀血内阻，水道不通，气机滞塞，水气停聚，故见腹胀如釜、下肢浮肿；气机不利，故胸满气促；疟邪日久损伤正气，脾虚气血化源不足，故见消瘦、贫血、纳差、脉数而弱。其病机为疟邪假血依痰，结于胁下而形成疟母，兼有脾虚气血不足、虚实夹杂。

（3）治法与方药：病属疟母兼有脾虚气血不足证；治宜活血祛瘀，除痰消癥，杀虫止疟，理脾胃，养气血；方用鳖甲煎丸。

鳖甲120g，黄芩30g，柴胡60g，鼠妇30g，干姜30g，大黄30g，芍药45g，桂枝30g，葶苈子15g，厚朴30g，牡丹皮45g，瞿麦15g，凌霄花30g，半夏15g，人参15g，䗪虫60g，阿胶30g，蜂房（炙）45g，芒硝90g，蜣螂60g，桃仁15g，射干20g。以上诸药，蜜制为丸，每丸重10g，日服2丸。

服完1剂后各种症状有不同程度的好转，下肢浮肿消失。此后又服1剂，诸症悉平，脾脏继续缩小，至肋下约6cm，各种自觉症状消失，故不足为患。遂停药，自行调养。

【讨论】

（1）疟母的辨证要点是什么？本病应与何病相鉴别？

疟母的辨证依据为有疟疾感染史；出现定期恶寒、发热等疟病临床症状；病程较长；胁下触及痞块（脾肿大），如本篇第12条所说的"癥瘕"。本病应与妇人病症、积病相鉴别。妇人病症有月经失调史，病位在子宫或附件，妇科检查和B超检查发现子宫或附件肿瘤；积病是脉来细而附骨，其积块（肿瘤）可出现在身体各部。

（2）现代运用鳖甲煎丸治疗哪些疾病？其临证依据是什么？

鳖甲煎丸为治疗疟疾引发肝脾肿大的有效方剂，然而现代临床并非专治疟母一病，各种原因引起的肝脾肿大、肝硬化及腹腔肿瘤（如卵巢肿瘤、子宫肌瘤）等都可选用，还有报道可用于治疗心绞痛、高脂血症等。其临证依据是存在正虚邪久不除之癥瘕积聚（肝脾肿大）。需注意，本方虽有扶正之药，但仍以祛邪为主；久病体弱者，宜与补益药合用。

【参考医案】陈某，女，45岁。主诉：自知腹部痞块已有1年多，腹胀时痛，食欲减退。现病史：患者为乡间农民，经常有河水接触史，1年前发现腹内有痞块，逐渐增大，食后每感腹胀不舒，时有腹痛，大便带脓血，里急后重，日3～6次不等，半年来精神逐渐疲乏，劳动力显著减退，无呕血、吐血、黑粪史。体检：发育完全，营养不良，面色萎黄，皮肤干燥，听诊在二尖瓣区有Ⅱ级收缩期吹风样杂音，腹软，肝肿在剑突下6cm，边缘整齐，表面平滑，质软有轻度压痛，脾肿大在左侧乳头线肋下9cm，坚度中等，有压痛，腹壁静脉不显露，无转移性浊音。化验：大便孵化毛蚴（十）。病属癥瘕，瘀血痞积，治宜活血化瘀消癥积。方用金匮鳖甲煎：鳖甲54g，人参、葶苈子各3g，黄芩、厚朴、石韦各9g，丹皮15g，蜂房12g，朴硝36g，射干、阿胶、干姜、大黄、桂枝、鼠妇、凌霄花各9g，柴胡18g，地鳖虫15g，蜣螂虫18g，瞿麦、桃仁各6g，法半夏3g，白芍15g，共为细末，用鳖甲裙边同酒煮如胶，合药末为丸，如梧桐子大，每日用量1.5～2g。阿魏消痞丸：阿魏30g，白术、厚朴、广皮、香附、木香、半夏、当归、山楂、枳壳、砂仁、鳖甲各60g。上药先将阿魏用火焙干存性，再合群药研细末，水泛为丸如梧桐子大，晒干。每次用量3～5g。两方混合服用，每日3次，饭前半小时服。如患者有高度腹水，可配合逐水利尿剂。6月28日开始服药，药后12天，检查脾肿在左侧乳头线肋下3.5cm，较服药前缩小5.5cm，肝肿完全消失，患者一般情况好转，食欲增加，食后胀闷消失，大便恢复正常，7月10日转入锑剂治疗，按期按量结束疗程（23天为一个疗程）。于7月27日出院。[李凌台.《金匮》鳖甲煎丸配合阿魏消痞丸治疗晚期血吸虫病肝脾肿大41例疗效观察.浙江中医杂志,1957,(4):153]

【附方《外台秘要》】

牡蛎汤：治牝疟。

牡蛎四两（熬）　麻黄四两（去节）　甘草二两　蜀漆三两

上四味，以水八升，先煮蜀漆、麻黄，去上沫，得六升，内诸药，煮取二升，温服一升。若吐，则勿更服。

柴胡去半夏加栝蒌根汤：治疟病发渴者，亦治劳疟。

柴胡八两　人参　黄芩　甘草各三两　栝蒌根四两　生姜二两　大枣十二枚

上七味，以水一斗二升，煮取六升，去滓，再煎取三升，温服一升，日二服。

柴胡桂姜汤：治疟寒多微有热，或但寒不热。服一剂如神。

柴胡半斤　桂枝三两（去皮）　干姜二两　栝蒌根四两　黄芩三两　牡蛎三两（熬）　甘草二两（炙）

上七味，以水一斗二升，煮取六升，去滓，再煎，取三升，温服一升，日三服。初服微烦，复服汗出便愈。

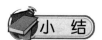

小　结

本篇专论疟病，从脉论证，进而确定治法。文中将疟病分为瘅疟、温疟、牝疟三种证型，前二者属阴虚之体，以热为主。但瘅疟是肺素有热，发于新感；温疟是邪藏于肾，发于伏气。牝疟属阳虚之辈，内有痰饮，阳气不能外达，以寒为主。若三者迁延日久，势必正气更虚，疟邪假血依痰，痞结于胁下而成为"疟母"。偏于寒者，寒多热少为牝疟；偏于热者，热多寒少，或纯热无寒为温疟。在治疗上，牝疟用蜀漆散，祛痰截疟、扶正助阳；温疟用白虎加桂枝汤，清热生津、解表和营；瘅疟虽未出方，后世提出择用白虎加人参汤或竹叶石膏汤；疟母用鳖甲煎丸，扶正祛邪、消癥化积。

中风历节病脉证并治第五

本篇论述了中风、历节病的证治。中风病以猝然昏不识人、半身不遂、口眼㖞斜为特征。历节病主要表现为疼痛遍及多个关节，常伴关节肿大、屈伸不利、日久则关节变形。中风病与历节病都有起病迅速、变化快的特点，且其发病均以正虚为本，外邪侵犯为标，故合为一篇论述。

本篇精选中风、眩晕、心风、头风、历节病、痿证、胁痛等病证医案 8 则。

🌸 中 风 病 🌸

一、脉证与鉴别

【原文】夫风之为病，当半身不遂，或但臂不遂者，此为痹，脉微而数，中风使然。（1）

【释义】本条论述了中风的脉证及与痹证的鉴别。中风病当以半身不遂为主症，若一侧手臂不能随意运动者，此为痹证。脉微为气血不足，是正虚的反映，数为病邪有余，是邪实之证，说明中风是因气血不足，外邪诱发为病。"脉微而数，中风使然"阐释了"夫风之为病，当半身不遂"的机理。

二、病机与辨证

【原文】寸口脉浮而紧，紧则为寒，浮则为虚；寒虚相搏，邪在皮肤；浮者血虚，络脉空虚；贼邪不泻，或左或右；邪气反缓，正气即急，正气引邪，㖞僻不遂。

邪在于络，肌肤不仁；邪在于经，即重不胜；邪入于腑，即不识人；邪入于脏，舌即难言，口吐涎。（2）

【释义】本条论述了中风病的病机及在经、络、腑、脏的辨证。

自"寸口脉浮而紧"至"僻不遂"止，为第一部分，着重从脉象推论中风的病机。寸口脉浮而紧，浮因正气虚，紧则为表寒，此脉象揭示了"内虚邪中"是中风的病机。由于气虚血少，脉络不充而脉浮无力。由于邪正交争于肌表，正气亏虚，无力抗邪，以致外邪随虚处而停留。无论病邪侵犯人体的左侧还是右侧，都会引起病侧络脉气血瘀滞，以致其筋脉肌肉失于濡养，废而不用，呈现弛缓状态；就面部而言，无病的一侧络脉气血运行正常，筋脉肌肉能发挥正常的功用，相对表现为紧张状态，有病的一侧呈现弛缓状态，紧张的一侧牵引弛缓的一侧，故口眼㖞斜。

从"邪在于络"至"口吐涎"止，为第二部分，主要论述中风在经、络、腑、脏的不同见症。中风所致的经脉痹阻，有轻有重。若病变较轻者，邪中于络，则营气不能畅行于肌表，故肌肤麻痹不仁；若病变较重者，邪中于经脉，以致气血不能运行于肢体，故肢体沉重；若病邪深入于腑，浊气蒙闭清窍，故昏不识人；心开窍于舌，诸脏经脉皆与舌相连，邪入于脏则心窍闭阻，故不能言语，口吐涎。

【原文】寸口脉迟而缓，迟则为寒，缓则为虚；荣缓则为亡血，卫缓则为中风。邪气中经，则

身痒而瘾疹；心气不足，邪气入中，则胸满而短气。（3）

【释义】本条论中风与瘾疹的发病机制。寸口脉迟而缓，脉迟提示外寒，脉缓反映正虚；沉而缓是营气不足，多致血虚，浮而缓是卫气不足，易受风邪。正气不足，外邪入侵，病重者可发为中风，病轻者侵犯经脉，可出现身痒、瘾疹等病症；如果心肺气血不足，外邪乘虚深入，则出现胸满、短气等症状。

三、证治

（一）大风——侯氏黑散案

【原文】侯氏黑散：治大风四肢烦重，心中恶寒不足者。《外台》治风癫。（7）

菊花四十分　白术十分　细辛三分　茯苓三分　牡蛎三分　桔梗八分　防风十分　人参三分　矾石三分　黄芩五分　当归三分　干姜三分　芎䓖三分　桂枝三分

上十四味，杵为散，酒服方寸匕，日一服，初服二十日，温酒调服，禁一切鱼肉大蒜，常宜冷食，六十日止，即药积在腹中不下也。热食即下矣，冷食自能助药力。

【释义】本方是论述中风夹寒的证治。由于患者气血亏损，虚阳上越，阳热炼液为痰，所以常见面红、眩晕、昏迷。又感大风寒邪，阻滞经脉阳气，故四肢烦重，半身不遂。阳气不足，风寒邪气内入，渐欲凌心，故心中恶寒。

侯氏黑散功可清肝化痰，养血祛风。方中菊花、牡蛎、黄芩清肝潜阳；桔梗涤痰通络，矾石排除痰垢，以治眩晕昏迷；人参、茯苓、当归、川芎、白术、干姜温补脾胃，补气养血，活血通络；防风、桂枝、细辛散风寒之邪，温通阳气，治四肢烦重，半身不遂等证。

【参考医案】崔某，女，65岁，1985年3月10日就诊。素有"高血压"病史，常头晕目眩，轻时眼前黑花缭乱，重则天旋地转如坐舟车，服降压药，症状可减轻一时，后服清热活血、平肝潜阳、化痰息风之中药，亦不见好转。血压（160～190）/（100～110）mmHg，手足麻木，肩背沉重疼痛，双下肢怕冷，两目干涩，舌胖苔白，脉弦滑。诊为"眩晕"，乃风湿侵袭经络、肝阳上亢所致，方用侯氏黑散：当归12g，细辛3g，茯苓12g，桂枝12g，川芎12g，人参12g，干姜12g，牡蛎12g，白菊花160g，白术40g，防风40g，桔梗24g，黄芩24g，黑矾10g（冲）。加水2000ml，煎至800ml，分三次服，再以本方剂量之比例，研极细末，每次3g，每日三次，黄酒送服。服药3剂后，一日腹泻3次，呈黑稀便，头晕、肩背疼痛明显减轻，血压150/100mmHg。又服5剂，头晕，肩背沉痛消失，两下肢无发冷感，测血压150/90mmHg。为巩固疗效，将上药按比例制成极细末，每服6g，日服3次，连服1个月，测血压150/90mmHg。嘱患者每月服用10日，然后停服20日，1年后血压一直维持在150～160/80～90mmHg。[毕明义.侯氏黑散新用.山东中医杂志,1989,(5):29]

（二）热瘫痫——风引汤案

【原文】风引汤：除热瘫痫。

大黄　干姜　龙骨各四两　桂枝三两　甘草　牡蛎各二两　寒水石　滑石　赤石脂　白石脂　紫石英　石膏各六两

上十二味，杵，粗筛，以韦囊盛之，取三指撮，井花水三升，煮三沸，温服一升。治大人风引，少小惊痫瘛疭，日数十发，医所不疗，除热方。巢氏云：脚气宜风引汤。

【释义】本方是论述阳热内盛，风邪内动的证治。由于风热内侵，或盛怒不止，阳热亢甚，上逆于头，故面红、目赤。热盛炼液成痰，阻闭清窍，故惊风癫痫、神志昏迷。气血不行于四肢，故瘫痪不能运动。热伤阴血，不能滋养筋脉，故抽搐。凡是阳热炽盛上逆所引起的中风瘫痪、癫痫、小儿惊风等病，皆可用风引汤，清热降火、镇惊熄风。方中大黄泻热于下；滑石、石膏、寒水石、紫石英、赤石脂、白石脂清热潜阳下行；龙骨、牡蛎镇惊安神，固敛肝肾；桂枝温通血脉；干姜、甘草温暖脾胃、和中益气，且制诸石之寒。

【参考医案】陈某，男，59岁。初诊：水亏木旺，头晕复发，曾经昏仆，不省人事，苏醒后头额两侧胀痛，右侧肢体痿废，大便干燥，小溲黄赤，面部潮红，舌苔薄黄，脉弦细而数。血压180/120mmHg。头为诸阳之会，唯风可到，外风引动内风，急以风引汤平肝息风：石膏30g（先煎），寒水石30g（先煎），滑石15g（包），生牡蛎30g（先煎），石决明15g（先煎），龙骨30g（先煎），大黄4.5g，生甘草4.5g，川牛膝9g，川杜仲9g，7剂。二诊：药后血压下降，肢体活动灵活。原方加桂枝4.5g，7剂。药已中鹄，诸症次第减退，健康在望。[颜乾珍,屠执中.颜德馨教授用经方治疗急难重症举案.国医论坛,1992,(3):22]

（三）阴虚受风如狂——防己地黄汤案

【原文】防己地黄汤：治病如狂状，妄行，独语不休，无寒热，其脉浮。

防己一钱　桂枝三钱　防风三钱　甘草二钱

上四味，以酒一杯，浸之一宿，绞取汁，生地黄二斤，㕮咀，蒸之如斗米饭久，以铜器盛其汁，更绞地黄汁，和，分再服。

【释义】本方是论述血虚火盛的证治。由于心肝阴血亏损，不能滋潜风阳，形成肝风上扰、心火炽盛之证。风热上扰，神智错乱，故病如狂状，脉来浮大。又因风升而气涌，气涌而痰逆，痰浊上聚于心，则精神昏乱，故独语不休。身无寒热，不见表证，脉浮，是阳气外盛之象。治用防己地黄汤，以滋阴降火、养血熄风、透表通络。方中生地黄汁用量最大，用以补阴血、益五脏、养血熄风、滋阴降火；桂枝、防风、防己透表散热，通络去滞；甘草助生地黄泻火。

【参考医案】刘君肃一，年二旬。其父叔皆大贾，雄于赀，不幸于1943年次弟殂谢，丧停未葬。君因自省休学归，店务蝟集，不谙经营，业大败。折阅不知凡几，以致债台高筑；索债者络绎于门，苦孰甚焉。乃只身走湘潭收旧欠，又兴讼，不得值，愤而归。因之忧郁在心，肝气不展，气血暗耗，神志失常，时而抚掌大笑，时而歌哭无端，妄言错语，似有所见，俄而正性复萌，深为赧然，一日数潮而已。医以为"癫也"，进"加味温胆汤"，并吞"白金丸"，曾吐涎少许，症状未少减。吾以事至零陵，君为故人，顺道往访，渠见吾述家事刺刺不休，状若恒人，顷而大哭，继而高歌。其家人恳为治之，此义不容辞者也。俟其静，用好言慰解，舌绛无苔，诊脉细数，胸中痞闷，夜不安卧，小便黄短，是为志怫郁而不伸，气横逆而不降，心神耗损，肾水亏乏，火气妄凌，痰涎泛溢，有癫之意不若癫之甚，所谓心风证也。治以益血滋阴安神调气为主，拟《金匮》防己地黄汤加味：生地黄60g（捣汁兑），甘草6g，防己9g，桂枝3g，加香附9g，首乌、竹沥各15g。兼吞安神丸12g，日服2剂。三日复诊，神志渐清，潮发减少。随进滋阴安神汤：生地黄、芍药、川芎、党参、白术、茯神、远志、胆南星、酸枣仁、甘草、黄连。服后略觉头胀心闷，微现不宁，审由余热未清，难任参术之补，故症情微加。乃改弦更张，趋重清心养神略佐涤痰，早晨服清神汤：黄连、黄芩、柏子仁、远志、石菖蒲、酸枣仁、甘草、姜汁、竹沥。晚进二阴煎：生地黄、麦冬、酸枣仁、玄参、茯苓、木通、黄连、甘草、灯心草、竹叶。每日各1剂。如是者四日，遂热不再潮，人事清悉，诊脉细数而有神，余热似尽，而参术之补，现犹所忌，尚有余焰复燃之虑，处以天王补心丹，以易汤：生地黄、人参改为西洋参、玄参、丹参、茯神、桔梗、远志、天冬、麦冬、酸枣仁、柏子仁、五味子、当归，送服磁朱丸，补心滋血、安神和胃。嗣即精神健好，食纳增进，又调理半个月，改用栀麦归脾汤，仍吞服磁朱丸，善后补养，再一个月而身健复原。吾临归，彼不胜依依之感。[赵守真.

治验回忆录.北京:人民卫生出版社,1962]

（四）头风——头风摩散方案

【原文】头风摩散方：

　　大附子一枚（炮）　盐等分

　　上二味为散，沐了，以方寸匕，已摩疾上，令药力行。

【释义】本方是论述头风的外治法。由于气血虚弱，脉络涩滞，风寒之邪袭于头面，经络引急，凝涩不通，故多见偏头作痛，或兼口眼㖞斜等证。治以头风摩散，先用温水沐洗患处，再用散药摩其患处。方中附子辛热力雄，既可散风寒之邪，又能温通血脉，以缓经络拘急；食盐咸寒，渗透络脉，引邪外出。

【参考医案】周某，女，48岁，1991年7月10日就诊。自述于1984年7月，一日于田间锄草，暴雨突来，发如水洗，衣裳尽湿，到家即觉头部沉重疼痛，尔后便寒颤发热，乡医予服"九味羌活丸"、"对乙酰氨基酚"，寒热得除，然头痛未愈，且动则额汗自出，遇风其痛益甚，再治不应。经某医院作脑血流图等检查，除见轻度脑供血不足外，未见明显异常，诊为"血管性头痛"，用"麦角胺"、"氟芬那酸"等对症治疗，始则似觉小效，后则依然如故。随又广服祛风活血、温阳益气之方；针刺百会、风池、太阳等穴，反觉头痛有增无减，无奈靠服"索米痛片"维持。刻诊：患者首裹重巾，面色萎黄，额部汗出如流珠，脉之阳浮而阴弱，唯饮食尚可，二便调和，舌质略淡而苔薄白稍滑。四诊合参，伏思病因，以为盛夏淋雨与新沐中风有相同之处，论其见证则是《黄帝内经·素问》与仲景所言之首（头）风无疑。令其先服桂枝汤3剂，以和其营卫。后授以头风摩散加川芎方，指明穴位，嘱其依法而行，果一次痛减过半，二次去其所裹，三次其病如失。观察至今，时已年余，未见复发。[王照恒.头风摩散治顽固性头痛.四川中医,1993,(10):28]

历 节 病

一、病因病机

【原文】寸口脉沉而弱，沉即主骨，弱即主筋，沉即为肾，弱即为肝。汗出入水中，如水伤心，历节黄汗出，故曰历节。（4）

【释义】本条论述肝肾不足、水湿内侵的历节病病机。寸口脉沉而弱，沉脉主骨病，肾主骨，故沉脉亦主肾亏；弱脉主筋病，肝主筋，故弱脉亦主肝虚。肝肾精血亏虚，精血不能充养筋骨，即易致外邪侵袭，此为发生历节病之内因，为病之本。历节病之外因为水湿内侵，原文"汗出入水中"仅是举例说明而已，其他如居住潮湿、淋雨受寒、长期从事水中作业等均可致水湿内侵，为病之标。肝肾先虚，水湿内侵，郁为湿热，伤及血脉，浸淫筋骨，流入关节，影响气血运行，故周身历节疼痛，痛处肿大，溢出黄汗。黄汗乃湿热为患，黄汗病与历节病均可见之，但属两种不同的病证。

【原文】趺阳脉浮而滑，滑则谷气实，浮则汗自出。（5）

【释义】治疗历节病在祛风散寒化湿的同时，应注意补肝肾、益气血。上述五条原文分别论述了历节病的各种不同的病机。归纳起来，不外乎内外二端：内因肝肾不足或阴阳气血亏虚，外由风寒湿等外邪的侵袭，内外相合，而成历节。据其病因，临床上在祛邪的同时，可根据证候加入杜仲、桑寄生、当归、黄芪等补肝肾、益气血的药物。

【原文】少阴脉浮而弱，弱则血不足，浮则为风，风血相搏，即疼痛如掣。（6）

【释义】本条论述阴血不足，外受风邪是历节病的病机之一。少阴脉候心、肾。少阴脉弱为心肾阴血不足，故言"弱则血不足"。脉浮提示外有风邪，所以说"浮则为风"。由于阴血先虚，风邪乘虚而入，侵及血脉，正邪相互搏结，以致经脉痹阻，气血瘀滞，不通则痛，故关节掣痛，不能屈伸。

【原文】盛人脉涩小，短气，自汗出，历节痛，不可屈伸，此皆饮酒汗出当风所致。（7）

【释义】本条论述气虚湿盛，酒后汗出当风的历节病病机。外形肥胖的人，出现涩小的脉象，表明此为形盛气衰之体。其外虽看似有余，实则内已不足。由于气虚不足，腠理不固，所以短气、自汗。卫虚汗出，腠理开泄，本易招致风邪，且肥胖者湿本偏盛，嗜酒则更助其湿，加之酒后汗出当风，风与湿内外相搏，留滞于筋骨关节之间，阻滞气血运行，遂致历节疼痛，不能屈伸。

【原文】味酸则伤筋，筋伤则缓，名曰泄。咸则伤骨，骨伤则痿，名曰枯。枯泄相搏，名曰断泄。荣气不通，卫不独行，荣卫俱微，三焦无所御，四属断绝，身体羸瘦，独足肿大，黄汗出，胫冷。假令发热，便为历节也。（9）

【释义】本条论述偏嗜酸咸导致历节病的病机及其与黄汗病的鉴别。原文可分作两部分理解。

第一部分自"味酸则伤筋"至"独足肿大"，阐述偏嗜酸咸损伤肝肾，导致历节病的病机。饮食五味适宜，则能益人，而偏嗜五味，则足以伤人。酸味本能补肝，过食酸则反伤肝，肝藏血而主筋，肝伤则血泄不藏，筋脉失养，导致弛缓不用，故称之为"泄"；咸味本能益肾，过食咸则反伤肾，肾藏精而主骨生髓，肾伤则精髓不生，骨失充养，以致骨痿软不能行立，故称之为"枯"。总而言之，偏嗜酸咸，终致肝肾俱伤、精血虚亏、筋骨失养而痿软不用，此即"枯泄相搏，名曰断泄"之意。肝肾既虚，久则精血衰少，累及营卫气血亦不足。"营卫俱虚，三焦无所御，四属断绝"，历代医家有不同认识，一般认为是营卫俱虚，则不能濡养、温煦全身，四肢之皮、肉、脂、髓失于充养，所以身体日渐消瘦。三焦气化失司，决渎失职，以致湿浊不去，反而流注于下，故唯独两足肿大。

第二部分自"黄汗出，胫冷"至"便为历节也"，指出黄汗与历节的区别。历节病与黄汗病均可见黄汗出，但前者两胫发热，后者两胫发冷。此外，历节病多见关节肿痛处出黄汗，而黄汗病则为全身出黄汗，且无关节肿痛，皆可为辨。

二、证治

（一）风湿历节——桂枝芍药知母汤案

【原文】诸肢节疼痛，身体魁羸，脚肿如脱，头眩短气，温温欲吐，桂枝芍药知母汤主之。（8）

桂枝芍药知母汤方：

桂枝四两　芍药三两　甘草二两　麻黄二两　生姜五两　白术五两　知母四两　防风四两
附子二枚（炮）

上九味，以水七升，煮取二升，温服七合，日三服。

【释义】本条论述风湿历节的证治。关节疼痛是因风湿流注于筋脉关节，气血通行不畅所致。身体逐渐消瘦，痛久不解，正气日衰，邪气日盛，湿无出路，渐次化热伤阴，流注下肢，则两脚肿胀且麻木不仁。风与湿邪上犯，清阳不升，则头眩；湿阻中焦，气机不利则短气，胃失和降则呕恶。故治以桂枝芍药知母汤祛风除湿、温经散寒，佐以滋阴清热。方中桂枝与附子通阳宣痹，温经散寒；桂枝配麻黄、防风，祛风而温散表湿；白术、附子助阳除湿；知母、芍药益阴清热；甘草和胃调中。诸药相伍，表里兼顾，且有温散而不伤阴，养阴而不碍阳之妙。

【典型病案】杨某，女，40岁，1962年12月9日初诊。自述三年前患两手足麻木，喜热怕寒，每着风寒后两手足关节即疼痛，同时局部皮肤呈现青紫色，经数日后色渐消失，疼痛亦随之缓解。两年来，虽经治疗，但未见显效。于 1962 年秋季发展为上下肢关节连续性剧痛。刻诊：四肢大小关节剧烈疼痛，颈项疼痛，日轻夜重，阴雨天尤甚，局部肿胀灼热，汗出，两手足皮肤呈现青紫色（据说颜色比以前淡），行步艰难，手指不能弯曲，经常头眩，恶心欲呕，胃纳不佳，二便正常，有时耳鸣心悸，日晡潮热，脉短细而数。[赵明锐.用桂枝芍药知母汤加减治疗关节痛.上海中医药杂志,1965，(1)30]

【辨治思路解析】

（1）病证辨析：患者四肢大小关节等多处部位出现剧烈疼痛，并见患处肿大、双足行步艰难、手指不能弯曲，与本篇第 8 条所述颇为相似，当诊为"历节病"。此外，还见病患关节局部灼热，尤其已经出现了耳鸣心悸、日晡潮热、脉短细而数等一派阴虚内热之象，故当辨为风湿偏盛兼化热伤阴之历节病，而与寒湿偏盛所致之关节局部冷痛、畏寒喜热、舌苔白、脉无热象明显有别。

（2）病因病机分析：患者初病时年届三十七，阳气初亏，气血运行不畅，不能温煦四末，复感寒湿之邪，闭阻于局部，发为本病。阳气不达四末，寒凝血瘀，故每着风寒后，两手足关节疼痛，局部皮肤青紫色；患者正气未至大虚，尚能抗邪，待阳气聚集，使寒去血行，则病状缓解；然久治不愈，正气益虚，不足以抗邪，时值秋冬，天气渐冷，阳气渐衰，故病情加重，出现连续性疼痛；湿流关节，故关节局部肿胀；昼为阳夜属阴，故病情日轻夜重；阴雨天外湿尤甚，两湿相搏，故逢阴雨天病痛亦加；湿蕴日久，郁久化热伤阴，故出现病患关节局部灼热；虚热内扰，故见心悸；热迫津液，故而汗出；病邪已逐渐化热，申酉之时尤其得天时之助，故有日晡潮热；湿阻中焦，清阳不升，浊阴不降，故头眩、恶心欲呕；湿困脾胃，故胃纳不佳；肾之阴精已虚，上不能充耳，故有时耳鸣；脉来短细既与湿阻经脉，血行不畅有关，更是阴精不充之象，其脉数则显然为阴虚内热所致。其病机为素体气血不足，风寒湿痹阻筋骨关节，渐次化热伤阴。

（3）治法与方药分析：病属风湿历节，兼化热伤阴证；治当以祛风除湿、温经散寒为主，兼以养阴清热；方用桂枝芍药知母汤。鉴于其病情较重而且顽固，故将原汤剂改作为散剂，以便于坚持服药。

桂枝、芍药各 15g，甘草、麻黄、淡附子各 9g，白术、知母各 24g，防风 9g。上药共为细末，生姜汤送下，日服 2 次，早晚各 1 次。分 10 日服完。

方中桂枝、麻黄、防风辛温发散，祛风除湿；淡附子大辛大热，散寒除湿；白术、甘草、生姜除湿健脾和中；芍药、知母养阴清热；芍药配甘草，还可酸甘化阴，缓急止痛。诸药相伍，既能使风去湿除寒散，又可益阴清热，从而收到邪去正不伤的效果。

1962 年 12 月 21 日二诊：服药后疼痛肿胀减轻十之五六，手指伸屈较前灵活，灼热、汗出皆止，头眩恶心未发作，耳鸣、心悸、潮热皆减轻；手足部皮色仍呈青紫，胃纳仍不佳。说明药已中病，外邪渐除，无需更方，原方再进（日服量稍增加）。

1963 年 1 月 17 日三诊：关节疼痛已减去十之八九，其他症状亦完全消失，胃纳亦佳，手足部皮色好转，但和肢体其他部分比较仍然有别，行走及缝衣做饭灵活自如。方药对症，疗效明显。故仍予前方，再服 1 个月。

共服药治疗 2 个月。后随访，一年未发。

【讨论】

（1）风湿历节的辨证要点是什么？

风湿历节的辨证要点为诸肢节疼痛、身体魁羸、脚肿如脱、头眩短气、温温欲吐、反复发作，多伴有关节肿大变形、剧烈疼痛、或发热不解等症。其病因病机为风湿流注关节、筋脉，致气血运行不畅，日久渐次化热伤阴。

（2）历节病容易与哪些疾病混淆？临床当如何鉴别？

由于历节病以多处关节疼痛为主症，还可伴随病变局部麻木，故在辨病时，应注意与湿病、血痹相区别。历节、湿病的共同点是均与湿邪关系密切，且常不离风寒之邪，都可见关节痛。但仲景将两者分别命名，又列于不同的篇章，说明两者有不同的病理变化。其中湿病系外邪致病，病邪主要侵犯皮腠肌肉，其治法以发汗（微汗）为主，预后较好。历节病的发生则与内外因均有关，肝肾不足或气血两虚，使得筋骨失养为内因，属历节病之本；而遭受风寒湿邪浸渍则是外因，为历节病之标。其病变部位主要涉及筋骨，病程日久还常夹痰兼瘀。风寒湿邪痹阻经脉，阳气不通，日久往往又可导致血行不畅，故常见瘀血征象。可见，历节病更为深重、复杂，预后也较差。历节与血痹皆可出现肢体麻木不仁，且都有正虚、外受风寒及经脉痹阻等病因病机，但血痹是正虚为主，所受外邪很轻，症以麻木不仁为主，严重者方可伴有疼痛，其治疗以通阳行痹为大法，轻者针刺即可，重者用黄芪桂枝五物汤治疗。总之，血痹的病情要单纯些；历节病则属标本俱病，发作期常以外邪为重，症以关节疼痛剧烈、肿大、屈伸不利为特征，可以伴随麻木不仁，具体辨证又有风湿偏重、寒湿偏盛之异。所以，历节的病情更为复杂。

（3）临床有的医案并未见阴虚内热征象，为何用桂枝芍药知母汤亦可获效？

对于桂枝芍药知母汤证的病机，历版教材都提到了化热伤阴，验之于临床实践，有的病患确实是风寒湿俱有，兼阴虚内热。该证出现阴伤的病理变化，可能与风寒湿邪蕴久化热伤阴或大量、长期地运用辛散温热之品导致化燥伤阴有关；但有的患者却没有化热伤阴的征象，有的患者只有风湿化热或湿热夹杂之证。然而，以上诸种情况都可用桂枝芍药知母汤化裁收功。其关键就在于方中有芍药、知母，有二药的寒凉清热，使该方避免了苦燥伤阴；且二药的凉润养阴又不致滋腻恋邪。故风寒湿兼杂而有阴虚内热者，用之兼能养阴清热；若属风湿化热者，用之可以清热；如果是湿热夹杂者，能配合防风、附子等除湿清热又不会助湿；而未见热象者用之，则可防止桂枝、麻黄、附子等辛散温热之品化燥伤阴，实寓"治未病"之意。可见，这正是仲景遣方用药精妙之处。

（4）桂枝芍药知母汤常用于治疗哪些疾病？其辨证依据是什么？

桂枝芍药知母汤常用于治疗类风湿关节炎、风湿性关节炎，以及膝关节滑膜炎、梨状肌综合征、多种原因引起的腰腿痛、坐骨神经痛、关节型银屑病、肩关节周围炎、膝关节积液等疾病。其辨证依据是身体多处或某处关节疼痛，常伴关节肿大，可见局部皮肤发红或感觉灼热，每因遭受风、寒、水湿之邪而发作或加重，辨证属于风寒湿热兼夹的证候。还有医家根据本方寒温并用、祛邪之中兼扶正气的配伍特点，采取异病同治，将本方化裁用于具有虚实互见、寒热错杂病机的一些内、妇、骨科杂病，如脓毒性关节炎、疮痈、慢性气管炎、慢性特发性心包积液、耐药性深部真菌感染、紧张性头痛、牙痛、头麻、舌麻、水肿、臌胀、妇科肿瘤、特发性水肿、痛经、颞下颌关节紊乱症、落枕、关节僵硬等，均获得满意的疗效。

（5）临证宜如何化裁使用桂枝芍药知母汤治疗历节病？

桂枝芍药知母汤是一首寒温并用的绝妙良方，临证获效的关键：一是要辨证准确，二是要灵活化裁。具体应用时，宜根据风、寒、湿、热的偏重，而随机调整方中有关药物的剂量，并可根据病位及病邪的兼夹等不同情况酌情加味。如风邪偏盛者，宜重用桂枝、防风，或选加威灵仙、千年健；寒邪较盛者，宜重用麻黄、桂枝、附子，甚者可加制川乌、细辛；湿邪偏重者，可重用白术，另加苍术、薏苡仁、防己；若阴虚或热象明显，则知母、芍药当重用，桂枝、附子宜减量，甚者还可酌加生地黄、生石膏等；若上肢痛，可选加桑枝、羌活、片姜黄等；下肢痛，可选加独活、淮牛膝、木瓜等；若有肝肾亏损者，可选加杜仲、川续断、桑寄生、补骨脂、金毛狗脊、淫羊藿等；若伴气虚者，可加黄芪、党参；若病久关节畸形僵直者，可酌情选加丹参、鸡血藤、全蝎、蜈蚣、蕲蛇、白花蛇、炮穿山甲、炙蜂房等；有明显瘀血征象或外伤史者，可选加三七、乳香、没药等；若属类风湿关节炎，有风湿结节者，可选加升麻、土茯苓、薏苡仁、白芥子等。

【参考医案】文某，男，38岁，1977年12月2日就诊。患者长期从事野外工作，素罹骨节疼痛。一年前跋涉中突遇骤雨，翌晨寒战发热，腰痛如折，下肢软弱无力，不能站立，二便失禁，经某医学院神经科检查，诊断为"马尾神经炎"。住院治疗45天后，病情好转，唯双下肢麻木酸痛、软弱无力，须持杖而行，遂出院改用中药治疗。近1年来，服滋补肝肾之中药300余剂，疗效甚微。患者面色黧黑，形体消瘦，下肢肌肉萎缩。自诉形寒畏冷，双下肢间有灼热感，舌苔黄白厚腻，脉象浮滑而促，时有歇止，不能自还。证属风寒湿邪久羁体内，有郁而化热之势。治宜祛风除湿，温经散寒，兼清郁热。方取桂枝芍药知母汤。处方：麻黄15g，桂枝20g，白术20g，知母20g，防风20g，附子片20g（先煎），白芍20g，甘草15g，生姜20g。17剂。二诊：每服药后，周身微微汗出，汗后全身轻舒，下肢疼痛已缓，可持杖行走。舌苔黄白，滞腻已化，脉沉弦滑，已无间歇。仍守原方加减。处方：麻黄15g，桂枝20g，白术20g，白芍20g，知母20g，防风20g，附片15g，薏苡仁20g，石斛20g，甘草15g，生姜20g。10剂，隔日1剂。嘱增加下肢运动，以促气血运行。三诊：患者已可弃杖行走，双下肢已无麻木胀痛感，但行走尚难任远。脉象缓而无力，舌淡苔薄白。久羁之邪，业已驱尽，而气血未充，法当益气血、通经络、健筋骨。方取黄芪桂枝五物汤加味。处方：黄芪20g，桂枝15g，白芍15g，当归15g，牛膝10g，木瓜10g，炙甘草10g，生姜20g，大枣10枚。10剂，隔日1剂。3个月后随访，诸症悉除，未再复发。[张其昌，张旭东.运用经方验案四则.中医杂志，1985，（12）:11]

（二）寒湿历节——乌头汤案

【原文】病历节不可屈伸，疼痛，乌头汤主之。（10）

乌头汤方：治脚气疼痛，不可屈伸。

麻黄　芍药　黄芪各三两　甘草三两（炙）　乌头五枚（㕮咀，以蜜二升，煎取一升，即出乌头）

上五味，㕮咀四味，以水三升，煮取一升，去滓，内蜜煎中，更煎之，服七合。不知，尽服之。

【释义】本条论述寒湿历节病的证治。寒性收引凝滞，故寒湿之邪痹阻关节，可致气血运行阻滞而关节疼痛剧烈，屈伸活动不利。治当温经散寒，除湿宣痹，方用乌头汤。方中乌头温经散寒，除湿止痛；麻黄宣散透表，以祛寒湿；芍药宣痹行血，并配甘草以缓急止痛；黄芪益气固卫，助麻黄、乌头温经止痛，亦制麻黄过散之性；白蜜甘缓，以解乌头之毒。诸药相伍，使寒湿得去而阳气宣通，关节疼痛解除而屈伸自如。

【典型病案】李某，53岁，1998年2月18日就诊。双腕及双手多关节肿痛，活动不利1个月，伴晨僵。患者有"类风湿关节炎"病史20余年，多次发作，双手指、足趾关节呈类风湿关节炎晚期特征性改变。此次因劳累和接触冷水发作，双腕及双手指多关节肿胀，疼痛较甚，畏寒喜暖，得温稍减。查体见双手指尺倾畸形，2、3、4指近侧指间关节肿胀呈梭形，压痛，屈伸受限；双腕关节肿胀，压痛，皮肤无红热。血沉80mm/h，抗"O"试验（-），类风湿因子>1：80（+）。舌质淡红，苔白滑腻，脉弦缓。[沈杰枫.周福贻教授运用乌头汤的经验.中医正骨，1999，(7):55]

【辨治思路解析】

（1）病证辨析：患者以双腕及双手指多个关节肿胀疼痛变形、活动不利、屈伸受限为主症，当诊断为历节病。其疼痛以畏寒喜暖、得温稍减为特点，且兼见苔白滑腻、脉弦缓等寒湿之象，故当辨为寒湿历节。

（2）病因病机分析：患者久患历节，阳气已虚，复感寒湿之邪，故而发病。湿邪流注关节，故关节肿胀变形；寒邪凝滞筋骨关节，故其疼痛较甚、畏寒喜暖、得温稍减；清晨阴气渐退，阳气始生而未盛，其筋骨经脉仍然被寒湿凝滞，故病变关节有晨僵现象；寒湿凝滞关节，气血本已运行不畅，若再用外力按压患处，便会加重其病情，故双腕关节有压痛；病因寒湿所起，尚未化热，则皮肤无红热现象；舌质淡红、苔白滑腻、脉弦缓皆为寒湿偏盛之征。其病机为寒湿痹阻筋骨经脉、气血运行不畅所致，且正气已虚。

（3）治法与方药分析：病属寒湿历节；治宜温经散寒，除湿宣痹；方用乌头汤加味。

制川乌 6g，制草乌 6g，炙麻黄 10g，白芍 20g，黄芪 20g，桂枝 10g，细辛 3g，生甘草 6g。7剂，水煎服。

方中制川乌、制草乌合用，以温经散寒、除湿止痛；加细辛、桂枝助乌头驱散寒邪；炙麻黄与黄芪、桂枝配伍，通阳宣痹；白芍通血痹，与生甘草相配，既能缓急止痛，又可酸甘化阴，防川乌、草乌、麻黄、桂枝、细辛等温热辛散之品太过而化燥伤阴。诸药合用，使寒湿去，阳气通，血行畅，则诸痛可愈。

2月25日二诊：双腕及诸指关节疼痛肿胀、晨僵减轻。药已奏效，勿须改弦易辙，上方稍加调整。

制川乌 8g，制草乌 8g，炙麻黄 10g，白芍 20g，黄芪 20g，桂枝 10g，细辛 5g，苍术 10g。7剂，水煎服。

此方加重辛热之川乌、草乌和细辛的用量，另增辛散苦燥可祛风散寒、尤长于除湿的苍术，使得该方散寒除湿之量加强。

3月4日三诊：称服上方 2 剂后疼痛顿减，肿胀大消，双手如释重负，唯药后感全身欲汗出，鼻孔有热气。药后反应说明方中辛热之品起效。查血沉 18mm/h，类风湿因子（+）。患者尽管诉说药后感全身欲汗出、鼻孔有热气，但并未出现其他化燥、化热的征象，宜继祛寒湿之邪，续守方调治 2 周。

复查血沉、抗"O"试验、类风湿因子正常。患者各项指标均恢复正常。标证也已控制，宜及时扶正顾本，补益肝肾，故以六味地黄丸调治善后，渐愈。

【讨论】

（1）寒湿历节的辨证要点是什么？与风湿历节如何区别？

寒湿历节的辨证要点以身体多处关节疼痛、肿大，甚至屈伸不利，日久则见关节变形为主症，且关节疼痛剧烈，其痛多为固定痛或呈冷痛，得温则减，遇寒加剧，或局部喜热敷为特点。病变关节不热不红，且可伴见舌质淡红、苔白或白滑或白腻，脉沉紧或弦紧或沉弦或弦缓等寒湿之象。乌头汤主治的寒湿历节与桂枝芍药知母汤所治风湿历节的区别主要有四点：①疼痛的特点。寒湿历节常以冷痛、痛处固定为特点；风湿历节则每每痛处游走，并可伴灼热感。②疼痛加减的因素。寒湿历节之痛必然得热则减；风湿历节则可见遇寒加重，得热又不舒的矛盾现象（风寒湿热夹杂者），或是得凉稍舒、逢热加重（只有风湿热者）。③病变局部的温度和颜色。寒湿历节病变局部一定不红不热；风湿历节则常常感觉局部灼热或皮肤发红。④全身征象。寒湿历节往往伴有阳虚或寒象；风湿历节多有阴虚或热象。

（2）通过乌头汤与桂枝芍药知母汤的配伍，如何理解仲景治疗痹证的用药特点？

两方均用麻黄，除取其辛温发汗以散寒除湿外，还分别与附子（桂枝芍药知母汤）、乌头（乌头汤）配伍，意在宣痹通阳，诚如《本草正义》所言：麻黄"或兼温药以助阳，可逐阴凝之寒毒"。尤其在乌头汤中，又配以黄芪，更有通阳、助阳之效，所以清·莫枚士云："麻黄、黄芪并用，实始于此"。芍药配甘草，也是两方的共同点，其作用均一致：一是取缓急止痛之意；二是借酸甘化阴，防止两方中辛散温热之品（如附子、乌头、麻黄、桂枝等）化燥伤阴。此外，桂枝芍药知母汤中用的是生甘草，以借其微寒之性助知母清热；乌头汤中用的是炙甘草，取其微温之力协黄芪益气，其细微之处又不可忽略。

（3）临床使用乌头汤应注意什么？乌头中毒的常见反应是什么？应如何处理？

乌头为辛热、大毒之品，善于温经散寒、祛风除湿，有明显的止痛作用，临床常用于治沉寒痼冷病证，对于阴寒腹痛、寒湿历节有很好疗效，但乌头又是一味毒性较强的药物，服药后可能会有不良反应，故应掌握其正确用量及煎服法。一般应注意以下几点：①用量当斟酌。临床使用乌头时，其用量要因人而异，视患者体质强弱而决定用量，并宜从小量开始，逐渐加量。②煎药须得当。即乌头要先煎、久煎或与蜜同煎，待其麻味去后，方可加入其他药同煎。③配伍要恰当。若非特殊情况，或有充分的把握，最好不要与"十八反"所载的反药同用，而选择与干姜、生姜、甘草、蜂蜜等药相伍，既可缓解乌头燥烈之性，也可加强其蠲痹止痛之功，尤其是与蜜同煎，蜜既能制乌头毒性，且可延长药效。

服药后唇、舌、肢体麻木，甚至昏眩吐泻，但脉搏、呼吸、神志等方面无较大变化，则为"瞑眩"反应，是有效之征；如服后见到呼吸、心跳加快，脉搏有间歇现象，甚至神志昏迷者，则为中毒反应，急当抢救。根据乌头中毒的临床表现将中毒程度分为轻度中毒、中度中毒和重度中毒，前者表现为舌和口腔麻木感、头晕眼花、恶心呕吐、腹痛、心悸、胸闷等；中、重度中毒者表现为全身发麻、语言不清、流涎、烦躁不安、心慌、气促、抽搐、昏厥或昏迷、瞳孔缩小、视物模糊、缺氧征、心律不齐等。中毒症状轻微者，可用生姜30g，甘草30g，绿豆120g，水煎后口服或鼻饲，亦可用甘豆大黄汤（甘草60g，绿豆60g，生大黄10g，水煎），频频口服，或鼻饲，或加蜂蜜60～120g治疗。中毒症状严重者，应及时入院救治。

（4）乌头汤与麻黄加术汤的主治病证有何不同？

乌头汤与麻黄加术汤均可治疗寒湿引起的疼痛，所不同的是乌头汤主治寒湿历节，以关节疼痛剧烈、不可屈伸为特点，病位主要在筋骨，正如《经方例释》云："此治寒入骨节的主方"；麻黄加术汤主治寒湿在表的湿病，以身体疼痛剧烈而致烦扰不宁为主症，可伴恶寒发热、无汗等表实证，病位主要在肌腠。

（5）现代医家常用乌头汤治疗哪些疾病？如何化裁？

现代临床医家常用乌头汤治疗现代医学中的坐骨神经痛、膝关节骨关节炎、类风湿关节炎、腰椎间盘突出症、肩周炎、未分化脊柱关节病，以及多种原因引起的急、慢性腰腿痛（包括腰椎间盘突出、梨状肌综合征、腰椎骨质增生由外伤或受凉等引起者）、原发性三叉神经痛、骨质增生、风湿性多肌痛、产后急性风湿性关节炎、成人 Still 病（即幼年类风湿关节炎的一种临床类型）、脊柱过敏症（又称棘间韧带劳损）及各种癌性疼痛等以疼痛为主症的诸多疾病，只要辨证属于风寒湿痹型就可用乌头汤化裁治疗。

根据所治疾病的不同病位和病机，临证运用乌头汤时可随机化裁。如用于肩周炎时，常加桂枝、羌活、片姜黄等；治疗坐骨神经痛，常加川牛膝、独活、鸡血藤等；若治颈椎骨质增生，可加羌活、桑枝、葛根等；腰椎骨质增生，可加炒杜仲、淮牛膝、鹿角胶；膝关节及跟骨骨质增生，可加木瓜、川牛膝、鸡血藤等。此外，如兼夹风邪者，可加威灵仙、防风；湿邪较甚者，可选加苍术、防己、薏苡仁、晚蚕砂等；寒邪偏盛者，可加制附子、干姜、细辛等；若痛剧且痛有定处，以夜间为甚者，可加延胡索、桃仁、乳香、没药等；气血亏虚者，宜重用黄芪，并酌加党参、白术、当归、鸡血藤等；若兼夹痰瘀者，可选加白芥子、胆南星、乌蛇、全蝎、蜈蚣等。

【参考医案】吴某，男，25岁，1983年9月2日就诊。患者于一个月前，夜卧湿地，遂觉左侧肋下及胸背引痛，当时未加重视。昨晚起，肋痛加剧，又增寒热。深吸气或咳嗽时痛不可忍。诊为"肋间神经痛"。中医辨证属寒湿侵犯肝络，投以乌头汤加春柴胡：制川乌12g，麻黄6g，赤芍、白芍各12g，甘草24g，生黄芪12g，春柴胡3g，蜂蜜30g，加冷水泡透后煎半小时，温服。再喝一小杯白酒，覆被而卧。约1小时周身汗出，自觉痛减大半。两小时后饮二汁，热退痛除，仅留少许不

适，继以养血舒肝之品调理两周而愈。追访至今，亦未复发。[陈寿永.乌头汤临床运用举隅.河南中医,1988,(4):23]

【原文】矾石汤；治脚气冲心。

矾石二两

上一味，以浆水一斗五升，煎三五沸，浸脚良。

【释义】本条论脚气冲心的外治法。脚气病以脚腿肿胀痛重，或软弱无力、麻木不仁为特点，严重时又可发展为脚气冲心，出现心悸、气急、胸中胀闷、呕吐等症。此病乃心阳不振，脾肾两虚所致。脾虚水湿不运，肾虚气化失常，以致湿浊内盛，并乘心阳之虚上冲于心，故见上述诸症。用矾石汤外洗，以燥湿降浊、清热解毒。

【附方】《古今录验》续命汤：治中风痱，身体不能自收持，口不能言，冒昧不知痛处，或拘急不得转侧。姚云：与大续命同，兼治妇人产后出血者，及老人小儿。

麻黄　桂枝　当归　人参　石膏　干姜　甘草各三两　芎穷一两　杏仁四十枚

上九味，以水一斗，煮取四升，温服一升，当小汗，薄覆脊，凭几坐，汗出则愈；不汗，更服。无所禁，勿当风。并治但伏不得卧，咳逆上气，面目浮肿。

《千金》三黄汤：治中风手足拘急，百节疼痛，烦热心乱，恶寒，经日不欲饮食。

麻黄五分　独活四分　细辛二分　黄花二分　黄芩三分

上五味，以水六升，煮取二升，分温三服，一服小汗，二服大汗。心热加大黄二分，腹满加枳实一枚，气逆加人参三分，悸加牡蛎三分，渴加栝楼根三分，先有寒加附子一枚。

《近效方》术附汤：治风虚头重眩，苦极，不知食味，暖肌补中，益精气。

白术二两　甘草一两（炙）　附子一枚半（炮去皮）

上三味，剉，每五钱匕，姜五片，枣一枚。水盏半，煎七分，去滓，温服。

崔氏八味丸：治脚气上入，少腹不仁。

干地黄八两　山茱萸四两　薯蓣四两　泽泻　茯苓　牡丹皮各三两　桂枝一两　附子一两（炮）

上八味，末之，炼蜜和丸，梧子大。酒下十五丸，日再服。

《千金方》越婢加术汤：治肉极，热则身体津脱，腠理开，汗大泄，厉风气，下焦脚弱。

麻黄六两　石膏半斤　生姜三两　甘草二两　白术四两　大枣十五枚

上六味，以水六升，先煮麻黄去沫，内诸药，煮取三升，分温三服。恶风加附子一枚，炮。

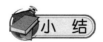

小　结

本篇所论中风病是以半身不遂、口眼㖞斜，甚者昏不识人为主症的一种疾病。其发病与内外因有关，内因气血不足，为病之主因；外由风寒侵袭，此乃病之诱因。最终导致经脉痹阻，脏腑功能失常，发为中风。根据经脉痹阻的深浅与轻重不同，仲景将中风病分为四个层次，即在络、在经、入腑、入脏。

本篇的历节病是以诸肢节疼痛肿大、屈伸不利、日久可致关节变形等为特征的一种疾病。该病的形成也责之于内外两端。内因肝肾气血不足为致病之本；外由风寒湿邪为患，此属发病之标。故历节病的治疗，宜注意标本缓急轻重，疼痛急重时，当治标为先，以祛风散寒除湿、通阳宣痹止痛为主；缓解时宜适当培本，及时补益肝肾气血。若属风寒湿俱见，以风湿偏重兼化热伤阴者，治宜桂枝芍药知母汤祛风除湿、温经散寒；以寒湿偏盛者，宜乌头汤温经散寒、除湿止痛。

血痹虚劳病脉证并治第六

本篇论述血痹、虚劳两病脉因证治。血痹是由气血不足、感受外邪所致，以肢体局部麻木为主症的疾病；而虚劳病则是过度劳伤、脏腑阴阳气血不足所致的一种慢性衰弱性疾病的总称，其范围广泛，本篇所论包括气虚、血虚、气血两虚、阴虚、阳虚、阴阳两虚，以及虚劳兼风和虚劳夹瘀等证型的辨证论治。因血痹与虚劳发病皆与阴阳气血亏虚有关，治疗皆以扶正为主，兼以祛邪，故合为一篇讨论。

本篇精选血痹、遗精、眩晕、腹痛、泄泻、虚劳、不寐、狂证、积聚等病证医案 15 则。

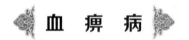

一、成因与轻证证治

【原文】问曰：血痹病从何得之？师曰：夫尊荣人骨弱肌肤盛，重因疲劳汗出，卧不时动摇，加被微风，遂得之。但以脉自微涩，在寸口、关上小紧，宜针引阳气，令脉和紧去则愈。（1）

【释义】本条论述血痹病因及轻证治法。血痹病因一是尊荣人容易出现血痹病，尊荣人是指养尊处优的人，表现为肌肉丰盛而筋骨脆弱、腠理不固、常易感外邪；二是有余于外不足于内的人，稍事劳动即疲劳汗出，或夜卧时辗转反侧，极易受风，即使外受微弱邪气，亦足以形成血痹。脉象也反映血痹的成因，脉微主卫阳不足，涩为血滞，紧为外受风寒。可见，血痹是因正气不足、外感风寒，使阳气痹阻、血行涩滞引起。因本证正虚不甚，受邪较浅，所以微涩而紧之脉仅见于寸口和关上。治宜采用针刺方法通引阳气，俾阳气行，风寒邪去，血脉调和，血痹则愈。

本病因阳气不行致血行不畅，故治以导引阳气，使气行则血行。因受风而气血不畅者，亦不当独祛风邪，应以畅通气血为主，此亦"血行则风自灭"之意。可见，血痹治疗的关键在于通阳行痹，临床根据病情可针可药。

二、重证证治——黄芪桂枝五物汤案

【原文】血痹阴阳俱微，寸口关上微，尺中小紧，外证身体不仁，如风痹状，黄芪桂枝五物汤主之。（2）

黄芪桂枝五物汤方：

黄芪三两　芍药三两　桂枝三两　生姜六两　大枣十二枚

上五味，以水六升，煮取二升，温服七合，日三服。一方有人参。

【释义】本条论述血痹重证的证治。阴阳俱微指营卫气血俱不足；寸口关上微是阳气虚甚；尺中小紧为重感风寒。血痹主要以肢体局部麻木不仁为特征，如受邪较重，可兼酸痛感。故说"如风痹状"，而血痹与风痹的症状不同，前者以麻木为主，后者以疼痛为主。血痹病机为气血不足、外受风寒、阳气痹阻、血行涩滞，治疗以黄芪桂枝五物汤温阳行痹。方用黄芪甘温补气，桂枝、芍药通阳行痹，生姜、大枣调和营卫，共奏益气通阳行痹之效。

本篇第 1 条和第 2 条比较，第 1 条正虚不甚，感邪较轻，故"脉自微涩，在寸口、关上小紧"，属血痹轻证；第 2 条正虚较甚，受邪亦重，故"寸口关上微，尺中小紧"，属血痹重证。若单用针引阳气，效力不足，故用黄芪桂枝五物汤温通阳气、祛邪行痹。凡因气虚血滞而致肌肤麻木不仁，或半身不遂病证等均可用本方，临床可针药并用。

【典型病案】沈某，女，35 岁。产后半个月，先觉上肢麻木，后觉下肢麻木，有时酸楚。现有症状：上下肢常觉麻木不仁、酸楚、恶风怕冷，时已初夏，棉衣着而不能脱、多汗、面无华色、精神疲倦、头眩心慌、舌淡苔白、脉象虚大。[张谷才.从《金匮》方来谈痹症的治疗.辽宁中医杂志,1980,(9):20]

【辨治思路解析】

（1）病证辨析：该患者以上、下肢麻木不仁为主症，病属血痹。又见恶风、怕冷、多汗、面色无华、神疲、头眩心悸、脉虚大、舌淡苔白等气血不足证，与本篇第 10 条所述相符，当辨为气血不足、风寒痹阻之血痹病。该患者上、下肢麻木不仁症与中风病中经络有相似之处，但中风病中经络除有肢体麻木外，还有肢体不利的表现，进一步发展，尚有口眼㖞斜、言语謇涩，甚则昏迷不醒、口吐涎等症，而本例患者仅有上肢及下肢麻木，并无中风病的其他症状，足资鉴别。患者四肢酸楚似风湿痹症，但后者以肌肉关节疼痛为主症，血痹一般以麻木为主症，即使伴疼痛，一般也轻，二者显然有别。

（2）病因病机分析：患者产后半个月，正值机体气血亏虚之时，易感受风冷，形成血痹病。阳气不通、血行涩滞、肌肤失于荣养，故上下肢常觉麻木不仁；表气不固、风寒外袭，故恶风怕冷、多汗，时已初夏，棉衣着而不能脱；面无华色、精神疲倦、头眩心慌、舌淡苔白、脉象虚大，为气血虚弱之征。其病机为气血亏虚，风寒痹阻于肌肤，血行涩滞。

（3）治法与方药分析：病属气血亏虚、风寒痹阻证；治宜益气养血、祛风散寒、调和营卫；方用黄芪桂枝五物汤加减。

黄芪 12g，芍药 10g，桂枝 10g，生姜 3 片，大枣 3 枚，当归 10g，川芎 5g。10 剂，水煎服。

方用黄芪甘温益气；桂枝辛温通阳；芍药和营理血，引诸药入血分以行痹，且可防桂枝、生姜辛温之品动血耗阴；桂枝、芍药相伍，通阳除痹；当归养血活血，川芎行气活血，二药相伍，活血祛邪行痹；生姜、大枣调和营卫，且生姜辛温，可助桂枝走表散邪，大枣补中益气，助黄芪鼓舞卫阳以助血液运行。诸药相合可振奋阳气、温通血脉、调畅营卫，共奏补益气血、祛邪行痹之效。

服药 10 剂后，肢体麻木、酸楚诸症乃除，说明风寒得祛，气血和调，遂告痊愈。

【讨论】

（1）黄芪桂枝五物汤证的辨证要点是什么？

黄芪桂枝五物汤证临床可见局部肌肤麻木不仁，伴轻微疼痛。病因病机为营卫气血不足，感受风邪，血行凝滞，痹于局部肌肤。

（2）现代运用黄芪桂枝五物汤可治疗哪些疾病？

现代运用黄芪桂枝五物汤除可治疗病案中所举的产后血痹之外，根据"异病同治"的原则，尚可治疗脑血管意外后遗症、多发性神经炎、低血钾性周期性麻痹、面神经麻痹、末梢神经炎等多种疾病，但其病机须为气血不足，风寒之邪侵袭经络。

【参考医案】谢某，女，56 岁，2002 年 11 月 10 日就诊。患有"干燥综合征" 10 年。目前口腔干燥，双目干涩，有龋齿，双手指端遇冷皮肤出现苍白、青紫改变，手指麻木、刺痛，得温缓解，双手掌指关节隐痛，舌质淡、苔薄白、脉沉细。西医诊断为"干燥综合征合并雷诺综合征"。中医辨证属于气阴亏虚、寒凝血瘀。治以益气温阳，滋阴通络。处方：黄芪、桂枝、石斛各 12g，干姜 6g，赤芍、白芍、麦冬各 20g，白芥子、半枝莲各 15g，葛根 30g。服药 12 剂后，手指雷诺综合征现象消失，口眼干燥明显减轻。坚持守方，连服 40 余剂，诸症消失。[张梅红，谷万里.黄芪桂枝五物汤加减治疗风湿病举隅.实用中医药杂志, 2004,20（10）: 578]

虚 劳 病

一、脉象总纲

【原文】夫男子平人，脉大为劳，极虚亦为劳。（3）

【释义】本条论述虚劳病总的脉象。这里"平人"从外形观之无病，实则内脏气血已经虚损。脉大是大而无力，有余于外而不足于内，阴虚阳浮者多见；极虚是轻按则软，重按无力，是精气内损的脉象。脉大与极虚，形态不同，但都是虚劳病脉象。

二、病机与辨证

（一）阴血亏虚

【原文】男子面色薄者，主渴及亡血，卒喘悸，脉浮者，里虚也。（4）

【释义】本条论述阴血不足的虚劳脉证。心之合脉，其荣色也。失血者，血虚不荣于面，故面色白而无华；血虚者，津液亦不足，故口渴；血虚不能养心，故心悸；血损及气，气虚则喘，一般多发生在稍事动作之后。脉为浮而无力，或浮大无力之脉，为血虚气浮所致。

（二）气血不足

【原文】男子脉虚沉弦，无寒热，短气里急，小便不利，面色白，时目瞑，兼衄，少腹满，此为劳使之然。（5）

【释义】本条论述气血两虚的虚劳脉症。虚劳病见到沉取弦而无力的脉象，又无外感寒热的症状，是气血两虚的征象；面白、时目瞑、兼衄是肝脾血虚；短气、里急、小便不利、少腹满，是肾阳不足不能温化水液所致。

（三）虚劳脱气

【原文】脉沉小迟，名脱气，其人疾行则喘喝，手足逆寒，腹满，甚则溏泄，食不消化也。（11）

【释义】本条论述脾肾阳气虚衰的脉证。脉沉小迟是脾肾阳虚的反应。肾气虚，则疾行气喘；阳虚则生寒，寒盛于外则手足逆冷；脾胃阳虚则腹满便溏，饮食不化。

（四）虚劳无子

【原文】男子脉浮弱而涩，为无子，精气清冷。一作冷。（7）

【释义】本条从脉象上论虚劳无子证。真阳不足，则脉浮而弱；精少清冷，则脉涩；精清不温，不能授胎。

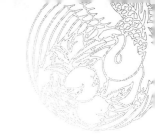

（五）虚劳盗汗

【原文】男子平人，脉虚弱细微者，喜盗汗也。（9）

【释义】本条论述虚劳盗汗的脉象。患者阴阳俱不足，故脉见虚弱细微，阳虚不固、阴虚不守，易发生盗汗。

（六）虚劳脉大

【原文】人年五六十，其病脉大者，痹侠背行，若肠鸣、马刀侠瘿者，皆为劳得之。（10）

【释义】本条论述脉大有虚寒、虚热的区别。人年五六十，其病脉大按之无力，为精气内衰、经脉失养，所以脊背有麻木感；若腹中肠鸣，则为脾气虚寒、运化失职所致；如患马刀侠瘿，则为阴虚阳浮、虚火上炎，与痰相搏而致病。

（七）虚劳革脉

【原文】脉弦而大，弦则为减，大则为芤，减则为寒，芤则为虚，虚寒相搏，此名为革。妇人则半产漏下，男子则亡血失精。（12）

【释义】本条论述精血亏损的虚劳脉象。革脉弦大，重按则减，大而中空形似芤象。重按则减主寒；大而中空主虚。虚寒相搏，主精血亏损，故妇人见革脉是漏下或半产；男子见革脉是亡血或失精。

（八）虚劳与季节

【原文】劳之为病，其脉浮大，手足烦，春夏剧，秋冬瘥，阴寒精自出，酸削不能行。（6）

【释义】本条论述阴虚的虚劳病与季节的关系。阴虚则阳浮于外，阴虚生热，四肢为诸阳之本，故手足烦热。春夏木火正盛，阳气外浮，则阴愈虚，病加重；秋冬金水相生，阳气内藏，病减轻。因阴虚及阳、精关不固，故阴寒精自出。肾藏精而生骨，精失则肾虚，肾虚则骨弱，故两腿酸痛瘦削，不能行动。

三、证治

（一）虚劳失精——桂枝加龙骨牡蛎汤案

【原文】夫失精家，少腹弦急，阴头寒，目眩—作目眶痛，发落，脉极虚芤迟，为清谷、亡血、失精。脉得诸芤动微紧，男子失精，女子梦交，桂枝加龙骨牡蛎汤主之。（8）

桂枝加龙骨牡蛎汤方：《小品》云：虚弱浮热汗出者，除桂，加白薇、附子各三分，故曰二加龙骨汤。

桂枝　芍药　生姜各三两　甘草二两　大枣十二枚　龙骨　牡蛎各三两

上七味，以水七升，煮取三升，分温三服。

【释义】本条论述遗精的证治。遗精之人，常梦遗失精，精液损耗太甚，阴虚及阳，故少腹弦急，外阴寒冷；精血衰少，则目眩发落。极虚芤迟的脉象，见于失精，也可见于亡血或下利清谷者。

桂枝汤调和阴阳，加龙骨牡蛎潜镇摄纳，如阳能固、阴能守，则精不外泄。

【典型病案】徐某，男，48岁。患遗精滑泄，延近二十年。频频遗泄，每三至五夜或二至三夜，即遗精一次，或一夜两次，有梦或无梦，手足心热，易汗出，汗出畏寒，少腹拘急，口不渴。舌质淡红苔白，脉弦而大，按之似觉中空。迭进滋补肾阴、固精止遗之方，达百余剂之多，未见效机。

[张德超. 桂枝加龙骨牡蛎汤的临床应用. 北京中医杂志,1984,(3):34]

【辨治思路解析】

（1）病证辨析：患者以遗精滑泄为主要表现近二十年，病属虚劳失精无疑。此外，该患者既有手足心热、舌淡红等阴虚内热的表现，又有畏寒汗出、少腹拘急等阳虚生寒证的表现，故当辨为虚劳失精之阴阳两虚证。

（2）病因病机分析：患者久患遗精，阴精耗损太过，虚热内生，故手足心热；阴损及阳，阳虚不能固摄阴津，故易汗出；阳虚失于温煦，故畏寒、少腹拘急；严重失精，虚阳外浮，故脉弦而大、按之似觉中空；口不渴，舌质淡红、苔白皆为阴阳两虚之象。其病机为阴损及阳，阴阳两虚，精关不固。

（3）治法与方药分析：病属虚劳失精之阴阳两虚证；治宜调补阴阳、固精止遗；方用桂枝加龙骨牡蛎汤化裁。

桂枝 8g，白芍 12g，炙甘草 5g，龙骨、牡蛎各 30g（杵，先煎），人参 5g（另煎），山茱萸 10g，五味子 6g（杵），生姜 2 片，大枣 7 枚（破）。10 剂，水煎服。

方中桂枝、甘草、生姜、大枣辛甘养阳，芍药、甘草酸甘化阴，共奏扶阳益阴、调和阴阳之效；酌加人参益气；山茱萸、五味子补肾固精；又用龙骨、牡蛎重镇固涩、潜阳入阴，使阴精不致妄泄，虚阳不致外越，阴阳相济，则诸症可愈。

连服 10 剂，遗精明显好转，后以原方小其制，调治月余获愈。

【讨论】

（1）桂枝加龙骨牡蛎汤证的辨证要点是什么？

桂枝加龙骨牡蛎汤证辨证要点为经常梦遗滑精或梦交、头昏、目眩、发落、少腹弦急不舒、外阴寒冷。其病机为肾阴亏虚，阴损及阳，阴阳两虚，阳气虚弱，失于固摄。

（2）《伤寒论》中桂枝汤与桂枝加龙骨牡蛎汤证中桂枝汤有何不同？应如何理解？

《伤寒论》中，主要运用桂枝汤治疗太阳中风表虚证和营卫失调证，取其疏风解肌、调和营卫的功效，而在桂枝加龙骨牡蛎汤证中，由于桂枝汤既可辛甘养阳、温补阳气，又可酸甘化阴、补养阴血，因此具有调和阴阳的作用，故可治疗由于虚劳失精引起的虚劳阴阳两虚证。此即徐忠可在其所著《金匮要略论注》中所说"桂枝汤，外证得之，解肌和营卫；内证得之，化气调阴阳"。

（3）桂枝加龙骨牡蛎汤临床如何运用？

现代临床常用桂枝加龙骨牡蛎汤治疗甲状腺功能低下、小儿心脏疾病、遗尿、遗精、阳痿、心律失常、自汗、盗汗等多种疾病。对于上述疾病，其病机属于阴阳两虚者均可使用。

【参考医案】 程某，男，56 岁，1981 年 10 月 8 日就诊。患者眩晕月余，诊为"原发性高血压"，服降压药眩晕益甚。现症：眩晕耳鸣，心悸寐差，汗多怕风，面色萎黄，舌淡白，脉浮缓，血压 180/90mmHg。乃阴虚阳浮，虚阳上越之证。治宜益阴扶阳，镇纳潜阳。桂枝、白芍、甘草各 10g，龙骨、牡蛎各 50g，生姜 5 片，大枣 10 枚。3 剂汗止，心悸除，略感眩晕，血压 150/90mmHg。继服 5 剂，眩晕消失，血压正常，诸恙悉瘥。[叶益丰.桂枝龙骨牡蛎汤的临床运用.山东中医杂志,1985,(5):21]

【附方】 天雄散方：

天雄三两（炮）　白术八两　桂枝六两　龙骨三两

上四味，杵为散，酒服半钱匕，日三服，不知，稍增之。

（二）虚劳腹痛——小建中汤案、黄芪建中汤案

【原文】 虚劳里急，悸，衄，腹中痛，梦失精，四肢酸疼，手足烦热，咽干口燥，小建中汤主之。（13）

小建中汤方：

桂枝三两（去皮）　甘草三两（炙）　大枣十二枚　芍药六两　生姜三两　胶饴一升

上六味，以水七升，煮取三升，去滓，内胶饴，更上微火消解，温服一升，日三服。呕家不可用建中汤，以甜故也。

【释义】本条论述阴阳两虚的虚劳证治。虚劳病发展，阴虚及阳或阳虚及阴，导致阴阳两虚之证。因人体阴阳的偏盛偏衰，可以产生偏热偏寒的证候而出现寒热错杂之证。所以治疗方法不能单纯地以热治寒、以寒治热，所以小建中用甘草、大枣、胶饴之甘以建中，姜桂之辛以通阳，芍药之酸以收敛和营。

【典型病案】陈某，女，42 岁。患腹痛已年余，经常脐周隐痛，用热水袋温按可止，大便镜检无异常，四肢酸痛，饮食无味，月经愆期，色淡量少，舌苔薄白，脉象沉弦。[谭日强.金匮要略浅述.人民卫生出版社,1981]

【辨治思路解析】

（1）病证辨析：该患以腹痛年余为主要表现，且见一派虚象，当属虚劳腹痛。此外，该患者兼见脐周隐痛、喜温喜按、饮食无味等中焦阳虚证，又有四肢酸楚，月经愆期、色淡量少等阴血不足证，且以阳虚表现为主，故当辨为中焦虚寒、阴阳两虚、偏于阳虚之虚劳腹痛。本案患者腹痛日久需与瘀血腹痛相鉴别，若患者为瘀血腹痛，当腹痛拒按，经行色黑有块，舌紫暗或有瘀点、瘀斑。另本患者四肢酸楚，易与风湿之酸楚相混淆，后者以四肢酸楚且多沉重疼痛、遇阴雨天加重为特点，两者显然有别。

（2）病因病机分析：本患者由于中焦阳虚生寒，日久不解，阳虚不能温煦，故脐周腹痛年余、喜温喜按；脾胃虚寒，纳运失常，故饮食无味；阳虚日久损及阴，故月经愆期、色淡量少；中虚气血生化乏源，不能濡养，故四肢酸楚。其病机为阴阳两虚，偏于阳虚。

（3）治法与方药分析：病属中焦虚寒、阴阳两虚，偏于阳虚之虚劳腹痛。治宜温中益气、调和阴阳，方用小建中汤加减。

桂枝 12g，白芍 20g，炙甘草 6g，生姜 3 片，大枣 5 枚，饴糖 30g。5 剂，水煎服。

方用桂枝辛以助阳，芍药之酸以益阴，更以甘草、大枣、胶饴之甘而建中缓急，使中气健运，则阴阳和调，诸症自除。

5 剂后，腹痛四肢酸痛均减，说明阳气得扶、气血得养，仍用原方加当归 10g 以养血和血，又服 5 剂，月经正常，食欲转佳。

【讨论】

（1）小建中汤体现了何种治法？有何意义？

小建中汤证属阴阳两虚、寒热错杂证，辨证要点既有阴虚，如内热、衄血、手足烦热、咽干口燥等症，又有阳虚的复杂证候，如阳虚而生内寒，则表现里急、腹中疼痛、四肢酸楚等症；且既有由于营阴不足、心失所养所致之心悸，更有因阳失内守而致的梦遗失精症，此时补阴易碍阳，温阳则易伤阴，故仲景对此提出建立中气治法，以大小建中汤、黄芪建中汤为代表方，《黄帝内经·灵枢》云："阴阳形气俱不足，补阳则阴竭，泻阴则阳脱，如是者将以甘药"。总之，用小建中汤治之者，正如尤在泾所说："欲求阴阳之和者，必于中气，求中气之立者，必以建中也。"

（2）小建中汤可以治疗哪些疾病？应注意哪些问题？

小建中汤是治疗虚劳病寒热错杂证的主要方剂。临床用于脾胃虚弱的各类腹中疼痛证，如慢性虚弱性胃肠疾患、过敏性结肠综合征、慢性胃炎、十二指肠溃疡、非溃疡性消化不良，以及无腹水的结核性腹膜炎轻症等，还可用于脾胃虚弱合并心血不足诸症。此外，尚可用于血液系统疾病，如再生障碍性贫血、溶血性贫血、缺铁性贫血等属本条病机者。临证时，把握气血不足而无外邪的特点，临床以体质虚弱、易于疲劳、时腹自痛、手足心热、舌淡或淡红、舌苔薄、脉弱或弦细等为辨证要点。对于以上疾病症状偏热者，如烦热、口干舌燥、衄血、舌红绛少苔或苔黄厚、脉细数者及属湿热者，不可妄投；对于症状偏寒湿之胃肠疾患，如慢性胃炎属虚寒者，临证见胃脘疼痛、食少纳差、腹胀腹泻、噎膈、呕吐、舌淡苔白厚腻，属寒湿者亦不可妄投。

（3）桂枝加龙骨牡蛎汤证、小建中汤证均为虚劳阴阳两虚证，两者如何鉴别？

桂枝加龙骨牡蛎汤证、小建中汤证两者虽均属虚劳阴阳两虚证，但其病机区别在于：桂枝加龙骨牡蛎汤证为肾阴先虚、阴损及阳，而致阴阳两虚；小建中汤证则是脾胃阳气先虚、阳损及阴，导致阴阳两虚。前者病位主要在肝肾；后者病位主要在脾胃。前者主症为遗精滑泄、少腹弦急、前阴寒冷、目眩发落、男子失精、女子梦交；而后者主症为虚劳里急、腹中疼痛、喜温喜按、心悸、衄血、梦遗、四肢酸痛、手足烦热、咽干口燥。前者治宜调和阴阳，安神固摄；后者治当温中扶阳，调和阴阳。

【参考医案】 患者，女，18 岁。腹泻与便秘交替出现 4 年，现下腹部疼痛、排便不尽感、便溏，每周腹泻四五日，每日 3 或 4 次。消瘦，表情抑郁，舌诊无苔，脉沉弱。腹诊：腹力差，腹壁拘急，有轻度心下痞硬。先予桂枝加芍药汤提取剂 7.5g/d，4 周后排便异常改善，每日一次普通便。但饭后仍有下腹痛，改予小建中汤 15g/d，服药 4 周后腹痛消失。[张苗海.小建中汤在日本的临床应用.国际中医中药分册,2004,26(1):12]

【原文】 虚劳里急，诸不足，黄芪建中汤主之。于小建中汤内，加黄芪一两半，余依上法。气短胸满者加生姜；腹满者，去枣加茯苓一两半；及疗肺虚损不足，补气加半夏三两。（14）

【释义】 本条论述阴阳两虚的证治。虚劳里急因劳伤损而腹中痛，诸不足为阴阳两虚，故用小建中汤加黄芪健脾补虚。

【典型病案】 张某，男，34 岁，1987 年 11 月 2 日就诊。两年前偶因过食生冷，胃脘疼痛，某医生给予硫酸阿托品片，服后痛止。时隔月余，胃痛又作，便自购阿托品服之。后胃脘反复疼痛，均服阿托品，两年来不能间断。如停服阿托品，则感脘腹疼痛加重，腹胀如鼓，不思饮食，小便不利，痛苦难以名状；继服阿托品诸症立即消失。刻诊：患者面黄肌瘦，精神委靡，畏寒肢冷，体倦乏力，下肢微肿，舌质胖嫩，边有齿痕、苔薄白，脉细无力。检查：胃脘钡餐透视，未发现器质性病变。西医诊断为"阿托品依赖症"。[王心好.加味黄芪建中汤治疗阿托品依赖症.四川中医,1988,(6):32]

【辨治思路解析】

（1）病证辨析：该患者以胃脘疼痛、遇冷而发为主要表现，此外又见精神委靡、体倦乏力、下肢微肿、畏寒肢冷、舌质胖嫩、边有齿痕等气虚、阳虚的表现，以及脉细无力之阴血不足证，故当辨为阴阳两虚，偏于气虚之虚劳腹痛。本证与小建中汤证症状相似，区别在于本案虽见中焦虚寒症状，但体倦乏力之气虚症状较为明显，小建中汤证则以中焦虚寒为主，无明显气虚症状。

（2）病因病机分析：该患者由于长期过食生冷，戕伐脾阳，阳虚寒自中生，发为本病，出现胃脘胀痛；中阳不足、健运无权，故不思饮食；气血生化乏源，肌肤筋脉失于温养，故畏寒肢冷、面黄肌瘦、体倦乏力；脾阳虚弱、气化不利、湿邪内生，故小便不利、下肢微肿；舌胖嫩、边有齿痕、脉细乃阳虚血少之象。其病机为脾胃阳虚，阳损及阴，阴阳两虚，以气虚为主。

（3）治法与方药分析：病属阴阳两虚，偏于气虚之虚劳腹痛；治宜温中益气，和营止痛；方用黄芪建中汤加味。

炙黄芪 20g，炒白芍 15g，桂枝 10g，炙甘草 6g，生姜 3 片，大枣 4 枚，党参、炒白术各 10g，茯苓 9g，半夏、木香、砂仁各 10g。6 剂，水煎服。

方中小建中汤温中扶阳，调和阴阳；合香砂六君子汤健脾；黄芪补中益气；半夏燥湿。

嘱患者 1 日 1 剂，分 2 次温服。6 剂后，诸症消失。后以香砂六君子丸调服，身体康复。随访 5 年胃痛未再复发，阿托品依赖症随之而除。

【讨论】

（1）黄芪建中汤证辨证要点是什么？

黄芪建中汤证辨证要点为里急、少气、身重或不仁、自汗、脉大而虚。其病机为中焦阳虚，阳损及阴，阴阳两虚，偏于气虚。

（2）黄芪建中汤临床可治疗哪些疾病？

临床治疗溶血性黄疸、十二指肠溃疡、肠粘连伴肠梗阻、腹痛型钩虫病、胃黏膜脱垂、冠心病、窦性心动过缓、高血压、遗精、低热、咳嗽、过敏性鼻炎、崩漏、顽固性口腔溃疡、慢性荨麻疹等疾病属阴阳两虚、气虚偏甚证者。

【参考医案】俞某，女，51 岁。1970 年夏起胸闷、头昏、心悸、脉搏慢，因症状加重，于同年 10 月入院。当时最慢心率 50 次/分，心电图示：窦性心率过缓、窦性心律不齐，窦性静止。阿托品试验后：①窦性心律不齐；②结性逸搏；③最快窦性心率 88 次/分。诊断为"病态窦房结综合征"。住院治疗 20 余天，症状好转，但心率改善不多，出院后数天又反复。于同年 12 月来院门诊，症状如上，还有食欲不旺、神疲乏力、面色萎黄略带虚浮、舌紫苔薄，脉细迟（脉率 52～56 次/分）。辨证：病属脾胃中气虚馁，故而面黄虚浮，食少神疲，脉象细迟，以致生化不良；宗气不足，胸中阳气郁痹则胸闷、心悸；清阳不升则头昏，气以运血，血以养气，气虚鼓动血液无力，故心搏缓慢。治以益气建中，气旺而宗气足，宗气足则血液运行流畅，结合温经扶阳，助其动力，用黄芪建中汤合麻黄附子细辛汤主之。处方：生黄芪 30g、赤芍、白芍各 15g、桂枝 10g、炙甘草 5g、大枣 5 个、饴糖 2 匙（冲）、生麻黄 5g、制附子 5g、细辛 1.5g、干姜 5g。二诊：服药一周，脉率增加，为 62～72 次/分，症状好转，食欲仍然不旺，阳气渐有转机，当是鼓动之萌始，无如中虚一时难复，继续原治，以一鼓作气推动血液运行，前方加丹参 16g、制香附 12g，以活血理气。三诊：连服二周以益气建中，温经扶阳主治，脉率稳定，休息时最少 56 次/分，平均脉率至 60 次以上，现诊 68 次/分，症状若失，胃纳增加。此脾胃生化之机得复，宗气有源，心脏鼓动有力，血液运行乃得畅遂，原方去麻黄附子细辛汤，温经扶阳，守以益气建中，行气活血，仍用黄芪建中汤合丹参饮为治。四诊：停用温经扶阳药一周，症情脉率稳定无改变，足证心阳已展，血脉流畅。因久虚之体，仍应守中以巩固成效，续用原方再服半个月。[奚凤霖,黄芪建中汤主治心律失常,江苏中医药,1980,(6):5-17]

（三）虚劳腰痛——肾气丸案

【原文】虚劳腰痛，少腹拘急，小便不利者，八味肾气丸主之。方见脚气中。（15）

【释义】本条论述肾阳不足的虚劳证治。腰为肾之外府，肾阳虚则腰痛；肾气不足，则膀胱气化不利，故少腹拘急、小便不利。故用八味肾气丸助阳之弱以化水，滋阴之虚以生气，使肾气振奋，则诸症自愈。

【典型病案】余某，女，37 岁。喘促已 7 年余，服"氨茶碱"7 年余，腰酸腿软，卧床不起，形貌苍老与年龄不称。下肢浮肿，小便失禁。舌质淡，脉沉细。自诉久治医药罔效。[刘渡舟.当代医家论经方.北京:中国中医药出版社.1993]

【辨治思路解析】

（1）病证辨析：患者久患喘证，且临床表现以一派虚象为主，故病属虚劳。诊见腰酸腿软、卧床不起，故按虚劳腰痛辨治。此外，该患者兼见喘促、下肢浮肿、小便失禁、舌质淡等肾阳不足的表现，故当辨为肾阳虚之虚劳腰痛，兼有喘证。

（2）病因病机分析：患者素体阳虚，加之久病伤正，肾阳不足，失于温化，发为本病。腰为肾之外府，肾虚故腰痛；肾气不足，不能化气利水，故下肢浮肿；肾阳虚弱，摄纳无权，故小便失禁；肾不纳气，故喘促；舌淡、脉沉细，为肾阳虚弱之象。其病机为肾阳虚衰，温煦摄纳无权。

（3）治法与方药分析：病属肾阳虚之虚劳腰痛；治宜温补肾阳，纳气定喘；方用肾气丸加味。

六味地黄丸做汤剂加附子5g，肉桂3g（亦即肾气丸）。3剂，水煎服。

因药证相符，故3日后来诊，患者已能自己步行来诊，谓服药1剂后喘促较平，2剂后小便有知，已能起动，续以肾气丸加减继服，以巩固疗效。

【讨论】

（1）肾气丸的命名意义是什么？

肾为先天之本，元气之根，内寄元阴元阳，故凡肾虚则主要包括阴虚、阳虚两个方面，故在确立补肾治法时，既要补肾阴，又要助肾阳；即使表现为单纯的肾阴虚或肾阳虚，在补肾时也不可单纯滋补肾阴或温补肾阳，否则易碍阳或竭阴。根据阴阳互根的原理，在肾阴虚滋补肾阴时，宜适当加入温补肾阳的药物；在温补肾阳时，则宜适当加入滋肾阴的药物。恰如明代张景岳所言"善补阳者必于阴中求阳，则阳得阴助，而生化无穷，善补阴者，必于阳中求阴，则阴得阳助，而泉源不竭"。仲景肾气丸从药性角度来说主要由两类药物组成：一类是滋补药，如生地黄、山药等，意在滋补肾阴；另一类是温阳药，如附子、桂枝等，意在"微微生火，以生肾气"，如尤在泾云"八味肾气丸补阴之虚可以生气，助阳之弱可以化火"，此肾气亦体现中国古代哲学"气一元论"的思想，即太极生两仪、气分阴阳。

（2）肾气丸对后世的影响如何？

肾气丸方对后世影响很大。后世在其基础上发展了两类补肾方剂：一类温补肾阳，从阴中求阳，如右归丸、右归饮等；一类则在原方中除去温阳暖肾药物，以滋补肾阴为主，如六味地黄丸、左归丸、左归饮，以及在该方基础上发展起来的杞菊地黄丸、知柏地黄丸、七味都气丸、麦味地黄丸、耳聋左慈丸、滋水清肝饮等。张景岳更创阴阳并补之大补元煎，适用于元阴元阳俱虚之证。

【参考医案】刘某，女，34岁。主诉：乏力、闭经3年。3年前，分娩时出血较多，当时未输血，其后乏力、闭经。刻诊：症见精神不振，面色萎黄，全身虚浮，怕冷，头发稀疏无光泽，乳房萎缩，阴毛腋毛脱落，脉沉细无力，证属虚劳。辨证为肾阴阳俱虚，治宜滋阴补阳，方用肾气丸加减。药用熟地黄15g，山药30g，山茱萸15g，丹皮10g，泽泻15g，茯苓15g，附子6g，肉桂6g，仙茅15g，鸡血藤30g，白芍20g，当归15g。7剂水煎，分2次温服。二诊：精神好转，怕冷减轻，上方加大鸡血藤用量至60g，又进10剂，以后又以肾气丸加减服至60剂时，月经来潮但量少，以后用肾气丸为主，加减改为丸剂。长期服用到一年，各种症状明显好转。[韩社教,何爱兰.金匮肾气丸临床应用举隅.实用中医内科杂志,2005,19（5）:424]

（四）虚劳风气百疾——薯蓣丸案

【原文】虚劳诸不足，风气百疾，薯蓣丸主之。（16）

薯蓣丸方：

薯蓣三十分 当归 桂枝 曲 干地黄 豆黄卷各十分 甘草二十八分 人参七分 芎䓖 芍药 白术 麦门冬 杏仁各六分 柴胡 桔梗 茯苓各五分 阿胶七分 干姜三分 白敛二分 防风六分 大枣百枚为膏

上二十一味，末之，炼蜜和丸，如弹子大，空腹酒服一丸，一百丸为剂。

【释义】此条言风气百疾，是因虚劳而受风者，主要以调补为主。若一味祛风，重伤阳气，反使风邪不得外解。

脾胃为后天之本，是气血营卫生化之源，气血阴阳诸不足，为脾胃不健，则气血无由滋生恢复。

薯蓣丸方中用薯蓣专理脾胃，人参、白术、茯苓、干姜、豆黄卷、大枣、甘草、神曲益气调中，当归、川芎、芍药、干地黄、麦冬、阿胶养血滋阴，柴胡、桂枝、防风祛风散邪，杏仁、桔梗、白敛理气开郁，诸药合用，扶正祛邪。

【参考医案】唐某，女，16岁。于辛酉冬12月，赴邻村饮筵，由于饮食失节，归途更感受风寒，遂发生身疼、咳嗽，复兼发热下利。初未加注意，延至次年壬戌春2月，病势增剧。咳嗽喘息，形削骨立，少食而复腹痛下利，午后潮热，面色苍白，行动需人扶持，否则便要倾跌。某医认为虚劳弱症，应当大补，投以人参、西洋参、黄芪、云茯苓、当归等大补气血药物，数剂服后，病势益剧，转为食少，不眠，咳喘弥甚。该父无计，到寓求治于予师。师与予参考商讨治法，予主张金匮薯蓣丸法，变丸为汤，服毕4剂，诸证皆效。效不更方，继续4剂，病愈大半。又与薯蓣丸100粒，每日早晚各服一粒，为期两月余，康壮如初，感激万分，念予不忘。[李西园.西园遗案二则.哈尔滨中医，1965，(2):52]

（五）虚劳不寐——酸枣仁汤案

【原文】虚劳虚烦不得眠，酸枣仁汤主之。（17）

酸枣仁汤方：

酸枣仁二升　甘草一两　知母二两　茯苓二两　芎䓖二两《深师》有生姜二两

上五味，以水八升，煮酸枣仁，得六升，内诸药，煮取三升，分温三服。

【释义】本条论述虚劳心烦失眠证治。本证由于肝阴不足、心血亏虚所致，肝阴不足则生内热，心血不足则心神不安，故虚烦失眠，治以酸枣仁汤。方中用酸枣仁以养肝阴；茯苓、甘草以宁心安神；知母以清虚热；川芎以理血疏肝。

【典型病案】李某，男，24岁。患失眠多年，西医曾诊断为"神经衰弱"，服用"地西泮"、"氯氮草"等镇静药，时有小效。近因毕业考试，思虑过度，劳伤阴血，病证加重，昼则头晕头疼，昏昏欲睡，神思恍惚；夜则清清不寐，往事联翩，思绪不断，痛苦非常，口苦，心烦，小便赤，舌红，苔薄黄，脉弦细而数。[杨医亚.中医自学丛书·金匮.石家庄:河北科学技术出版社，1985]

【辨治思路解析】

（1）病证辨析：患者以失眠为主要表现，病属不寐，且病已多年，兼见头晕头痛、口苦心烦、小便赤、舌红苔薄黄、脉弦细数等症，与本篇第17条所述相符，当辨为心肝血虚、阴虚内热之虚劳不寐。此患者昼则昏昏欲睡，需与多寐证相鉴别。多寐症特点是不论昼夜，时时欲睡，唤之能醒，醒后复睡，而本患者夜则清清不寐，两者显然不同。

（2）病因病机分析：长期失眠，加之因试思虑，一方面致阴血耗伤，心失所养，神不守舍，肝不舍魂，故夜则清清不寐；另一方面思则伤脾，气血亏虚，清阳不升，清空失养，故头晕头痛、昏昏欲睡；虚火上升故口苦；虚热扰心故心烦；心热移于下，故小便赤；舌红、苔薄黄、脉弦细数均为阴虚内热之象。其病机为思虑劳倦太过，伤及心脾，肝阴心血不足，内生虚热，神魂不安。

（3）治法与方药分析：病属心肝血虚，阴虚内热之虚劳不寐；治宜滋养阴血，清热安神；方用酸枣仁汤加味。

酸枣仁15g，茯苓18g，知母9g，川芎6g，生地黄15g，白芍9g，栀子6g，朱砂1.5g，竹叶4.5g。6剂，水煎服。

酸枣仁补肝养血安神；川芎理血疏肝；茯苓、甘草健脾宁心安神；知母益阴清热除烦；生地黄滋阴清热；白芍养血柔肝；栀子、竹叶清心除烦；朱砂镇静安神。

6剂后，睡眠稍好，头晕痛亦减；又进9剂，睡眠已正常。后用天王补心丹，每晚2丸，调理善后。

【讨论】

（1）虚劳阴虚失眠如何辨证论治？

虚劳阴虚失眠证的主症是虚烦不得眠。所谓虚烦者，《医学统旨》称"心中扰乱，郁郁而不宁也"，由肝阴亏虚、心血不足、阴虚内热、心神不安引起，常伴潮热、惊悸、盗汗、口疮、眩晕、舌红、脉细数等。治宜养阴清热、安神宁心。

（2）酸枣仁汤体现了张仲景何种治疗法则？试举例说明。

酸枣仁汤体现了张仲景治疗肝虚证"酸补、苦助、甘调"的治疗法则。其在《脏腑经络先后病脉证第一》篇中云"补用酸，助用焦苦，益用甘味之药调之"，即在用酸味药物补养肝血的同时，又宜用焦苦入心的药物补益心血，既可"母子同治"，又防"子盗母气"。此外，还要加用味甘的药物，一方面取"肝苦急，急食甘以缓之"之意，以缓肝之"急"，另一方面酸甘合用，又可"酸甘化阴"，增强补养阴阴的作用。

（3）酸枣仁汤证与栀子豉汤证均有"虚烦不得眠"的症状，其病机与治法有何不同？

酸枣仁汤证由肝阴不足，心血亏虚，虚热内扰，心神不安，而致"虚烦不得眠"，属虚证，治宜养阴清热、安神宁心。栀子豉汤证为伤寒汗、吐、下后，余热未尽，内扰胸膈而致，属实证，其症状亦为"虚烦不得眠"，治宜清热透邪除烦。

（4）临床常用酸枣仁汤治疗哪些疾病？

临床常用酸枣仁汤治疗神经衰弱、室性期前收缩、脏躁、惊恐症、甲状腺功能亢进性失眠及更年期综合征等证属肝血亏虚，虚火扰心者。

【参考医案】 尚某，女，23岁，未婚。1981年1月5日就诊。患"肝豆状核变性"已七年，头部与右侧肢体皆震颤，手足强直拘挛，并发精神障碍，性情急躁，虚烦不眠，幻听颇重。自谓为人所嘲讽与辱骂，惶惧焦虑，坐卧不安，常且哭且詈。肌肤消瘦而干枯，面色萎黄有暗紫色斑，双目干涩而昏，有棕色角膜色素环。爪甲枯白扁平，舌淡红，舌边有青色斑点，脉细涩。此乃肝血虚夹瘀之候也。予酸枣仁汤，加红花3g，郁金9g，以助川芎活血化瘀、通肝调荣；并加龙齿、灵磁石各30g以镇敛浮魂。服药25剂，幻听大大消失，虚烦不眠之象亦减；继服30剂，幻听尽失，夜寐亦安。且肌肤略润，面部暗紫色斑及舌边青斑渐退。肢体震颤及手足拘挛亦稍减。上方去红花、郁金、龙齿、磁石，又稍事加减，迭进150余剂病告痊愈。随访至今，情况良好。[丁德正.酸枣仁汤治疗精神病的验案与体会.河南中医，1987,(1):21]

（六）虚劳干血——大黄䗪虫丸案

【原文】 五劳虚极羸瘦，腹满不能饮食，食伤、忧伤、饮伤、房室伤、饥伤、劳伤、经络营卫气伤，内有干血，肌肤甲错，两目黯黑。缓中补虚，大黄䗪虫丸主之。（18）

大黄䗪虫丸方：

大黄十分（蒸）　黄芩二两　甘草三两　桃仁一升　杏仁一升　芍药四两　干地黄十两　干漆一两　虻虫一升　水蛭百枚　蛴螬一升　䗪虫半升

上十二味，末之，炼蜜和丸，小豆大，酒饮服五丸，日三服。

【释义】 本条论述虚劳有干血的证治。羸瘦为五劳之极的表现，腹满不能饮食，是脾胃运化失常的表现。虚劳日久不愈，经络气血不畅而生瘀。瘀血内停妨碍新血生成，肌肤失养，故粗糙如鳞甲，两目黯黑。

方中用大黄、䗪虫、桃仁、虻虫、水蛭、蛴螬、干漆活血化瘀；芍药、干地黄养血补虚；杏仁理气；黄芩清热；甘草、白蜜益气和中。攻补兼施，峻剂丸服，意在缓攻。

【典型病案】 周某，女，22岁，未婚。1996年10月初诊。患者素有月经愆期史，量少，色暗，时有瘀血块,有痛经史。1995 年春天,无明显诱因,出现闭经,至今一年又七个月未来潮,现周身乏力,口燥不欲饮水,胸腹胀满,少腹隐痛,痛连腰背,日渐消瘦,纳少,久治未效而来诊。临床所见:患者面色暗红,皮肤干燥,少腹胀痛拒按,双下肢如鱼鳞状,大便燥结,舌质暗红,有瘀斑,舌苔薄黄,脉沉涩。[高鹏翔,徐丹,高鹏武.大黄䗪虫丸治疗闭经 118 例的临床观察.贵阳中医学院学报,2006,28(1):22]

【辨治思路解析】

(1)病证辨析:患者,女性,22 岁,月经一年又七月不来潮,属继发性闭经。此外,患者既见少腹疼痛、胀痛拒按、双下肢如鱼鳞状、口燥不欲饮水、胸腹胀满、舌质暗红、舌有瘀斑,脉沉涩等瘀血内结少腹证;又见周身乏力、日渐消瘦、饮食减少等脾肾两虚证,与本篇第 18 条所述相符,当辨为虚劳兼夹瘀血证。本证应与单纯的瘀血证相鉴别,后者仅见瘀血症状,如少腹刺痛、胀痛拒按、口干而燥、但欲漱水不欲咽等。

(2)病因病机:患者素体气血不足,故见月经愆期;久虚致瘀,瘀血内阻,气机痞塞,故少腹疼痛、胀痛拒按、胸腹胀满;血瘀内阻,气不布津,不能上濡,故口燥不欲饮;干血久结,血不外荣,故皮肤干燥,状若鱼鳞;久病瘀血,脾胃虚弱,故食少纳呆、周身乏力、日渐消瘦;舌质暗红、舌有瘀斑、脉沉涩亦为瘀血内阻之征。其病机为久虚致瘀,瘀血内停,新血不生。

(3)治法与方药分析:病属虚劳干血之闭经;治宜缓中补虚,祛瘀生新;方用大黄䗪虫丸。方中用大黄、䗪虫、桃仁、虻虫、水蛭、蛴螬、干漆活血化瘀;芍药、大黄养血补血;杏仁理气;黄芩清热;甘草、白蜜益气和中。每日 3 次,每次两丸。患者服药 4 日后月经来潮,经行 6 日,血色暗红有块,量中等,说明瘀血得去、新血得生。经后继服逍遥散,以调经血,经后 22 天,又以上法服大黄䗪虫丸一周,经血复来如故,次月经行届时而下,终获痊愈。

【讨论】

(1)大黄䗪虫丸的辨证要点是什么?

大黄䗪虫丸主治虚劳兼夹干血之证,以虚极羸瘦、腹满不能饮食、内有干血、肌肤甲错、两目暗黑等症为辨证要点。其病机为虚劳干血内阻。

(2)何谓"缓中补虚"?

"缓中补虚"即在大量破血逐瘀药物之中,佐用补益阴血之剂,并以丸药内服,峻药缓用,使瘀血去、新血生、气血渐复,即为"缓中补虚",是虚劳干血证的一种特有治法。

(3)大黄䗪虫丸和薯蓣丸同治虚劳,两者在治法上有何特色?

大黄䗪虫丸是治疗虚劳兼夹瘀血证的主方,治用缓中补虚之法,即寓补虚于缓消瘀血之中,使瘀血去而新血生,正气恢复。大黄䗪虫丸方中选用许多祛瘀之品,同时配合扶正药物,且又丸剂缓投,以防伤正。虚羸之体易受外邪,受邪之后不宜单纯祛邪,而应寓祛邪于扶正之中,即重在补养气血,兼以祛邪,而薯蓣丸能扶正祛邪,标本兼顾,诚为治疗虚劳兼夹外邪之良方。

(4)大黄䗪虫丸临床治疗哪些疾病?

本方目前常用于治疗良性肿瘤、肝脾肿大、肝硬化、子宫肌瘤、结核性腹膜炎、食管静脉曲张、妇女瘀血经闭、腹部手术后粘连疼痛、冠心病、高脂血症、脑血栓、脂肪肝等有瘀血征象者。因本方具有很强的破血逐瘀功效,近代也有人用本方治疗血栓闭塞性脉管炎、静脉曲张综合征、下肢栓塞性深部静脉炎、四肢浅部静脉炎等周围血管疾病。实验表明本方有抗肠粘连效果,临床用本方防治肠粘连合并肠梗阻,取得较好近期效果。但需注意的是,本方究属补虚破瘀之品,活血逐瘀药力峻猛,而补虚扶正之效较弱,因此在运用之时,需加注意,以免峻猛伤正之弊。

【参考医案】张某,男,49 岁。1968 年出现肝区疼痛不适,食欲减退,疲乏消瘦,1970 年 1 月突发高热,体温达 40℃,昏迷 24 小时,伴有呕吐、抽搐等症状,经驻京某医院诊断为"肝昏迷",

抢救后转入某院住院治疗。入院检查：肝肋下 4.5cm，血压 110/60mmHg，黄疸指数 14U/L，谷丙转氨酶 220U/L。经治疗症状缓解出院。1 个月后，又因高热、昏迷、肝区疼痛、恶心、腹泻入院治疗。此后即常常反复发作，屡经中西医药治疗无效，于 1972 年发现脾肿大，体有肝臭味，肝区疼痛，经某医院确诊为"肝硬化"。于 1972 年 10 月来诊，面黧黑，目黄，胁痛，舌边尖红有瘀斑，脉大数有涩象。肝炎虽然多数由湿热为患，但日久失治可以有多种转归，或肝肾阴虚，或脾虚肝乘或阴损及阳，或气阴两虚。当求其本以治，不可概用清热利湿之剂。此例病久入络，结合面黧黑、胁痛、肝硬化、舌瘀、脉有涩象等，诊为血瘀气滞，处以大黄䗪虫丸，日 2 丸，早晚各服 1 丸。并配合化瘀汤剂，每日 1 剂。药后体力渐增，疼痛渐减，药病相符，遂以此法进退消息，继服大黄䗪虫丸 240 丸，化瘀汤 180 剂，其间间服柴芍六君子汤加当归、瓦楞、橘叶以培补气血，软坚行滞。1 年后肝脾已不能扪及，肝功化验正常。面华神旺，恶心呕吐消失，纳佳食增，胁肋疼痛基本消失，至 1974 年 4 月基本痊愈，恢复工作。[中医研究院西苑医院.岳美中医话集.北京:中医古籍出版社,1984]

【附方】

《千金翼》炙甘草汤一云复脉汤：治虚劳不足，汗出而闷，脉结悸，行动如常，不出百日，危急者，十一日死。

甘草四两（炙）　桂枝　生姜各三两　麦门冬半升　麻仁半升　人参　阿胶各二两　大枣三十枚　生地黄一斤

上九味，以酒七升，水八升，先煮八味，取三升，去滓，内胶消尽，温服一升，日三服。

《肘后》獭肝散：治冷劳，又主鬼疰一门相染。

獭肝一具

炙干末之，水服方寸匕，日三服。

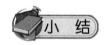

小　结

本篇论述血痹和虚劳的病因、病机及脉证治疗。

血痹是因气血不足，感受风邪，阳气闭阻，血行涩滞引起，以肢体局部麻木为主症，重者亦可见轻微疼痛。治宜温阳行痹，轻证可用针刺疗法，重证宜用黄芪桂枝五物汤治疗。

虚劳是由于五脏气血阴阳不足而发病，本篇在证候分型方面将虚劳诸证分为阴虚、阳虚、阴阳两虚及虚劳兼夹证等类型。虚劳病范围广泛，涉及五脏，仲景以五脏气血阴阳虚损立论，尤重视脾肾两脏，作为虚劳的治本之法。

本篇除附方外，治疗虚劳病的方剂共计 7 首。肾阴亏虚、阴损及阳的失精证，宜用桂枝加龙骨牡蛎汤调和阴阳、固摄精液；脾胃阳虚、阳损及阴的腹痛证，宜用小建中汤甘温健中、调和阴阳；若气虚明显者，则宜用黄芪建中汤温中益气、调和阴阳。虚劳腰痛属阳虚者，治宜八味肾气丸温补肾阳。虚劳兼夹风邪者，治宜薯蓣丸扶正祛邪。虚劳不寐属阴虚者，治宜酸枣仁汤养阴清热、宁心安神。虚劳干血者，治宜大黄䗪虫丸祛瘀生新。上述诸方，多数属甘温之剂，可见仲景治疗虚劳侧重甘温扶阳，是其特点之一。

肺痿肺痈咳嗽上气病脉证并治第七

本篇论述肺痿、肺痈、咳嗽上气三种疾病的病因病机与辨证治疗。肺痿即肺气痿弱不用之病，以咳嗽、多唾浊沫和短气为主症，属于慢性虚弱性疾病，或由重伤津液致虚热肺痿，或因肺中虚冷成虚寒肺痿，病机皆为肺气痿弱不用。肺痈是肺脏发生痈脓的疾病，多以邪实为主，以咳嗽、胸痛、吐腥臭脓痰为主症，乃由风热犯肺，热壅血瘀，终致蓄结痈脓。上气，《周礼·天官疾医职》郑玄注云"逆喘也"。咳嗽上气，是以咳嗽、气逆作喘为主症的病证，虚者多由肺肾两虚、气失摄纳，实者常因内外合邪、肺气壅滞。三病病位总不离肺，症状多见咳嗽，病机存在一定的转化关系。如肺痈日久不愈，可致气阴两虚，转成肺痿；咳嗽上气邪实气闭，也可发为肺痈。因此，三病归入一篇讨论，以资鉴别诊治。

本篇精选肺痿、肺痈、肺胀、鼻衄、喉痹、哮证等病证医案 17 则。

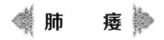

肺　　痿

一、成因、脉证与鉴别

【原文】问曰：热在上焦者，因咳为肺痿。肺痿之病，从何得之？师曰：或从汗出，或从呕吐，或从消渴，小便利数，或从便难，又被快药下利，重亡津液，故得之。

曰：寸口脉数，其人咳，口中反有浊唾涎沫者何？师曰：为肺痿之病，若口中辟辟燥，咳即胸中隐隐痛，脉反滑数，此为肺痈，咳唾脓血。

脉数虚者为肺痿，数实者为肺痈。（1）

【释义】本条指出虚热肺痿的成因及肺痿与肺痈的主要脉证和鉴别。自"问曰：热在上焦者"至"故得之"止，为第一部分，主要论述虚热肺痿成因。由于汗出过多，或呕吐频作，或患消渴而小便频、尿量多，或因大便难，过用泻下之品而致下利等，多种原因均可导致津液严重耗伤，以致虚热内生、熏灼于肺、肺失肃降而咳，久则肺气痿弱不振而成肺痿。

自"曰：寸口脉数"至"咳唾脓血"止，为第二部分，主要论述肺痿、肺痈的主要脉症。肺痿责之虚热熏灼于肺，故见寸口脉数而咳，阴虚多干咳少痰或无痰，今虚热肺痿却见咳吐浊唾涎沫，故仲景着一"反"字，既突出肺痿主症，又表明肺痿有别于一般的阴虚内热证，是由于肺气痿弱不用、津液失于输布，加之虚热熏灼，煎熬停蓄于肺的津液成稠痰白沫随肺气上逆而吐出。若见口中干燥，咳即胸痛，脉滑而数，则为肺痈。因邪热壅肺，故见口中干燥，咳即胸中隐痛，脉滑数有力；继之热壅血瘀、肉腐成痈，发为肺痈，痈成脓溃则咳吐脓血。

第三部分为"脉数虚者为肺痿，数实者为肺痈"，以脉揭示肺痿与肺痈的不同病机。脉数主热，数虚即数而无力，属虚热之象；数实是数而有力，乃实热之征；肺痿、肺痈病均在肺而为热证，皆可见咳嗽、脉数等，但病机有虚实之分。虚热肺痿乃阴虚内热，肺气痿弱，故脉数而无力；肺痈为热邪壅盛于肺而成，故脉数而有力，此为辨证关键。

二、证治

（一）虚热肺痿——麦门冬汤案

【原文】 大逆上气，咽喉不利，止逆下气者，麦门冬汤主之。（10）

麦门冬汤方：

麦门冬七升　半夏一升　人参三两　甘草二两　粳米三合　大枣十二枚

上六味，以水一斗二升，煮取六升，温服一升，日三夜一服。

【释义】 本条论述虚热肺痿证治。肺胃津伤液耗，阴虚火旺，熏灼于肺，肺失清肃，气逆于上，故咳喘。虚火上烁肺胃之门户，故咽喉不利。此外，当有口干欲得凉润、舌红少苔、脉细数等症。"止逆下气"的治法与前句相呼应，突出本证气逆较甚特点。治用麦门冬汤养阴清热，降逆下气。方中重用麦门冬滋养肺胃之阴；辅以人参、甘草、粳米、大枣养胃益气生津，助麦冬生阴；少量半夏降逆下气，化痰开结。

【典型病案】 李某，女，75岁。年高形瘦体弱，素来不禁风寒，不耐劳作。稍受外感则每易发热咳嗽，稍有劳累则气喘息促。半个月前因外感发热咳嗽，未得及时治疗，迁延时日，至今虽外邪自解，但口干咽燥，气喘息促，咳嗽频繁，吐出大量白色涎沫。面色萎黄，纳食少进，口淡乏味，精神疲惫，卧床不起。舌质淡红少苔，脉虚缓。[连建伟. 重温《金匮》谈肺痿. 浙江中医药大学学报, 1982,(2):25]

【辨治思路解析】

（1）病证辨析：患者年老体弱，于外感发热咳嗽后出现咳吐大量涎沫，病属肺痿。此外该患者既有口干咽燥、气喘息促、舌质淡红少苔等肺燥津亏的表现，又有面色萎黄、纳食少进、口淡乏味、精神疲惫等脾气虚症状，故当辨为虚热肺痿之气阴两虚证。本案与病程较短，起病即见咳嗽、咳吐黄稠痰、口干咽燥之咳嗽痰热阻肺证不同，亦与咳吐大量腥臭脓痰、脉数实之肺痈有别。

（2）病因病机分析：患者年老形瘦体弱，气血虚弱，故素来不禁风寒，不耐劳作，稍劳则气喘息促；本为阴虚体质，故每易发热咳嗽；复感外邪，蕴久化热伤津，阴虚火旺，肺燥津伤，津亏无以上润，故口干咽燥；邪热灼伤肺金，肺气上逆，故气喘息促、咳嗽频繁；虚热肺痿本不见咳吐大量白色涎沫，而以咳吐少量浊唾为主，但因该患者脾胃虚弱较甚，中虚不运，痰湿内生，故咳吐大量白色涎沫；纳食少进、口淡乏味乃脾胃虚弱，运化呆滞之征；病久气血化生不足故面色萎黄、精神疲惫、卧床不起；舌质淡红少苔、脉虚缓为气阴两伤之象。其病机为肺胃津伤有热，脾气虚弱。

（3）治法与方药分析：病属虚热肺痿之肺胃津伤有热兼脾胃虚弱证；治宜滋养肺胃之阴，培土生金，以降逆气；方用麦门冬汤加味。

麦门冬12g，党参12g，制半夏6g，炙甘草10g，大枣七枚，茯苓10g，粳米一把（自加）。3剂，水煎服。

方中重用麦门冬养阴清热；半夏降气化痰，半夏之性虽偏辛温燥，但与大量麦冬相伍则可克此弊性，同时又可防麦冬之滋腻；党参、炙甘草、大枣、粳米等养胃益气，助化源，俾气能布津，津液充沛，则上逆之火气得降；茯苓健脾利湿化痰。

二诊：服3剂，纳食增加，口干、咳嗽大有转机，精神好转，已能起床活动，说明肺气得展，阴津渐复，内热渐轻，胃纳好转。然仍面色萎黄，苔薄白而略干，脉缓，右关虚大，表明脾胃化源完全恢复仍需时日。考虑患者久病之体，脾胃虚弱，故再用前方加山药12g，炙黄芪10g，以增强健脾益气，滋养胃阴之功。服7剂后，诸症悉除，已能操持家务。

【讨论】

（1）虚热肺痿的辨证要点是什么？

虚热肺痿的辨证要点是咳吐浊唾，或阵发性呛咳、刺激性干咳，咽喉干燥不利，或咽中有异物感、欲得凉润等症，且每因食辛辣刺激性食物而诸症加重，或舌红少苔、脉数虚等。病程较长，病势较缓，多见虚证，亦可见虚中夹实之证。

（2）麦门冬汤临床如何运用？

现代运用麦门冬汤治疗肺结核、矽肺、慢性咽炎、胃溃疡、慢性胃炎等病，并应谨守肺胃阴虚有热的病机。临证津伤甚者，可加沙参、玉竹以养肺胃之阴；咳嗽重者，加川贝母、瓜蒌壳以清热化痰止咳；大便干者，加火麻仁润肠通便；若有潮热，则酌加银柴胡、地骨皮、白薇以清虚热。

【参考医案】 张某，女，36岁，2006年8月初诊。患者主诉因咽喉异物感5个月来诊，患者咽喉不利，咳之不出，咽之不下，胸闷如物堵塞，口干渴，纳差，睡眠可，二便调，患者自述半年前感冒，发热，经医院治疗，发热愈后，留有胸闷满如物堵塞，善太息，纳差，口干咽燥，喉间如有异物贴敷，咳之不出，咽之不下，舌红苔黄，脉细，检阅前方均为半夏厚朴汤加减，患者自述服药后症状时好时坏，无明显缓解。查体：除咽红外无明显阳性体征。西医诊断为"慢性咽炎"；中医诊断：梅核气，证属肺胃阴虚、火气上逆。方选麦门冬汤加减，方药如下：麦冬20g，半夏6g，青果10g，黄芩10g，胖大海10g，生甘草10g。7剂，水煎400ml，分2次温服，日1剂，追访患者服药7剂后咽喉部不适消失，纳可，无口干咽燥等。[赵廷浩,侯俊丽.陈宝贵应用麦门冬汤的经验.四川中医,2013,31(8):3-4]

（二）虚寒肺痿——甘草干姜汤案

【原文】 肺痿吐涎沫而不咳者，其人不渴，必遗尿，小便数，所以然者，以上虚不能制下故也。此为肺中冷，必眩，多涎唾，甘草干姜汤以温之。若服汤已渴者，属消渴。（5）

甘草干姜汤方：

甘草四两（炙）　干姜二两（炮）

上㕮咀，以水三升，煮取一升五合，去滓，分温再服。

【释义】 本方是论述虚寒肺痿证治。肺主气，通调水道，肺中虚寒，阳气不能温化、布散、固摄水液，故见多涎唾、小便频数或遗尿。不咳因肺气痿弱而无上逆之势。不渴是虚寒肺痿的特点之一，辨证时具有鉴别意义，一是与虚热肺痿相区别；二是与小便多而口渴的消渴病相鉴别。肺气虚冷，清阳不升，故眩。脾胃为气血生化之源，脾又为肺之母，故仲景治肺痿从肺脾两脏入手，用甘草干姜汤温肺散寒、培土生金以恢复肺气。方中炙甘草甘温补益肺脾之气，炮干姜守而不走，偏温中上二焦，二药合用温补中、上焦阳气，促使津液布散。

【典型病案】 赵某，女，68岁，2006年4月15日初诊。2个月前吐大量痰涎，稀白色，夜间不能平卧，影响睡眠。曾在当地医院诊为"慢性支气管炎"，服抗生素及清肺化痰之剂治疗2个月余，咳嗽仍时轻时剧，始终未断，且腰痛半月余。由家人送至某医院经纤维支气管镜检示：左上叶舌段开口黏膜纹理纵行走向，表面不光滑，镜下见2.5cm×2.9cm大小肿块。诊为"左中央型肺癌"，胸片示：第2胸椎椎体压缩性改变。后经2轮化疗，其间因患有高血压、冠心病、脑梗死，静脉滴注肌氨肽苷、阿魏酸钠、灯盏花素等药。患者症情稍好转，唯日夜咳嗽，未能缓解。1周前症状加重，不间断地咳吐稀白痰，痰培养示美洲爱文菌（纯培养），并静脉滴注依诺沙星3天，给予糜蛋白酶、庆大霉素、地塞米松雾化吸入，疗效不佳，改用罗红霉素、头孢他啶静脉滴注仍未效。查体：双肺闻及湿啰音，端坐位，双下肢水肿，气喘不能平卧，肝肾功能正常，药敏实验对青霉素类、头孢类、四环素、卡那霉素、喹诺酮类及妥布霉素等皆耐药，转求中医治疗。刻诊：不间断咳吐大量稀白痰，气喘不能平卧，汗出，夜不能寐，咽中如有物阻，胸闷、头晕、尿频、双下肢水肿，双侧肢体困重无力，右手拇指及左手麻木，舌淡苔白滑，脉沉弱。[张霆.运用经方治疗肺癌顽咳三案.辽宁中医杂志,2007,34(11):1634-1635]

【辨治思路解析】

（1）病证辨析：古无肺癌之名，其因多为正气虚损，阴阳失调，六淫之邪乘虚而入，邪滞于肺，而导致肺脏功能失调，肺气郁阻，宣降失司，气机不利，血行受阻，津液失于输布，津聚为痰，痰凝气滞，瘀阻络脉，痰气毒胶结，日久形成肺部积块。该患者以肺气痿弱不振，多唾涎沫为主要症状，与本篇第5条所述大致相符，兼见胸闷、头晕、尿频、双下肢水肿，双侧肢体困重无力，右手拇指及左手麻木，舌淡苔白滑、脉沉弱等，当辨为虚寒肺痿证。此与咳吐浊唾、咽喉干燥不利之虚热肺痿有别。

（2）病因病机分析：患者癌瘤在肺，耗伤气血，上焦阳虚，肺中虚冷，不能化气，气虚不能摄津，则频吐涎沫。肺虚不能固表则汗出。津不上承则头晕。上焦虚冷不能制约下焦，出现尿频，双下肢水肿。水湿内停气道不利，纳气失司则咽中如有物阻，胸闷，喘不能卧。不间断吐痰涎则夜不能寐。双侧肢体困重、手指麻木为痰瘀阻滞、经络不通所致。其病机为阳虚失摄，痰瘀阻络。

（3）治法与方药分析：病属虚寒肺痿；治宜温肺复阳；方用甘草干姜汤加味。

炮姜6g，炙甘草9g，防己9g，白术15g，茯苓18g，桂枝6g，黄芪18g。2剂，水煎服。

方中炙甘草甘温补中益气；干姜辛温温复脾肺之阳，守而不走，以防辛散更伤肺气。二药辛甘合化，重在温中焦之阳以暖肺，中阳振，肺可温，寒可消，实为培土生金之意。防己、黄芪意在补气利水除湿，而加茯苓、桂枝取其振奋阳气、健脾利湿之效。

二诊：服2剂，第1天服药后痰量增多，并自觉胃脘灼热；第2天痰量渐减，胃脘灼热减轻。2剂后痰量明显减少，且能平卧，水肿减轻，但仍咽中如有物阻、胸闷。用药后痰量增多为正气转复祛邪之故，而胃脘灼热为阴盛格阳，正邪相争所致。因药证合拍故诸症减轻，于是在上方基础上加姜半夏12g，厚朴9g，此方服7剂，已不吐痰涎，能平卧，夜寐可，其他诸证减轻。

【讨论】

（1）虚寒肺痿的辨证要点是什么？

虚寒肺痿的辨证要点为多唾涎沫、口淡不渴、小便频数或遗尿，病程较长，病势较缓，多为虚证。其病因有二：一是虚热肺痿失治，久则阴损及阳；二是素体阳虚，肺中虚冷。病机为上焦阳虚，肺中冷，肺失治节，肺气痿弱不振。

（2）现代运用甘草干姜汤治疗哪些疾病？其临证依据是什么？

现代运用甘草干姜汤除治疗虚寒肺痿外，还用其治疗遗尿、出血症、消化性溃疡、胃炎、泄泻、眩晕、痛经、过敏性鼻炎等病。但要谨守证属肺中冷、中阳虚的病机。

【参考病案】李某，女，35岁。感受风寒后出现咽痒、咳嗽、咯少量白稀痰、少气懒言、自汗、咳时小便出、面白无华、畏寒肢冷、大便溏、舌淡、苔薄白、脉细弱。应用抗生素治疗，咳嗽减轻，但仍时有遗尿，病情迁延数月不愈，多方医治效果不显，甚为苦恼。后经亲戚介绍而来本院，经询问病史及查看过去各种检查报告，未发现特殊疾病，他医多以温肾缩泉之桑螵蛸散、肾气丸之类加味，细诊见右脉细弱、形体消瘦、面色略显白，证属肺脾虚寒、膀胱失约。治宜温肺止咳、益肾缩泉，方以甘草干姜汤加味，处方：炙甘草12g，干姜8g，细辛3g，紫菀、款冬花、陈皮、山药、益智仁、菟丝子各10g，连服3剂。偶闻咳嗽，咳时小便出明显减少，仍守上方继服5剂后，诸症消失，精神转佳，再以上方加黄芪15g，茯苓10g。5剂以巩固疗效，后随访1年未复发。[张学燕.甘草干姜汤加味治疗咳时遗尿16例疗效观察.新中医,2011,43(12):48]

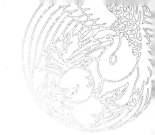

【附方】

《外台》炙甘草汤：治肺痿涎唾多，心中温温液液者。方见虚劳中。

《千金》甘草汤：

甘草

上一味，以水三升，煮减半，分温三服。

《千金》生姜甘草汤：治肺痿，咳唾涎沫不止，咽燥而渴。

生姜五两　人参三两　甘草四两　大枣十五枚

上四味，以水七升，煮取三升，分温三服。

《千金》桂枝去芍药加皂荚汤：治肺痿吐涎沫。

桂枝三两　生姜三两　甘草二两　大枣十枚　皂荚一枚（去皮子，炙焦）

上五味，以水七升，微微火煮取三升，分温三服。

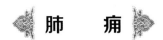 肺　痈

一、病因病机、脉证及预后

【原文】 问曰：病咳逆，脉之何以知此为肺痈？当有脓血，吐之则死，其脉何类？师曰：寸口脉微而数，微则为风，数则为热；微则汗出，数则恶寒。风中于卫，呼气不入；热过于荣，吸而不出。风伤皮毛，热伤血脉。风舍于肺，其人则咳，口干喘满，咽燥不渴，多唾浊沫，时时振寒。热之所过，血为之凝滞，蓄结痈脓，吐如米粥。始萌可救，脓成则死。（2）

【释义】 本条论述肺痈的病因、病机、脉证和预后。咳吐脓血为肺痈的特征，为诊断肺痈的重要依据。脉微而数，微则为风，数则为热是借脉象指出肺痈的病因为外感风热病邪。肺痈的病理过程分风中于卫（风伤皮毛）、热过于营（风舍于肺，热伤血脉，热之所过，血为之凝滞，蓄结痈脓）和吐如米粥（咳唾脓血）。即病变过程可分为三个阶段：表证期、酿脓期和溃脓期。"始萌可救，脓成则死"，对肺痈的预后判断。因肺痈初起，邪盛正未虚，治疗易获效；肺痈脓成后，邪未去而正多虚，病情较重，但临床所见并非皆预后不良，故"死"字不可拘泥。此论体强调痈应早期治疗的原则。

二、证治

（一）邪实壅滞——葶苈大枣泻肺汤案

【原文】 肺痈，喘不得卧，葶苈大枣泻肺汤主之。（11）

葶苈大枣泻肺汤方：

葶苈（熬令黄色，捣丸如弹丸大）大枣十二枚

上先以水三升，煮枣取二升，去枣，内葶苈，煮取一升，顿服。

【原文】 肺痈胸满胀，一身面目浮肿，鼻塞清涕出，不闻香臭酸辛，咳逆上气，喘鸣迫塞，葶苈大枣泻肺汤主之。方见上，三日一剂，可至三四剂，此先服小青龙汤一剂乃进。小青龙方见咳嗽门中。（15）

【释义】 此两条论述肺痈邪实气闭的证治。邪闭于肺，肺失宣降，气机壅滞而上逆，故见胸中胀满、咳逆上气、喘鸣迫塞不得平卧。肺窍不利，可见鼻塞清涕出、不闻香臭酸辛。肺失通调，水湿内停，泛溢肌肤，故见一身面目浮肿。治用葶苈大枣泻肺汤，泻肺开闭。方中葶苈子辛开苦降，

开泄肺气，消痰平喘，利水消肿；唯葶苈子药性峻猛，虑伤正气，故佐大枣缓和药性、安中护正，以使邪去而正不伤。本方无解表之功，其药性峻猛攻下，若表邪未尽，宜先服小青龙汤解表宣肺，待表解后方可服此方。

【参考医案】患者，女，53 岁，2008 年 10 月 14 日就诊。主诉：咳嗽已半月，近 5 天来病势加重，咳嗽频作，唾吐白沫，间有黄色脓痰，气息急促，不能平卧，胸中隐痛，不思饮食，胃纳不进，仅时饮少许米汤。脉浮滑，重按无力，右寸脉稍弦而独盛，舌质干枯，苔黄厚。此属太阴感受风寒，失于宣泄，郁久化热，痰热壅结气道，清肃无权，加之气津耗损，虚中夹实之候。治宜泻肺清热排痰以祛邪，补气生津以扶正。处方：葶苈子 9g，大枣 10 枚，桑白皮 12g，紫苏子 10g，鲜苇茎 20g，冬瓜仁 20g，川贝母 10g（研末冲服），桔梗 10g，天花粉 15g，北沙参 15g，党参 15g，生甘草 6g。服 3 剂症状减轻，能进少量食物，再服 2 剂而喘息全定，饮食稍加，轻微咳嗽吐少许白沫痰，继给六君子汤加薏苡仁、杏仁、麦门冬、枇杷叶，服 3 剂而痊愈。[赵秋侠.葶苈大枣泻肺汤临床应用.中国民间疗法,2012,20(11):35]

（二）血腐脓溃——桔梗汤案

【原文】咳而胸满，振寒脉数。咽干不渴，时出浊唾腥臭，久久吐脓如米粥者，为肺痈，桔梗汤主之。(12)

桔梗汤方：<small>亦治血痹。</small>

桔梗一两　甘草二两

上二味，以水三升，煮取一升，分温再服，则吐脓血也。

【释义】本方论述肺痈脓成已溃的证治。热邪壅肺，肺失肃降，故咳而胸满。正邪相争于里，卫气不能发越畅行温煦肌表，故振寒脉数。热蒸营阴，故咽干不渴。热壅血肉腐败成脓而溃，可见咯出浊唾腥臭如米粥样的脓痰。"久久"二字，一是说明肺痈至脓成而溃，需要一定时间；二则表示病至脓溃后，病久正气多伤。治用桔梗汤，排脓解毒。方中桔梗开提肺气，以祛痰排脓；生甘草清热解毒，并有益气扶正、止咳平喘之功。二药合而用之，具有排脓解毒消痈的作用；甘草用量倍于桔梗，体现祛邪而不伤正的特点，适用于肺痈脓溃后，正气已虚之证。服本方后，由于其宣肺排脓的作用，应有脓血咯出，腐去则新生，实为有效之征。

【典型病案】施某，男，17 岁。病史摘要：患者憎寒发热一周，咳嗽胸闷不畅，吐少量白色黏痰。血常规检查：白细胞总数 $24.5×10^9$/L，中性粒细胞计数 0.85，X 线胸透并摄片诊断为"左下肺脓疡"。经住院治疗 8 天，使用大量抗生素，发热不退。遂邀中医诊治。[吴传铎.桔梗汤治疗肺痈的临床体会.江苏中医药,1981,(3):35]

【辨治思路解析】

（1）病证辨析：患者主要表现为憎寒发热、咳嗽胸闷不畅，与本篇第 12 条之"咳而胸满，振寒脉数"基本相符，诊为肺痈。该患者仅见咳吐少量白色黏痰，未及腥臭，更未见"久久吐脓如米粥"，据患者白细胞总数 $24.5×10^9$/L，中性粒细胞计数 0.85，X 线胸透并摄片报告诊断为：左下肺脓疡，当辨为肺痈血腐脓溃证。本证虽有胸闷不畅，但不同于以"喘而不能卧"为特点的肺痈邪实壅滞证。

（2）病因病机分析：患者感受外邪，继而外邪入里化热，壅滞于肺，灼液成痰，肺失肃降，肺气不利，故咳嗽胸闷不畅、咳吐少量白色黏痰；正邪相争较剧，故憎寒壮热；热邪壅肺，热盛肉腐酿而成脓，故 X 线胸透见左下肺脓疡。其病机为热毒蓄结、痈脓已溃。

（3）治法与方药分析：病属肺痈血腐脓溃证；治宜排脓解毒；方用桔梗汤。

桔梗 60g，生甘草 30g。1 剂，水煎服。

方中桔梗功善宣肺祛痰排脓，重用为主药；生甘草清热解毒。

服 1 剂后，咳嗽增剧，翌晨吐出大量脓痰，夹有腥臭，是因桔梗汤重在宣肺排脓，患者服药后，肺气得宣，气道得畅，肺中痈脓得以排出，故见咳吐大量脓痰，夹有腥臭，肺痈血腐脓溃之典型症状始见矣。

二诊：原方继进 2 剂，排出多量脓痰，发热下降。减桔梗为 20g，生甘草 10g，加南沙参以益其气阴，加金银花、鱼腥草以加强清热解毒排脓之功，加生薏苡仁、瓜蒌皮以增强化湿祛痰之效，服至 10 余剂，药尽热退，精神佳，饮食增。胸透复查，脓疡已消散吸收，血常规检查正常。肺痈脓溃期的证治，要注意因其咳吐大量腥臭脓痰，易伤及气阴，故在论治中，要把握好时机，适当加用益气生津之品。

【讨论】

（1）肺痈血腐脓溃证的辨证要点是什么？

肺痈血腐脓溃证的辨证要点是咳而胸满、振寒脉数、咽干不渴、时出浊唾腥臭、久久吐脓如米粥，但因患者"时出浊唾腥臭"，或"久久吐脓如米粥"，说明肺中壅滞已有出路，故应不见明显的胸痛。临证要注意的是虽然肺中痈脓已成，但并非见其咳吐大量腥臭脓痰才可诊为肺痈血腐脓溃证，有时痈脓已成，但痈脓排出不畅，亦可见"时出浊唾腥臭"，而不见"久久吐脓如米粥"。其病程较长，病势相对较缓，多为实证，亦可见正虚。

（2）肺痈邪实壅滞与血腐脓溃证治如何鉴别？

肺痈乃肺生痈脓之患，多因外风内热、蕴阻于肺、由气入营、热壅血瘀、蓄结痈脓，临床以咳嗽、胸中隐隐作痛、咳唾脓血、脉数实为特点。《金匮要略》所论肺痈分为邪实壅滞和血腐脓溃两证，用方分别为葶苈大枣泻肺汤和桔梗汤，但因二方证在病因病机上有所不同，故临证时需加以鉴别。葶苈大枣泻肺汤为泻肺峻剂，适用于肺痈初中期，表证已解，而脓已成或未成，而邪实壅肺、病势较急，多为实证，因邪实壅滞于肺、气机被阻，临床以喘咳不能平卧、胸满胀或痛为特征，属于邪实气闭之实证，治当用葶苈大枣泻肺汤以开肺逐邪为主，而桔梗汤所治则为肺痈脓已成，多见于中后期，病势相对稍缓，临床以咳而胸满、振寒脉数、咽干不渴，尤其是时出浊唾腥臭、吐脓如米粥之状为特征。从条文中"久久"二字来看，其证病势已经逐渐转虚，治不当用泻肺峻药攻利，而用桔梗汤以排脓解毒为主。

（3）桔梗汤临床如何运用？

桔梗汤除治疗肺脓疡外，还用桔梗汤或加味桔梗汤治疗急慢性咽喉炎、扁桃体炎、猩红热、肺炎、放射性食管炎等痰多者，但要谨守痈脓已溃或痰浊壅滞的基本病机。临证时伴发热恶寒表证者，加薄荷、桑叶；邪热内盛者，加金银花、连翘、黄芩、赤芍、天花粉；便秘者，加芒硝、大黄；咽喉肿痛者，加玄参、山豆根、射干。

【附方】

《千金》苇茎汤：治咳有微热、烦满、胸中甲错，是为肺痈。

苇茎二升　薏苡仁半升　桃仁五十枚　瓜瓣半升

上四味，以水一斗，先煮苇茎，得五升，去滓，内诸药，煮取二升，服一升，再服，当吐如脓。

《外台》桔梗白散：治咳而胸满，振寒脉数，咽干不渴，时出浊唾腥臭，久久吐脓如米粥者，为肺痈。

桔梗　贝母各三分　巴豆一分（去皮，熬，研如脂）

上三味，为散，强人饮服半钱匕，羸者减之。病在膈上者，吐脓血，膈下者，泻出，若下多不止，饮冷水一杯则定。

咳 嗽 上 气

一、辨证及预后

【原文】上气面浮肿，肩息，其脉浮大，不治；又加利尤甚。（3）

【释义】本条论述正气虚弱欲脱之上气的特点及预后。上气本有虚、实之别，若因邪实相对易治；若因正虚则相对难治。本条所说之"不治"则应考虑其尺脉浮大无力、按之无根，病情较重，预后不佳。本有肾虚气脱于上，若又加下利，则有阴阳欲离之征，病势更加危重。

【原文】上气喘而躁者，属肺胀，欲作风水，发汗则愈。（4）

【释义】本条论述邪实壅肺之上气的特点及预后。发汗则愈，说明此属邪气阻肺所致。此肺胀属咳嗽上气病，为外有表邪、内有水饮之实证。本证内外合邪致肺失肃降，气逆而喘，躁扰不安。肺失通调，水泛肌表，则成风水。治宜发汗宣肺，病即得愈。

另，本条应与上条合参，提示治疗上气病须明辨虚实。

二、证治

（一）寒饮郁肺——射干麻黄汤案

【原文】咳而上气，喉中水鸡声，射干麻黄汤主之。（6）

射干麻黄汤方：

射干十三枚一法三两　麻黄四两　生姜四两　细辛　紫菀　款冬花各三两　五味子半升　大枣七枚　半夏（大者，洗）八枚一法半升

上九味，以水一斗二升，先煮麻黄两沸，去上沫，内诸药，煮取三升，分温三服。

【释义】本条论述寒饮郁肺的咳嗽上气证治。因喉中痰阻，气道不利，痰气交击而出现咳嗽气逆，喉间痰鸣声响，连绵不断，犹如水鸡之叫声。治以射干麻黄汤散寒宣肺、降逆化痰。方中射干消痰开结，以利咽喉；麻黄发散风寒，宣肺平喘；半夏、生姜、细辛散寒蠲饮；五味子收敛肺气，与辛散之品同用则散中有收，以复肺之宣发肃降；紫菀、款冬花温肺化痰止咳；大枣扶正安中。诸药合用，表里兼顾，散中有收，祛邪而不伤正。

【典型病案】谢某，男，8个半月。因感冒咳嗽两周，高热4天入院。入院前两周咳嗽痰多，至第10天突然高热持续不退，伴有呕吐夹痰奶等，食纳差，大便黄色黏稠，日1～2次，精神委靡，时而烦躁，入院后即用中药桑菊饮、葛根芩连汤加味、安宫牛黄散及竹叶石膏汤等均未效，于4月21日请蒲老会诊：体温38～40℃，无汗，呕吐，下利，每日十多次，呼吸不畅，喉间痰阻，喘促膈动，面色苍白，胸腹微满，舌红无苔，脉虚。脉搏104次／分，发育营养中等，两肺呼吸音粗糙，有散在中小水泡音。血常规检查：白细胞总数 $11.5×10^9$／L，中性粒细胞计数0.58，淋巴细胞0.41，单核0.01。尿蛋白（++）。咽拭子培养为金黄色葡萄球菌，凝固酶试验（+），少数绿脓杆菌溶血素，药物敏感试验对各种抗生素均为（-），咽拭子病毒分离为Ⅲ型腺病毒，补体结合试验效价1：32倍。胸透右上肺有片状阴影。临床诊断为"腺病毒肺炎"。[中国中医研究院. 蒲辅周医案. 北京:人民卫生出版社, 1972.]

【辨治思路解析】

（1）病证辨析：患儿以咳喘、喉中痰鸣为主症，其下利乃因肺与大肠相表里之故，所以病属咳

嗽上气。患儿虽见高热无汗、时而烦躁、喘促膈动、舌红，状似痰热证，但经清热药物治疗无效，且患儿面色苍白、痰量多、喘而不渴、脉虚，故当辨为寒饮郁肺之咳嗽上气，兼化热伤阴证，与发热面赤、痰少质黏、咳吐不爽、脉滑数之痰热证有别。

（2）病因病机分析：患儿因邪气犯肺，致肺失宣降故咳嗽痰多；治不及时，正邪交争，故高热无汗；肺失通调，津停为痰，阻于气道，痰气搏击，故喉间喘鸣、呼吸不畅；肺失治节，影响胃之和降与大肠之传导，故呕吐、下利；邪扰心神，故烦躁；邪气伤正，故精神委靡；舌红无苔、脉虚为寒饮郁闭日久，化热伤津之象。故其病机为寒饮郁肺，痰气搏击，兼化热伤阴。

（3）治法与方药分析：病属寒饮郁肺证；治宜散寒宣肺，降逆化痰；方用射干麻黄汤加减。

射干 2g，麻黄 1.5g，细辛 1.5g，五味子 30 粒，干姜 1g，紫菀 2.4g，法半夏 3g，大枣 4 枚。2 剂，水煎服。

方用射干消痰开结，通利咽喉；麻黄宣肺平喘，开肺气之闭；紫菀温肺止咳；半夏、干姜、细辛温散寒饮；五味子收敛肺气，并制约麻黄、细辛、半夏之过散；大枣安中扶正。

二诊：进药 2 剂后体温由 40℃降至正常，烦躁渐息，微咳不喘，喉间痰减，呼吸较畅，面色渐荣，手足心润，胸腹已不满，下利亦减，舌质红，苔少，脉缓，提示郁闭已开，宜养阴化痰为治。

处方：沙参 6g，麦冬 3g，五味子 20 粒，紫菀 2.4g，法半夏 3g，枇杷叶 9g，生姜 2 片，大枣 2 枚。

方用沙参、麦冬养阴扶正；五味子收敛肺气；紫菀、半夏、枇杷叶化痰降逆。进 2 剂后咳止，一切正常，观察 4 天，痊愈出院。

【讨论】

（1）射干麻黄汤证的辨证要点是什么？

喉中痰鸣、胸中满闷、咳喘，咯痰色白质稀、苔白滑或白腻，呼吸不畅较明显。病机为寒饮郁肺。

（2）如何区别射干麻黄汤证与小青龙汤证？

二方均治恶寒发热、咳喘、咳痰色白等表现的寒饮郁肺咳喘证，均可散寒宣肺、止咳平喘，用药都有麻黄、细辛、半夏、五味子与姜。但射干麻黄汤证的病机为寒饮郁肺、痰气搏击；而小青龙汤证的病机为外寒内饮、肺失宣降。从临床表现看，前者以喉间痰鸣、呼吸不畅为主症，痰质略稠；后者恶寒发热表证重，并见咳逆倚息不能平卧、痰质清稀。治疗上前方以射干、麻黄为主药，化痰开结、利咽平喘；配伍紫菀、款冬花增强化痰之力；选用生姜，走而不守。后方麻黄配桂枝、芍药，散寒解表，温化水饮；选用干姜守而不走。

（3）射干麻黄汤临床如何运用？

本方临床常用于治疗哮喘、肺胀等肺系病证，临床以咳喘、喉中痰鸣、咯痰色白为使用依据。若胸膈满闷，可加杏仁、厚朴；若有热象，可加黄芩、鱼腥草、生石膏；若痰涎壅盛，可加紫苏子、贝母；若喘憋甚，可加葶苈子、紫苏子、白芥子；若兼水肿可加桑白皮、葶苈子；若气虚可加党参、黄芪。本方针对哮、喘患者为病情发作时的治标之剂；缓解后应固本培元，注意调护，防止复发或减轻复发频率与程度。

【参考医案】杨某，女，51 岁，2011 年 2 月 14 日就诊。咳嗽 2 周，加重 1 周。现病史：2011 年 2 月 7 日因发热、咳嗽，体温 38.5℃，于某急诊科就诊，诊断为"支气管肺炎"，给予大量抗生素治疗后体温恢复正常，但咳嗽未减轻。出院后咳嗽持续加重。刻下症：咳嗽，咳痰色白，后背凉如冰，纳可，眠差，入睡困难，大便正常，夜尿 1～2 次。2 个月前腰部带状疱疹，现疱疹消退，遗留腰部皮肤疼痛。处方：射干 15g，炙麻黄 12g，生姜 5 大片，半夏 15g，炙紫菀 30g，炙款冬花 30g，紫苏子 9g，葶苈子 30g，前胡 15g，百部 30g。水煎服，分 4 次（早、中、晚饭前和睡前）服用。

2011年2月24日二诊：服药9剂，咳嗽愈，仍偶有痰，畏寒，二便调，纳眠可。予桂枝汤调理营卫以善后。处方：桂枝30g，白芍30g，炙甘草15g，厚朴15g，化橘红15g，生姜3片，大枣5枚。[贾淑明,彭智平,逄平,等.仝小林教授运用射干麻黄汤治疗呼吸系统疾病解析.长春中医药大学学报,2014,30(4):628-630]

（二）痰浊壅肺——皂荚丸案

【原文】咳逆上气，时时吐浊，但坐不得眠，皂荚丸主之。（7）

皂荚丸方：

皂荚八两（刮去皮，用酥炙）

上一味，末之，蜜丸梧子大，以枣膏和汤服三丸，日三夜一服。

【释义】本条论述痰浊壅肺咳喘证治。稠痰壅滞致肺失清肃，故咳嗽气喘；黏痰随咳嗽吐出，故时时吐浊；卧则痰浊壅滞、气机不利、呼吸困难，故但坐不得眠。须用除痰峻猛的皂荚丸方能使稠痰去而咳喘止。方中皂荚辛咸，辛以散结，咸以软坚，故能宣壅导滞、涤痰利窍。由于药力较强，故皂荚须去皮经酥炙，做成蜜丸，且用枣膏调服，以缓其峻猛燥烈之性。

【参考医案】陈某，男，53岁，1983年4月15日就诊，自述春节后因患感冒，继之咳嗽吐痰不止，历时一月有余，中西医多方医治无效。现症：咳嗽吐痰，色白量多而黏，遇寒加重，诊脉之际，咳嗽吐痰亦不能暂止，饮食少思，呼吸不利，因咳嗽而影响睡眠，不发热，口不渴，二便正常，舌质略淡，苔白滑，脉浮弦。证属风寒侵肺、痰浊壅盛，法当温肺散寒、祛痰止咳，考虑中西药已遍用无效，恐一般方剂不能胜病，拟用皂荚丸先攻顽痰。皂荚丸9g，大枣10枚（去核）煎汤一次送服，每日1次，连服2日。二诊：自诉第一日服药后半时许，胃部感觉不适，随即呕吐，吐出白色胶黏似痰之物约一痰盂，咳嗽吐痰顿时见轻，第二日服药后又发生呕吐，但吐出物系清水而无黏痰，咳嗽已愈近半。黏痰虽减，寒邪束肺未解，处以小青龙汤加前胡、杏仁、川贝母，服5剂而愈。[安淑芳.刘善锁老中医的经方治验.光明中医,2015,(12):2659-2661]

（三）饮热迫肺——越婢加半夏汤案

【原文】咳而上气，此为肺胀，其人喘，目如脱状，脉浮大者，越婢加半夏汤主之。（13）

越婢加半夏汤方：

麻黄六两　石膏半斤　生姜三两　大枣十五枚　甘草二两　半夏半升

上六味，以水六升，先煮麻黄，去上沫，内诸药，煮取三升，分温三服。

【释义】本条论述饮热迫肺的肺胀证治。因内有水饮，兼之外感，使内外合邪，而成肺气胀满。饮热交阻，肺气壅塞，气逆不降，故其人咳而上气、甚则喘促、两目胀突有如脱出之状。脉浮主表、主上；脉大主有热、主邪实。治宜宣肺泄热、散饮平喘，用越婢加半夏汤。方中麻黄宣肺平喘，与石膏相配，既可清解郁热，又能发越水气；半夏、生姜散饮降逆；甘草、大枣安中扶正。

【典型病案】金某，女，1岁，1月29日就诊。患儿发热4天，已服过中西药未效，高热达39.6℃，咳喘气促，腹满膈煽，喉间痰声漉漉，鼻翼煽动，面青唇淡，头汗出，时有烦躁，不欲食奶，大便稀溏，小便黄，指纹不显，舌质淡苔白，脉沉紧。检查扁桃体红肿，听诊两肺布满水泡音。胸透两肺纹理粗重模糊，并有小型纹点状浸润性阴影，尤以内中带为著，两肺下部有轻度肺气肿，心膈无异常。血常规检查：白细胞总数11.3×10^9/L，中性粒细胞计数0.79，淋巴细胞计数0.20，嗜酸粒细胞0.01，诊断为"支气管肺炎"。[中国中医研究院.蒲辅周医案.北京:人民卫生出版社,1972]

【辨治思路解析】

（1）病证辨析：患儿以咳喘气促、腹满膈煽、喉间痰声漉漉、鼻翼煽动为主症，当诊为咳嗽上气病。其唇舌色淡、苔白，且病发冬季，颇似寒饮闭肺的射干麻黄汤证，但患儿高热达39.6℃，头汗出，并时有烦躁、小便色黄，有明显热象当辨为饮热迫肺证。脉沉紧提示痰湿内阻，肺气郁闭较重。

（2）病因病机分析：患儿于冬季感受风寒之邪，入里化热，壅阻于肺，聚液生痰，热邪与内饮相合，发为本病。邪气壅肺，故咳喘气促；寒郁化热，故时有烦躁、小便色黄；痰阻气道，故喉间痰鸣；饮热迫肺，故鼻翼煽动；痰热内阻，影响脾胃，故腹满膈煽、不欲食奶、大便稀溏；脉沉紧、指纹不显，提示病情较重。其病机为饮热迫肺，肺气胀满。

（3）治法与方药分析：病属肺胀之饮热迫肺证；治宜宣降肺气，清热化痰；方用越婢加半夏汤加味。

麻黄2.4g，甘草1.5g，生石膏9g，法半夏6g，前胡3g，炒紫苏子3g，生姜3大片，大枣2枚。水煎服。

方用麻黄宣肺平喘；生石膏清宣郁热；半夏、生姜化饮降逆；甘草、大枣安中；因患儿喉间痰声漉漉，脉象沉紧说明痰阻较重，故加前胡、炒紫苏子降逆化痰。

1月30日二诊：服药后，微汗出，热降，烦喘膈煽俱减，大便呈泡沫样，小便微黄，舌淡苔黄腻，脉浮数。

连皮茯苓3g，法半夏3g，橘红3g，甘草1.5g，杏仁3g，炒紫苏子3g，前胡3g，桑白皮4.5g，炒莱菔子3g，竹茹3g，生姜3片。

根据患儿用药后情况反映肺闭已开、表邪已散，但痰湿尚阻，以理肺、化痰为治，方用二陈汤燥湿化痰；杏仁、紫苏子、前胡、桑白皮、莱菔子宣降肺气，祛痰止咳；竹茹、生姜和胃。

1月31日三诊：体温正常，精神转佳，呼吸微促，喉间尚有少许痰声，大小便同前，食纳尚差，治以调和肺胃、温化痰湿，前方加厚朴2.4g，麦芽3g。

2月1日四诊：唯喉间略有痰声，余症悉平，继续调和肺胃，兼清伏火。

法半夏3g，茯苓3g，陈皮1.5g，神曲2.4g，炒枳壳1.5g，焦山楂3g，麦芽6g，炒莱菔子3g，杏仁3g，黄连0.3g，炒紫苏子2.4g，生姜2片。此方服后，一切恢复正常。

【讨论】

（1）越婢加半夏汤证的辨证要点是什么？

咳而上气、其人喘、目如脱状、脉浮大有力。其病机为饮热郁肺，肺气胀满。

（2）越婢加半夏汤临床如何运用？

本方常用于呼吸系统疾病中辨证属饮热迫肺者，亦用于治疗饮热迫肺、水液内停而致的水肿者。若痰热内盛，痰黏不易咯出，可加鱼腥草、瓜蒌皮、鲜竹沥等；若喘息不得卧可加葶苈子；若热盛津伤，口舌干燥可加天花粉、知母；若咳甚可加前胡、杏仁、僵蚕。

【参考医案】 患者，女，2岁，首次就诊，其母代诉：患儿2周前发病，开始鼻流清涕，喷嚏，咳嗽。数日后，其流涕，喷嚏之症减轻，而咳嗽则日益加甚，频频咳嗽。而痰少，咳有回声，眼胞浮肿，且见发热、鼻干、口渴欲饮水、小便黄、汗出、食欲减退、舌红、少苔、指纹稍紫。该证为肺郁化热、气逆咳嗽，治宜宣肺清热、降逆止咳，佐以调中和胃。治以越婢加半夏汤。处方如下：麻黄5g，石膏9g，生姜3g，红枣2枚，炙甘草5g，法半夏6g，以水煎服。二诊，热退咳止，但口渴、鼻干，继续以上方去法半夏，加天花粉6g。服后病愈。［李今庸.李今庸医案医论精华.北京：北京科学技术出版社，2009］

（四）寒饮夹热——厚朴麻黄汤案、泽漆汤案、小青龙加石膏汤案

1. 厚朴麻黄汤案

【原文】咳而脉浮者，厚朴麻黄汤主之。（8）

厚朴麻黄汤方：

厚朴五两　麻黄四两　石膏如鸡子大　杏仁半升　半夏半升　干姜二两　细辛二两　小麦一升　五味子半升

上九味，以水一斗二升，先煮小麦熟，去滓，内诸药，煮取三升，温服一升，日三服。

【释义】本条论述饮热偏于上而近于表的咳嗽证治。因痰饮内停，肺失宣降故咳嗽。浮，既指脉象，又提示病位及病机。脉浮主表，病邪在上，即病邪上迫于肺之意。故可知本条病机为病近于表而又邪盛于上。本条详于方而略于证，故须以方测症。方中厚朴、麻黄、杏仁宣肺利气，降逆平喘；细辛、干姜、半夏化饮止咳；石膏清热除烦；小麦护胃安中；五味子收敛肺气。诸药合用可止咳平喘，清热化饮。故可推知本证应有咳嗽喘逆，痰声漉漉，胸满，烦躁口渴等症。

【典型病案】李某，男，13 岁。患支气管哮喘，发作时胸满烦躁，咳痰黄稠，呼吸不利，喉间有哮鸣音，口渴苔黄，脉象浮数。曾服用定喘汤，咳痰转清，哮喘仍发。［谭日强.金匮要略浅述.北京:人民卫生出版社,1981］

【辨治思路解析】

（1）病证辨析：患者素有哮病，现处发作期，症见胸满烦躁、咳痰黄稠、呼吸不利、喉间哮鸣、口渴、苔黄、脉象浮数，辨属痰热壅肺证。患者用定喘汤后痰转清而哮喘仍发，提示热减而伏饮仍在，当辨为寒饮夹热郁肺之哮证。

（2）病因病机分析：患者素有饮邪内伏，饮郁日久，逐渐化热，外感风寒，引动伏饮，外寒内饮，壅迫于肺，气机不利，故胸满烦躁、喉间哮鸣；饮郁化热，故咳痰黄稠、口渴、苔黄、脉数。其病机为内饮外寒，郁而化热，上迫于肺，肺气胀满。

（3）治法与方药分析：病属寒饮夹热郁肺之哮证；治宜散寒化饮、宣肺平喘，兼以清热；方用厚朴麻黄汤。

厚朴 10g，麻黄 3g，杏仁 10g，生石膏 10g，法半夏 10g，干姜 3g，细辛 1.5g，五味子 1.5g，小麦 10g。3 剂，水煎服。

方用厚朴行气除满；麻黄、杏仁宣降肺气；细辛、干姜、半夏温化寒饮；石膏清解郁热；五味子收敛肺气，以防辛温之品耗散正气；小麦安中护胃。诸药合用，共奏降逆化饮、宣肺平喘、兼清郁热之功。服 3 剂，咳喘均止。

【讨论】

（1）厚朴麻黄汤证的辨证要点是什么？

咳喘、胸满、烦躁、咽喉不利、痰声漉漉、舌苔滑、脉浮等。《备急千金要方》云"咳而大逆上气，胸满，喉中不利，如水鸡声，其脉浮者，厚朴麻黄汤方"可作佐证。病机为寒饮夹热，上迫于肺，邪盛于上而近于表。

（2）厚朴麻黄汤临床如何运用？

本方常用于急慢性气管炎、哮喘等出现饮邪夹热郁肺之证。若有表寒证可加桂枝；若喘甚倚息不得卧可加葶苈子；若无烦躁口渴可去石膏；若腹胀不思饮食可加鸡内金、焦三仙等；若咯痰黄稠去干姜、细辛加竹沥、桑白皮。

【参考医案】董某，男，1 岁半，1981 年 12 月 10 日就诊。患儿平素贪食过度，5 个月时，曾连

续腹泻达一个月之久，腹泻止后则反复感冒发热，多次患肺炎，近一周来因感冒发热而腹胀咳嗽，呕吐痰涎，不思饮食，夜间咳嗽较重，指纹沉滞，舌苔薄白稍厚腻，脉浮滑。乃伤食停饮夹感冒。遂以厚朴麻黄汤加减：厚朴3g，麻黄3g，生石膏18g，杏仁2g，半夏1g，细辛0.3g，五味子0.6g，小麦6g，瓜蒌皮6g，焦三仙10g。水煎分服。1日中将1剂药分5次服。上方服完2剂，咳嗽明显减轻，腹胀好转，食欲稍增。又服上方2剂而愈。［王占玺.张仲景药法研究.北京:科学技术文献出版社,1984］

2.泽漆汤案

【原文】脉沉者，泽漆汤主之。（9）

泽漆汤方：

半夏半升　紫参五两——作紫菀　泽漆三斤（以东流水五斗，煮取一斗五升）生姜五两　白前五两甘草　黄芩　人参　桂枝各三两

上九味，㕮咀，内泽漆汁中，煮取五升，温服五合，至夜尽。

【释义】本条论述水饮停于胸肺的咳嗽证治。脉沉者是和第8条脉浮者相对而言，脉沉主里亦为有水之征，揭示了本条水饮内停、咳喘身肿的病机。除咳嗽、脉沉之外，本证还应有咳唾引胸胁痛，甚或兼有身肿、小便不利等症。水饮内停，结于胸肺，则咳喘，甚则牵引胸胁疼痛；水饮停蓄，影响气化，则小便不利；水无出路，外溢肌肤则出现水肿。治宜通阳利水、益气健脾、止咳平喘，用泽漆汤。方中泽漆泻水逐饮；紫参利大小便而逐水；半夏、生姜、桂枝、白前散水通阳，止咳平喘；人参、甘草益气扶正；饮郁久而化热，故用黄芩清泄郁热。诸药共奏逐邪安正之效。

【典型病案】张某，女，72岁。患慢性支气管炎伴肺气肿10年，素日气短，劳则作喘。旬日前，贪食肥厚，复勉强作劳，遂扰动宿疾，咳痰肿满，气急息迫，某医院诊为"肺源性心脏病"。西药治疗一周罔效。刻诊：面晦紫虚肿，咳逆气促，鼻张抬肩，膈膨胀，不能平卧，痰涎壅盛，咯吐不爽，心慌不宁，颈静脉怒张，肝肋下3cm，伴明显压痛，剑突下上腹部动悸可见，下肢呈凹陷性水肿，小便不利，大便数日未行。唇青紫，口干不欲饮，舌质紫暗，苔白厚，脉沉有结象。［海崇熙.泽漆汤治疗肺系急重病验案三则.国医论坛,1991,(3):14］

【辨治思路解析】

（1）病证辨析：患者年老久病体弱，素日气短，因劳复发。现以咳逆气促、鼻张抬肩、不能平卧为主症，伴见痰涎壅盛、下肢水肿、小便不利等，当辨为肺胀之痰饮郁肺、正虚水停证。

（2）病因病机分析：患者久病正虚，故平素气短、劳则作喘。又因贪食肥厚，损伤脾胃，酿生痰湿，复又作劳，引发宿疾。肺气壅滞，上逆而喘，故咳逆气促、鼻张抬肩、膈胀、不能平卧；饮郁化热，扰及心神，故心烦不宁；肺为水之上源，失于通调，水津不布，故口干不欲饮，颜面、下肢水肿，小便不利；肺与大肠相表里，可影响大肠传导，故大便不行；肺朝百脉助心行血，气滞则血瘀，故面晦紫、颈静脉怒张、肝肿大、唇青紫、舌紫暗。本案病情复杂，既有正气不足，又有痰阻肺气、水饮内停、血行瘀滞等，病涉肺、心等脏，气、血、水俱病，但以水饮内停、肺失宣降为主要病机。

（3）治法与方药分析：病属肺胀痰饮郁肺之正虚水停证；治宜利水消肿、化痰降逆、祛邪为主，兼以扶正；方用泽漆汤。

泽漆30g，紫菀、白前、生姜各15g，半夏、党参、桂枝、黄芩、炙甘草各10g。5剂，水煎服。

方中重用泽漆利水消肿，化痰止咳；配伍紫菀、半夏、白前、生姜化痰降逆，以平喘咳；党参、桂枝、炙甘草补气通阳；邪壅日久易生郁热，故用黄芩清热。

二诊：服药5剂后，诸症明显好转，说明水饮壅盛于肺的病理状态得到改善，肺气得以升降；

泻下黏浊物甚多是腑气行、邪气祛之征，药已中的，续进5剂。

三诊：咳平喘宁，肿消痰却，肝大缩回，小便通利，纳谷馨，拟金水六君煎调理，补益肺肾，健脾燥湿，使正气渐充，湿不再生，连进月余，病情稳定。经询访，年内未再反复。

【讨论】

（1）泽漆汤证辨证要点是什么？其与厚朴麻黄汤证有何异同？

咳喘、脉沉、胸胁引痛、有水气内停，或见浮肿、小便不利等。其病因病机为脾虚不运，饮停胸肺，肺失治节，宣降不利，故病位偏于里。二方证可治寒饮夹热之咳喘。不同之处在于：①病机不同。厚朴麻黄汤证为寒饮夹热迫肺，病位近表偏上；泽漆汤证为水饮内结生热，病位近里偏下。②主症不同。厚朴麻黄汤证主症为咳喘、胸满、烦躁、不能平卧、口渴、脉浮数；泽漆汤证主症为咳喘、胸胁引痛、小便不利、脘痞、身肿、脉沉细。③治法不同。厚朴麻黄汤以厚朴麻黄为君，治以行气宣肺为主；泽漆汤以泽漆为君，治以利水化痰为主。

（2）泽漆汤临床如何运用？

本方常用于水饮迫肺，正气已虚或兼郁热者。若寒盛可加麻黄、桂枝；若热盛加桑白皮、黄芩、金银花；若哮甚加用地龙；若血瘀配伍丹参、桃仁；若气虚明显可加玉屏风散；若肺阴伤可加生脉散；若脾胃虚弱合香砂六君子汤。

【参考医案】陈某，女，22岁，1984年1月16日就诊。自述有"支气管哮喘"病史12年，常反复发作，冬令尤频。1周前婆媳口角，火气浮动，宿痰暴涌，服解痉剂及激素类西药，症未缓解，故迎余往诊。履未及室，痰鸣呼吼声先入耳，俟入内诊察，见唇面青灰，额汗若洗，抬肩滚肚，胸廓膨隆，喘促气急，睛突口张，时而欢呼，时而咳唾，痛苦万状，舌质紫，苔滑白，脉中取滑而重按促。辨证为胸有壅塞之气，膈有潜蓄之痰，气痰相搏，聚结息道，酿成"痰栓"。治当涤痰降逆，宣肺缓急。方拟泽漆汤倍半夏：泽漆30g，姜半夏20g，紫菀、白前、生姜各15g，桂枝、黄芩、党参、炙甘草各10g。3剂，水煎服。二诊：痰势衰退，喘促缓和，胸膈稍宽，夜能俯寐，效不更方，续进5剂，连服10周，后随访1年，未再反复。[海崇熙. 泽漆汤治疗肺系急重病验案三则. 国医论坛，1991,(3):14]

3. 小青龙加石膏汤案

【原文】肺胀，咳而上气，烦躁而喘，脉浮者，心下有水，小青龙加石膏汤主之。（14）

小青龙加石膏汤方：《千金》证治同，外更加胁下痛引缺盆。

麻黄　芍药　桂枝　细辛　甘草　干姜各三两　五味子　半夏各半升　石膏二两

上九味，以水一斗，先煮麻黄，去上沫，内诸药，煮取三升。强人服一升，羸者减之，日三服，小儿服四合。

【释义】本条论述外寒内饮夹热的咳喘证治。心下有水，饮停气逆，故咳嗽、气喘；寒饮郁而化热，内扰心神，故烦躁；风寒袭表，故脉浮。治宜解表化饮、清热除烦，用小青龙加石膏汤。方中麻黄、桂枝发汗解表，宣肺平喘；半夏、干姜、细辛散寒蠲饮；芍药、五味子收敛逆气，以防温散太过；石膏清热除烦；甘草调和诸药。

【典型医案】孙某，女，46岁。时值炎夏，夜开空调，当风取凉，患咳嗽气喘甚剧。西医用进口抗肺炎之药，不见效果，又延中医治疗亦不能止。请刘老会诊：患者咳逆倚息，两眉紧锁，显有心烦之象。舌质红绛，苔则水滑，脉浮弦，按之则大。[陈明,刘燕华,李方.刘渡舟临证验案精选.北京:学苑出版社，1996]

【辨治思路解析】

（1）病证辨析：患者以咳逆倚息为主症，兼见心烦、舌红绛而苔水滑、脉浮而弦，结合病史，当诊为肺胀之寒饮夹热证。小青龙汤证与本案颇为相似，但本患者兼有舌红绛及心烦之郁热证，可资鉴别。

（2）病因病机分析：患者夏夜当风取凉而外感寒邪，邪郁肺气，津失布散，停为饮邪，发为本病。肺气郁闭，故咳喘甚剧；寒饮郁闭，加之时值炎夏，易生郁热，内扰心神故心烦；舌质红绛、苔水滑、脉浮弦、按之大亦皆为寒饮夹热之象。其病机为外寒束肺，饮邪内停，兼有郁热，肺失宣降。

（3）治法与方药分析：病属肺胀之寒饮夹热证；治宜散寒解表，温化水饮，兼清郁热；方用小青龙加石膏汤。

麻黄 4g，桂枝 6g，干姜 6g，细辛 3g，五味子 6g，白芍 6g，炙甘草 4g，半夏 12g，生石膏 20g。2 剂，水煎服。

方中麻黄、桂枝、细辛相配，辛温散寒解表，其中麻黄宣畅肺气，桂枝通阳化饮；细辛与干姜、半夏为伍，温化痰饮；石膏清泄郁热；五味子收敛肺气，以防麻黄、桂枝、干姜、细辛耗散肺气、燥伤营阴；芍药和其营阴；甘草调和诸药。

方证相合，仅服 2 剂，则喘止人安，能伏枕而眠。

【讨论】

（1）小青龙加石膏汤证的辨证要点是什么？

辨证要点为咳而上气、烦躁而喘、喘咳并重、脉浮。其病机为内饮外寒，郁而化热，饮重于热，肺气胀满。

（2）小青龙加石膏汤证与射干麻黄汤证、厚朴麻黄汤证如何鉴别？

三个汤证皆为寒饮壅闭肺气所致咳嗽上气，均用麻黄散寒宣肺平喘；配半夏化饮降逆；伍以细辛与姜温肺化饮；用五味子敛肺防辛散太过。射干麻黄汤证为寒饮与上逆之气搏击于气道、咽喉而致喉中痰鸣，故用射干配紫菀、款冬花开结降逆、化痰利咽，姜亦用偏于辛散之生姜。厚朴麻黄汤证与小青龙加石膏汤证皆夹郁热，故均佐石膏清解郁热，但前者偏于气滞，胀满突出，故以厚朴为主药，配杏仁降逆平喘；小青龙加石膏汤证外寒里饮，故用桂枝配麻黄、细辛散寒；芍药配桂枝调和营卫，并能防诸药过于辛散。

【参考医案】冯某，女，6 岁。腺病毒肺炎住院 3 周，发热咳嗽气喘，发憋，面青白，下利，肺部啰音较多。舌淡苔灰黑，脉滑数，属内饮兼外感，治宜宣肺。麻黄 1.5g，干姜 1g，五味子（打）10 枚，法半夏 3g，桂枝 3g，生石膏 6g，炙甘草 1.5g，杏仁 10 枚，白芍 1.5g，大枣 2 枚。以水 300ml，煎 3 次温服。2 剂。复诊：身微热，面红润，咽间有痰，胃口好些，大便次数已减少，舌淡苔灰黑已减，脉滑微数。治以调和脾胃，理肺化痰。处方：法半夏 3g，橘红 2.4g，炙甘草 1.5g，紫菀 2.4g，五味子（打）10 枚，细辛 0.9g，紫苏子（炒）3g，前胡 1.5g，生姜 2 片，大枣 2 枚。水煎服。3 月 17 日三诊：热退，喘憋减，精神转佳，食纳好，舌淡苔减，脉缓，继服前方而愈。[中国中医研究院. 蒲辅周医疗经验. 北京:人民卫生出版社,1976]

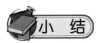

小　结

肺痿有虚热、虚寒之分，病机皆为肺气萎弱不振，临床均可见口中多浊唾或涎沫、呼吸时张口短气，但虚热肺痿治用麦门冬汤益气生津、润肺养阴。虚寒肺痿，治用甘草干姜汤温肺复气。

肺痈多由外感风热而成，病情演变可分为三个阶段：初期病在表，治当辛凉解表；邪在表不解，内舍于肺，热壅血瘀，则蓄结痈脓，此时又分酿脓期及溃脓期，前者多属实证，邪实壅滞，可用葶苈大枣泻肺汤；后者血腐脓溃，则应排脓解毒，方用桔梗汤。无论脓已成或未成，均可酌用《千金》

苇茎汤。

咳嗽上气有虚实之分,肾不纳气,元阳离根上脱者为危候;实证则为邪闭肺气而致。寒饮郁肺,用射干麻黄汤散寒宣肺、降逆化饮;痰浊壅肺,用皂荚丸涤痰开窍;饮热迫肺,用越婢加半夏汤宣肺泄热、降气平喘;寒饮夹热,气机壅闭,上迫之势较甚者,以厚朴麻黄汤宣肺平喘、兼清郁热;水饮内盛,而又正气不足属虚实夹杂证者,用泽漆汤逐水通阳、止咳平喘;外寒较重者,用小青龙加石膏汤散寒解表、温化水饮,兼清郁热。

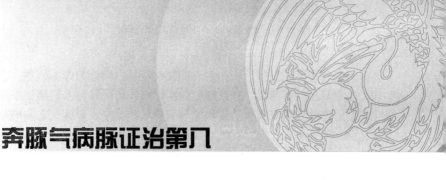

奔豚气病脉证治第八

本篇专论奔豚气病的成因与证治。奔豚气病是指冲脉经气上逆，以患者自觉气从少腹上冲胸咽，发作时胸腹闷痛或咽喉窒塞、痛苦难以忍受，发作后即如常人为特征的疾病。

本篇精选奔豚气、厥逆、痛经等病证医案5则。

一、成因与主症

【原文】师曰：病有奔豚，有吐脓，有惊怖，有火邪，此四部病，皆从惊发得之。师曰：奔豚病，从少腹起，上冲咽喉，发作欲死，复还止，皆从惊恐得之。（1）

【释义】本条论述奔豚气病的病因和症状。本条文认为奔豚、吐脓、惊怖及火邪四部病的发作都与惊恐等情志因素有关，然惊伤心神，恐伤肾志，故本病多与心肝肾三脏相关；或肝气郁结，化火上逆；或心肾阳虚，下焦寒水之气上逆，循冲脉上冲至心、胸、咽喉部而发生奔豚气病。

本病的主证为患者自觉有气从少腹上冲咽喉，痛苦难以忍受，随后冲气渐渐平复，一如常人。

二、证治

（一）肝郁化热——奔豚汤案

【原文】奔豚气上冲胸，腹痛，往来寒热，奔豚汤主之。（2）

奔豚汤方：

甘草　芎䓖　当归各二两　半夏四两　黄芩二两　生葛五两　芍药二两　生姜四两　甘李根白皮一升

上九味，以水二斗，煮取五升，温服一升，日三夜一服。

【释义】本条论述肝郁化热、气逆上冲所致奔豚的证治。腹痛、气上冲胸，即指奔豚主证而言。恼怒伤肝，致肝气郁结、气郁化火，引动冲气上逆而发奔豚，故气上冲胸；肝郁气滞、经脉不畅，故腹痛；往来寒热则因肝郁化火、传之于胆，少阳枢机不利而致，故此往来寒热为奔豚气发于肝的特征，但非奔豚必具之症。故治以奔豚汤调肝清热、平冲降逆。方中甘李根白皮为治奔豚气之专品，善清热平肝、降逆止冲；葛根、黄芩疏郁清热；芍药、甘草缓急止痛，半夏、生姜和胃降逆；当归、川芎调肝养血开郁。诸药合用，使热清逆降，冲气平复。

【典型病案】张某，男，47岁，1981年10月就诊。患者于四年前自觉左胸部闷痛，经检查，诊断为"早期冠心病"，曾按胸痹论治，用枳实薤白桂枝汤治之获愈。近日来，因思虑过度，情志不舒，胸痛一症又作，每次发作自觉有气从少腹上冲咽喉与胸腹，胸痛窒闷难忍，持续十多分钟后缓解，过后一如常人，每日1~2次，易发于夜间，影响睡眠。患者疑其冠心病复发，忧虑重重，遂服前治胸痹的原方数剂，未获寸效。遂来诊。察舌红苔薄黄，脉弦细。［钱光明.奔豚汤运用体会.浙江中医杂志,1982,17(5):225］

【辨治思路解析】

（1）病证辨析：根据患者发作时自觉有气从少腹上冲咽喉与胸腹，且胸痛窒闷难忍，持续10

多分钟自行缓解，发作后一如常人的发病特征，当诊为奔豚气病。患者因思虑过度，情志不舒而发病，结合其舌红苔薄黄、脉弦细等脉症特点，其证候与本篇第2条所论奔豚气病相符，当辨为肝郁化热证。奔豚气病有胸痛的症状须与胸痹病相鉴别。奔豚气之胸痛是自觉气从少腹冲胸而作痛；胸痹之胸痛常为胸部作痛，甚则心痛彻背或背痛彻胸，而没有气从少腹上冲胸之感觉。另此案无原文所载"往来寒热"，因其为奔豚气之兼证，不必悉具。

（2）病因病机分析：患者首次发生左胸闷痛，用枳实薤白桂枝汤治愈，第二次发生胸痛，继服原方数剂，却未获寸效，所以然者，症同而因异也。前者由痰饮痹阻胸阳所致；后者因肝郁化热上逆，引动冲脉经气上冲于胸使然，二者病因迥异，故以原方治后者无效。思虑太过，肝郁不舒，气郁化火上逆，引动冲气沿冲脉上冲胸腹，故胸痛窒闷难忍、夜间难以入睡；由于冲气为病有阵发性的特点，当冲气复还于下焦，则痛苦停止，故发作过后，一如常人；舌红苔薄黄、脉弦细，乃肝郁化热之象。其病机为肝气郁结，化热上冲。

（3）治法与方药分析：病属奔豚之肝郁化热证；治宜疏肝泄热，降逆平冲；方用奔豚汤。

当归10g，白芍10g，川芎10g，甘草6g，黄芩10g，生葛根15g，生姜10g，半夏12g，甘李根白皮15g（因当地无李树，故缺）。3剂，水煎服。

方用甘李根白皮平冲降逆，为治奔豚气病之专药，并助黄芩清泄肝热；当归、白芍、川芎养血疏肝；白芍配甘草，酸甘化阴、柔肝缓急止痛；生姜、半夏和胃降逆；葛根既助甘李根白皮、黄芩清泄肝热，又可升脾阳而运津，与生姜、半夏共奏调理脾胃升降、以防肝实乘脾（胃）之功。

二诊：药后诸症自平，但时隔10余日后冲气又发，诸症如故，遂仍守前方3剂，以观后效。

三诊：服药后诸症复除，然时过月余，病又复发。思之所以复发，疗效不稳，乃缺甘李根白皮之故，遂再与原方3剂，嘱患者设法自备甘李根白皮一味加入其中。经随访，服药后病愈，未再复发。

【讨论】

（1）奔豚汤证辨证要点是什么？

本条论肝郁化热奔豚的证治。辨证要点为气上冲胸、腹痛、往来寒热、心烦易怒、善太息、善惊易恐。但此往来寒热是奔豚气发于肝的特征，并非奔豚必具之症。

（2）奔豚气病"皆从惊恐得之"如何理解？

"皆从惊恐得之"，是言奔豚气病的发病原因，多为惊恐等过度的情志刺激所致。此"惊恐"泛指七情诸类精神致病因素。情志不遂，肝郁化火，气火上逆，引动冲脉经气上逆，发为奔豚，上述案例即属此类。如平素心肾阳虚，又遭大惊卒恐，更伤心肾，阳不制阴，则下焦阴寒上逆，引动冲脉经气上冲，也可发为奔豚。此外，如本篇第3、4条所论，误汗伤及心阳，下焦阴寒上逆，或水饮内动，均可引动冲气上逆而发为奔豚。因此，"皆从惊恐得之"，应理解为奔豚气病多因情志因素所致，惊恐是导致本病的主要情志因素，而除情志因素之外，其他原因也可引发该病。

（3）奔豚汤证疏肝不用柴胡而用葛根是何用意？

因肝气奔豚证，属情志为病，肝气随冲脉之气上逆，柴胡虽为疏肝要药，但因其入肝胆经，发少阳之气，若用之恐助肝气上冲。而葛根入脾胃经，升脾胃清阳之气，与半夏、生姜相伍，升中焦之气，而无升少阳之气的作用，故无助肝气上冲之弊端。

（4）奔豚汤临床如何运用？

据临床报道，本方加减可用于治疗湿热痢疾、更年期综合征、癔症、小儿疳腮、流行性结膜炎、经行呕吐、产后感染、盆腔炎等疾病符合肝郁化热病机者。肝郁化热较重者可加丹皮、栀子；心烦失眠者加酸枣仁、合欢皮；胸胁胀痛者加柴胡、郁金、枳实；小儿疳腮加板蓝根；嗳气、呕吐较甚者加旋覆花、代赭石；若无甘李根白皮者可用川楝子代替，亦有用桑白皮代之。

【参考医案】赵某，女，24 岁，1992 年 8 月 9 日就诊。半年来每次经行时呕吐，腹痛作胀，经服维生素 B₆、颠茄片等药物治疗未愈。刻诊：经水 27～30 天一行，经色淡红有小血块，腹痛发胀欲呕，胃脘痞满，心中烦闷，口苦咽干，头晕昏沉，小便黄，大便稍干，舌质淡红，苔略黄，脉细数，证属血虚有热、胃气不和，治宜滋养营血、和胃降逆。处方：黄芩 18g，川芎、半夏各 10g，杭芍、陈皮、甘李根皮、当归各 12g，葛根 15g。服 5 剂后症状消失。随访半年，未复发，已痊愈。[魏翠荣,孙桂兰.奔豚汤加减治疗妇科病二则.四川中医,1995,(10):40]

（二）阳虚寒逆——桂枝加桂汤案

【原文】发汗后，烧针令其汗，针处被寒，核起而赤者，必发奔豚，气从少腹上至心，灸其核上各一壮，与桂枝加桂汤主之。（3）

桂枝加桂汤方：

桂枝五两 芍药三两 甘草二两（炙） 生姜三两 大枣十二枚

上五味，以水七升，微火煮取三升，去滓，温服一升。

【释义】本条论述因误汗后阳虚寒逆奔豚的证治。汗后伤阳，又以烧针误劫其汗，阳气大伤，卫外不固，外寒乘虚从针孔而入，致局部血行瘀滞，故见核起而红。汗损心阳，心火不能下济肾水，阴寒之气上逆，引动冲气，故发奔豚气病。当内外并治，外用灸法以温经散寒，即灸其核上各一壮；内服桂枝加桂汤以助阳散寒，平冲降逆。方中用桂枝汤解表散寒，开泄腠理，恢复气机升降出入；加桂枝平冲降逆。

【参考医案】金某，女，14 岁，1986 年 2 月 3 日就诊。据患者母言，患者阵发面色青，呼吸困难，正在述说时，患者又发病，面青手足厥冷，胸憋闷难忍，稍时即缓解。细询病情，自述发病时有气从少腹上冲胸部，异常憋闷，几有灭绝之感，面色青，手足厥冷，稍时气下行自然缓解。经各医院检查不知何病，慕名求治，余诊其舌滑润苔白，脉沉而有力，反复构思，此属寒气循冲脉上冲之奔豚病，宜桂枝加桂汤主之。方药：桂枝 30g，白芍 20g，甘草 15g，生姜 15g，红枣 5 枚。13 剂，水煎服。2 月 19 日复诊：服上方 13 剂，未发，自述服药 3 剂后，气上冲即减弱，继服未发，手足转温，胸闷太息俱随之消失，舌苔渐化，脉沉而有滑象，继以上方加龙骨 20g，牡蛎 20g。6 剂，水煎服。3 月 15 日三诊：服上方 6 剂，一直未发作，遂停药观察，远期追踪一直未发作而愈。[张琪.张琪临床经验辑要.北京:中国医药科技出版社,1998]

（三）阳虚饮动——茯苓桂枝甘草大枣汤案

【原文】发汗后，脐下悸者，欲作奔豚，茯苓桂枝甘草大枣汤主之。（4）

茯苓桂枝甘草大枣汤方：

茯苓半斤 甘草二两（炙） 大枣十五枚 桂枝四两

上四味，以甘澜水一斗，先煮茯苓，减二升，内诸药，煮取三升，去滓，温服一升，日三服。

甘澜水法：取水二斗，置大盆内，以杓扬之，水上有珠子五六千颗相逐，取用之。

【释义】本条论述误汗后阳虚饮动欲作奔豚的证治。患者下焦素有水饮内停，气化不利，加之发汗过多，心阳受伤，因而水饮内动，以致脐下筑筑动悸，有发生奔豚的趋势。治当温阳利水、降逆平冲，方用茯苓桂枝甘草大枣汤。方中茯苓、桂枝通阳化饮，平降冲逆，并能交通心肾以治动悸；甘草、大枣培土制水；甘澜水性行而不滞。诸药同用，共奏利水通阳、平冲降逆之功。

【典型病案】张某，男，54 岁。主诉：脐下跳动不安，小便难，有气从少腹上冲，至胸则心慌气闷，呼吸不利，且精神恐怖。每日发作四五次，上午轻而下午重，舌淡，苔白而水滑，脉沉弦略滑。[李文瑞、李秋贵.金匮要略汤证论治.北京:中国科学技术出版社,1993]

【辨治思路解析】

（1）病证辨析：该患者表现有气从少腹上冲、至胸则心慌气闷、呼吸不利、精神惶恐，并呈发作性，当诊为奔豚气病。且自觉脐下悸、小便难、苔白而水滑、脉沉弦而滑，当辨为饮逆奔豚。与伴腹痛、往来寒热、呕吐、心烦、口苦、咽干之肝气奔豚有别。

（2）病因病机分析：患者心阳不足，下焦水饮内停，气化不利，水饮内动，故脐下跳动不安、小便难；水饮随冲气上攻，气从少腹上冲至胸，故心慌气闷、呼吸不利、精神恐怖；苔白水滑、脉沉弦而滑为水饮内停之象。其病机为阳虚饮逆。

（3）治法与方药分析：病属奔豚之阳虚饮逆证；治宜通阳降逆，培土制水；方用苓桂草枣汤加味。

茯苓 30g，桂枝 10g，肉桂 6g，炙甘草 6g，大枣 15 枚。用甘澜水煮药，水煎服。

桂枝、茯苓通阳化水，以制冲逆治其标；肉桂温肾化饮；甘草、大枣培土制水治其本。

【讨论】

（1）茯苓桂枝甘草大枣汤证的辨证要点是什么？

本方可用于治疗阳虚饮动欲作奔豚证，其辨证要点为脐下筑筑悸动，有发生奔豚的趋势。为下焦素有水饮内停，汗后阳虚不能制水，水饮欲向上冲逆所致。

（2）茯苓桂枝甘草大枣汤与桂枝加桂汤证治有何异同？

二方证治共同点：临床表现均有冲气内动；证型均为阳虚阴盛；病因病机皆为误汗伤阳，心阳不足，下焦阴邪上逆，引动冲气；病位在心、肾；病性属寒；治法都是温阳降逆；用药均有桂枝、炙甘草、大枣。不同点：桂枝加桂汤证，临床表现为已作奔豚，气从少腹上至心，由下焦无形之阴寒上逆，引动冲气所致，病情较重，病势较急，故方中重用桂枝，以伐肾寒、平冲降逆；茯苓桂枝甘草大枣汤证，临床表现为欲作奔豚，冲气内动而未上冲，由下焦有形之寒饮上逆，影响冲气所致，病情较轻，病势较缓，故方中重用茯苓，以伐肾水、利饮防冲。

（3）本篇第 4 条以茯苓桂枝甘草大枣汤治"欲作奔豚"，本案为何以之治已作奔豚？

本篇第 4 条所说"欲作奔豚"，指将作而未作，有发作之势，如果不及时正确地予以调治，终致奔豚发作。茯苓桂枝甘草大枣汤功在通阳利饮、培土制水，使水饮不致上逆、冲气不会上冲，正是治病求本之体现，故既用于欲作奔豚，也可用于已作奔豚。本案虽奔豚已作，但引发奔豚之关键仍是下焦水饮（夹湿）之邪过盛而上逆，水湿不去，冲气难平，故以茯苓桂枝甘草大枣汤为主方加肉桂，重在通阳健脾、利饮除湿。

（4）现代运用茯苓桂枝甘草大枣汤可治疗哪些疾病？其运用依据是什么？

现代常用本方治疗心脏神经症、心源性水肿、神经性心悸、癔症、假性痫症、神经衰弱、慢性胃炎等疾病。运用时应以阳虚饮盛病机为依据。

【参考医案】孙某，女，40 岁，1986 年 10 月 6 日就诊。当年 6 月间，因其子升学事不悦后，突然昏厥，抽搐项强，角弓反张。经某医院诊断为癔症，功能性抽搐。曾住院治疗服多种镇静类西药 3 个月余，无明显疗效。诊时项强背反，打呃不已，发作频繁，一日数次，作时四肢厥冷，但神志清晰，烦恚、悲怒无常，头额及后枕疼痛，脘腹胀滞，便闭，面色暗滞，舌质略暗紫，苔薄，脉细弦。先予柔肝止痉，方用百合地黄合甘麦大枣汤加味，药后症状有所缓解，但项强背反、呃逆、肢厥仍作。病不去者，必有其因。深思细察，发现患者发作前自觉腹部鼓动，有气自下腹上冲咽喉，胸中窒闷，随即呃逆、项强背反、四肢厥冷相继而作。据症辨析，乃属奔豚，予苓桂草枣汤加味：桂枝、炙甘草、红枣、炒天虫、天冬、麦冬、龙骨各 9g，朱茯苓、牡蛎各 12g，百合、干地黄各 15g，淮山药 30g，全蝎（研冲）2g，保和丸（包煎）18g。7 剂后，奔豚未见发作，项强背反、头痛已除，大便润下，心情舒适，唯因沐首偶尔呃逆，适时月经来潮，原方加炒黑蒲黄 9g，续服 7 剂告愈。[何

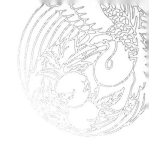

任.金匮方百家医案评议.杭州:浙江科学技术出版社,1991]

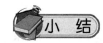

小　结

　　奔豚气病的临床特征为患者自觉有气从少腹上冲胸咽，发作时痛苦难忍，发作后复如常人。本病的病因，多为惊恐等过度的情志刺激，其次为误汗伤阳、复感外寒，或下焦素有水饮，复又误汗伤阳。其病机为上述病因引发冲脉经气上逆，病位在冲脉与肝、肾。证属肝郁化热者，治以奔豚汤疏肝泄热、平冲降逆；阳虚寒逆者，治以桂枝加桂汤调和阴阳、平冲降逆；阳虚饮动者，治以茯苓桂枝甘草大枣汤通阳降逆、培土制水。

胸痹心痛短气病脉证治第九

本篇论述胸痹与心痛的病因病机和辨证论治。胸痹是以胸膺部满闷窒塞甚则疼痛为主症的一类疾病。心痛以心窝处疼痛为主要临床特点。短气指呼吸短促、难以续接，在本篇不是一个独立的疾病，而是胸痹、心痛病的常见症状。由于胸痹和心痛都是心胸部位的病变，均有疼痛的症状，病因病机亦有所相同，且可相互影响，合并发生，所以合为一篇讨论。

本篇精选胸痹、心痛、咳喘、胃痛、胁痛、便血等病证医案15则。

一、病因病机

【原文】师曰：夫脉当取太过不及，阳微阴弦，即胸痹而痛，所以然者，责其极虚也。今阳虚知在上焦，所以胸痹、心痛者，以其阴弦故也。（1）

【释义】本条论述胸痹、心痛病因病机。临证诊脉首先应辨脉象的太过与不及。太过之脉主邪盛，不及之脉主正虚。"阳微"指寸脉微，寸脉候上焦，故阳微提示上焦阳虚、胸阳不振。"阴弦"指尺脉弦，尺脉候下焦，故阴弦提示下焦饮停、阴寒邪盛。"阳微阴弦"说明上焦阳虚，下焦阴寒水饮之邪乘虚上逆，阴乘阳位，痹阻胸阳，故胸痹心痛。阴寒之邪得以上逆，其根本原因是胸中阳气亏虚，也进一步指出，胸痹心痛的发生以上焦阳虚为本，下焦阴盛为标，二者是导致胸痹、心痛发病的两个基本条件，缺一不可。

【原文】平人无寒热，短气不足以息者，实也。（2）

【释义】本条在第一条的基础上，继续论述胸痹、心痛的病因病机。有的胸痹心痛患者，在未发病时，貌似常人。但其可在平素无外感的情况下，突然发生胸膈痞闷、呼吸短促难以续接等症，这是痰浊、水饮、瘀血等实邪壅塞胸中、痹阻胸阳、阻碍气机升降所致，故曰"实也"。

二、胸痹证治

（一）主证——栝楼薤白白酒汤

【原文】胸痹之病，喘息咳唾，胸背痛，短气，寸口脉沉而迟，关上小紧数，栝楼薤白白酒汤主之。（3）

栝楼薤白白酒汤方：

栝楼实一枚（捣）　薤白半升　白酒七升

上三味，同煮，取二升，分温再服。

【释义】本条论述胸痹病的典型证候、治法及主方。"寸口脉沉而迟，关上小紧数"为胸痹病主症的主脉，同时阐述胸痹病的病因病机。"寸口脉沉而迟"候上焦阳虚、胸阳不振；"关上小紧数"候中焦饮停、阴寒内盛。两者同时并现，与本篇第1条"阳微阴弦"本质相同，都反映胸痹病阳虚阴盛、本虚标实的基本病机。"喘息咳唾、胸背痛、短气"是胸痹病的主症。胸阳不振，阴邪上乘，痹阻胸阳，胸背气血不能贯通，故胸背痛；邪阻气滞，妨碍肺气宣降，故短气、喘息咳唾。治宜宣痹通阳、豁痰下气，方用瓜蒌薤白白酒汤。方中瓜蒌实味甘苦性寒而滑润，能豁痰下气、宽畅胸膈；薤白苦辛温，能通阳下气、豁痰散结以止痹痛；白酒辛温轻扬，载药上行，宣通上焦阳气，并可助药势。且薤白、白酒皆为辛温之品，可制约瓜蒌实的寒凉之性。三药同用，使饮邪去，痹阻通，胸阳畅，则诸症除。

【典型病案】患者但言胸背痛，脉之沉而涩，尺至关上紧，无喘息咳吐，问其业，则为缝工。问其病因，则为寒夜伛偻制裘，裘成稍觉胸闷，久乃作痛。[曹颖甫.曹氏伤寒发微.上海:千顷堂书局,1956]

【辨治思路解析】

（1）病证辨析：患者以胸背痛为主诉，与本篇第3条原文所述颇为相似，虽无喘息咳吐，但脉沉而涩、尺至关上紧，与"寸口脉沉而迟，关上小紧数"同类，所以当诊为胸痹。此外，病由寒夜伛偻制裘而患，初觉胸闷，久乃作痛，应辨为胸阳不振、痰饮痹阻证。

（2）病因病机分析：患者于寒冷之夜，阴盛之时，弯腰曲背劳作，劳力则伤阳，至夜则寒袭，阳气虚而阴气从之也。其发病之初稍觉胸闷，甚则作痛，为病情由轻加重之势。阳虚生痰饮，痹阻胸阳，不通则痛，故胸背痛；因痰饮尚未妨碍肺气之宣降、胃气之和降，故无喘息咳吐；脉沉而涩、尺至关上紧，亦为阳虚阴盛之象。其病机为上焦阳虚，痰饮内生，阴乘阳位，痹阻胸阳。

（3）治法与方药分析：病属胸痹之胸阳不振，痰饮痹阻证；治宜宣痹通阳，豁痰利气；方用栝楼薤白白酒汤。

瓜蒌15g，薤白9g，高粱酒1小杯。2剂，水煎服。

方中瓜蒌苦寒滑利，豁痰下气，宽畅胸膈；薤白辛温，通阳散结以止痹痛；白酒辛温通阳，并宣行药势。诸药同伍，使痹阻得通，胸阳得宣，则诸症可解。

患者服2剂而痛止。

【讨论】

（1）栝楼薤白白酒汤证的辨证要点是什么？

栝楼薤白白酒汤证的辨证要点为喘息咳唾，胸背痛，短气，寸口脉沉而迟、关上小紧数。其病因病机为胸阳不振，下焦或中焦的痰饮上乘，痹阻胸阳。

（2）胸痹心痛病的病因病机是什么？

本病病因病机为"上焦阳虚，阴寒邪盛，阴乘阳位，痹阻胸阳"，为本虚标实之证。其病机主要包括正虚与邪实两个方面。由于上焦阳虚，所以阴邪乘虚上逆，闭塞胸中清旷之区，导致胸中阳气不通，进而发生胸痹心痛之病。在胸痹心痛的发病上，阳虚与阴邪上乘缺一不可。即如原文所言"夫脉当取太过不及，阳微阴弦，即胸痹而痛，所以然者，责其极虚也。今阳虚知在上焦，所以胸痹、心痛者，以其阴弦故也"。

（3）栝楼薤白白酒汤现代临床上常用于治疗哪些病症？其辨证依据是什么？

栝楼薤白白酒汤常用于治疗心、肺及胸部疾病，如冠心病、心绞痛、心肌梗死、病毒性心肌炎、心律失常、病态窦房结综合征、慢性阻塞性肺部疾病、肋间神经痛、非化脓性肋软骨炎、胸部软组织损伤等。其辨证依据是胸闷或胸痛、短气、喘息、咳唾，舌淡苔白腻，脉弦滑，辨证属于痰饮痹阻胸中、胸阳被遏者。

【参考医案】黄某，男，47岁。自述患咳喘多年，每逢秋末冬初病情加重，用西药消炎镇咳只能缓解，曾服中药效果不显。诊见形寒畏冷，面容憔悴，晨起颜面浮肿，口唇发绀，呼吸困难，张口抬肩，夜不能平卧，咳吐白沫痰，舌质紫暗，苔淡白，两寸脉沉迟，关脉紧数，两尺无力，此乃虚寒咳喘之证，肺为寒邪侵困，故短气不足以息，肺为娇脏，沉寒痼冷，日久天长，尤逢夜半阳气衰弱之时，则病情加重，日中阳旺之时则稍缓解，故投瓜蒌薤白白酒汤。方如下：全瓜蒌75g，薤白40g，干姜20g，细辛5g，五味子20g，白酒10ml。每剂煎分两次，温服，白酒后入。服药一次后即咳吐大量白痰，气短随之好转，按上方共服 14 剂，后又服真武汤 20 剂，如今咳喘均愈，能参加劳动。[李长青.瓜蒌薤白白酒汤治验举隅.黑龙江中医药,1989,(4):31]

（二）重证——栝楼薤白半夏汤案

【原文】 胸痹，不得卧，心痛彻背者，栝楼薤白半夏汤主之。（4）

栝楼薤白半夏汤方：

栝楼实一枚（捣）　薤白三两　半夏半升　白酒一斗

上四味，同煮，取四升，温服一升，日三服。

【释义】 本条承本篇第 3 条，进一步论述痰饮壅盛的胸痹证治。本条的胸痹病，已从"喘息咳唾、短气"发展到"不得平卧"，由"胸背痛"加重至"心痛彻背"，说明痰饮更甚、痹阻更重。故在瓜蒌薤白白酒汤的基础上加半夏，以增强化痰逐饮降逆的功效。

【典型病案】 程某，女，56 岁。因从要职退下，顿感失落，郁郁不乐，恶食，足不出户，原本肥胖之躯更甚，今以"胃疼"自服药无效而就诊。现面色虚浮，唇舌青紫而汗出，神情痛苦，以手捂胸，谓之憋闷疼痛，虽已三月阳春，但患者仍以冬装裹身、羊毛围巾缠颈。诊得心率 62 次/分，律不齐。心电图呈缺血性 S-T 段改变。舌胖大有齿痕，苔白腻，脉滑涩、结代。西医诊断为"冠心病心绞痛"。[杨瑛.重用瓜蒌薤白半夏汤治疗心绞痛 1 例.陕西中医,1999,20(8):362]

【辨治思路解析】

（1）病证辨析：患者主要表现为胸部憋闷疼痛，当属胸痹病。患者虽无心痛彻背和不得卧，但从神情痛苦，以手捂胸来看，其症已较胸痹典型症之胸背痛为重。再从面色虚浮，唇舌青紫而汗出，且三月阳春，患者仍以冬装裹身、羊毛围巾缠颈，以及舌胖大有齿痕，苔白腻，脉滑涩、结代观之，患者的阳虚较重，痰饮较甚。所以，当辨为胸痹重证之痰饮壅盛证。

（2）病因病机分析：患者素体脾虚有痰，退休后肝气郁结，乘伐脾土，使得脾阳更虚且痰饮日盛。终致痰浊乘虚上逆，痹阻清旷之区，不通则痛，故胸部憋闷疼痛，因痛甚，故患者唇舌青紫而汗出；阳虚失于温煦，故虽已三月阳春，但患者仍以冬装裹身、羊毛围巾缠颈；脾阳虚，气血化生乏源，不能上荣头面，故面色虚浮；舌胖大有齿痕，苔白腻，脉滑涩、结代，俱为阳虚痰饮内盛，胸阳痹阻，心脉不畅之象。其病机为痰饮壅盛、痹阻胸阳。

（3）治法与方药分析：病属胸痹重证之痰饮壅盛、痹阻胸阳证；治宜通阳止痛，逐饮散结；方用瓜蒌薤白半夏汤。

全瓜蒌 60g，薤白 6g，清半夏 30g，白酒 30ml。3 剂，前 3 味煎汁 150ml，兑入白酒频服。

全瓜蒌豁痰下气、宽畅胸膈；薤白、半夏化痰散结、通阳宣痹、行气止痛；白酒载药上行、宣通上焦阳气。

服药后，痛即渐缓，连用 3 剂，病瘥后又守方减量加炙甘草 30g，连服 10 天，病告霍然。复查心电图：大致正常。又以心理疏导。半年后随访未见复发。

【讨论】

（1）胸痹痰饮壅盛重证辨证要点是什么？

胸痹的主症是胸痛彻背、不得卧、喘息咳唾、短气。本条言胸痹不得平卧，较上条"喘息咳唾"重；心痛彻背，较上条"胸背痛"剧，其痹尤甚。究其致病之因，是痰浊壅塞较盛，故于上条处方中加半夏以逐痰饮。

（2）瓜蒌薤白半夏汤临床如何应用？

瓜蒌薤白半夏汤是治疗痰浊壅盛、闭阻胸阳的胸痹重证之主方。临床以本方加味治疗冠心病、慢性阻塞性肺病、肋间神经痛、胸部软组织损伤、乳腺增生症等病符合本方证病机者。

【参考医案】李某，女，38岁，1935年3月5日就诊。自述两年来屡因情志不畅，则见胸闷，咽部似有物咽之不下，吐之不出，喜叹息，难眠，舌淡苔白腻脉弦细，证为痰浊内聚胸阳痹阻所致梅核气。治宜理气化痰，开郁宁心。处方：瓜蒌20g，薤白、茯苓、枣仁、夜交藤各15g，半夏、郁金、厚朴各10g，桔梗6g，煎服。每日1剂，连服7剂。3月12日二诊，梅核气证候明显减轻，睡眠亦佳。照上方去枣仁加牡蛎30g，又服10剂，诸症若失。随访半年，梅核气未再发。[王秀玉，张启良.瓜蒌薤白半夏汤的临床应用举隅.福建中医药,1988,19(1):41]

（三）虚实异治——枳实薤白桂枝汤案、人参汤案

【原文】胸痹心中痞，留气结在胸，胸满，胁下逆抢心，枳实薤白桂枝汤主之；人参汤亦主之。（5）

枳实薤白桂枝汤方：

枳实四枚　厚朴四两　薤白半斤　桂枝一两　栝楼一枚（捣）

上五味，以水五升，先煮枳实、厚朴，取二升，去滓，内诸药，煮数沸，分温三服。

人参汤方：

人参　甘草　干姜　白术各三两

上四味，以水八升，煮取三升，温服一升，日三服。

【释义】本条论述胸痹气结在胸，偏虚和偏实的证治。胸痹的基本病机为阳虚阴盛，属虚实夹杂之证，病性有偏虚与偏实的不同。本条既是胸痹病，当有喘息咳唾、胸背痛、短气等症，又见心中痞结、胸部满闷、胁下之气上逆攻冲心胸等，显然病位已从胸膺部扩展到胃脘及两胁，形成了胸胃同病的证候。

本条叙证简略，当以方测症进行分析。枳实薤白桂枝汤证偏实，为有形之气滞，可兼见腹胀、大便不畅、舌苔厚腻、脉弦紧或弦滑等，此乃阴邪偏盛、停痰蓄饮、痹阻气机所致。治宜通阳宣痹、泄满降逆。该方以瓜蒌薤白白酒汤为基础方，去升散之白酒，以防其助胁下逆气上冲；加桂枝以温通心阳，可增强薤白通阳宣痹之力，又能温阳化饮、平冲降逆；加枳实消胸中痞满，厚朴宽中下气。诸药合用，使痞结开，痰饮去，气机通畅，胸胃之阳得以恢复。

人参汤证偏虚，为无形之气痞，可兼见四肢不温、体倦乏力、气短懒言、大便稀溏、舌质淡、脉沉迟弱等，此乃中阳虚衰、寒凝气滞。治宜温振中阳。方中人参、白术、甘草补中益气，干姜温中助阳，诸药合用，使阳气振奋，阴霾得散，诸症悉除。

【典型病案一】赵某，女，58岁，1985年7月14日就诊。头晕心悸6年，加重6天。诊断为"冠心病并频发性室性期前收缩"。入院时胸闷心悸，胸膺刺痛，活动气急，头晕泛恶，脘痞不舒，舌暗红，苔浊腻，脉弦滑结。[薛春柏.经方治疗心律失常举隅.河南中医,1995,15(2):75—76]

【辨治思路解析】

（1）病证辨析：患者表现为胸闷心悸、胸膺刺痛、活动气急、头晕泛恶、脘痞不舒，虽无心中痞、胁下逆抢心症状，但以胸闷心悸、胸膺刺痛为主症，且泛恶、脘痞，又有舌暗红、苔浊腻、脉弦滑结。当辨为胸痹胸胃合病之气机郁滞、痰浊内阻证。

（2）病因病机分析：患者素有头晕心悸病史，是心肺阳虚、无力推动血脉畅行，同时气血不能上荣清窍的表现。日久痰浊内生，乘虚上泛，弥漫胸膈，气机阻滞，故胸闷、胸膺刺痛；痰阻气滞，扰及于胃，胃气失于和降，胃气上逆，故泛恶、脘痞；浊邪上干清窍，妨碍血脉通畅，故头晕心悸加重；舌暗红、苔浊腻、脉弦滑结，为痰浊内阻、气血瘀滞之象。其病机为胸阳不振、痰浊上泛、气机阻滞，以邪实为主。

（3）治法与方药分析：病属胸痹气结在胸偏于实证；治宜通阳散结，豁痰下气，宣痹通络；方

用枳实薤白桂枝汤加减。

枳实、薤白、桂枝、厚朴、法半夏、郁金、石菖蒲各9g，瓜蒌皮、苦参各15g，丹参、泽泻、磁石各30g。水煎服，日1剂。

方用瓜蒌皮豁痰理气；薤白宣痹通阳；枳实、厚朴降气散结，消痞除满；桂枝既可温通心阳增薤白通阳宣痹之力，又能通阳化气、平冲降逆；半夏燥湿化痰、化饮降逆；石菖蒲开窍化痰；郁金、丹参行气活血；泽泻、苦参利水渗湿；磁石安神镇惊。

9剂后，诸症缓解，心电图正常。

【典型病案二】杜某，男，65岁，1998年7月18日就诊。患冠心病多年，经常心绞痛，屡治效果不佳。服药则症减，停药则症作。近日症状加重，经用西药1周，症状稍缓但效不显。刻诊：胸痛，胸闷，短气，时有气喘，胸中恶寒，似有冷气直入胸中，其疼痛发作似与天气变化相关，舌质暗淡，苔薄白，脉沉。[王付.经方辨治冠心病.湖北中医杂志,2001,23(8):21]

【辨治思路解析】

（1）病证辨析：患者的主症是胸痛、胸闷、短气，当属胸痹之病。且伴有胸中恶寒，胸闷痛与天气相关，舌质暗淡，苔薄白，脉沉，应辨为胸痹之阳虚寒凝证。屡治效果不佳，可能与治疗胸痹多侧重祛邪有关，此患者恰属偏于正虚者。

（2）病因病机分析：患者胸中阳气虚衰、滋生内寒，所以自觉胸中恶寒、寒凝气滞，故胸痛、胸闷；天气越冷则阳气越伤，胸闷痛则越剧，所以有疼痛发作似与天气变化相关；舌质暗淡、苔薄白、脉沉为阳虚里寒之征。病机为阳气虚衰、痰郁交阻心脉。

（3）治法与方药分析：病属阳气虚衰、寒凝气滞证；治宜温中补虚，散寒通脉；方用人参汤加味。

人参、白术、干姜、炙甘草、桂枝各12g，瓜蒌、薤白各18g，枳实9g。每日1剂，水煎2次，分3次服。

方用人参、白术、甘草补中益气；干姜温中助阳散寒；瓜蒌、薤白宣痹通阳；枳实消痞散结。

5剂后，胸痛大减，胸中恶寒消失，不再感到冷气直入胸中。再服5剂，服后诸症均减。仍以上方加减累计服药30余剂，症状消除。随访半年，心绞痛未发作。

【讨论】

（1）同为胸痹病，为什么既可用枳实薤白桂枝汤治疗又可用人参汤治疗？

据原文所述，在胸痹主症基础上又见心中痞闷、胸满、胁下逆抢心，说明病势由胸膺部向下扩展至胃脘两胁之间，证属虚实夹杂、阳虚阴盛。气结在胸仍为阳微阴弦之病机，但又有偏实、偏虚之异。偏实者，多为阴寒痰浊偏盛、气滞不通、病势较急，尚有腹胀、大便不畅、苔厚腻、脉弦紧等症，治宜宣痹通阳、泄满降逆，方用枳实薤白桂枝汤。属虚者，系中焦阳虚、大气不运、虚寒之气上逆、痹阻胸阳所致，其病势较缓，尚有四肢不温、语声低微、倦怠少气、食少便溏、脉沉弱等症，治宜补气助阳、扶正固本，方用人参汤。本条虽同是胸痹痞满气逆证，但因其有偏实、偏虚病机之异，故立通、补两法，体现了"同病异治"的原则。

（2）仲景用具有瓜蒌、薤白的方剂有哪些？其异同点是什么？

瓜蒌薤白白酒汤、瓜蒌薤白半夏汤、枳实薤白桂枝汤，称为"瓜蒌薤白三方"。瓜蒌薤白白酒汤由瓜蒌、薤白、白酒三味药物组成，其效为宣痹通阳、豁痰利气；其主治证为胸痹典型证，症见喘息咳唾，胸背痛，短气，寸口脉沉而迟，关上小紧数；其病机为阳微阴弦，即上焦阳虚、阴寒内盛、阴乘阳位、痹阻胸阳。瓜蒌薤白半夏汤是在瓜蒌薤白白酒汤基础上加半夏，并加大白酒用量而成，其效为宣痹通阳、降逆逐饮；其主治证为胸痹较重证，在胸痹典型证基础上又见不得卧、心痛彻背，病情进一步加重；其病机为痰浊壅盛。枳实薤白桂枝汤是在瓜蒌薤白白酒汤基础上去白酒加桂枝、枳实、厚朴而成，其功效为宣痹通阳、泄满降逆；其主治证为胸痹病气滞之实证，症见胸痹心中痞、胸满、胁下逆抢心及腹胀、苔厚腻等；其病机为阴寒内盛、气滞不通。

（3）仲景治疗胸痹病，为什么有用酒煎、有用水煎？

凡具有喘息咳唾、胸痛、短气等胸痹典型证候者，一般用白酒煎煮。如治疗胸痹病主方瓜蒌薤白白酒汤与胸痹病痰饮壅盛较重证的主治方瓜蒌薤白半夏汤，均要求白酒煎煮，而以胸满、心中痞闷、胁下逆抢心为主症的胸痹病，则取水煎法。如治疗胸痹病轻证的茯苓杏仁甘草汤、桔枳姜汤与治疗气机郁滞的枳实薤白桂枝汤、人参汤皆不用白酒，而用水煮。此因白酒辛散，长于辛温通阳、宣痹行血止痛、引药上行，故适用于阴邪痹阻胸阳、以疼痛为主者；而气机壅阻所致，以痞满气逆为特征的胸痹病，应以泄满降逆为治，白酒轻扬上行，故不相宜，故使用水煮为其常法。

（4）"奔豚气上冲胸"与胸痹"胸满，胁下逆抢心"有何异同？

奔豚气病与胸痹均有气逆病机，临床表现都有胸满痛，然前者为肝郁化热引起的冲脉之经气循经上逆至胸，直达咽喉，胸满痛为阵发性；后者为痰浊阴寒之气、胁下之气乘虚上逆于心胸，胸满痛为持续性。

（5）枳实薤白桂枝汤与人参汤在临床上如何应用？

枳实薤白桂枝汤是治疗胸痹气结在胸偏于实的主方，临床用于治疗冠心病、心绞痛、自主神经功能失调症、慢性支气管炎、肺气肿、支气管哮喘、渗出性胸膜炎、肋间神经痛、不明原因之胸痛等病而具有本方证病机者。人参汤是治疗中焦虚寒证的基础方，现今临床用于治疗冠心病、慢性胃炎、消化性溃疡、慢性肠炎、慢性结肠炎、慢性支气管炎、复发性口疮、小儿多涎症等属脾阳虚弱、寒湿内盛病机者。

【参考医案一】李某，男，36岁，1982年7月1日就诊。病史：两侧胁肋疼痛，右侧较甚，时轻时重，偶而亦嗽少量白色痰，但不咳，病已月余，别无他症。自述曾服柴胡疏肝散无效，近日服一贯煎2剂痛反加剧。检查：舌、脉均正常；X线胸透未见异常；肝功能化验，肝、胆、脾B型超声波检查均正常。西医诊断：肋间神经痛。辨证：痰湿闭阻经络。治法：散结除湿化痰。方药：枳实薤白桂枝汤加味。薤白、全瓜蒌各12g，枳实、厚朴、半夏、白芥子各9g，桂枝6g。2剂。二诊时疼痛减轻，继服4剂即愈。[刘善志,陈思国.枳实薤白桂枝汤临床运用.陕西中医,1986,7(8):361]

【参考医案二】刘某，男性，51岁，1987年初夏就诊。自述1年前不明原因胸部憋闷，某医诊断为"冠心病"，疗效不显。故求治于余。胸部憋闷，形寒肢冷，自觉背恶寒处如掌大，咳嗽痰稀色白黏稠，食少纳呆，咽喉部有不适感，神疲乏力，大便时溏，腹胀触之柔软，小便调，口淡不渴，舌淡苔白滑，脉沉细。证属中焦虚寒，脾虚失健，痰浊阻肺，胸阳不振。治以温中祛寒、化痰降浊、振奋胸阳，予理中汤加味：党参20g，炒白术30g，炮姜12g，陈皮12g，法半夏12g，桂枝10g，茯苓15g，甘草10g。守方连服10剂，胸部憋闷缓解，食欲增加，咳嗽缓解，咽喉部已无不适。继以理中汤原方：党参20g，炒白术30g，炮姜12g，炙甘草10g。连服20剂告愈，随访20余年未复发。[李耀宗.理中汤临床运用举隅.中国中医急症,2010,19(1):148—149]

（四）轻证——茯苓杏仁甘草汤案、橘枳姜汤案

【原文】胸痹，胸中气塞，短气，茯苓杏仁甘草汤主之；橘枳姜汤亦主之。（6）

茯苓杏仁甘草汤方：

茯苓三两　杏仁五十个　甘草一两

上三味，以水一斗，煮取五升，温服一升，日三服。不差，更服。

橘枳姜汤方：

橘皮一斤　枳实三两　生姜半斤

上三味，以水五升，煮取二升，分温再服。《肘后》、《千金》云："治胸痹，胸中愊愊如满，噎塞习习如痒，喉中涩，唾燥沫。"

【释义】 本条论述饮阻气滞之胸痹轻证的不同证治。胸痹病当有喘息咳唾，胸背痛，短气等主症，但本条仅见患者自觉胸部憋闷、气机不通、似有窒息感，说明病情较轻，病机当为饮阻气滞。因有偏于饮邪和偏于气滞的不同，所以治用两方。

饮邪偏盛者，应兼咳嗽气逆、吐涎沫、小便不利等症，为痰饮上乘、肺失宣降所致，治宜宣肺利气、化饮降逆，方用茯苓杏仁甘草汤。方中茯苓利水祛饮，杏仁宣降肺气祛痰，甘草健脾和中，三药合用，痰饮祛除而肺气畅利，则诸症自除。气滞偏盛者，兼心下痞满、呕吐气逆、食少等症，为气滞饮停、胃失和降所致，治宜理气化饮、和胃降逆，方用橘枳姜汤。方中橘皮理气和胃，枳实泄痞除满，生姜温胃散饮、和胃降逆止呕，三药相合，使气行饮除，则诸症自解。

【参考医案一】 赵某，男，56岁。西医确诊冠心病已3年，但病状轻，偶有心悸，胸闷痞塞，仍坚持办公室工作。两个月来又患支气管炎，咳嗽时作，咯吐白沫痰，胸中痞塞较前加重，纳略减，大便尚调，下肢轻微浮肿，小便量减，舌质淡苔薄白，脉滑小数。证属心阳不振，痰饮内结之胸痹，治用茯苓杏仁甘草汤合二陈汤，宣肺化饮：茯苓30g，陈皮10g，制半夏10g，杏仁10g，甘草5g，红枣5枚，生姜3片。5剂，水煎服，每日1剂。药后下肢浮肿消净，胸闷痞塞大减，小便量增。上方加全瓜蒌15g，桂枝8g，再进7剂。咳偶作，咯吐白痰少许。上方10倍量制水丸，每日2次，每次6g。服丸剂期间正常工作。[李文瑞，李秋贵.金匮要略汤证论治.北京:中国科学技术出版社,2000]

【参考医案二】 何某，男，34岁。咳嗽五年，经中西医久治未愈。细询咳虽久而并不剧，痰亦不多，其主要证候为入夜胸中似有气上冲至咽喉，呼吸作声，短气，胃脘胸胁及背部隐隐作痛，畏寒，纳减，苔薄白，脉迟而细。乃以橘枳生姜汤加味治之。橘皮12g，枳实12g，生姜15g，姜半夏12g，茯苓12g。二诊：服药3剂后，诸症消退，唯胃脘尚有隐痛，再拟原方出入，橘皮12g，枳实9g，生姜12g，桂枝6g，薤白9g，全瓜蒌12g。三诊：五年宿疾，基本痊愈，痛亦缓解，再拟上方去薤白、瓜蒌、桂枝，加半夏、茯苓、甘草以善其后。[姚国鑫,蒋钝儒.橘枳生姜汤治疗胸痹的体会.中医杂志,1964,(6):22]

（五）急证——薏苡附子散案

【原文】 胸痹缓急者，薏苡附子散主之。（7）

薏苡附子散方：

薏苡仁十五两　大附子十枚（炮）

上二味，杵为散，服方寸匕，日三服。

【释义】 本条论述胸痹寒湿急证的治疗。本条"缓急"为偏义复词，其义偏急，此处指胸痹病病势急迫，病情危重。以方测症，还应有胸痛突然加剧，或突发心痛彻背，伴肢体筋脉拘急疼痛、面白、肢冷等，是寒湿凝滞、痹阻胸阳所致，薏苡附子散治以温阳散寒、除湿止痛。方中重用附子温阳散寒、通痹止痛；薏苡仁除湿宣痹、缓解筋脉拘挛。二药合用，共奏温阳除湿、缓急止痛之功。

【典型病案】 贾某，男，56岁，1987年10月5日就诊。3年前于过度劳累后，觉心前区憋闷、疼痛，经某医院确诊为"广泛下壁心梗"，对症处理后，症状暂得缓解而出院。虽以西药维持治疗，但仍时有发作。近日发作频繁，且痛闷程度渐趋重笃，刻下正值发作之时，见患者面白唇青，神疲肢冷，双手扪于胸前，不能大声说话，不敢下地活动，舌质滞暗少苔，六脉沉细如丝。[王庆昌.薏苡附子散加味治疗胸痹62例.国医论坛,1993,42(6):17]

【辨治思路解析】

（1）病证辨析：患者常感心前区憋闷、疼痛，近日发作频繁，且痛闷程度渐趋重笃，当辨为胸痹之病。就诊时正发作，面白唇青、神疲肢冷、双手护于胸前、不能大声说话、不敢下地活动、舌质滞暗少苔、六脉沉细如丝，是为胸痹急证，当辨为阴寒壅盛、胸阳被遏之胸痹急证。

（2）病因病机分析：患者平素即心阳不振、阴寒内盛、胸阳痹阻不通，故常感心前区憋闷、疼痛。日久则阳愈虚而阴益盛，阴寒凝聚不散，胸阳痹阻程度加重，故心前区憋闷疼痛反复发作，日趋严重。阳虚寒凝，血脉瘀滞，故面白唇青、神疲肢冷。舌质滞暗少苔，六脉沉细如丝，为阳虚寒甚、心阳衰微、不能鼓动心脉、气血郁滞之象。其病机为阳虚阴盛，胸阳被遏，心阳衰微，无力运血。

（3）治法与方药分析：病属阳虚阴盛、胸阳被遏之胸痹急证；治宜温阳宣痹、缓急止痛；方用薏苡附子散加味。

薏苡仁 50g，附子 30g，桂枝 10g。每日 1 剂，连续煎煮 3 次，混合后温分再服。

方用附子温经散寒、通阳止痛；薏苡仁除湿宣痹、缓急舒挛；桂枝温振阳气、散寒除湿。

1 剂药毕，顿觉舒适，药进 5 剂，痛闷去其大半。效不更方，前后断续服药百余剂，其间或合活血化瘀或合涤痰降浊，或兼滋肾养血，或兼健脾益气，随兼症之不同灵活变通其方，然始终以薏苡附子散宣痹通阳一线贯穿，随着整体机能的改善，局部症状亦逐步缓解直至消失。心电图检查提示：心肌供血恢复正常。

【讨论】薏苡附子散临床如何应用？

薏苡附子散为治疗胸痹急证的主方，其辨证要点为突发胸部剧痛或刺痛彻背、喘息咳唾、短气，伴面色苍白、冷汗自出、身冷肢厥、舌暗、脉沉伏或涩或极细而迟。本方临床可用于治疗心肌梗死、冠心病、心绞痛、肋间神经痛、胃脘痛等符合寒盛阳遏病机者，亦可以本方改用汤剂随证加味治疗。

【参考医案】曹某，男，50 岁，1975 年 1 月 23 日就诊。自述患肋间神经痛十余年。1975 年 1 月 4 日晚因连日劳累，觉胸部胀痛加重，至次晨痛无休止。此后，二十余日来，胸部持续胀痛不止，严重时，常令其子女坐压胸部，以致寝食俱废，形体衰疲。伴有呕恶感、口唾清涎、畏寒、肢冷等症。经西医检查，超声波提示肝大，X 线片诊断为陈旧性胸膜炎，钡餐显示胃小弯有一龛影，其他无阳性发现。曾用西药解热镇痛剂、血管扩张剂，制酸、解痉、保肝、利胆及中药活血化瘀祛痰法，均无效。疼痛严重时用哌替啶，能控制三四个小时。刻诊：形症如上，闻及胃部有振水声，脉细弦，舌淡，苔白润多水，属寒湿胸痹，宜温阳利湿。先予薏苡附子散：附子五钱，薏苡仁一两，2 剂。1 月 30 日复诊，述服药当晚痛减，可安卧三四小时。翌晨，二服，痛又减，饮食转佳。即予前方合理中汤及瓜蒌半夏汤，3 剂。2 月 2 日三诊：疼痛大减，仅胸中隐隐不舒，体力有增，饮食渐趋正常。[尚炽昌.胸痹.河南中医学院学报,1978,(2):39-40]

三、心痛证治

（一）轻证——桂枝生姜枳实汤案

【原文】心中痞，诸逆，心悬痛，桂枝生姜枳实汤主之。（8）

桂枝生姜枳实汤方：

桂枝　生姜各三两　枳实五枚

上三味，以水六升，煮取三升，分温三服。

【释义】本条论述寒饮气逆心痛证治。寒饮停聚胃脘，阳气不利，故心中痞；胃气因寒饮内停不能下行，反与水饮寒邪一同上逆，故云诸逆；胸阳因之不通，所以心窝部位有向上牵引疼痛的症状，此即心悬痛。证属寒饮停胃、攻冲心胸、气机痞塞，治宜通阳化饮、降逆消痞，方用桂枝生姜枳实汤。方中桂枝、生姜散寒通阳、温化水饮；枳实下气开结、消痞除满，可助桂枝平冲降逆；生姜又能降逆和胃止呕。诸药合用，使寒散饮化，阳通痞开，气逆得降，则诸症可除。

【参考医案】金某，27 岁，女，2005 年 9 月 13 日就诊。妊娠 43 天，9 月 8 日曾经出现阴道少量出血，当天出血即止。嘈杂，恶心，口不渴，纳欠，二便正常。舌淡红，苔薄白，脉细。治法：温中和胃降逆。方用桂枝生姜枳实汤加味：桂枝 6g，生姜 5 片，枳实 5g，半夏 12g，茯苓 10g。3 剂。

2005 年 9 月 16 日二诊：恶阻好转，纳可，嗳气，舌脉如上。上方加砂仁（冲）5g，3 剂。

2005 年 9 月 23 日三诊：恶阻继续减轻，嗳气已除，纳可，多涎唾，二便正常。舌略红，苔薄白，脉细。治法：温中健脾降逆。方用桂枝人参汤加味：桂枝 6g，党参 12g，炒白术 10g，干姜 5g，炙甘草 6g，半夏 15g，茯苓 10g，生姜 6 片。3 剂。

2005 年 10 月 5 日四诊：恶阻消失，口燥，纳欠，大便稀，舌脉如上。治法：健脾助运。参苓白术散加鸡内金 6g、炒谷芽 10g、炒麦芽各 10g，5 剂而愈。[马大正.运用仲景小方治疗妊娠恶阻验案六则.西部中医药,2006,19(12):7-8]

（二）重证——乌头赤石脂丸案

【原文】心痛彻背，背痛彻心，乌头赤石脂丸主之。（9）

乌头赤石脂丸方：

蜀椒一两—法二分 乌头一分（炮） 附子半两（炮）—法一分 干姜一两—法一分 赤石脂一两—法二分

上五味，末之，蜜丸如梧子大，先食服一丸，日三服。不知，稍加服。

【释义】本条论述阴寒痼结的心痛证治。心痛彻背、背痛彻心，是指心窝部的疼痛牵引到背部，背部的疼痛又牵引至心窝部，形成心背相互牵引的剧烈疼痛。以方测症，此痛势急骤剧烈，甚者可伴四肢厥冷、冷汗自出、面色晦暗、舌淡苔白、脉沉紧等。其病机为阴寒痼结、寒气攻冲。治宜温阳散寒、峻逐阴邪，方用乌头赤石脂丸。此方集乌头、附子、蜀椒、干姜一派大辛大热之品于一方，相互协同，其温阳逐寒、止痛之力极强；赤石脂温涩调中、收敛阳气，并防辛热之品温散太过；以蜜为丸，既可解乌头、附子之毒，亦可和中缓痛。

【典型病案】吕某，女，62 岁，1983 年 12 月 15 日就诊。间发左胸疼 2 年，近日天气寒冷，自觉胸闷不适，今晨突发心绞痛不休，急用硝酸甘油片含舌下无效，求余诊治。心痛彻背，有时昏厥，汗出肢冷，唇舌青紫，脉细欲绝。心电图检查示：急性下壁心肌梗死。[李济民.经方治疗急证二则.国医论坛,1989,(20):14-15]

【辨治思路解析】

（1）病证辨析：患者间发左胸疼 2 年，遇寒后突发心痛彻背、有时昏厥、汗出肢冷、唇舌青紫、脉细欲绝等症状，当辨为心痛寒凝痹阻、阳虚欲脱证。心痛重证和胸痹重证均表现为心痛彻背，但心痛痛无休止，而胸痹痛有休止，二者较之，心痛证为重。

（2）病因病机分析：患者年迈体弱且久病伤正，阳气虚而阴气从之，故遇寒而突发心绞痛。寒邪内侵，阳气不运，气机阻痹，血行瘀滞，故心痛彻背；寒凝血瘀，故唇舌青紫；昏厥、汗出肢冷、脉细欲绝为阳虚欲脱之候。其病机为阴寒痼结，寒凝痹阻，阳虚欲脱。

（3）治法与方药分析：病属寒凝痹阻、阳虚欲脱之心痛重证；治宜回阳救逆固脱；方用乌头赤石脂丸加味。

乌头 10g，乌附片 30g，干姜 10g，蜀椒 8g，赤石脂 15g，桂枝 15g，红参 15g。5 剂，水煎服。

方中乌、附、椒、姜一派大辛大热之品，协同配伍，温阳逐寒止痛之力极强；复佐赤石脂，取其固涩之性，收敛阳气，以防辛热之品温散太过；加红参、桂枝以增温心阳、益心气之力。

一昼夜急服 2 剂，心痛大减，汗止肢温，昏厥随之而除。共服 5 剂，心痛消失，唯有胸闷不适、舌淡红苔白、脉象沉细。心电图复查提示：窦性心动过缓，冠状动脉供血不足。说明危证已去，改用枳实薤白桂枝汤加丹参20g，瓜蒌10g，黄芪20g，红花4g，宣痹通阳、宽胸散结、益气活血。

【讨论】

（1）乌头赤石脂丸与瓜蒌薤白半夏汤均治"心痛彻背"二者如何区别？

瓜蒌薤白半夏汤证与乌头赤石脂丸证均有心痛彻背症状，病机均为阳微阴弦。但前者病属胸痹，为胸阳不振、痰浊壅盛所致，病位偏上，位在胸背，虽有心痛彻背，但疼痛较轻，中有休止，并有喘息咳唾、短气、不得卧之症，故用瓜蒌薤白半夏汤宣痹通阳、降逆逐饮。而后者病为心痛，乃由阴寒痼结、寒气攻冲所致，病位偏中，位在心背，病无休止，心窝部与背部牵引作痛，痛势剧烈，并伴肢冷汗出等症，类似《灵枢·厥病》篇所述的"真心痛，手足青至节，心痛甚，旦发夕死，夕发旦死"之症，与现代医学所述的心肌梗死先兆或心肌梗死相类似，故用乌头赤石脂丸峻逐阴邪、扶阳止痛。

（2）仲景治疗杂病时用附子和乌头有何规律？

纵观《伤寒论》、《金匮要略》对附子、乌头的运用，其一般规律是：属阳气衰亡，病情较重，急需回阳救逆者，多用生附子，如四逆汤、通脉四逆汤、白通汤、四逆加人参汤、干姜附子汤等；若阳虚不甚，病情相对较缓，需温补阳气，或感受风寒湿邪所致之痹痛证，当温阳散寒、除湿止痛者，皆用炮附子，前者如桂枝加附子汤、真武汤、附子粳米汤，后者如附子汤、白术附子汤、甘草附子汤等；若疼痛剧烈，或为阵发性剧痛且伴肢冷汗出，证属沉寒痼冷者，则用乌头散寒止痛，如乌头汤、大乌头煎、乌头赤石脂丸等。

（3）乌头赤石脂丸临床如何应用？

乌头赤石脂丸用于胸部或胃脘剧痛证属"阴寒痼结"者，现今临床常用本方治疗胃脘痛、腹痛、胸痛、疝痛、腹泻等属阴寒内盛者。

【参考医案】 吕某，男，62岁，1980年3月6日就诊。患胃痛已十五年，经常反复发作。经X线片诊断为"胃小弯溃疡"，曾用甲氧氯普胺、普鲁本辛等药治疗，效果不明显。近一周来，胃脘疼痛加剧，大便黑如柏油样已两天，今日上午呕黯红色血块半碗，并晕倒在地。遂抬来我院门诊。患者形体消瘦，面色㿠白，口唇淡紫，双手紧抱脘腹，蜷曲侧卧，脘腹板硬不温，手足冰冷，舌质淡红，苔白如霜，脉沉迟细弱，血压80/50mmHg，血红蛋白50g/L。此为阳衰气微，气不摄血，血溢胃府。治宜益气固脱、散寒回阳。急予乌头赤石脂丸加人参主之：川乌头2g，蜀椒10g，生附子5g，干姜10g，赤石脂10g，红参5g，文火煎一小时，少少与饮之。2剂后，心背痛止，未再吐血，大便转黄，一顿能进糜粥半碗，手足已温。阳气渐回，阴邪未净，治以温阳益气。处方:熟附子5g，干姜10g，赤石脂10g，红参5g，白术炭15g，炙甘草6g，黄芪15g。3剂后，精神已振，手足温暖，大便正常，每餐可吃一碗稀粥，舌苔薄白，脉细有力。处方：干姜10g，白术炭15g，黄芪15g，太子参15g，炙甘草6g，陈皮6g。上方略事加减，共服20剂，面色转红，精神转佳，独自散步，饮食复常。后用香砂六君子丸调理月余，病体康复。[刘熹.乌头赤石脂丸治愈溃疡病出血.四川中医,1985,(4):41]

【附方】 九痛丸：治九种心痛。

附子三两（炮）　生狼牙一两（炙香）　巴豆一两（去皮心，熬，研如脂）　人参　干姜　吴茱萸各一两

上六味，末之，炼蜜丸如梧子大，酒下。强人初服三丸，日三服；弱者二丸。兼治卒中恶，腹胀痛，口不能言；又治连年积冷，流注心胸痛，并冷冲上气，落马坠车血疾等，皆主之。忌口如常法。

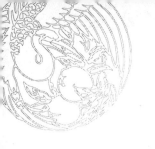

小 结

　　胸痹、心痛的主要病机是"阳微阴弦"，本虚标实，故治疗应以扶正祛邪为原则，祛邪以通阳宣痹为主，扶正以温阳益气为要。胸痹病主症是喘息咳唾、胸背痛、短气，治疗主方是瓜蒌薤白白酒汤，宣痹通阳、豁痰利气。若胸痹痰浊壅盛，属重证，用瓜蒌薤白半夏汤豁痰通阳、宣痹止痛；若胸痹而心中痞、胸满、胁下逆抢心者，偏于邪实者用枳实薤白桂枝汤宣痹通阳、泄满降逆以祛邪，偏于正虚者用人参汤补中助阳、振奋阳气以扶正；若胸痹饮阻气滞，属轻证者，偏于饮停者，用茯苓杏仁甘草汤宣肺理气散饮；偏于气滞者，用橘枳姜汤温胃理气散结。若胸痹急性发作，救急用薏苡附子散温经散寒，除湿止痛；若寒饮停留而诸逆，心中痞，心悬痛者，用桂枝生姜枳实汤通阳化饮、下气降逆；若阳微阴盛，心痛彻背，背痛彻心，痛无休止者，属心痛危急重候，急用乌头赤石脂丸温阳散寒、峻逐阴邪。

　　分析本篇用药规律，主方是瓜蒌薤白白酒汤。主药是瓜蒌、薤白，随证加味，如痰盛加半夏；气逆加桂枝；痞重加枳实、厚朴；其他如橘皮、茯苓、杏仁、生姜等理气化痰药，都可用为辅助药随证加入，或用以组方治疗胸痹之轻证。若胸痹因心脾虚衰者，当用人参汤；阳虚寒盛重证，非乌头、附子之类不可，方如薏苡附子散、乌头赤石脂丸。

腹满寒疝宿食病脉证治第十

本篇论述腹满、寒疝、宿食三种疾病的证治。腹满即以腹部胀满为主症，常伴腹痛、呕吐、便闭等症，在本篇既作为一种疾病论述，又作为一个症状认识，其病机较为复杂，有虚实寒热之辨，根据"实则阳明，虚则太阴"的辨证理论，可概括为实证与虚证两种类型，实证中属实热证者居多，多责之于热结肠腑；属虚寒证者多责之于脾胃虚寒。寒疝病是一种阴寒性腹痛病证，多由于寒气攻冲或血虚内寒所致，在病性方面有虚实之别。宿食，又称伤食、食积，是由于饮食不节、食滞胃肠所致，临证主要表现为嗳腐吞酸、脘腹痞满或疼痛、呕恶泻利等症。腹满、寒疝、宿食三者病位均在腹部，病变多涉及脾胃，症状多有腹满或腹痛，所涉方剂亦可通用，故合篇论述。

本篇精选腹满、腹痛、胃痛、厥证、寒疝、宿食、痹证等病证相关医案 24 则。

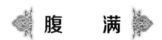
腹　满

一、辨证与治则

（一）虚寒腹满

【原文】趺阳脉微弦，法当腹满，不满者必便难，两胠疼痛，此虚寒从下上也，当以温药服之。（1）

【释义】本条论述虚寒性腹满成因和证治。趺阳脉微，为中阳不足；脉弦属肝，主寒证、痛证。由脉证可知，本条为脾胃虚寒，下焦肝寒之气上犯，致中气痞塞，故腹满。若非以腹满为主症，则当见大便难、两胠疼痛，为脾胃虚寒、运化无权、肝寒上逆、气滞胁下所致。以上脉证，总属虚寒，当用温药治之。

【原文】腹满时减，复如故，此为寒，当与温药。（3）

【释义】本条论述虚寒性腹满辨证和治法。无形之寒时聚时散，得阳则散，得寒则复聚，故腹满如故。中阳不复，腹满时减而不愈，由虚寒所致，当以温药治疗。

（二）实热腹满

【原文】病者腹满，按之不痛为虚，痛者为实，可下之。舌黄未下者，下之黄自去。（2）

【释义】本条论述腹满的虚实辨证和实证腹满的治则。虚证腹满内无有形实邪积滞，故按之不痛；按之疼痛者，为肠腑有燥屎、宿食等有形实邪积滞，腑气不通。实证腹满可用攻下法治疗。若苔厚黄燥者，为实热内结，且未经攻下，正气未伤，治以通腑泄热，则病遂向愈。

（三）虚实相兼腹满

【原文】寸口脉弦，即胁下拘急而痛，其人啬啬恶寒也。（5）

【释义】本条论述表里俱寒的腹满证。寸口主上焦、主表，脉弦主寒主痛，寸口脉弦，为寒邪侵袭，阻遏卫阳，故恶寒；胁下拘急而痛，为寒邪凝滞于肝脉之故。

【原文】 夫中寒家，喜欠，其人清涕出，发热色和者，善嚏。（6）

【释义】 本条论述阳虚不重、复感外寒的轻证。中阳素虚之人阳气不振，故常呵欠；复感外寒，肺气不宣，营卫失和，故清涕出、发热、面色如常；正气欲祛邪外出，故时时喷嚏。

【原文】 中寒，其人下利，以里虚也，欲嚏不能，此人肚中寒。一云痛。（7）

【释义】 本条论述阳虚严重者，感受外寒的证候。中阳虚衰，抗邪无力，寒邪直中于腹，脾胃运化失司，水谷不化，清浊不分，见下利；寒凝气滞，则腹满腹痛；脾肾阳气亏虚而无力祛邪外出，故欲嚏不能。

（四）寒实腹满

【原文】 其脉数而紧乃弦，状如弓弦，按之不移。脉数弦者，当下其寒；脉紧大而迟者，必心下坚；脉大而紧者，阳中有阴，可下之。（20）

【释义】 本条论述寒湿可下证脉象及治法。此处数脉言其脉象劲急，紧脉言脉象有力。紧数相合，即为弦脉，主寒实内结，里有寒实内结，当下之。脉紧大而迟，寒实阻滞胃肠，故心下坚满；脉大而紧，为寒实阻遏阳气，故曰"阳中有阴"。皆可用温下法治疗。

（五）邪盛正衰危重证

【原文】 病者痿黄，躁而不渴，胸中寒实，而利不止者，死。（4）

【释义】 本条论述寒实内结、里阳衰竭的危候。胸中寒实，脾阳衰败，故皮色枯黄；阴盛阳微，故"躁而不渴"。若病情持续加重，下利不止者，为脾肾两败、病情危重。

二、证治

（一）里实兼表证——厚朴七物汤案

【原文】 病腹满，发热十日，脉浮而数，饮食如故，厚朴七物汤主之。（9）

厚朴七物汤方：

厚朴半斤　甘草三两　大黄三两　大枣十枚　枳实五枚　桂枝二两　生姜五两

上七味，以水一斗，煮取四升，温服八合，日三服。呕者加半夏五合，下利去大黄，寒多者加生姜至半斤。

【释义】 本条论述里实腹满兼外感证治。腹满冠于句首，为主症；发热十日而见脉浮，为表邪未解，属表里同病。病在肠腑而不在胃，故饮食如故。治当表里双解。厚朴七物汤为厚朴三物汤合桂枝汤而成，因腹痛不甚，故去芍药。呕者以半夏降逆止呕；下利者，提示腑气已通，故去大黄；表证较突出而恶寒者，在去大黄的基础之上，加大生姜用量，增强解表之力。

【典型病案】 赵某，男，27岁。患者2005年8月1日参加朋友婚宴，宴中饱食，畅饮，外以电扇吹风。翌日晨起即现呃逆不止，影响睡眠、饮食、工作，感觉全身皮肤拘紧，发热，汗出，恶风，脘部硬满，大便秘结。曾采用多种方法治疗，未效。8月10日患者要求中医诊治。刻诊：上述症状仍在，舌质淡红，苔中部厚腻微黄，脉浮，沉取有力略弦。[郭德晶.经方治验二则.光明中医，2007,22(2):29]

【辨治思路解析】

（1）病证辨析：患者主要表现为呃逆不止，脘部硬满，大便秘结，苔厚腻微黄，病属腹满，为肠腑热结证。同时可见全身皮肤拘紧、汗出、恶风、脉浮等症，即又兼太阳表证，与本篇第9条所述脉证相符，当辨为阳明里实兼表证，属表里同病，里证重于表证，与单纯的太阳表证或单纯的里实证不同。

（2）病因病机分析：该患者饱食，胃肠壅滞，加之贪凉喜冷，感受外邪，里外受邪，发为腹满，且卫表同时失和。虽经治疗，但未能取效，与里气壅滞不无关系；肠腑热壅气滞，故脘腹胀满，胃气失和故呃逆不止。苔黄腻属里热内盛，脉浮为表邪未解，兼弦为停食之象。病机为阳明腑气不通兼太阳表邪不解，里证重于表证。

（3）治法与方药分析：病属腹满里实兼表之证；治宜表里双解。方用厚朴七物汤加味。

厚朴20g，枳实9g，生大黄6g，桂枝15g，炙甘草6g，砂仁6g，藿香10g，生姜10g，红枣5枚。3剂，水煎服。

方用厚朴、枳实、大黄，即厚朴三物汤，行气除满、通腑泄热；以桂枝、生姜、大枣、甘草即桂枝汤去芍药，调和营卫、解表散邪。因腹满不痛，故去芍药。因苔腻，加砂仁、藿香以芳香化湿。

晚间服药后全身津津汗出，呃逆随之而止，当晚安然入睡。第二日解稀便2次，略感肠鸣不适，皮肤拘急减轻，嘱原方去大黄，加葱白1根，再服1剂，以尽外邪。后以香砂六君子汤3剂善后。

【讨论】

（1）里实兼太阳表证的辨证要点是什么？

其辨证要点为阳明里实的腹满不减、疼痛拒按、便秘和邪在肌表的发热恶寒、头身疼痛、脉浮等症并见，其发病主要见于表邪未解，而里实已成，属表里同病。

（2）厚朴七物汤证既有表证，又有里证，为何不以"先表后里"原则为治？

厚朴七物汤证为"病腹满，发热十日，脉浮而数，饮食如故"。其中发热脉浮为表证，腹满为里证。在一般情况下，表里同病有三种治疗思路，即先表后里、先里后表和表里同治。在《脏腑经络先后病脉证第一》篇中论述了表里同病者急者为先的治疗原则。对于厚朴七物汤证，是表里同病，但因发热已有十日，脉不浮紧而浮数，以腹满为主症，且以厚朴来命方，可知病情的重点已趋向于里，里证重于表证，但病情均未呈现急迫之势，故采用表里同治的办法进行治疗。

（3）现代运用厚朴七物汤治疗哪些疾病？如何加减使用？

现代主要运用本方治疗急性肠炎、痢疾初期、肠梗阻等，辨证属于表里同病，且里证重于表证者，均可使用。如腹胀甚者，加香附、木香、大腹皮、砂仁等；腹痛者，加芍药、延胡索、川楝子；呕吐者，加半夏、陈皮等；寒多者，重用生姜，并加肉桂；下利者，去大黄。

【参考医案】曹某，女，30岁。曾患急性肝炎，因久服寒凉攻伐之剂，虽肝炎勉强治愈，但脾胃之阳受伤，后遗腹部胀满。胀满呈持续性，一年来屡治不效，上午较轻，下午较重，饮食不适时更加严重，腹胀时矢气多，消化迟滞，大便不实，手足不温，脉迟缓，舌淡苔薄白。经服厚朴七物汤2剂以后，腹胀满大减，数日以后，腹胀如故，又服2剂，即去大黄，加大桂枝用量，继服十余剂而愈。[赵明锐.经方发挥.太原:山西人民出版社,1982:106]

（二）里实兼少阳——大柴胡汤案

【原文】按之心下满痛者，此为实也，当下之，宜大柴胡汤。（12）

大柴胡汤方：

柴胡半斤　黄芩三两　芍药三两　半夏半升（洗）　枳实四枚（炙）　大黄二两　大枣十二枚　生姜五两

上八味，以水一斗二升，煮取六升，去滓，再煎，温服一升，日三服。

【释义】本条论述里实腹满兼少阳证治。按之心下满痛为本条的辨证关键。实热结于心下，故心下满痛，按之痛提示病性属实。以方测证，当有往来寒热、心下急、郁郁微烦、胸胁逆满、舌苔黄、脉弦的证候。属少阳阳明合病，治宜和解少阳、通下热结，方用大柴胡汤。

【典型病案】李某，男，46 岁，1992 年 9 月 28 日就诊。患者胃脘部灼痛半年，近周痛甚，伴口苦咽干，右胁胀痛，偶呕吐淡黄色苦液，心烦不宁，睡眠差，大便闭结，小便短黄，舌质红，苔黄腻，脉弦。[徐新保. 陈昆山运用大柴胡汤的经验.江西中医药,1996,27(1):7]

【辨治思路解析】

（1）病证辨析：患者主要证候表现为胃脘部灼痛，伴右胁胀痛，病属腹满病。胃脘以灼痛为特点，伴口苦咽干、便秘、脉弦，说明病性属实，病位偏上，证属阳明里实热结。此外，口苦、呕吐苦水，胁胀疼痛，脉弦，为邪犯少阳之证。证情与本篇第 12 条所述脉证相符，当辨为腹满病之里实兼少阳证。

（2）病因病机分析：患者胃肠积热，胃热内盛，气机失和故胃脘部灼痛；胃气失和，胆气不利，故右胁胀痛、口苦咽干而呕吐苦水；内热扰神，故心烦眠差；热结肠腑，故大便秘结、小便短赤。舌红、苔黄、脉弦为胃肠积热、胆气失和之象。其病机为热结阳明、腑气不畅、胆气失和。

（3）治法与方药分析：病属腹满，证属阳明里实兼少阳证；治宜攻泄阳明，兼和解少阳，方用大柴胡汤加减。

柴胡 10g，黄芩 10g，半夏 10g，白芍 10g，枳实 10g，生姜 3 片，大黄 8g，白术 12g，山药 15g，丹参 15g。3 剂，水煎服。

方中以柴胡、黄芩和解少阳之热；大黄、枳实通泄阳明实热；芍药缓急止痛，兼和血脉；半夏、生姜和胃降逆止呕；加白术、山药健脾益气；丹参凉血活络止痛。

一诊、二诊共服药 6 剂，胃脘部疼痛减轻，胁痛消失，心宁呕止，大便软。10 月 6 日改投补中益气汤加黄精、丹参、佛手补益胃阴、理气化痰，继服 12 剂。3 个月后因其他病症来诊，告胃脘部无不适。

【讨论】

（1）大柴胡汤治疗腹满的辨证要点是什么？

"按之心下满痛"是辨证要点。本条"心下"范围较为广泛，病变在胸腹连及两胁，并可兼有往来寒热、胸胁苦满、郁郁微烦、大便不通、舌红苔黄、脉弦有力等症。其病机为邪郁少阳、阳明腑实。

（2）现代运用大柴胡汤治疗哪些疾病？其临证依据是什么？

现代临床广泛运用大柴胡汤治疗多种疾病，包括传染病、呼吸系统、循环系统、泌尿系统、代谢系统、神经系统等多个系统疾病。如流行性感冒、肺炎、胃溃疡、肠炎、结肠炎、胆结石、肝炎、黄疸、胆囊炎、胰腺炎、肝硬化等，病程中见有往来寒热、胸胁苦满、便秘、食欲不振、舌苔黄干、脉弦等，辨证为少阳、阳明合病，按之心下满痛、大便不通者即可应用本方化裁。若连日不大便、热盛烦躁、舌焦口渴欲饮、面赤、脉洪实者，加芒硝以泄热通便；心下痛连胁下、难以转侧、大便闭者，加郁金、瓜蒌、青皮以清热行气；发黄者，加茵陈蒿、栀子、黄柏以清热利湿退黄；呕不止者，合用左金丸加姜竹茹清热止呕；胸痛者，加川楝子、旋覆花以理气止痛；胆结石者，加金钱草、海金沙、鸡内金以利胆排石；胃脘痛甚者，加木香、延胡索、川楝子以行气止痛。

【参考医案】邱某，男，30 岁。近两周来右胁下持续剧烈胀痛，痛连右侧肩背，口苦纳钝，大便干结，失眠，舌质红，苔黄糙，脉弦滑。经 X 线片诊断为"胆囊炎"、"胆石症"。此乃少阳、阳明合病，热郁胆胃，腑气不畅。拟以大柴胡汤加减：柴胡、广郁金、黄芩、生白芍、生大黄各 9g，玄明粉（冲）、天花粉各 6g，金钱草 30g。3 剂后大便通顺，日解软粪 2 次，胃纳转佳，右胁胀痛减轻，夜寐易醒，舌红苔薄黄，脉弦滑。仍拟清解之剂治之：柴胡、黄芩、生白芍、广郁金、焦山栀各 9g，天花粉 6g，蒲公英、竹茹各 15g。5 剂后病瘥。改以轻剂善后，用玉米须 30g，蒲公英 15g，

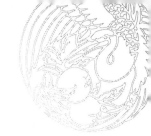

代茶饮。[刘渡舟,苏宝刚，庞鹤.金匮要略诠解.天津:天津科学技术出版社,1984]

（三）里实胀重于积——厚朴三物汤案

【原文】痛而闭者，厚朴三物汤主之。（11）

厚朴三物汤方：

厚朴八两　大黄四两　枳实五枚

上三味，以水一斗二升，先煮二味，取五升，内大黄，煮取三升，温服一升，以利为度。

【释义】本条论述里实腹满证胀甚于积的证治。腹满胀而大便不通为实热内结、气机不行之证，因气滞甚于积滞，故以厚朴三物汤治疗。方中重用厚朴、枳实，且先煎二药，重在行气除满，又以大黄泻热导滞、去积通便。

【典型病案】陈某，男，43岁，1974年5月3日就诊。胃脘剧痛，腹胀便秘，拒按，口苦，口渴，舌质红，苔黄厚，脉沉数。证属热邪积滞、胃腑不通。[彭述宪.胃痛治验六则.辽宁中医杂志,1978,(4):40]

【辨治思路解析】

（1）病证辨析：患者主要表现为胃脘痛兼腹胀便秘，病属腹满。该患者腹胀明显，便秘，与本篇第11条所述脉证相符，当属胀重于积证。本案未见表证，与前述厚朴七物汤证之里实兼表证有别。

（2）病因病机分析：该患者体质盛实，腑气不通而患病。六腑以通为用，以降为顺，肠腑热盛，与糟粕相搏结，气机不畅，故胃脘胀痛，腹胀便秘。舌红苔黄脉沉，为热结肠腑之证。其病机为胃肠积滞、腑气不通、胀重于积。

（3）治法与方药分析：病属腹满之胀重于积证；患者腹胀较腹痛明显，法当宣滞通便，治以行气除满，方用厚朴三物汤加味。

厚朴18g，枳实12g，大黄6g，青木香6g，沉香3g，1剂，水煎服。

方中重用厚朴行气泄满；枳实破气消痞；大黄泄热导滞；加青木香、沉香以行气除满。

服一剂，大便稀泻两次，其痛大减，脘腹有拘急感，腹胀纳差，口微苦，舌苔黄，脉弦略数。改用芍药甘草汤加佛手、橘皮、山栀子、麦芽服之病愈。

【讨论】

（1）厚朴三物汤证的辨证要点是什么？

厚朴三物汤证的辨证要点为腹部痞满胀痛、大便秘结，其病机为气滞不行、实热内结，且气滞重于实积。

（2）厚朴三物汤临床如何运用？

现代临床报道应用本方治疗肠梗阻、腹膜炎、急腹症、痢疾、肠功能紊乱、急性肠炎等，但均应谨守胃肠积滞、闭阻不通的病机。在临床应用时，主要药物厚朴每剂当20g以上。气滞者选加莱菔子、川楝子、延胡索、木香、乌药、沉香、郁金、香附、橘核、荔枝核、小茴香等；气滞血瘀加桃仁、丹参、赤芍；热结阳明加芒硝；寒凝肠腑加附片、肉桂、细辛；蛔虫梗阻肠道加槟榔、川楝子、花椒；食滞胃肠加山楂、麦芽、莱菔子等。

【参考医案】梁某，女，68岁，因左胁肋胀痛半年来诊。患者近半年来出现左胁肋胀痛，逐渐加重，餐后及下午胀甚，至夜稍减，伴口苦，打嗝，纳食可，二便调，舌淡红苔薄白，脉弦细。诊为胁痛，治以厚朴三物汤。厚朴9g，生大黄6g，枳实9g，广郁金9g，青皮9g，小茴香9g，干姜6g，炙甘草6g。服药2剂而痛消，胀满明显减轻，尤以餐后减轻最著，下午及傍晚仍稍胀，原方去干姜、甘草，加乌贼骨9g，熟附子9g，槟榔9g，出入调理而愈。[肖宛平.冉先德教授经方应用验案举隅.实用中医内科杂志,1998,12(3):3]

（四）里实积胀俱重——大承气汤案

【原文】腹满不减，减不足言，当须下之，宜大承气汤。（13）

大承气汤方：见前痉病中。

【释义】本条论述里实腹满胀积并重证治。实热内结，腑气不通，胀积并重，故腹满不减。与腹满虚证"腹满时减，复如故"形成鲜明对比。病性属实，故用下法，治以大承气汤。

【典型病案】龚某，男，36岁，1971年夏就诊。患者于炎夏之日，暴饮酒食后，又行冷泉水浴，当夜腹痛如刀割，阵阵加剧，欲吐不吐，欲便不得，舌淡红，苔薄黄，脉沉实，腹部板滞，小腹拒按，肝脾（一），肠鸣音亢进，偶闻气过水声，X线腹透可见肠腔充气，有数个气液平面。[龚琼模.承气汤治疗危重症的点滴经验.北京中医药,1983,(1):39]

【辨治思路解析】

（1）病证辨析：该患者以腹痛为主要表现，病属腹满病无疑，且其腹部疼痛剧烈，阵阵加剧、拒按，病性属实，与"按之不痛为虚"的虚寒腹满有别。此外，该患病于暴饮暴食之后，兼有欲吐不吐、欲便不得，腹部板滞、舌淡红、苔薄黄，脉沉实等证候，与本篇第13条所述脉证相符，故当辨为腹满病之积胀俱重里实证。

（2）病因病机分析：炎夏之日，人体阳气亦盛，患者暴饮酒食，酒性本热，加之摄生失宜、冷水洗浴，气机骤阻，导致腑气不畅，故腹部剧烈疼痛、阵发加剧；胃以降为顺，逆则呕恶，欲吐不吐；腑以通为用，滞则便秘、欲便不得；痛而拒按正是实证腹满之征；苔黄、脉沉实，为正气不虚、里有热结之象。其病机为肠胃实热积滞、腑气壅塞不通。

（3）治法与方药分析：病属腹痛之里实积胀俱重证；治宜攻下热结；方用大承气汤。

大黄30g（后下），芒硝30g（冲服），枳实15g，厚朴15g。1剂，急煎服。

方中大黄苦寒泄热、荡涤肠胃；芒硝咸寒苦降、软坚散结；枳实、厚朴行气除满，共奏攻除热结、通腑泄热之功。

药后两小时许，患者解出恶臭大便一盆，诸症消失痊愈，说明药后积滞已除，腑气通畅。

【讨论】

（1）腹满虚实辨证的要点是什么？

实热性腹满主要辨证要点为腹满不减、减不足言、按之痛剧、大便秘结、烦躁潮热、汗出、舌黄燥甚则焦黑起刺、脉沉实有力。虚寒性腹满的辨证要点为腹满时减复如故、按之不痛（喜按、按之痛减）、畏寒肢冷、下利清谷、口吐清水、舌淡苔白滑、脉沉细甚则沉迟。

（2）大承气汤临床如何运用？

大承气汤具有攻下热结、荡涤燥屎的功效，现代多应用本方治疗肠梗阻、急性阑尾炎、腹膜炎、肠粘连、急性黄疸型肝炎、胆囊炎、胆石症、胆道蛔虫症、咽喉炎、急性肺炎、扁桃体炎、牙龈炎、闭合性脑损伤等急症患者属阳明热盛、燥结成实，证候以胀积并重者。

（3）大承气汤为峻下剂，在运用时应注意什么？

大承气汤为峻下剂，在应用时应当注意：一是辨证准确，症见腹胀不减、疼痛位置固定、呈现持续性腹痛、拒按、多绕脐痛、潮热、谵语、大便秘结、舌苔黄厚、脉沉滑有力等形证俱实者；二是根据患者的体质状况和季节调整药物的用量；三是在治疗过程中，应当遵循"衰其大半而止"的治疗原则，得下止后服。

【参考医案】苟某，男，25岁，1987年9月初旬，大便不通3日就诊。患者素体壮实，病前因饮酒后出现腹部胀痛，2天未进食，大便不通3日，面赤目黄，舌红苔黄燥，脉滑有力。方用：大黄、芒硝（冲服）各12g，厚朴、枳实各6g。1剂服完，大便仍不解。脐腹胀痛加剧，面赤目黄，溺赤，舌脉同上。仍用原方加肉桂 1.5g（淡盐水炒），服 1 次便通、腹满痛大减，1 剂尽后痊愈。[王敬绪.王廷富教授运用大承气汤治验拾锦.四川中医,1988,(11):17]

（五）寒饮逆满——附子粳米汤案

【原文】腹中寒气，雷鸣切痛，胸胁逆满，呕吐，附子粳米汤主之。（10）

附子粳米汤方：

附子一枚（炮）半夏半升　甘草一两　大枣十枚　粳米半升。

上五味，以水八升，煮米熟，汤成，去滓，温服一升，日三服。

【释义】本条论述腹满病虚寒饮逆证证治。"腹中寒气"为病机概括。中阳不足，水饮停聚，饮逆为患，与气滞相合，故腹中雷鸣切痛；寒气上逆，故胸胁逆满；胃失和降故呕吐。以附子粳米汤温中散寒、化饮降逆。

【典型病案】彭君德初夜半来谓："家母晚餐后腹内痛，呕吐不止。煎服姜艾汤，呕痛未少减，且加剧焉，请处方治之"。吴思年老腹痛而呕，多属虚寒所致，处以砂半理中汤。黎明彭君仓卒入，谓服药痛呕如故，四肢且厥，势甚危迫，恳速往。同诣其家，见伊母呻吟床第，辗转不宁，呕吐时作，痰涎遍地，唇白面惨，四肢微厥，神疲懒言，舌质白胖，按脉沉而紧。伊谓："腹中雷鸣剧痛，胸膈逆满，呕吐不止，尿清长"。[赵守真.治验回忆录.北京:人民卫生出版社,1962]

【辨治思路解析】

（1）病证辨析：患者年事已高，主要表现为腹中雷鸣剧痛、胸膈逆满、呕吐不止，且呕吐多痰涎清稀，与本篇第 10 条所述脉证相符，故当辨为腹满病之寒饮逆满证。此外，该患者兼见唇面惨白、四肢微厥、神疲懒言、小便清长、舌白胖、脉沉紧等脾胃阳虚证，当辨为中焦虚寒、水饮内停的本虚标实重证。

（2）病因病机分析：患者年老气衰，阳气虚寒，阳虚则生寒，寒性凝滞，脉络绌急故腹满、疼痛；阳虚不运，虚寒内生，水饮上逆，故胸胁逆满；饮停于胃，胃失和降故呕吐不止；气虚阳衰故面白无华、四肢微厥、神疲懒言；呕吐清稀多涎、小便清长为寒饮不化之证；舌质白胖、脉沉紧，为阳虚阴盛之象。其病机为脾胃阳虚，寒饮上逆。

（3）治法与方药分析：病属腹痛之脾胃阳虚，寒饮逆满证；治宜温中散寒止痛，化饮降逆止呕；方用附子粳米汤加干姜、茯苓。4 剂，水煎服。

方中炮附子温中散寒止痛；半夏降逆止呕；粳米、大枣、甘草补益脾胃，且能缓急止痛。全方共奏温中散寒、降逆止呕之效。再加干姜温中散寒，茯苓健脾利水。

二诊：服上方 2 剂痛呕均减，再 2 剂痊愈。改用姜附六君子汤温补脾肾、治本扶正，调养十日收功，健复如初。

【讨论】

（1）附子粳米汤证辨证特点是什么？

附子粳米汤所治证候以满、痛、呕为特点，并且满在胸胁、痛如刀割、呕吐清水、腹满，且喜揉按、喜热敷、肠鸣、胸胁逆满、呕吐、其呕吐物多为清稀水饮，或夹有不消化食物。此外，尚有四肢厥冷、舌苔白滑、脉细而迟等症。

（2）理中汤与附子粳米汤均治脾胃虚寒证，怎样区别使用？

理中汤与附子粳米汤均治脾胃虚寒证，症状上均有腹痛、肠鸣，但理中汤证症状以下利为主，其病机在于阳虚不运、水湿下趋，治疗重在温阳散寒、补脾止泻，药选人参、干姜、白术、炙甘草，意在扶本；而附子粳米汤所治脾胃虚寒证，症状以雷鸣切痛、呕吐为主，病机为脾胃阳虚、寒饮上逆，治疗则偏重温中散寒、止痛降逆，药选附子、半夏、粳米、大枣、甘草。故临证当依其病情，辨证选方。

（3）如何理解附子粳米汤中附子与半夏的配伍？

附子粳米汤组成药物为：附子、粳米、半夏、甘草、大枣。其中附子与半夏相配属"十八反"禁忌。汉代尚无"十八反"之说，"十八反"之说始于唐代之后，古代医家犯忌者并不鲜见。现代也有不少学者对"十八反"提出质疑，有的亲尝，有的进行实验研究。总之，对十八反不可一概而论，反与不反，与剂型、剂量、配伍、服法等诸多方面有关系。使用得当，有相反相成的功效；用之不当，轻则于病不利，重则害命。本方附子与半夏配伍，相反相激，附子温化脏腑寒湿、温通经脉止痛，半夏降逆止呕、化痰蠲饮，二药相得益彰，使散寒止痛、逐饮降逆之力得以加强。临床使用时，应当慎重。赤丸方中半夏与乌头配伍亦属同理。

（4）附子粳米汤临床如何运用？

附子粳米汤治疗腹满痛阳虚夹湿证，多用于急慢性肠炎、慢性溃疡性结肠炎、产后腹痛、妊娠呕吐、经行腹痛等，辨证属于脾胃阳虚、寒饮上逆者。临床若腹痛延及心胸部，宜与大建中汤合用；若呕吐甚者，加砂仁、丁香以温胃止呕；若下利甚者，与理中汤合用。

【参考医案】周某，男，54岁，1985年5月5日就诊。胃痛频发10余年，近期腹痛加剧，腹中雷鸣，胸闷气逆，腹满呕吐，喜平卧，起坐则自觉胃部下坠，疼痛较剧，平卧则持续小痛，纳差，仅食少许粉汤，舌苔薄白，脉细弱。附子粳米汤加味：炮附子6g，半夏、粳米各10g，甘草3g，煅瓦楞12g。服药2剂，腹痛减，呕吐肠鸣已止，能起坐或下床活动，饮食略增，精神转佳，药既奏效，毋庸更张。处方：炮附子、姜半夏、陈皮各5g，生姜3片，粳米10g。连服20余剂，腹痛已止，饮食正常。2个月后随访，已能上班工作。[陈树人.厚朴三物汤、附子粳米汤治腹痛.四川中医,1989,(6):32]

（六）寒饮腹痛——赤丸案

【原文】寒气厥逆，赤丸主之。（16）

赤丸方：

茯苓四两　乌头二两（炮）半夏四两（洗）一方用桂　细辛一两《千金》作人参

上四味，末之，内真朱为色，炼蜜丸如麻子大，先食酒饮下三丸，日再夜一服，不知，稍增之，以知为度。

【释义】本条论述寒饮厥逆证治。脾肾阳虚、水饮内盛、寒气上逆而腹痛；阳气不达四末而逆冷。治以赤丸，散寒止痛、逐饮降逆。

【典型病案】周某，男，28岁。患者白天因天气炎热，口渴饮大量河水，晚餐又食酸腐食物，夜宿露天乘凉，半夜突然出现心胸绞痛，呕吐饮食，四肢厥冷，脉象沉迟，舌淡苔白。[张谷才.从《金匮要略》谈相反的配伍方法.安徽中医药大学学报,1983,(2):40]

【辨治思路解析】

（1）病证辨析：患者以腹部绞痛、四肢厥逆为主症，病属腹满，且呕吐兼舌淡苔白、脉沉迟，与本篇第16条所述脉证相符，故当辨为中焦虚寒、寒饮上逆之腹满病。

（2）病因病机分析：该患者摄生失宜，伤于冷饮乘凉，加之酸腐食物败伤脾胃气机，气机凝滞，故心腹绞痛；胃气上逆，故呕吐；阳气不能达于四末，故四肢厥冷。病证表现符合"寒气攻冲"特点。舌淡苔白、脉沉迟为中阳不振之象。其病机为中焦阳虚，寒饮上逆。

（3）治法与方药分析：病属腹满之中焦阳虚，寒饮上逆证；治宜散寒止痛，温阳化饮；方用赤丸加减。

制乌头（先煎）、甘草各4g，细辛2g，半夏、苍术各6g，太子参、茯苓各10g，生姜汁5滴（冲服），2剂，煎200ml，分2次服。

方中制乌头、细辛辛温通阳、散寒止痛；半夏、姜汁温中和胃止呕；茯苓、苍术健脾化湿；太子参、炙甘草益气扶正。诸药合用，共奏温阳化饮、散寒止痛之功。需要注意的是本方半夏与乌头同用，相反相成，增强散寒化饮降逆之力。

1剂痛解呕平，再服1剂病愈。

【讨论】

（1）赤丸证的辨证要点是什么？

赤丸证的辨证要点为腹痛、腹满、肢冷、呕吐、心下动悸、头晕目眩、舌淡胖苔白滑、脉沉滑或沉迟等。其病机为脾肾阳虚、水饮内盛、寒气夹水饮上逆。文中"寒气厥逆，赤丸主之"的"厥逆"，指水饮上逆的病机和四肢厥逆的症状，行文简单，但以方测证，属阳虚失煦、寒气（饮）内盛。此四肢厥逆与《伤寒论》中四逆汤证之四肢厥逆相同，但有急缓之别，四逆汤证是阴盛阳衰而病情急重，故以汤剂回阳救逆，此则以丸剂缓图，寒饮得化，阳气得通。

（2）赤丸临床如何运用？

本方常用于治疗寒疝、腹痛、胸痹、哮喘、痛经、阴缩等，症见腹痛剧烈、少腹拘急、手足厥冷、恶心呕吐、心悸头眩、舌淡苔白滑、脉沉滑或沉弦等，辨证为阳虚阴盛、水饮上逆。根据阳虚、寒气之轻重进行加减。如阳虚气虚甚者，加黄芪、党参、小茴香、干姜；若寒气盛者，加附子、肉桂等；若气滞明显者，加陈皮、荔枝核、橘核、川楝子等。

【参考医案】石某，男，4岁。患结核性脑膜炎而入院治疗。时余随石季竹老中医会诊：患儿昏迷不醒，痰声漉漉，双目斜视，四肢厥冷，时而抽搐，苔白微腻，指纹青暗。乃属痰浊蒙闭心包，肝风内动，宜《金匮》赤丸方损益：制川乌、法半夏、石菖蒲各6g，茯苓9g，细辛1g，远志5g，生姜汁5滴，竹沥10滴。2剂后，吐出小半碗痰涎，神清厥回，肝风遂止。续经中西药治疗3个月而愈。[马先造.半夏、贝母不反乌头.上海中医药杂志,1983,(11):39]

（七）寒实积滞——大黄附子汤案

【原文】胁下偏痛，发热，其脉紧弦，此寒也，以温药下之，宜大黄附子汤。（15）

大黄附子汤方：

大黄三两　附子三枚（炮）　细辛二两

上三味，以水五升，煮取二升，分温三服。若强人煮取二升半，分温三服。服后如人行四五里，进一服。

【释义】本条论述寒实内结的腹满证治。由于阴冷寒邪凝滞胃肠，腑气不通，故胁腹胀满疼痛，拒按。胃胆相近，寒气上犯，壅逆于胆，故胁痛。寒实内结，阳气郁滞而发热。以方测证，当有便秘。治以大黄附子汤，共奏温阳祛寒散结、通便止痛之功。

【典型病案】钟大满，腹痛有年，理中四逆辈皆已服之，间或可止，但痛发不常，或一个月数发，或二个月一发，每痛多为饮食寒冷之所诱致。自常以胡椒末用姜汤冲服，痛得暂解。一日，彼晤余戚家，谈其痼疾之异，乞予诊之。按其腹有微痛，痛时牵及腰胁，大便间日1次，少而不畅，小便如常。舌白润无苔，脉沉而弦紧。[赵守真.治验回忆录.北京:人民卫生出版社,1962]

【辨治思路解析】

（1）病证辨析：患者主要表现为腹痛多年、痛时牵及腰胁，故当诊为腹痛。该患者发病以饮食寒冷为诱因，发不定时，又常以理中四逆辈间或胡椒末用姜汤冲服，痛得暂缓，按其腹有微痛，大便不畅，兼见舌白润无苔、脉沉而弦紧等寒实之证，与本篇第15条所述脉证相符，当辨为寒实内结证。显然与里实热结之实热腹满证迥别。

（2）病因病机分析：患者脾阳素虚，阴寒内生，复因饮食寒冷，更伤中阳，故腹痛时作、牵及腰胁，且得温药则痛止；寒实内结，腑气不通，故拒按、大便少而不畅；舌白润无苔、脉象弦紧皆为阴寒凝滞之象。其病机为素体阳虚、运化无力、寒实内结、腑气不通。

（3）治法与方药分析：病属寒实内结之腹痛；治宜温阳通便止痛；方用大黄附子汤。

大黄12g，附子9g，细辛4.5g。2剂，水煎服。

方中附子大辛大热、温里祛寒；大黄苦寒走泄、攻下积滞；细辛辛温宣通，助附子散寒止痛。方中大黄性味虽属苦寒，但配伍附子、细辛辛热之品，则制其寒性而存其攻下走泄之性，三味合方，共奏温下之功。

后半年相晤，据云："果两剂而瘥。"

【讨论】

（1）大黄附子汤证的辨证要点是什么？

大黄附子汤证的辨证主要依据是腹痛拒按、大便秘结、一侧胁下疼痛或腹痛以侧腹部为甚，或发热、脉紧弦，并可见到形寒肢冷、舌苔白腻，脉沉迟或沉弦有力。病机为寒实内结、腑气不通。

（2）寒下与温下的适应证如何区分？临床应注意什么？

寒下适用于里热积滞实证，症见大便秘结、腹部或满或胀或痛，甚或谵语、苔黄、脉实等形证俱实者；温下适用于寒实积滞证，症见腹痛、便秘、胁下偏痛、手足厥逆、苔滑润、脉紧弦等。临床应用时，当根据患者实际情况，判断预后，尤其是温下之后。因为寒实积滞，阳气已伤，是邪实正虚之象，与寒下之证病性纯实不同；若药后大便不通，反增呕吐、肢冷等，预后不良。

（3）本案病例系"一派寒象"，如何理解本篇第15条中的"发热"？

本证见有腹痛，按其腹有微痛、痛时牵及腰胁、大便间日1次、少而不畅、小便如常、脉沉而弦紧、舌白润无苔，为寒气内结、腑气不畅，使用大黄附子汤温下寒实而获效。而条文中的"发热"，并见证候与太阳表证明显区别，从病性、发热特征等也与阳明腑实证迥然有别；根据病机特征，"发热"是由于寒实积滞、阳气郁闭所致。临床上多表现为身热不甚，或发热与畏寒、肢冷兼见，或仅为腹痛局部之热感。对此，不宜清热，只需攻除寒结，气机得通，其热自矣。本病体现治病求本理念，仲景谓："诸病在脏，欲攻之，当随其所得而攻之。"

（4）大黄附子汤与麻黄附子细辛汤如何区别？

大黄附子汤与麻黄附子细辛汤，均有附子与细辛的配伍，治疗寒邪伏于阴分，具有散寒止痛之功。大黄附子汤中配大黄，侧重寒实内结在里，功在温阳通便，治疗寒实内结的腹满证；麻黄附子细辛汤伍麻黄，侧重里寒兼表，功在温经解表以治疗少阴寒化兼表证。

（5）大黄附子汤临床应用研究？

临床中治疗寒疝胸腹绞痛、脐痛拘挛急迫等证，如肠梗阻、胆囊炎、胆石症、消化性溃疡、慢性溃疡性结肠炎等，症见脘腹及两胁疼痛、拒按、大便不通、发热、恶寒、肢冷、舌苔白腻、脉紧弦等辨证为寒实内结腹满病者，亦可应用于病机与寒实内结有关的慢性肾衰竭、尿路结石、坐骨神经痛、梅尼埃病及牙痛等。

【参考医案】沈某，男，58岁。去年行胃切除术后，运化尚弱，今日午饭后饮食较多，脘腹即觉不适，逐渐发生痛胀，傍晚出现呕吐，大便已三日未解。经检查诊断为"急性肠梗阻"。患者面色苍白，手足厥冷，舌淡胖，苔腻，脉沉紧弦。证属寒实内结、腑实不通。大黄附子汤加减以通下寒积：生大黄12g，炮附子、干姜、姜半夏各10g，服后大便得通，痛呕遂止。本方在《金匮要略》中，原为三药同煎，临床用于急腹症，一般大黄以后下为佳。本例因饮冷所致，且有呕吐，故去细辛之温散，加入干姜、半夏以温中降逆。[俞凡先.运用仲景泻下方治疗急腹症的体会.浙江中医杂志,1983,4:171]

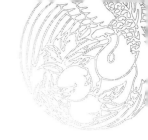

<h1 style="text-align:center">寒 疝</h1>

一、证治

（一）阴寒痼结——大乌头煎案

【原文】腹痛，脉弦而紧，弦则卫气不行，即恶寒，紧则不欲食，邪正相搏，即为寒疝。绕脐痛，若发则白汗出，手足厥冷，其脉沉弦者，大乌头煎主之。（17）

乌头煎方：

乌头大者五枚（熬，去皮，不㕮咀）

上以水三升，煮取一升，去滓，内蜜二升，煎令水气尽，取二升，强人服七合，弱人服五合。不差，明日更服，不可一日再服。

【释义】本条论述寒疝病机和证治。腹痛而脉弦紧，主阴寒凝结。阳气不足，卫气不能达于外，故恶寒；脾胃运化受阻，故不欲食；阴寒凝滞，发为寒疝。素体阳虚阴盛为发病内因，外感寒邪诱发为发病外因。寒疝发作，内外皆寒，寒气攻冲，故见绕脐剧痛，冷汗出，手足厥逆，脉象沉紧。证属阴寒内结、阳气痹阻，故以大乌头煎破积散寒止痛。方中乌头大辛大热，善于祛除沉寒痼冷而止痛；蜜煎可制乌头毒性，同时延长药效时间，并能缓急止痛。

【典型病案】沈某，男，50岁，1973年6月就诊。患者自述有多年宿恙，为发作性腹痛，因旧病复发，自外地来京住我院。1959年曾作过阑尾炎切除手术，术后并无异常。此次诊为"胃肠道功能紊乱"。自述每发皆与寒凉疲劳有关。其症腹痛频作，痛无定处，唯多在绕脐周围一带，喜温可按，痛甚致汗大出。查舌质淡，苔薄腻而滑，脉沉弦。[魏龙骧.续医话四则.新医药学杂志,1978,(2):16]

【辨治思路解析】

（1）病证辨析：患者主要表现为腹痛频作、绕脐而痛、痛无定处、痛甚汗出，与本篇第17条所述脉证相符。此外，该患之腹痛喜温可按，每发皆与寒凉疲劳有关，且又见舌质淡，苔薄腻而滑，脉沉弦，故当辨为阴寒痼结之寒疝。

（2）病因病机分析：患者本为阳虚寒盛之体，脏气虚寒，复因劳累或感受寒邪，使阳气更伤，引动内寒，其阳气痹阻不通更甚，故绕脐腹痛频作、喜温可按、痛甚致汗大出；舌质淡、苔薄腻而滑、脉沉弦，皆为阴寒内盛之象。其病机为阳虚阴寒内盛。

（3）治法与方药分析：病属寒疝之阴寒内结、阳气不运证；治宜破积散寒止痛；方用大乌头煎加减。

乌头4.5g。2剂，水煎服。

方用乌头大辛大热，擅祛沉寒痼冷，但因乌头有毒，故当用白蜜解毒、缓急止痛，延长乌头之药效。因煎蜜有所不便，权以黑豆、甘草代之。

二诊：2剂后，腹痛未作、汗亦未出，说明寒去阳复，知药证相符，乌头加至9g。4剂，水煎服。

三诊：4剂后复诊，腹痛已止，只腹部微有不适而已。

腻苔已化、舌转嫩红、弦脉缓和，知沉寒痼冷得乌头大热之品，焕然冰释矣。病者月余痊愈出院。

【讨论】

（1）寒疝的辨证要点是什么？

寒疝，是阴寒性腹中急痛证，是以病性和症状特征命名。《说文解字》曰"疝，腹痛也"。本病因阳虚阴寒内盛，寒气攻冲而肚脐周围剧痛。前人认为凡寒气攻冲作痛的，概称为寒疝，与后世所说的疝气不同。寒疝发作时，以绕脐疼痛为特点。外寒直中多借道于脐部，阳气内虚，外邪入侵，内外之寒结聚，邪正交争于斯，故以绕脐痛为特点。平素可见腹痛隐作、畏寒怯冷、纳差食少、脉弦而紧等。往往因复感寒邪，使阴寒加重、凝结于里、阻遏阳气，而病情加剧，可骤然见肚脐周围剧烈疼痛、恶寒、不欲饮食，伴手足厥逆、全身冷汗、脉沉而紧、或沉伏不显、唇青面白等。在此危重之际，宜速用大乌头煎峻剂祛除阴寒、温阳止痛。

（2）大乌头煎临床如何运用？

大乌头煎为辛热峻猛之剂，临床可用来治疗阴寒内盛的腹痛如胃肠道功能紊乱、胃肠痉挛、消化道肿瘤等，症见腹部胀满、绕脐疼痛、发作有时、痛有休止、恶寒、不能饮食、痛剧则冷汗出、手足厥冷、甚或唇青面白、脉紧或沉紧等。本方还可应用于痛痹有关的风湿性关节炎、类风湿关节炎、大骨节病、创伤性关节炎等。乌头具有麻醉镇痛作用。现代临床用乌头制剂（如乌头酒精浸出液、乌头酒精稀释液、乌头葡萄糖粉等）作为麻醉剂，施用于外科手术，有良好效果。临证如见阴寒内结、腹部拘急不舒者，可加芍药、甘草等，以加强缓急止痛之力；若腹中冷痛不解，可加川椒、乌药等，以温中散寒、理气止痛。

【参考医案】朱某，女，5岁半，2006年1月3日就诊。主诉绕脐痛1个月余，用热水暖袋，痛轻。西医诊断为"肠梗阻可疑"。X线片示腹腔无液平面，无气体积聚，CR检查无异常，治疗用头孢哌酮舒巴坦钠1g，维生素C 1g，5%葡萄糖250ml，治疗15天后，用西咪替丁治疗1周，剂量不详，后改用前法输液治疗10天，症状无改善。查体：腹部柔软无抵抗，脐周稍有硬结，四肢冷，纳差，恶心，呕吐，舌质淡，苔薄白，脉紧而细。故诊为寒疝。遵仲圣给乌头煎5g，2小时后疼痛缓解，脐周硬结已散，随访2个月无复发。[孙予杰.乌头煎治疗寒疝13例.河南中医,2006,26(7):18]

（二）寒疝兼表——乌头桂枝汤案

【原文】寒疝腹中痛，逆冷，手足不仁，若身疼痛，灸刺诸药不能治，抵当乌头桂枝汤主之。（19）

乌头桂枝汤方：

乌头

上一味，以蜜二斤，煎减半，去滓，以桂枝汤五合解之，得一升后，初服二合，不知，即取三合；又不知，复加至五合。其知者，如醉状，得吐者，为中病。

桂枝汤方：

桂枝三两（去皮）　芍药三两　甘草二两（炙）生姜三两　大枣十二枚

上五味，剉，以水七升，微火煮取三升，去滓。

【释义】本条论述寒疝兼表证的证治。寒疝腹中痛，内外俱寒，在内阳气亏虚、阴寒凝结，故腹痛；阳虚寒凝血滞、四末失于温养，故四肢逆冷、手足不仁；在外寒邪袭表、营卫失和，故身痛。属阳气虚衰，内外皆寒，表里同病之证。正气不足，故单用灸法、刺法治疗，难以取效。必得乌头桂枝汤两解表里之邪。本方为乌头汤和桂枝汤合方，大乌头煎祛除沉寒痼冷而止痛，桂枝汤调和营卫、振奋中焦阳气、外散肌表寒邪。

【典型病案】袁某，女。体甚健，经期准，已有子女三四人矣。一日少腹大痛，筋脉拘急而未少安，虽按亦不住，服行经调气药不止，迁延十余日，痛益增剧。头身痛，肢厥冷，时有汗出，舌润，口不渴，吐清水，不发热而恶寒，脐以下痛，痛剧则冷汗出，常常有冷气向阴户冲去，痛处喜

热敷，其脉沉紧。[赵守真.治验回忆录.北京:人民卫生出版社,1962]

【辨治思路解析】

（1）病证辨析：患者既有少腹突然大痛、筋脉拘急、少腹急结冷痛、痛剧则冷汗出、肢冷厥、脉沉紧之里寒证，又有头身痛、恶寒之表证，与本篇第 19 条所述脉证大致相同，属于表里同病、内外皆寒之寒疝。此与单纯的寒气内结、阳气不运之大乌头煎证不同。

（2）病因病机分析：本案患者阴气积于内，寒气搏结而不散，风冷邪气相击，筋脉失煦，而成纯阴无阳之寒疝。阳气不达四末，故肢厥冷；寒气闭阻，不得外出，攻冲于内，故常有冷气向阴户攻冲；阴寒内盛，饮聚于内，故舌润、口不渴、吐清水；寒邪痹阻于表，故头身疼痛、脉沉紧。其病机为内外皆寒、寒气充斥、阳气不行、营卫失和。

（3）治法与方药分析：病属内外俱寒，表里同病之寒疝；治宜祛寒通阳，调和营卫，双解内外寒邪；方用乌头桂枝汤。

制乌头 12g，桂枝 18g，芍药 12g，甘草 6g，大枣 6 枚，生姜 3 片，水煎，兑蜜服。

方用乌头温里散寒止痛；桂枝汤调和营卫、解肌散邪。

二诊：上药连进 2 剂，痛减厥回、汗止人安，说明阳运寒散。

三诊：换方，当归四逆加吴茱萸生姜汤以温经通络、清除余寒，病竟告愈。

【讨论】

（1）寒疝兼表证的辨证要点是什么？

乌头桂枝汤治阴寒内聚之寒疝兼表证。症见腹中剧痛、四肢厥逆，或手足麻痹不仁、身体疼痛，或头痛、恶寒发热等。病属阴寒内盛，外感风寒，表里同病，内外皆寒。

（2）乌头桂枝汤临床如何运用？

乌头桂枝汤常用于治疗骨关节疾病（包括痛风、坐骨神经痛、风湿性关节炎及类风湿关节炎等），症见腹中疼痛、手足逆冷、冷甚则手足麻痹不仁、身体疼痛，或恶寒、头痛、舌淡、苔白润、脉沉细等，辨证属于风寒湿邪外侵，且以寒邪为甚者。其中以上肢痛为主者，加羌活、白芷、威灵仙、姜黄、川芎等；以下肢关节疼痛为主者，加独活、牛膝、防己、萆薢等；以腰腿痛为主者，加杜仲、桑寄生、狗脊、川断、淫羊藿等；血瘀甚者，加穿山甲、五灵脂等。此外，还常用于治疗腹股沟斜疝、痛引睾丸、少腹者，加橘核、荔枝核、小茴香等；腹中攻痛不解者，加吴茱萸、川椒、乌药等。有以本方合人参养荣汤治疗血栓闭塞性脉管炎属寒凝血滞、经脉不通之证，取得良效。

【参考医案】张某，女，62 岁。患者周身关节疼痛 3 年，尤以双侧膝关节及肩关节为重。先疼痛剧烈，伴活动功能障碍，上肢举不过肩，下肢难以屈伸，行路不便，腿肿，甚为痛苦。初以桂枝芍药知母汤、甘草附子汤调治未效。舌质暗红苔白而厚，脉沉而濡。忖此病寒湿邪气凝滞日久不化，周身气血为之壅塞，非峻剂不能获效。遂投以乌头桂枝汤，处方：桂枝 15g，白芍 15g，炙甘草 15g，生姜 15g，大枣 12 枚，乌头 12g。用蜂蜜 30g，煎川乌减半，去滓取汁兑入桂枝汤服。服 3 剂后复诊：疼痛大减，上肢已能举过肩，腿已能屈伸自如，高兴至极。唯腿仍肿，小便少，色黄口渴，用五苓散调治获愈。[吕志杰.金匮杂病论治全书.北京:中医古籍出版社,1995:212-213]

（三）血虚寒疝——当归生姜羊肉汤案

【原文】寒疝腹中痛，及胁痛里急者，当归生姜羊肉汤主之。（18）

当归生姜羊肉汤方：

当归三两　生姜五两　羊肉一斤

上三味，以水八升，煮取三升，温服七合，日三服。若寒多者，加生姜成一斤；痛多而呕者，加橘皮二两、白术一两。加生姜者，亦加水五升，煮取三升二合，服之。

【释义】本条论述血虚寒疝证治。血虚不濡，气失温煦，故腹中痛引胁肋，并有拘急之症。病属虚，故痛势较缓、喜温喜按。病机为血虚里寒、经脉失养。治以当归生姜羊肉汤，养血散寒。当归养血活血；羊肉为血肉有情之品，功擅养血补虚；生姜辛温散寒止痛。若寒多者，加强温散寒邪之功，重用生姜；若寒凝气滞而呕吐，加橘皮理气和胃，白术健脾培土。

【典型病案】李某，男，35岁，1988年2月12日就诊。胃脘疼痛四年，遇寒或空腹加重，得温得食则减，痛甚时口吐清涎，自觉胃脘部发凉如有一团冷气结聚不散，曾在某医院检查确诊为"十二指肠球部溃疡"。久服西药及中药理中、建中之剂，进药则缓，停药则发，终未得除。西医曾劝其手术治疗，因其畏惧而未从。舌质胖嫩，边有齿痕，脉细弱。[宋传荣.当归生姜羊肉汤治验举隅.实用中医内科杂志,1990,26(3):31]

【辨治思路解析】

（1）病证辨析：患者主要表现为胃脘疼痛、遇寒或空腹加重、得温得食则减，兼见痛甚时口吐清涎，自觉胃脘发凉，舌质胖嫩，边有齿痕，脉细弱，与本篇第18条所述脉证相符，当辨为血虚里寒之寒疝。与以腹痛剧作、发则白汗出、手足厥冷、脉沉紧为特征的阴寒凝滞性寒疝有别。

（2）病因病机分析：中焦脾胃阳气不足，气血生化乏源，温煦无权，寒自内生，故胃脘冷痛，且遇寒或空腹加重、得温得食则减；中阳不足，不能游溢津气，停饮为患，故口吐清涎、舌胖嫩、边有齿痕为阳虚饮停之象；脉细弱为气血虚弱之征。其病机为脾胃阳衰，阴寒内盛，气血不足。

（3）治法与方药分析：病属寒疝之血虚里寒证；治宜养血通经、温阳散寒；方用当归生姜羊肉汤原方：

当归10g，生姜60g，羊肉60g。每日1剂，水煎服。

方用当归配生姜温润养血活血，健脾暖胃散寒；羊肉为血肉有情之品，性甘温，补益气血。

二诊：1剂进，患者自觉腹中温暖舒适，为脾胃得温、中阳得舒之象。

三诊：服至10剂，胃部冷感基本消除。

再诊：后改方中生姜为30g，又续服40余剂，诸症得平，停药至今，未见复发。

【讨论】

（1）当归生姜羊肉汤与大乌头煎均可治寒疝腹痛，如何区别运用？

寒疝，在病性上有虚实之分。寒实者以腹痛剧作，痛势急重，发则迫汗自出、手足厥冷、脉沉紧为特征，宜用大乌头煎散寒破结止痛。虚寒性寒疝多由血虚气弱、寒凝经脉而成，常以腹中拘急作痛、连及两胁拘急不舒、隐隐疼痛、温按后痛减，多伴形体虚弱羸瘦、面色无华、舌淡苔白、脉沉细弱等症为主要特征及依据，宜用当归生姜羊肉汤，以温补气血、散寒止痛。

（2）现代运用当归生姜羊肉汤的临证依据是什么？

在《金匮要略》中，当归生姜羊肉汤还被用于妇人产后腹痛及虚劳不足。当归生姜羊肉汤温养气血、散寒止痛，集药疗和食疗于一体，临床可用于多种慢性衰弱性疾患之腹痛，还用于血小板减少性紫癜、血虚闭经、贫血、低血压眩晕等。此方堪称食疗祖方，适用于多种慢性虚寒性疾患。

（3）当归生姜羊肉汤治疗血虚气弱之寒疝证临证如何加减运用？

当归生姜羊肉汤以羊肉为主药，甘温而益气补血、温中暖下；辅以当归养血活血；生姜辛温气香、温中散寒、醒脾调味。诸药相合，共奏温养气血、散寒止痛之功。方后诸加减，皆根据病机随证化裁。如中寒较重者，则重用生姜以增强其辛散温通之效；中气虚而湿盛气滞，见脘腹胀痛且呕恶者，则加陈皮理气化湿、和胃降逆，加白术健脾除湿益气；若产后血虚气弱，汗多不止，与玉屏风散合用，或减生姜，加生黄芪以益气，与当归相合，达气血双补之效；若恶露不尽者，可加桂枝或肉桂以温经行血；若气虚运血无力者，加黄芪、党参，以补气运血；夹瘀滞者，去羊肉加益母草、炒蒲黄等，以活血祛瘀止血；治妇女月经后期量少、经行腹痛属血虚寒滞之证，或阳虚血寒之不孕症，方中羊肉可用至 500g，以补虚温阳，每次经期服之。

【参考医案】韩某，男性，50 余岁。因寒疝发作两年半，去河南、山东等地治疗不效，诊之舌苔薄白，脉象弦细，每日发作下腹急痛，坚硬，两腿强直，四肢逆冷，身出冷汗，先予乌头桂枝汤一剂见效，但连服二三十剂不愈，以后改服当归生姜羊肉汤多剂而愈。[中医研究院西苑医院.赵锡武医疗经验.北京:人民卫生出版社,2005]

（四）脾虚寒盛——大建中汤案

【原文】心胸中大寒痛，呕不能饮食，腹中寒，上冲皮起，出见有头足，上下痛而不可触近，大建中汤主之。（14）

大建中汤方：

蜀椒二合（去汗）　干姜四两　人参二两

上三味，以水四升，煮取二升，去滓，内胶饴一升，微火煎取一升半，分温再服；如一炊顷，可饮粥二升，后更服，当一日食糜，温覆之。

【释义】本条论述脾胃阳虚、中焦寒盛的脾虚寒盛之寒疝证治。病机为脾胃阳气虚衰、阴寒内盛、寒气上下攻冲。当寒气攻冲、气机凝滞于局部时，腹部可隆起大小不定、形状不一、时聚时散的包块，上下攻冲作痛而拒按。胃中虚冷，寒气上冲，则胃失和降而呕吐频作，难以受纳食物。本证尚可见腹痛、手足逆冷、舌质淡、苔白滑、脉沉迟等症。治以大建中汤，温阳止痛。

【典型病案】李某，男，38 岁。2 天前患肠梗阻，术后当晚剧烈腹痛，大汗淋漓，辗转不安，呻吟不止，每日需注射哌替啶缓解。刻诊：腹痛发无定时，夜间多发，发则上冲皮起，出现有头足样物，痛而拒按，痛甚欲呕，舌淡嫩，苔薄白，脉沉弦有力。[曹茂林.大建中汤治验举隅.山西中医，1993,9(3)：43]

【辨治思路解析】

（1）病证辨析：患者主要表现为腹痛发无定时，夜间多发，发则上冲皮起，出现有头足样物，拒按，符合寒疝病的诊断要点。其舌质淡嫩、苔薄白、脉沉弦有力，与本篇第 14 条所述脉证相符，当辨为脾阳衰微、阴寒内盛之寒疝病。本案腹部包块成条状物突起，但时聚时散，部位不固定，与积证之部位固定、痛有定处有别。另本案虽有拒按，近似实证，但痛无定时、舌淡、苔白，脉沉弦，与阳明腑实证明显有别。

（2）病因病机分析：患者平素脾胃阳衰，寒气壅滞于中，攻冲于外，阴寒凝滞，肠道阻塞不通，加之手术后气血受损，气血郁滞，腹痛更显，疼痛剧烈；夜间寒气较盛而阳气更为不足，故腹痛夜间多发；寒气由里向外冲逆，则腹部出现头足样块状物，上下攻冲作痛，虽拒按，因其疼痛时发时止，乃真虚假实之象；舌淡嫩、苔白、脉沉弦为寒邪收引、脉络绌急之象。其病机为脾胃阳虚、阴寒内盛。

（3）治法与方药分析：病属寒疝之脾阳虚衰、阴寒凝聚证；治宜温中散寒止痛、大建中气；方用大建中汤。

川椒 15g，干姜 12g，党参 10g，饴糖 30g（烊化）。2 剂，水煎服。

方用蜀椒配干姜，大辛大热以温中阳、散寒气；党参、饴糖补益脾胃，以建中气。四药合用，散寒兼顾阳气之虚，补气不碍寒气祛散，振奋中阳，大建中气。

1 剂知，2 剂瘥，继以健脾和胃、温中散寒法巩固。

【讨论】

（1）大建中汤所治寒疝的辨证要点是什么？

大建中汤所治寒疝的辨证要点是腹痛、腹满、成象、呕吐四者并见。就疼痛而言，一是痛位广泛，从上下来说，由腹部到心胸；从内外来说，由脏腑到经络，均为寒气充斥所致。二是痛势剧烈，表现为"大寒痛"。三是痛处不定,"上下痛"即痛上下走动而无定处。四是痛而拒按,表现为"痛而不可触近"。就成象来看,痛时于腹部出现"上冲皮起,出见有头足",由寒气冲逆引起。就腹满来说,其腹满时轻时重,与实证腹满着而不移、其满不减有别。就呕吐而论,不但呕吐,而且不能饮食,因寒气上冲所致,说明病势严重。

(2)大小建中汤与黄芪建中汤为仲景的何种治法?试比较异同。

大建中汤与小建中汤、黄芪建中汤体现了仲景的建中法。三方均用饴糖益脾胃、生气血。其中大建中汤证属脾胃阳虚、阴寒内盛、寒气充斥上下内外。症见自腹部至心胸部位剧烈疼痛、腹部见如头足样块状物起伏、痛势上下走窜、不可触近、近之则痛剧、呕不能饮食、手足逆冷,故治用大建中汤。方中蜀椒、干姜温中散寒;人参、饴糖温补脾胃。诸药合用,共奏温中散寒、建中立气之效。小建中汤证属阴阳两虚偏于阳虚。症见腹痛、里急、悸、衄、梦失精、四肢酸痛、手足烦热、咽干口燥,故治用小建中汤。方中饴糖、甘草、大枣建中缓急;桂枝、生姜助阳;芍药益阴止痛。诸药相合,既能酸甘化阴,又能辛甘化阳。诸药合用,共奏建立中气、调和阴阳之效。黄芪建中汤证属气血阴阳俱虚而偏于气虚。其症在小建中汤证基础上,又见少气、身重或不仁、自汗、恶风等症,治宜黄芪建中汤。方用小建中汤调和阴阳;黄芪甘温补气。诸药合用,共奏补气和阴阳之效。

(3)大建中汤临床如何运用?

现代临床用大建中汤化裁治疗胃扭转、肠痉挛、胃痉挛、蛔虫性肠梗阻、胆道蛔虫症,另外还化裁治疗多发性大动脉炎、胃下垂、尿路结石、痛经等疾病,皆有较好效果。

蛔虫、疝气之腹痛、呕吐,属肝胃虚寒者,可加白芍、肉桂、使君子;若腹痛胀满加厚朴、砂仁;寒甚或头痛目眩加吴茱萸;恶寒加附子;呕吐加姜半夏、生姜;脾虚加白术、山药、茯苓;血虚加当归;口干加白芍、天花粉;手足麻痹加桂枝、桑枝、桑寄生等。对寒兼郁滞者合理气之剂,如良附散、檀香等。治蛔虫性肠梗阻,或蛔虫引起之腹痛者,可加乌梅丸。

【参考医案】吴某,女,34岁,1991年5月19日就诊。患者突发阵发性腹痛伴呕吐,送当地医院急诊。入院检查:腹胀明显,可见肠型和蠕动波,肠鸣音亢进,叩诊呈鼓音,不排便,不矢气,体温36.8℃。X线腹平片示:肠管充气,扩张,并见多个液平面。诊断为"急性肠梗阻"。建议手术治疗。因病家慑于手术,转中医诊治。症见急性病容,面青白,腹胀大,腹部有包块或条状物突起,出没于上下,左右攻冲作痛,手不可近。舌淡、苔白滑,脉沉迟紧。病属寒疝之脾阳虚衰、阴寒凝聚证;治宜温中散寒止痛、大建中气;方用大建中汤。川椒、红参各10g,干姜15g,饴糖30g。3剂,水煎服。二诊,服1剂后,腹中雷鸣,泻下清稀便,腹痛大减,此为中阳健运,阴寒自散之象。连进3剂,竟获痊愈。[金素娟,柳育泉.大建中汤治疗肠梗阻.浙江中医杂志,2000,35(10):31]

二、误治变证

【原文】夫瘦人绕脐痛,必有风冷,谷气不行,而反下之,其气必冲,不冲者,心下则痞。(8)

【释义】本条论述虚寒腹痛误下变证。瘦人为中焦虚寒、气血不足之人。易于感受寒凉之邪,致使饮食不化、大便不通,故绕脐痛。治当温药服之。若妄用苦寒攻下,则不唯风冷不除,阳气益伤,可致阴寒之邪上冲为患,若伤及中焦阳气,则中土不运,气滞为痞。

【附方】《外台》乌头汤:治寒疝腹中绞痛,贼风入攻五藏,拘急,不得转侧,发作有时,使人阴缩,手足厥逆。方见上

《外台》柴胡桂枝汤方:治心腹卒中痛者。

柴胡四两　黄芩　人参　芍药　桂枝　生姜各一两半　甘草一两　半夏二合半　大枣六枚

上九味,以水六升,煮取三升,温服一升,日三服。

《外台》走马汤:治中恶心痛腹胀,大便不通。

杏仁二枚　巴豆二枚（去皮心，熬）

上二味，以绵缠，搥令碎，热汤二合，捻取白汁饮之，当下。老小量之。通治飞尸鬼击病。

宿　食

一、脉证

【原文】脉紧如转索无常者，有宿食也。（25）

【释义】本条论述宿食脉象。脉紧如转索无常，形容紧脉兼有滑象，乍紧乍滑，如绳索转动之状，为宿食停滞、气机壅滞之象。

【原文】脉紧，头痛风寒，腹中有宿食不化也。一云寸口脉紧。（26）

【释义】本条论紧脉主宿食与风寒外感的鉴别。脉紧、头痛、寒热既可见于外感风寒，也可见于宿食不化。二者区别：外感风寒之紧脉多与浮脉相兼，发热恶寒，伴头身疼痛等症；宿食之紧脉常乍紧乍疏，多伴嗳腐吞酸、痞满腹痛等症。

二、证治

（一）宿食在下——大承气汤案

【原文】问曰：人病有宿食，何以别之？师曰：寸口脉浮而大，按之反涩，尺中亦微而涩，故知有宿食，大承气汤主之。（21）

【释义】本条论述宿食的成因、脉证及其治疗。宿食病多因饮食失节、停滞不化。宿食内结、气机壅塞，故寸口脉常呈现浮大有力之象。若停食日久，糟粕停聚，气血不通，寸口重按可见涩脉，且尺脉重按亦沉滞有力。治疗上当攻下积滞，以大承气汤荡涤肠胃。

【原文】脉数而滑者，实也，此有宿食，下之愈，宜大承气汤。（22）

【释义】本条进一步论述宿食脉因证治。脉数为胃肠积热，脉滑为宿食新停。宿食停滞，气机壅滞不甚，及早攻下为当，可用大承气汤荡涤食滞。

【原文】下利不饮食者，有宿食也，当下之，宜大承气汤。（23）

大承气汤方：见前"痉病"中

【释义】本条论述宿食下利的证治。宿食病见下利，为积滞趋下，积滞除而运化恢复，当能食，现仍不欲食，为宿食未尽，可以大承气汤因势利导，除邪务尽，为"通因通用"之法。

【参考医案】陈某，年十六，幼龄丧父，唯母是依，终岁勤劳，尚难一饱。时值新年，贩卖花爆，冀博微利，饮食失时，饥餐冷饭，更受风寒，遂病腹痛拒按，时时下利，色纯黑，身不热，脉滑大而口渴。家清贫，无力延医。经十余日，始来求诊。察其症状，知为积滞下利，遂梳大承气汤方，怜其贫也，并去厚朴。计大黄四钱，枳实四钱，芒硝三钱。书竟，谓其母曰：倘服后暴下更甚于前，厥疾可瘳。其母异曰：不止其利，反速其利，何也？余曰：服后自知。果一剂后，大下三次，均黑粪，干湿相杂，利之而愈。此《金匮要略》所谓宿食下利，当有所去，下之乃愈，宜大承气汤之例也。[曹颖甫.经方实验录.福州:福建科学技术出版社,2004]

（二）宿食在上——瓜蒂散案

【原文】宿食在上脘，当吐之，宜瓜蒂散。（24）

瓜蒂散方：

瓜蒂一分（熬黄）　赤小豆一分（煮）

上二味，杵为散，以香豉七合煮取汁，和散一钱匕，温服之。不吐者，少加之，以快吐为度而止。*亡血及虚者不可与之。*

【释义】 本条论述宿食在上脘证治。宿食停聚在上脘，则胸脘痞闷，泛泛欲吐。治宜因势利导，以瓜蒂散涌吐。瓜蒂味苦，赤小豆味酸，合之酸苦涌泄，香豉开郁结、和胃气。饮后，胸中邪实得除，中焦气机得畅。

【参考病案】 李某，女，40岁。1962年5月1日就诊。无明显诱因出现纳呆，乏力，每嗅及硫磺味5年余，伴有口吐白黏痰，终日委靡不振，家务难以自理，舌质淡，苔白，脉细滑。予以瓜蒂散：瓜蒂9g，赤小豆60g，豆豉30g，水煎1000ml，先饮一半，得快吐后停服。药服1剂，吐出黏痰有大半痰盂，如冰粉状，自感胸腔轻爽，硫磺味尽除。随访数年，身体健康，未再复发。[包培蓉.吕同杰吐法应用举隅.陕西中医,1993,14(7):315]

小 结

腹满病以症状命名，有寒热虚实之不同。在辨证方面，属于虚寒者，腹满时轻时重，按之不痛，舌淡苔白，脉象微弦；属于实热者，腹满多呈持续性，胀满不减，按之疼痛，舌红苔黄，脉多沉实。因此治疗当分虚实。若里实兼表证者，方用厚朴七物汤消痞除满、通腑解表、表里双解；若兼见少阳证者，方用大柴胡汤和解少阳、泻热除满；其属里实胀重于积者，方用厚朴三物汤行气除满、通腑泻实；若腹满积胀俱重者，方用大承气汤峻下通里、行气除满；属寒饮逆满者，可用附子粳米汤温中散寒、降逆止痛；属寒饮腹痛者，用赤丸散寒止痛、化饮降逆；属寒实积滞者，方选大黄附子汤温下寒实。

寒疝，是一种阴寒性腹中疼痛病证。若寒疝属阴寒痼结者，治用大乌头煎祛寒止痛；兼有表证者，用乌头桂枝汤祛寒止痛，兼解表寒；若兼血虚，用当归生姜羊肉汤养血散寒；若属脾虚寒盛者，用大建中汤温中散寒、大建中气。

宿食，即伤食、食积或食滞，多因暴饮暴食、损伤脾胃、失于运化，食物经宿不消而停积于胃肠所致，此即"谷饪之邪，从口入者，宿食也"。临床以胃脘痞满、纳呆恶食、嗳腐吞酸、恶心呕吐、腹胀腹痛、大便滞涩或不大便等为特征。可根据病位病机随证治之，如宿食偏下者，宜大承气汤下之；宿食偏上者用瓜蒂散吐之。

五脏风寒积聚病脉证并治第十一

本篇论述五脏风寒和真脏脉象及三焦各部的病证，同时也指出积、聚、槃气的辨证与诊断方法。五脏风寒，即五脏中风、五脏中寒。五脏中风多属阳性症状，五脏中寒多属阴性症状，二者既可由外界的风邪、寒邪所引起，也可由五脏本身功能失调导致，其既是五脏证候归类的一种方法，也是脏腑经络辨证和八纲辨证的具体运用。积，在脏，多属血分，痛有定处，推之不移，积而不散，为阴凝所结，其病较深较重，病程较长，治疗较难。聚在腑，多属气分，痛无定处，推之可移，时聚时散，为气滞所聚，其病较浅较轻，病程较短，治疗较易。本篇所述病证都以脏腑进行分类，故合为一篇讨论。

本篇精选肝着病、脾约病、遗尿怪证、痿证等病证医案 5 则。

一、五脏风寒

（一）五脏中风

【原文】肺中风者，口燥而喘，身运而重，冒而肿胀。（1）

肝中风者，头目瞤，两胁痛，行常伛，令人嗜甘。（4）

心中风者，翕翕发热，不能起，心中饥，食即呕吐。（8）

脾中风者，翕翕发热，形如醉人，腹中烦重，皮目瞤瞤而短气。（13）

【释义】第1条论述肺中风的症状。肺中风者，气不布津则口燥，肺气上逆则喘。肺失治节，气机郁滞，浊气壅塞则身运而重；肺失清肃，浊气上逆则时作昏冒；肺失通调，气滞水停则身体肿胀。

第4条论述肝中风的症状。肝中风者，风胜则动，故见头目动；肝主筋，其脉布胁肋，风胜则筋脉拘急，故见两胁痛，行常伛；肝苦急，急食甘以缓之，故令人嗜甘。

第8条论述心中风的症状。风为阳邪，心中风者，翕翕发热；壮火食气，则身不能起；火动于中，故心中饥；心胃相连，热扰于胃，故食即呕吐。

第13条论述脾中风的症状。风为阳邪，脾主四肢肌肉，风伤于脾，故见翕翕发热而行如醉人，四肢不收；脾居腹中而主湿，风湿相搏，故腹中烦重；上下眼睑属脾，风胜则动，故皮目动；脾不运湿，湿阻气滞，故呼吸不利而短气。

（二）五脏中寒

【原文】肺中寒，吐浊涕。（2）

肝中寒者，两臂不举，舌本燥，喜太息，胸中痛，不得转侧，食则吐而汗出也。《脉经》、《千金》云：时盗汗，咳，食已吐其汁。（5）

心中寒者，其人苦病心如噉蒜状，剧者心痛彻背，背痛彻心，譬如蛊注。其脉浮者，自吐乃愈。（9）

【释义】第2条论述肺中寒的症状。肺中寒者，胸阳不布，津液凝聚为浊涕，随咳吐而出。

第5条论述肝中寒的症状。肝中寒者，因筋脉拘急而两臂不举；肝寒火弱，不能蒸津上润而舌干燥；肝失调达则善太息；肝脉上贯胸膈，肝受寒袭，胸阳不宣，则见胸中痛，不得转侧；肝寒犯胃，胃不受食，故食则吐而汗出。

第9条论述心中寒的症状及预后。心中寒者，因寒邪外束、阳气闭结不通，故心中似痛非痛，似热非热，如同食蒜后的辛辣感觉，甚至心痛彻背、背痛彻心、犹如蛊蛀。其脉浮者，说明邪有上越外出之机，故吐后乃愈。

二、证治

（一）肝着——旋覆花汤案

【原文】肝着，其人常欲蹈其胸上，先未苦时，但欲饮热，旋覆花汤主之。臣亿等校诸本旋覆花汤方，皆同。（7）

旋覆花汤方：

旋覆花三两　葱十四茎　新绛少许

上三味，以水三升，煮取一升，顿服之。

【释义】本条论述肝着的证治。肝着是由于肝脏受邪而疏泄失常，其经脉气血郁滞、着而不行所致，主要表现为胸胁痞闷不舒，甚或胀痛、刺痛。用手揉按、捶打胸部，可促使气机舒展、气血运行而症状暂时缓解。本证初起病在气分，若得热饮可使气机通利，痛苦减轻。迨至病成，渐及血分，由于经脉郁滞，虽得揉按或热饮亦无益，宜用旋覆花汤治疗。方中旋覆花下气而善通肝络，新绛活血行瘀，葱茎通阳散结。三药合用，共奏行气活血、通阳散结之效。

【典型病案】于某，男性，36岁，1980年6月23日就诊。患者自诉强力负重后，出现左侧胸胁疼痛如刺，痛处不移，且入夜更甚，夜寐不安，以手按揉稍舒，咽喉略燥，喜热饮，舌质偏暗，脉沉涩。[张文康.中医临床家.北京:中国中医药出版社，2001]

【辨治思路解析】

（1）病证辨析：患者主要表现为左侧胸胁疼痛如刺、痛处不移、以手按揉稍舒、入夜更甚、夜寐不安、咽喉略燥、喜热饮、舌质偏暗、脉沉涩，与本篇第7条所述基本相符，当辨为气滞血瘀之肝着病。此案需与肝着在气分相鉴别，肝着气滞证仅表现胸胁胀痛、得热饮则行；肝着血瘀证则胸胁刺痛、舌紫。二者在气在血症状不同，轻重有别。

（2）病因病机分析：患者强力负重后，耗气伤络，导致肝经气血郁滞，着而不行。因肝经布胁络胸，气血郁滞，络脉不通，不通则痛，故左侧胸胁疼痛如刺、痛处不移；夜间阳气入脏，阴气当令，阴血凝滞更甚，故入夜疼痛加重、夜寐不安；若以手揉、搓则气机舒展，气血运行，故以手按揉则稍舒；气血郁滞，气不布津，故咽喉略燥；得热饮可使气机通畅而证情暂缓，故喜热饮；舌质暗、脉沉涩为气血郁滞之象。其病机为肝经气血郁滞不行。

（3）治法与方药分析：病属肝着之气血郁滞证；治宜活血祛瘀、疏肝通络；方用旋覆花汤加味。

旋覆花8g（包），茜草根6g，当归尾、郁金各9g，青葱5支。3剂，水煎服。

方中旋覆花下气而善通肝络；茜草根、当归尾、郁金活血化瘀；青葱通阳散结。诸药合用，共奏行气活血、疏肝通络之功。

二诊：胸胁疼痛大减，夜寐随之亦转安宁，说明药已中病，故效不更方，续用原方以巩固之，使气行血畅，阳通瘀化而愈。

【讨论】

（1）肝着的辨证要点是什么？

主要辨证依据是胸胁胀满，甚或胀痛、刺痛，喜叩击、按揉，善太息，欲热饮，舌质暗、有瘀点，脉弦涩等。其与胸痹需鉴别。胸痹是以胸膺部满闷壅塞、甚则疼痛，若影响及肺，则喘息咳唾，其病机为上焦阳虚、阴寒内盛。

（2）旋覆花汤临床如何运用？

若肝脏气血瘀滞，证情较轻，患者体质较弱的，投原方即可，倘瘀滞较为明显，可加入郁金、丹参、当归尾等；有时也可配以少量虫类药如䗪虫、穿山甲等，"䗪虫蚁血中搜逐，以攻通邪结"。此外，肝着乃是气血瘀滞于肝脏所致，故叶天士云："初为气结在经，久则血伤入络"，因而在治疗时，根据病情适当加入丝瓜络、橘络等，以增强葱的引经、通络作用；若瘀血内阻，新血不生，出现肌肤甲错、大便干燥等症、可加入白芍、瓜蒌仁、柏子仁以润之。

（3）旋覆花汤对后世有何影响？

旋覆花汤为治络瘀肝着要方，后世的通络法即源于此。如王清任用血府逐瘀汤治愈"胸任重物"，陶葆荪用通窍活血汤治愈"常欲人足蹈其胸"的验案，叶天士治胁痛擅长用辛温通络、温柔通补、辛泄通瘀诸法取效，都是在本方基础上的进一步发展。

【参考医案】郭某，男，49岁，1985年11月4日就诊。自述左胸部掣痛年余。患者于1984年秋因劳动汗出当风后出现左胸部肌肉紧张疼痛，并见条索状隆起，西医诊为"胸腹壁血栓性静脉炎"，经抗炎、针灸及理疗月余少效，患部条索状肿物逐渐扩大延长，疼痛加剧，抬举左手时其痛尤甚。查其舌质红，边有瘀斑，脉细缓。左肋缘向上至乳部可扪及长约13cm条索状隆起，按之疼痛。此乃风寒外袭、脉络痹阻。拟祛瘀通络之法，旋覆花汤合四逆散主之：旋覆花9g，红花6g，葱白5茎，柴胡10g，赤芍15g，枳实10g，甘草6g。以水1000ml，煮取600ml，温分2次服，每日1剂。共服26剂，诸症悉除。[易望丰，王魁亮.运用经方治疗周围血管性疾病验案举隅.国医论坛，1990，(2):15]

（二）脾约——麻子仁丸案

【原文】趺阳脉浮而涩，浮则胃气强，涩则小便数，浮涩相搏，大便则坚，其脾为约，麻子仁丸主之。（15）

麻子仁丸方：

麻子仁二升　芍药半斤　枳实一斤　大黄一斤（去皮）　厚朴一尺（去皮）　杏仁一升（去皮尖，熬，别作脂）

上六味，末之，炼蜜和丸梧子大，饮服十丸，日三服，渐加，以知为度。

【释义】本条论述脾约的病机和证治。趺阳脉用以候脾胃。脉浮是举之有余，主胃热气盛；脉涩指按之涩滞而不流利，主脾津不足。由于胃强脾弱，脾不能为胃行其津液而肠道失润，故大便干结；胃热气盛，迫使津液偏渗膀胱，故小便频数。治用麻子仁丸泄热润燥、缓通大便。方中麻子仁、杏仁、芍药润燥滑肠，大黄、枳实、厚朴泄热通便，炼蜜为丸可甘缓润肠。诸药合用，使燥热得泄、津液恢复，脾约可愈。

【参考医案】姚某，男，58岁，1980年8月30日就诊。有冠心病史已10余年，患糖尿病已5年余，7日前因劳倦过度，使心前区疼痛加剧，大便不通，小便频数，饮食减少，心胸烦闷，先后经3次灌肠输液，大便干如羊屎，坚硬如石，继则秘结不通。患者拒绝再做灌肠通便，除见前症外，形体消瘦，面色萎黄，胸痛彻背，自汗出，舌质红绛，边有瘀痕，苔黄燥，脉细数。证属脾约病，燥热内结、肠道失润，治宜泄热通腑、滋阴润肠，方用麻子仁丸。酒大黄、厚朴各15g，杏仁10g，枳实12g，白芍20g，火麻仁30g，蜂蜜30g（冲服）。1剂，水煎服。二诊：大便通畅，余症明显好转，继服益气养阴剂以善后。[唐祖宣.麻子仁丸的异病同治.浙江中医杂志，1985，(4):174]

（三）肾着——甘姜苓术汤案

【原文】肾着之病，其人身体重，腰中冷，如坐水中，形如水状，反不渴，小便自利，饮食如故，病属下焦，身劳汗出，衣—作表里冷湿，久久得之，腰以下冷痛。腹重如带五千钱，甘姜苓术汤主之。（16）

甘草干姜茯苓白术汤方：

甘草 白术各二两 干姜 茯苓各四两

上四味，以水五升，煮取三升，分温三服，腰中即温。

【释义】本条论述肾着的成因和证治。肾着由寒湿痹着腰部所致，因腰为肾之外府，故名肾着。其成因为劳动汗出、湿衣贴身，致使寒湿侵袭、阳气痹阻而见"腰中冷，如坐水中，形如水状"，"腰以下冷痛，腰重如带五千钱"。因病属下焦，但未及内脏，故"口不渴，小便自利，饮食如故"。方中干姜配甘草温中散寒，茯苓配白术健脾祛湿。四药合用，共奏温中健脾、散寒除湿之功。本方又名肾着汤。

【典型病案】谢某，女，30岁。患者于两年前足月生产第一胎时，胞衣滞留，当时屋冷身寒，历三时许，强努而下，汗出湿被，自此感腰以下冷痛，如坐水中，少腹重坠，小便失禁。素日议论水，想到水，洗身洗脸，过河逢水，室外下雨或闻水声，甚至见小儿撒尿，茶壶倒水等，皆小便不能控制而自行排出。在当地多次检查泌尿系统无器质性病变，久服调节神经类西药无效。昨晚坐浴后症状加重，小便滴沥不断，一夜未能离便盆，遂远途就诊。患者两年来形体衰弱，面色无华，神疲畏寒，饮食如故，大便正常，月事以时下。问诊间谈水即小便淋漓。舌质正常，苔薄白布津，切两脉寸关弦，尺沉虚。[李晓光，谷清溪.遗尿怪证.山东中医学院报，1980，(3)：64]

【辨治思路解析】

（1）病证辨析：患者主要表现为腰以下冷痛、如坐水中，与本篇第16条所述基本相同，故当辨为肾着病。且该患者还兼见形体衰弱、面色无华、神疲畏寒、少腹重坠、小便失禁等肾阳虚的表现，故本案当辨为肾着病兼肾阳虚证，与原文小便自利之单纯寒湿肾着有别，后者寒湿仅在肾之外府，不在肾。

（2）病因病机分析：患者于分娩过程中感受寒湿之邪，留滞于腰部经络肌肉之中，阳气痹阻不行，故腰以下冷痛、如坐水中、少腹重坠；患者已病两年，日久影响肾阳，膀胱失约，加之寒湿之邪为患，故逢水则小便失禁；病在下焦，未侵及胃肠，故饮食如故、大便正常；病情经误治延治拖延时久，伤津耗气，故形体衰弱、面色无华、神疲畏寒；苔薄白布津，脉寸关弦、尺沉虚，此寒湿之象。其病机为肾阳不足、寒湿内侵于腰部。

（3）治法与方药分析：病属肾着兼肾阳虚证；治宜温阳散寒、健脾利湿；方用甘姜苓术汤加味。

茯苓20g，炒白术60g，炙甘草20g，干姜15g，制附子20g。3剂，水煎服。

方中干姜配炙甘草能温中散寒；重用炒白术配茯苓以健脾除湿；制附子以温肾散寒。

二诊：腰以下冷痛除，少腹已无重坠感，虽闻水声、见水时微有尿意，但已能控制，其余诸症悉除，说明经络肌肉之寒祛湿除，药已中病。原方加益智仁30g、乌药12g，取益智仁温肾摄津、固涩缩尿之功；乌药温散下焦虚冷，以助膀胱气化，固涩小便。3剂药后痼疾悉除，未见复发。

【讨论】

（1）肾着辨证要点是什么？

肾着的辨证要点为腰痛、腰冷、腰重，或身体沉重等腰部寒湿证。其病因病机为素体阳虚、寒湿之邪外侵、痹着于腰部。

（2）甘姜苓术汤治疗哪些疾病？其临证依据是什么？

现代除用本方治疗肾着外，有报道用于治疗半身汗出、寒湿痹证、带下、阳痿等证，但应谨遵寒湿痹阻、阳气不行的基本病机。

【参考医案】赖某，男，27 岁，1984 年 4 月 11 日就诊。患者于今晨醒后突感双下肢无力，不能站立与步履，即由家人背来就诊。诊见双下肢欠温，不能随意运动。自感腰部重着，并有胸脘痞闷，纳呆，大便素溏。舌质淡边有齿痕，苔白腻，脉沉迟。辨证为脾阳虚衰、复感寒湿之痿证。治拟温中散寒、健脾利湿。投肾着汤加味：甘草 9g，干姜 12g，白术 12g，桂枝 6g，巴戟天 10g。服 2 剂后下肢即能站立，守方继服 4 剂，诸症悉瘥。随访 3 年余未发。[肖铖.肾着汤治疗寒湿痿证 2 例.江西中医药,1990,21(1):6]

（四）心伤

【原文】心伤者，其人劳倦，即头面赤而下重，心中痛而自烦，发热，当脐跳，其脉弦，此为心脏伤所致也。（10）

【释义】本条论述心伤的脉证。心伤者，心之气血损伤，一有劳作则气更虚、血更亏，阳气浮于上则头面赤而下身沉重无力；心虚失养，热动于中，则心中痛而自烦、发热；心气虚于上而肾气动于下，则当脐跳动。气血两伤，不能濡养经脉，故脉象由圆润滑利变为长直劲急。

（五）癫狂

【原文】邪哭，使魂魄不安者，血气少也；血气少者属于心，心气虚者，其人则畏，合目欲眠，梦远行而精神离散，魂魄妄行。阴气衰者为癫，阳气衰者为狂。（12）

【释义】本条论述血气虚少出现精神异常的病症。肝藏血，肺主气，而血气之主宰归于心。肝藏魂，肺藏魄，若心之血气虚少，肝肺失养，则魂魄不安而无故悲伤哭泣；心虚则神怯，故其人畏惧恐怖；神气不足，则合目欲眠；神不守舍，则梦远行；心神不敛，精气涣散则魂魄失统而妄行。对于癫多认为是阴气盛所致，而狂是由于阳气太盛而至，即"重阴则癫，重阳则狂"，此处"衰"有作"蓑"解者。

三、三焦病证举例

（一）三焦竭部

【原文】问曰：三焦竭部，上焦竭善噫，何谓也？师曰：上焦受中焦气未和，不能消谷，故能噫耳。下焦竭，即遗溺失便，其气不和，不能自禁制，不须治，久则愈。（18）

【释义】本条论述三焦各部脏腑生理功能衰退，相互影响或直接发生的病变。三焦各部所属脏腑在生理上相互为用、相互协调、相互维系，在病理上则相互影响。如上焦受气于中焦，若中焦脾胃功能衰退，不能消化水谷，胃中陈腐之气逆于上焦，则出现嗳气。下焦为肾、膀胱、大肠、小肠所居部位，若这些脏腑功能衰退，不能制约二便，则出现遗尿或大便失禁，这是下焦本部直接发生的病变。以上善嗳气、遗尿、大便失禁等病症皆因三焦功能一时失调所致，故不必急于药物治疗，待三焦气和，脏腑功能恢复，其病自愈。

（二）热在三焦与大小肠寒热

【原文】师曰：热在上焦者，因咳为肺痿；热在中焦者，则为坚；热在下焦者，则尿血，亦令淋秘不通。大肠有寒者，多鹜溏；有热者，便肠垢。小肠有寒者，其人下重便血；有热者，必痔。（19）

【释义】本条论述热在三焦的病证及大肠小肠有寒有热的证候。热在上焦，熏灼于肺，肺失清肃则气逆而咳，咳久气阴俱伤，可以形成肺痿。热在中焦，消灼脾胃之阴津，肠道失润，则大便燥结坚硬。热在下焦，肾与膀胱受累，热灼络脉，故尿血；热结气分，气化不行，则小便淋沥涩痛或癃闭不通。大肠为传导之官，其病则传导功能失职，但证候有寒热之别。大肠有寒，则水谷杂下而为鹜溏；大肠有热，则大便黏滞垢腻而不爽。小肠为受盛之官，其病则受盛化物功能失常。小肠有寒，阳虚气陷而不能摄血，故见下重便血；小肠有热，则热邪下注而为痔疮。

四、积、聚、䅽气

【原文】问曰：病有积、有聚、有䅽气，何谓也？师曰：积者，脏病也，终不移；聚者，府病也，发作有时，展转痛移，为可治；䅽气者，胁下痛，按之则愈，复发为䅽气。诸积大法，脉来细而附骨者，乃积也。寸口，积在胸中；微出寸口，积在喉中；关上，积在脐旁，上关上，积在心下；微下关，积在少腹；尺中，积在气冲。脉出左，积在左；脉出右，积在右；脉两出，积在中央。各以其部处之。（20）

【释义】本条论述积、聚、䅽气的区别和积病的主要脉象。积和聚都是指体内包块，但二者有别。积为脏病，推之不移，痛有定处，病属血分，病程较长，病情较重，治疗较难。聚为腑病，聚散无常，痛无定处，病属气分，病程较短，病情较轻，治疗较易。䅽气则是由于饮食停滞，土壅侮木，肝气郁结所致。其主症为胁下胀痛，按之则减，过后复发。治应疏肝理气，消食导滞。积病在脏属阴，故脉来细而沉伏。

至于"寸口，积在胸中……各以其部处之"一段，主要是根据脉出之部位以定积的部位，可供参考。

五、五脏死脉

【原文】肺死脏，浮之虚，按之弱如葱叶，下无根者，死。（3）

肝死脏，浮之弱，按之如索不来，或曲如蛇行者，死。（6）

心死脏，浮之实如麻豆，按之益躁疾者，死。（11）

脾死脏，浮之大坚，按之如覆杯洁洁，状如摇者，死。臣亿等，详五脏各有中风中寒，今脾只载中风，肾中风中寒俱不载者，以古文简乱极多，去古既远，无文可以补缀也。（14）

肾死脏，浮之坚，按之乱如转丸，益下入尺中者，死。（17）

【释义】第3条论述肺死脏的脉象。肺的真脏脉表现为浮取虚弱无力，按之如葱叶外薄中空，沉取无根，为肺气已绝之象。

第6条论述肝死脏的脉象。肝的真脏脉表现为浮取弱小，重按则如索不来，或曲如蛇行，说明脉无胃气，肝之真气已绝。

第11条论述心死脏的脉象。心的真脏脉表现为浮取坚实如弹丸、豆粒样动摇，重按更见躁疾不宁，说明心血枯竭，心气涣散。

第14条述脾死脏的脉象。脾的真脏脉表现为浮取大而坚，毫无柔和之象，重按则如覆杯，外坚而中空，脉律不齐，躁急无根，为脾气败散之象。

第17条论述肾死脏的脉象。肾的真脏脉表现为轻取坚而不柔和，重按乱如转丸，躁动不宁，尺部尤为明显，此乃真气不固而外脱之象。

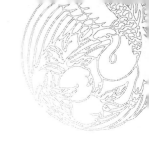

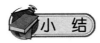 小 结

　　本篇论述了五脏风寒和真脏脉象及三焦各部的病证，同时也指出了积、聚、𧇨气的辨证与诊断方法。

　　肝着、脾约、肾着是临床较常见的疾病。肝着病为肝脏受邪、肝经气血郁滞、着而不行所致，主要表现为胸胁烦闷、常欲蹈其胸上、但欲饮热，治用旋覆花汤行气活血、通阳散结。脾约病为胃气强、脾阴弱、燥热伤津所致，主要表现为小便数、大便坚，治用麻子仁丸泄热通腑、滋阴润肠。肾着病为寒湿侵袭腰部、留滞经络肌肉之中、日久阳气痹阻、着而不行所致，主要表现在腰以下冷痛、如坐水中、腰重如带五千钱，治用甘姜苓术汤温中散寒、健脾除湿。

痰饮咳嗽病脉证并治第十二

　　本篇论述痰饮病的脉因证治,咳嗽是痰饮病中的一个伴发症状,这里的咳嗽亦由痰饮所致。痰饮病有广义与狭义之分,篇名之"痰饮"为广义痰饮,条文中将饮病又分为痰饮、悬饮、溢饮、支饮四类。故广义痰饮是四饮的总称;狭义痰饮仅指饮邪停留于肠胃的病变。

　　本篇精选眩晕、遗尿、臌胀、喘证、痰饮、脑积水、泄泻、呕吐、悬饮、胁痛等病证医案29则。

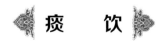

一、成因、脉证与分类

(一)成因与脉证

　　【原文】夫病人饮水多,必暴喘满。凡食少饮多,水停心下。甚者则悸,微者短气。脉双弦者,寒也,皆大下后善虚;脉偏弦者,饮也。(12)

　　【释义】本条论述广义痰饮病成因与主症。由于患者饮水过多,水湿运化不及,停聚于胃而上逆犯肺,壅遏气机,肺失宣降,故突然发生气喘胸满等症,为一时性停水证,水饮得去,则喘满自止。由于患者中焦阳虚,脾不健运,胃纳不佳,故食少。又因气化失常,气不布津,津不上承则口渴,故饮多。食少饮多,说明内虚外犯,内外相引而致水停心下,水饮淡荡,重则水气凌心而为心下悸动,轻者妨碍呼吸而为短气。饮脉以弦为主,因饮邪多侵犯局部,偏注一侧,故单手脉见弦,但弦而有力。若两手寸关尺六部脉皆弦主寒,乃过用苦寒药物大下、久下所致,故双手脉见弦,且弦缓无力。故饮病弦脉和里虚寒证弦脉是有所区别的。

　　【原文】脉浮而细滑,伤饮。(19)

　　【释义】本条论述痰饮初期饮邪轻浅脉象。痰饮之脉,一般多弦。本条所论脉象浮而细滑,为外饮骤伤,水邪未深之故。因饮水过多,水停心下,饮邪上迫于肺,肺气鼓邪达表则脉浮;水湿阻碍,脉道不利则脉细;水饮内聚则脉滑。曰"伤饮"而不曰"有饮",因外饮骤伤而非停积之水;脉不见弦而见浮细滑,乃饮病之初,饮邪未深之征。

(二)四饮与主症

　　【原文】问曰:夫饮有四,何谓也?师曰:有痰饮、有悬饮、有溢饮、有支饮。(1)

　　问曰:四饮何以为异? 师曰:其人素盛今瘦,水走肠间,沥沥有声,谓之痰饮;饮后水流在胁下,咳唾引痛,谓之悬饮;饮水流行,归于四肢,当汗出而不汗出,身体疼重,谓之溢饮;咳逆倚息,短气不得卧,其形如肿,谓之支饮。(2)

　　【释义】以上两条总论痰饮分类及四饮主症,为全篇之提纲。本篇篇名冠以"痰饮",而开篇首条则称"夫饮有四",说明重在论"饮"。痰饮是一个总的病名,其中又可分为痰饮、悬饮、溢饮和支饮四种类型。由于总的病名为痰饮，具体分类中又有痰饮一证，所以前人对痰饮一词的解释有广义与狭义之分。前者是四种痰饮的总称，后者仅指痰饮留于肠胃的一种类型。痰饮病的形成与人体水液代谢失常密切相关，多由肺脾肾气化失常、三焦通调水道失职，影响体内水液的运化、敷布和排泄，水饮停留于不同部位而形成，尤其以脾气虚不能为胃游溢精气为其主要病机。

痰饮是水饮聚于胃肠，与脾关系密切。由于水饮的流动与气相击，故肠间发出沥沥声响。常人饮食入胃以后，化为精微，充养全身，故肌肉丰盛。今脾运不及，饮食不化精微，反停聚而成为痰饮，致肌肉不得充养，所以形体消瘦。

悬饮是水饮流注于胁下，累及肝肺。胁下为肝之居所，肝经支脉贯膈，上注于肺，饮邪潴留于胁下，循经上逆射肺，致肝气不升、肺气不降，气机逆乱则咳嗽，并牵引胁下作痛。

溢饮是水饮阻于四肢肌表，责之肺脾二脏。因脾主肌肉，肺主皮毛，若脾阳不运，则水饮外溢四肢；渗溢肌肤之水饮，本可随汗液而排泄，若肺失宣降，腠理开阖失职，当汗而不能汗，阻遏营卫的运行，则致身体疼痛而重滞。

支饮是水饮停留于胸膈，影响心肺。饮聚胸膈，凌心射肺，肺失宣降，心阳被遏则咳嗽气逆，短气不能平卧，须倚床呼吸；肺合皮毛、气逆水亦逆，故兼见外形如肿。

【原文】肺饮不弦，但苦喘短气。（13）

支饮亦喘而不能卧，加短气，其脉平也。（14）

【释义】以上两条论述支饮轻证的脉症。所谓"肺饮"，是指水饮犯肺，属支饮之一。饮邪犯肺，宣降失职，气逆于上则咳喘而呼吸短促。痰饮病脉多弦，但饮病初起，病尚轻浅，故此脉不弦。支饮的病变部位主要在胸膈，饮邪停聚，妨碍肺气宣降，饮阻气逆则见咳喘、呼吸短促而不能平卧。因病尚轻浅，在脉象上反映还不太明显，故曰"脉平"。两条亦以"短气"为主症，而脉象上又无大的变化，由此可断为饮病轻浅之证。

（三）水在五脏

【原文】水在心，心下坚筑，短气，恶水不欲饮。（3）

水在肺，吐涎沫，欲饮水。（4）

水在脾，少气身重。（5）

水在肝，胁下支满，嚏而痛。（6）

水在肾，心下悸。（7）

【释义】以上五条论述水饮涉及五脏的证候。痰饮的病位主要在胃肠、胸膈、胁下和肢体肌肤间，也可涉及五脏。所谓水在五脏，并非五脏本身有水，而是指五脏受水饮的侵袭和影响，出现与各脏相关的症状。

水饮凌心，抑遏心阳，故心下满闷痞坚、动悸不宁；水饮停聚心下，阻碍气机升降则短气，抑遏胃阳则恶水不欲饮。

水饮射肺，肺气郁遏，气不布津，津聚则化为涎沫，随饮逆上泛，故吐涎沫；气不化津，津不上承，故欲饮水，但饮水量并不多，仅有"欲饮"之感。

水饮困脾，脾失健运，精气不生则中气不足，所以"少气"。脾主肌肉而恶湿，脾被水饮浸渍则身体沉重。

水饮侵肝，肝气不利，经脉失和则胁下支撑胀满；饮邪循肝的支脉上注于肺，肺气失和则嚏；肝肺经脉相通，饮气相激，故喷嚏时牵引胁下部位作痛。

水饮犯肾，命门火衰，肾气不能化气行水，水饮失制，蓄水向上冲逆，则见脐下动悸不宁。而心肾水火相互交济为用，下焦水饮随经上凌于心，亦可导致心下悸动。

（四）留饮与伏饮

【原文】 夫心下有留饮，其人背寒冷如手大。（8）

留饮者，胁下痛引缺盆，咳嗽则辄已。一作转甚。（9）

胸中有留饮，其人短气而渴；四肢历节痛，脉沉者，有留饮。（10）

【释义】 以上三条论述留饮在心下、胁下、胸中的脉症。留饮是指饮邪停留不去，时间长、病情深痼而言，并不是四饮之外另有所谓留饮。由于饮邪留聚的病位不同，因而引起不同的症状。

凡饮邪留积的部位，阳气多被阻遏。心之俞穴在背，饮留心下，寒饮注其俞，阳气不能展布，影响督脉温煦功能，故背部感到寒冷。寒冷的范围，视病情轻重而定。缺盆为足少阳胆经之所过，胁下为肝脉所布，又属气机升降之道，足厥阴肝经上行络胆，布胁贯膈，水饮停留在胁下，阻碍气机升降，肺失宣降而咳，咳则影响肝胆经脉，故不仅胁下痛，缺盆亦引痛，因咳嗽时振动病所，故疼痛加剧。饮留胸中，肺气不利，因而呼吸短气。气不布津则口渴，但这种口渴多为渴而不欲饮。饮邪流注四肢骨节之间，经脉闭阻，阳气不通，故四肢历节痛。

留饮虽有病位之异，但均与阳气郁闭有关，与外邪关系不大，故脉沉是水饮在内应有的脉象，也是诊断留饮的一个重要依据。以上三条，均可归属四饮之中：水饮停留心下，属狭义痰饮；在胁下属悬饮；在胸中属支饮；在四肢关节属溢饮。

【原文】 膈上病痰，满喘咳吐，发则寒热，背痛腰疼，目泣自出，其人振振身瞤剧，必有伏饮。（11）

【释义】 本条论述伏饮发作前后的症状。痰饮久伏于胸膈，阻碍肺气，故经常出现胸满咳喘、咯吐痰涎等症状，但病情较轻。一旦气候转变，或外感风寒，伏饮伺机而发，其病势必加剧。外邪伤及太阳经脉则恶寒发热，背痛腰疼，周身不适；寒束于表，饮伏于内，内外合邪，逼迫肺气则喘满咳吐等症加剧；咳剧则眼泪自出；严重者阳气不得宣通，而见身体震颤动摇，不能自主。

二、治疗原则

【原文】 病痰饮者，当以温药和之。（15）

【释义】 本条论述痰饮病的治疗大法。这里所指的痰饮为广义痰饮。痰饮病的形成，是因为肺脾肾三脏阳气虚弱，气化不利，水液停聚而成。饮为阴邪，遇寒则聚，遇阳则行，得温则化。同时，阴邪最易伤人阳气，阳被伤则寒饮难于运行。反之，阳气不虚，温运正常，饮亦自除。所以，治疗痰饮需借助于"温药"以振奋阳气、开发腠理、通调水道。阳气振奋，既可温化饮邪，又可绝痰饮滋生之源。开发腠理、通调水道是疏通祛邪之道，使饮邪能从表从下分消而去。"和之"是指温药不可太过，亦非燥之、补之。专补碍邪、过燥伤正，故应以和为原则，寓调和人体阳气，实为治本之法。

三、四饮证治

（一）狭义痰饮

1. 饮停心下——苓桂术甘汤案

【原文】 心下有痰饮，胸胁支满，目眩，苓桂术甘汤主之。（16）

苓桂术甘汤方：

茯苓四两　桂枝　白术各三两　甘草二两

上四味，以水六升，煮取三升，分温三服，小便则利。

【释义】本条论述痰饮停留心下的证治。心下，即胃之所在，故此当属狭义痰饮证。饮停中州，阻碍气机，浊阴不降，弥漫于胸胁则支撑胀满；清阳不升，浊阴上蒙清窍则头昏目眩。病机属脾胃阳虚、痰饮中阻。治用苓桂术甘汤温阳化饮、健脾利水。方中茯苓淡渗利水、化饮降浊，为治饮病之要药，桂枝辛温通阳、振奋阳气以消饮邪，两药合用，温阳化饮；白术健脾燥湿，甘草和中益气，两药相伍，补土制水。本方是温阳化饮的主要方剂，亦是"温药和之"的具体运用。

【典型病案】何某，女，41岁，1974年3月28日就诊。头晕脑胀，眼花目暗6年。患者平素肢凉，神倦乏力，心悸，胸闷，耳鸣不绝，眠差梦多，纳谷不馨，口干不欲饮，眩晕频作，发则头晕脑胀，眼花目暗，恶心呕吐，视物旋转，身体晃动，站立不稳，舌淡苔白，脉细缓。每次发作需数日后才能缓解，久治无效。[李平.路志正教授调理脾胃法在内科临床运用经验.北京中医药大学学报：中医临床版,2003,10(1):23-27]

【辨治思路解析】

（1）病证辨析：患者以眩晕为主证，并伴有胸闷、心悸，与本篇第16条所述颇为相似，当诊为痰饮病。此外，患者神疲乏力，口干不欲饮，纳谷不馨，肢凉，舌淡苔白，脉细缓，一派阳虚饮停之象，当辨为中焦阳虚、痰饮内停。

（2）病因病机分析：患者素体阳虚，寒饮内停，重伤脾阳，健运失司，清阳不升，浊阴上逆，蒙蔽清窍，发为本病。素体阳虚，脾主四肢，故肢凉、神疲乏力；中焦阳虚，脾失健运，水湿不化，饮邪阻滞中焦，脾失运化，气机不运，故纳谷不馨、胸闷；水饮凌心，故心悸；饮阻中焦，清阳不升，清窍失养，故眩晕、耳鸣、寐差；饮邪内阻，津不上乘于口，故口干不欲饮；舌淡苔白、脉细缓均为阳虚饮停之象。

（3）治法与方药分析：病属中焦阳虚、痰饮内停证；治以健运脾胃、温阳化饮为主，兼理气安神；方用苓桂术甘汤加减。

茯苓15g，桂枝10g，白术15g，甘草4.5g，党参12g，厚朴10g，酸枣仁10g，远志10g，泽泻6g，红枣4枚。3剂。上方尽剂，诸症好转，精神渐复。原方又进2剂，诸症大减，仅食欲欠佳，身倦乏力，大便时溏，舌淡苔白，脉沉缓。寒湿虽化，脾运未健，拟益气健脾，以杜复萌：党参15g，白术12g，茯苓15g，甘草5g，陈皮10g，砂仁6g，法半夏10g，焦三仙各12g，莲子肉15g，山药15g，生姜3片，红枣4枚。又进3剂而愈。

方中苓、桂、术、甘温阳化饮，加党参助桂、甘复其阳气；泽泻助苓、术利湿健脾，使阴消阳自得复。厚朴、大枣一刚一柔，宽中燥湿悦脾，使阳复阴消。长达6年之久的眩晕已杳，再以四君、香砂剂增损，补脾化湿，理气祛痰，健运中土，以杜痰再生之患。

【讨论】

（1）苓桂术甘汤证的辨证要点是什么？

苓桂术甘汤证的辨证要点为胸胁支满、目眩，方后注亦暗示当有小便不利之症。因小便不利，饮无去路，停于中则满，逆于上则眩。由此可见，利小便是治疗本证之关键。

（2）你对"病痰饮者，当以温药和之"是如何理解的？

"病痰饮者，当以温药和之"为广义痰饮病的治疗原则。"当以温药"的道理有三种，①痰饮病的形成：内因为脾运不健，或中阳素虚；外因为感受风寒、寒湿浸渍、饮食劳倦等导致脾运失司，则上不能输精以养肺，下不能助肾以化水，故肺失通调、肾之气化不利，三焦水道通调失职，均可造成饮邪停聚而流溢人体四处或波及五脏。②饮邪的病理特性可概括为：其一，饮为阴邪，轻则阻遏阳气，重则伤人阳气；其二，质地清稀，停留人体局部；其三，病机要点责之于脾（胃）；其四，饮邪"得温则行，得寒则聚"。③温药的治疗意义亦有三：第一，补胃阳，选用甘温药物，能补、能和、能缓。针对本虚（脾肾）阳不化气，可达到温阳化饮之目的；第二，燥脾土，选用苦温药物，能燥湿、能助阳化湿。针对脾湿饮盛，使之"得温则行"；第三，发越阳气，开腠理、通水道，选用辛温药物，能行、能散。即通过发汗、利水作用的一类药物，可针对"标实"，给饮邪以出路，达到行散水湿的目的。总之，治用"温药"，以振奋阳气、扶助阳气，会使阳气得布、阳气通达，从而使肺的通调、脾的转输、肾的开合气化功能复常。因此，"当以温药"既可温化饮邪，又可协调水液代谢的正常生理功能，杜绝痰饮滋蔓之源。"和之"的含义："和"有平和、调和之意，既不可专事温补，以防留邪；又不可过于刚燥（指专用辛开、辛散、温燥之药），以免伤正。针对本虚标实的病情，当在温补之中，酌加行消开导之品。行者，行其气也；消者，消其饮也；开者，开其阳也；导者，通导二便也，以达到温补助阳、行水蠲饮之效。故曰："和之"，而不称"补之"。"温药和之"是痰饮病的总治则，实为治本大法。从代表性方剂苓桂术甘汤、肾气丸的功效可以证明，"温药和之"是温补脾、肾之阳以化饮的作用，有温化、温运之意。

【参考医案】姜某，女，35岁。患者于1962年6月产第4胎，产后匝月，感受寒邪，引起咳嗽，月余而见咳嗽时小便滴出，夜间咳甚，小便淋漓尤多。中西医治疗皆不效。听诊两肺底部有稀疏湿啰音。就诊时病已逾16个月，咯痰不多而色白，纳食正常，舌苔薄白，脉象弦细。处方：茯苓15g，桂枝6g，白术9g，甘草3g。服药3剂症大减，服6剂咳止，遗尿亦愈。[邹维德.苓桂术甘汤治疗咳而遗尿症.上海中医药杂志,1963,(9)：22]

2.饮及脾肾——肾气丸案

【原文】夫短气有微饮，当从小便去之，苓桂术甘汤主之方见上。肾气丸亦主之。方见脚气中。（17）

【释义】本条论述微饮在脾、在肾的不同证治。微饮是水饮轻微者，即上文所谓"水停心下，微者短气"之证。饮邪虽轻微，但其本在脾肾之阳不化，故必须早为图治。水饮内停，妨碍气机升降则短气，气化不行则小便不利。要使气机畅达，必先除其水饮。治水饮可用利小便的方法，故"当从小便去之"是说明本证治法。化气利小便，气化水行，饮有去路，则短气之症亦自除。但饮邪的形成，有因中阳不振，不能运化水湿，水停为饮者，其本在脾，必兼见胸胁支满、头晕目眩、心下悸动等症，治宜健脾渗湿、通阳利水，方用苓桂术甘汤；亦有下焦阳虚，不能化气行水，以致水气上泛心下者，其本在肾，兼见畏寒足冷、腰酸、少腹拘急不仁等症，治宜温肾蠲饮、化气行水，方用肾气丸。两方皆属"温药和之"之治，但治脾治肾则各有不同。

【典型病案】王某，男，72岁。患短气年余，曾中西药迭进，效果不佳。近因伤风，病情加重，自觉胸闷气短，动则更甚，于1998年2月7日延余诊治。刻下：面目虚浮，呼吸短浅难续，不能上下楼梯，舌淡苔薄白，诊其脉沉细无力。自诉：畏寒足冷，心下悸，小便不利。[张世友.金匮肾气丸临床应用举隅.河南中医,2003,23(8):7]

【辨治思路解析】

（1）病证辨析：患者主要表现为胸闷气短、心下悸、小便不利，与本篇第17条所述大致相符，属痰饮病，且患者年老阳气渐衰，伴见面目虚浮、呼吸短浅难续、畏寒足冷、脉沉细无力等阳气虚衰之证，当辨为痰饮病之肾阳虚证。

（2）病因病机分析：患者年老体衰，肾阳不足，水液失于输化，停而成饮。水饮内停，阻碍气机升降出入，故自觉胸中痞闷、短气；患者年老体衰，肾气不足，故呼吸短浅难续、不能上下楼梯；水饮上泛，故面目虚浮；饮阻气滞，故胸闷不畅；水饮凌心，故心下悸；饮停膀胱，气化失司，故小便不利；阳虚不能温煦机体，故畏寒足冷；舌淡苔薄白、脉沉细无力皆为阳虚之象。其病机为肾阳不足，水饮内停。

（3）治法与方药分析：病属痰饮病之肾阳虚证；治宜温肾助阳，化饮利水；方用肾气丸。

原方成药五瓶。并嘱其按说明服用，不可随意加减。

方中熟地黄、山药、山茱萸滋阴益精；茯苓、泽泻、丹皮利水泻浊；桂枝、附子温阳暖肾，以益命门之火，以化膀胱之气。诸药合用，气化水行，痰饮自消，其病自愈。

二诊：服完5瓶后，两足渐温，气短日消，诸症遂除。

【讨论】

（1）苓桂术甘汤与肾气丸都可治疗狭义痰饮，二方如何区别使用？

苓桂术甘汤与肾气丸都有温而不燥、补而兼消的配伍特点，同为"温药和之"的代表方，可以治疗狭义痰饮轻证，其辨证要点都有短气、小便不利；病机均为脾肾阳气不化、饮邪轻微；治疗上均遵从"当从小便去之"的治疗原则。所不同者，苓桂术甘汤重在治脾，病机以脾阳虚为主，其症兼见胸胁支满、目眩、心悸，治以温脾阳以化饮；肾气丸重在治肾，病机以肾阳虚为主，其症兼见腰痛、少腹拘急不仁、畏寒足冷，治以温肾阳以化饮。

（2）肾气丸常可用治现代哪些疾病？

《金匮》肾气丸为中医名方，现代临床在肾虚的辨证基础上，广泛用于治疗：①心血管系统疾病，如心绞痛、缓慢性心律失常、冠心病、窦性心动过缓、原发性高血压、脑血管病伴偏瘫、静脉血栓。②呼吸系统疾病，如慢性支气管炎、哮喘。③消化系统疾病，如泄泻、便秘。④泌尿系统疾病，如肾病综合征、慢性肾功能不全、肾积水、前列腺病。⑤内分泌系统疾病，如糖尿病。⑥生殖系统疾病，如性功能障碍、不育症。⑦骨骼系统疾病，如骨质疏松症、腰椎间盘突出症。

【参考医案】州守王用之，先因肚腹胀，饮食少思，服二陈、枳实之类，小便不利，大便不实，咳痰腹胀；用淡渗破气之剂，手足俱冷。此足三阴虚寒之证，业用《金匮》肾气丸，不月而康。［薛己.内科摘要.北京:人民卫生出版社,1983］

3. 留饮欲去——甘遂半夏汤案

【原文】病者脉伏，其人欲自利，利反快，虽利，心下续坚满，此为留饮欲去故也，甘遂半夏汤主之。（18）

甘遂半夏汤方：

甘遂大者三枚　半夏十二枚（以水一升，煮取半升，去滓）芍药五枚　甘草如指大一枚（炙）一本作无

上四味，以水二升，煮取半升，去滓，以蜜半升，和药汁煎取八合，顿服之。

【释义】本条论述留饮欲去的证治。水饮停留，阳气不通，脉道不利，所以患者脉浮。假如留饮未经攻下，忽然自欲下利，利后反觉得舒快，为正气驱邪外出、水饮下行、留饮欲去之势。虽有自利，但留饮病根未除，而新饮仍然日积，故下利后虽然稍感舒适，但不久又感心下坚满如故。饮邪既有欲去之势，此时治疗必须借助药力，因势利导，使留饮攻而去之，用甘遂半夏汤。方中半夏既能降逆，又能蠲饮散结，为治饮要药；甘遂攻逐心下留饮，驱水从大便而出，与甘草同用，取其相反相成之意，俾激发留饮得以尽去；芍药、白蜜酸收甘缓以安中，且能缓和甘遂之毒性，共奏开破利导而不伤正之功。

【典型病案】阎某，男，56岁。该患者为一彪形大汉，声如洪钟，但面色稍带萎黄。诉每晨必泻，呈喷射状，有时迫不及待，腹中满痛拒按，泻后稍觉轻松，但到中午腹满如故，口干不欲饮，如此已七八年。素嗜酒肉。视其舌苔白腻，诊其脉微细而滑。先与"无忧散"（由炙黄芪、木通、桑白皮、陈皮、白术、木香、胡椒、牵牛子8味药组成，出自《普济本事方》）1付，次日来云："服药后泻肚几次，只是不济多大事，肚子这会儿还是照样的胀。"察其脉症，当补否？当泻否？举棋不定，暂处保和丸一盒。［蔺振玉.通因通用治顽泻.上海中医药杂志,1997,(2):17］

【辨治思路解析】

（1）病证辨析：患者主要表现为腹泻、腹中满痛拒按、泻后稍觉轻松、至中午腹满如故、口干不欲饮，与本篇第18条所述大致相符，当辨为痰饮病留饮欲去。与腹满实热证之腹满不减，减不足言不同。

（2）病因病机分析：患者素嗜酒肉，饮食失节，脾胃运化失常，以致酿生痰饮，又疏于治疗，遂结为留饮，饮蓄胃肠、阻遏气机，故腹中满痛拒按；饮为阴邪，留于胃肠，必与阳气相搏，当清晨寅卯阳气升发之时，正胜于邪，乃逐饮下出，故每晨必泻；泻后饮邪略减，阳气暂通，故泻后稍觉轻松；但毕竟饮留日久，阳气难于将饮邪驱尽，而且随着阳气的布散与施用，其势渐减，水饮阴邪复又留聚，故每到中午便腹满如故；饮阻气滞，津不上承，故口干不欲饮；舌苔白腻，是内有水湿之征；饮蓄成实，故脉滑；其脉微细，颇似正虚，然与滑脉并见，则非属虚证，乃由饮留日久阻遏脉道之故。其病机为留饮欲去。

（3）治法与方药分析：病属留饮欲去证；治宜因势利导、攻下留饮；方用甘遂半夏汤。

甘草10g，半夏10g，白芍15g，甘遂（研末）3.5g，蜂蜜150g为引。嘱先煎前3味，取汁120ml合蜜，将甘遂末兑入，再小火煎开，空腹顿服。

方中甘遂攻逐水饮；半夏散结除痰；芍药、甘草、白蜜酸收甘缓以安中，且缓药毒。甘草与甘遂相反相成，激发留饮得以尽去。

两日后复诊：服药后微感腹痛，后即泻下七八次，排出黏液黄水不少，腹中再也未胀痛。说明留饮已去。今晨也未再泄泻。

【讨论】

（1）甘遂半夏汤证的辨证要点是什么？

甘遂半夏汤治疗狭义痰饮的留饮欲去证。其辨证要点为脉伏、自利、利反快、心下续坚满。病因病机为心下留饮有欲去之势。

（2）甘遂半夏汤的煎服法有何意义？

甘遂半夏汤药力峻猛，且甘遂与甘草有相反相成的配伍特点，故其煎服法要特别重视。仲景采用四味药水煎后再加蜜合和煎熬，意在减低药物毒性、缓解药物峻烈之性、防止不良反应的发生。"顿服之"，既有力宏效速，直捣顽邪老巢以尽除留饮的作用，亦有中病即止、不可久服过服，以免伤正伐本之义。

【参考医案】 徐某，女，46岁。患"肺源性心脏病伴腹水"已年余，用强心利尿剂后，病情反而加剧。症见：胸满腹胀，四肢水肿，喉闻痰鸣，心悸而烦不得卧，气短欲绝，面色晦暗，唇周发绀，二便不通，不食不饥，口不渴，舌质淡胖，苔润，脉弦而结代。证属脾肾两虚、痰饮内阻、元气欲脱。投甘遂半夏汤化裁：人参15g，甘草3g，煎汤，送服甘遂蜜丸3g。服后四小时下大便三次，先下黑粒状粪便，继下浆糊样便，同时小便亦通，胸满腹胀及四肢之肿均已见消，喉间无痰鸣，呼吸好转，颜面转微白，唇周淡红，胃稍纳，舌胖已减，苔微红。翌日，投木香12g，人参15g，甘草3g，煎汤吞服甘遂蜜丸3g。服后二便畅通。继以八味丸固其本。经治月余，诸症消失。随访至今六年余，未见复发。[李炳勤.甘遂半夏汤治疗肺心病腹水.四川中医，1984,2(1):25]

4. 肠间饮聚成实——己椒苈黄丸案

【原文】 腹满，口舌干燥，此肠间有水气，己椒苈黄丸主之。（29）

己椒苈黄丸方：

防己　椒目　葶苈（熬）　大黄各一两

上四味，末之，蜜丸如梧子大，先食饮服一丸，日三服，稍增，口中有津液。渴者，加芒硝半两。

【释义】本条论述肠间饮聚成实的证治。"此肠间有水气"可与"水走肠间，沥沥有声，谓之痰饮"互解。此乃脾胃运化失职，肺气不能通调水道，致使水邪留滞肠间，故见腹中胀满而沥沥有声；水饮不化，津液不能上承，则口舌干燥，但不喜饮水。治疗用己椒苈黄丸宣上运中，导水下行，前后分消。方中防己苦泄，渗透肠间水气，椒目辛散，除心腹留饮。两药合用，导水气从小便而出。葶苈开宣肺气、通利肠道，大黄荡涤肠胃，两药合用，逐水从大便而出。诸药合用，前后分消，共奏攻坚逐饮、化气行水之功。饮邪一去，气机复常，津液上承，则出现"口中有津液"，这是饮去病解之征。若服药后反增加口渴，则为饮阻气结，热滞肠道，可再加芒硝软坚破结，促其下泄。

【典型病案】张某，男，37 岁。因觉腹中肠鸣如雷鸣，大便时结时溏，溏便时夹白色黏液，每天 1~3 次；便结时大便如羊粪，3 天 1 次，夜难成寐。肠镜、便常规及 B 超等检查，未见异常。诊见：形瘦，面色晦滞，神情忧郁，舌质红，尖有红点，苔黄白相兼，薄而少津，脉弦数。诉腹中有气走动，难寐多梦，大便秘结，小便黄，口苦。[林懿才.己椒苈黄丸加减治疗痰饮型胃肠神经官能症 82 例.新中医,2000,32(6):27]

【辨治思路解析】

（1）病证辨析：患者主要表现为腹中雷鸣，自觉有气走动，大便秘结，苔黄白相兼、薄而少津，与本篇第 29 条所述基本相符，此外，该患者兼见难寐多梦、神情忧郁、大便秘结、小便黄、口苦、舌红等邪热扰心之证，故当辨为痰饮病之肠间饮聚成实、邪热上扰心神证。

（2）病因病机分析：患者痰饮留滞肠间，水气相搏，故腹中雷鸣；饮聚成实，痰郁化热，饮热中阻，故口苦、大便秘结、小便黄；饮阻于中，气机不畅，故神情忧郁；邪热扰心，故难寐多梦；痰饮为病，脾运失常，饮食不能化生精微上荣于颜面、充养形体，故面色晦滞、形瘦；苔黄白相兼、脉弦数，均为饮热互结之象。其病机为肠间饮聚成实、邪热上扰心神。

（3）治法与方药分析：病属痰饮病之肠间饮聚成实、邪热上扰心神证；治宜化饮利水，攻泻实浊，清心宁神；方用己椒苈黄丸加减。

防己、麦冬、葶苈子各 10g，茯苓 30g，大黄、枳实、厚朴各 8g，酸枣仁 20g，合欢皮 15g，黄连、花椒、甘草各 6g。3 剂，每天 1 剂，复煎，分 2 次温服。另辅以地西泮片每次 2.5mg，每天 2 次，服 3 天。

方中防己、葶苈子、茯苓泄水化饮；大黄、枳实、厚朴攻泄实邪浊饮；麦冬、酸枣仁、合欢皮、黄连清心滋阴安神；因肠中既有饮停又有气滞，故将原方中椒目改用花椒，辛散温行、理气行滞。

二诊：3 天后，大便已通，肠鸣明显减缓，睡眠稍好，情绪较开朗，说明水饮渐化、实邪得去。药已中的，守方再进 3 剂，自觉肠鸣消失，睡眠渐好。后间服温胆汤加酸枣仁、龙骨等，3 个月后已能从事正常工作。

【讨论】

（1）己椒苈黄丸的辨证要点是什么？其功用有何特点？

己椒苈黄丸辨证要点为素盛今瘦、水走肠间、沥沥有声、腹满、口舌干燥、二便不利等症，所治之腹满、口舌干燥等症均因"肠间有水气"所致。水饮之邪无处不到，故消除饮邪采取多途径排泄，其效更佳。方中防己、椒目配伍，能导水饮之邪从前窍随小便排出；大黄、葶苈子合用，则逐水饮浊邪从后窍随大便排出。故本方功用特点是攻坚逐饮，化气行水，前后分消。

（2）己椒苈黄丸临床如何运用？

己椒苈黄丸属于苦寒利导之剂，最适宜于痰饮（或夹热）结聚肠间，邪实气滞（或兼肺壅气逆）者。临床可将本方用于具有痰饮内聚、肺与大肠壅滞不通病机特点的疾病，如肺心病引起的水肿、喘咳，或右心衰竭、肝硬化腹水、肾炎水肿、胸腔积液、心包积液等。临证可酌情加味，如治疗肺心病急性发作时，痰多而黄稠者，可加金银花、桑皮、贝母；下肢浮肿者，可加生黄芪、牛膝、车前子；伴心气不足着，可合《金匮》肾气丸；若遇垂危极虚患者，可合参附汤，并同时配合西医治疗；如治疗肝硬化腹水，可加失笑散、丹参。

【参考医案】马某，男，44岁，1976年6月16日就诊。有肺心病病史十余年，近半年来咳逆喘促，时呈昏迷状态，西医诊断为呼吸性酸中毒，静脉注射葡萄糖、碳酸氢钠等，症状缓解片刻，随即恢复原状。症见：面色青黑，呼吸喘促，喉中痰鸣，呈阵发性神志模糊，心悸，四肢厥冷，二便闭结，舌质紫，苔黄腻，脉细数，动而中止。此属痰热结聚、正虚阳衰、肺失宣降、清浊易位之证，治当化痰降逆、扶正回阳。处方：防己、炙甘草各15g，茯苓30g，党参21g，炮附子、干姜各12g，葶苈子、椒目各4.5g，大黄9g（后下）。服药后，便黑色脓液样粪小半盂，神志略清，四肢转温，继以上方加减连续服用一周，神志清醒，咳喘减轻，继以纳气温肾之剂调治好转。[唐祖宣.己椒苈黄丸的临床运用.湖北中医杂志,1984,(2):18—19]

5.下焦饮逆——五苓散案

【原文】假令瘦人，脐下有悸，吐涎沫而癫眩，此水也，五苓散主之。（31）

五苓散方：

泽泻一两一分　猪苓三分（去皮）　茯苓三分　白术三分　桂枝二分（去皮）

上五味，为末，白饮服方寸匕，日三服，多饮暖水，汗出愈。

【释义】本条论述下焦水逆的证治。脾虚，水谷不能化精微而为饮，肌肉失于充养，故形体消瘦，此即"其人素盛今瘦"者。本条主要病机是饮停下焦、气化不利、水饮逆动。"脐下有悸"是指肚脐下筑筑然跳动，为饮邪停于下焦所致。"脐下有悸，吐涎沫而癫眩"的症状是由于水饮动于下，逆于中，犯于上所致。故治疗宜温化下焦、通利水道，使水饮从小便而去，方用五苓散。方中茯苓、泽泻、猪苓淡渗利水，使水饮从小便而去；桂枝解肌发汗以散饮，化膀胱之气以利水，且具平冲降逆之功，使水饮表里分消；白术健脾利水。诸药合用，共奏温阳化气利水之功。方后注云"多饮暖水，汗出愈"，旨在补充水津，扶助胃阳，温行水气以发汗，使水饮内外分消。

【典型病案】刘某，女，45岁，1995年4月28日就诊。自述患梅尼埃病已6年，眩晕时作时止，每次发作多服用西药及输液治疗。此次发作已6天，输液及口服西药不见好转。现症：闭目静卧，视物旋转如坐舟车，频频呕吐痰涎，面色苍白，心悸汗出，小便短少，舌淡胖，苔白滑，脉弦。[杜保宏.五苓散临证举隅.河南中医,2004,24(4):8]

【辨治思路解析】

（1）病证辨析：该患以眩晕为主要临床表现，且伴有频频呕吐痰涎、心悸汗出、小便短少等症，显系痰饮作祟，当辨为痰饮病，与本篇第31条所述大致相符，证属下焦饮逆。与前述之苓桂术甘汤所治之目眩不同，苓桂术甘汤证之目眩同时伴心下痞满，为饮停心下的标志；而本案之眩伴小便不利，为眩晕之下焦饮逆证。

（2）病因病机分析：患者阳气不足，水饮内停，发为本病。饮停下焦，膀胱气化不利故小便短少；水饮上逆犯胃，胃失和降故频吐痰涎；上蒙清阳，清阳不展故头晕目眩如坐舟车；阳虚失敛，故面色苍白、汗出；水饮凌心故心悸；舌淡胖，苔白滑，脉弦均为饮邪内停之征。其病机为饮停下焦、浊阴上逆、清阳被阻。

（3）治法与方药分析：病属眩晕之下焦饮逆证；治宜通阳化饮、利水降逆；方用五苓散加减。

猪苓15g，泽泻20g，白术15g，茯苓15g，桂枝10g，代赭石30g（布包先煎），生姜3片，大枣4枚。3剂，水煎服。

方中茯苓、猪苓、泽泻淡渗利水，使饮邪从小便而去；白术、生姜、大枣温中健脾益气，培土以制水；桂枝辛温通阳、平冲降逆，与代赭石同用则化浊降逆之力更强。诸药合用，通阳化饮、利水降逆。

二诊：头晕大减，呕吐已止，心悸停，小便增多，说明水饮已去。效不更方，原方 3 剂，每日 1 剂，水煎温服。

三诊：诸症消失，病已痊愈。为防复发，嘱其继服香砂六君子汤 6 剂，以资巩固。随访 2 年未再复发。

【讨论】

（1）五苓散证的辨证要点是什么？五苓散证和苓桂甘枣汤证均有"脐下悸"，两者有何不同？

五苓散证的辨证要点为素盛今瘦、脐下有悸、吐涎沫而癫眩、小便不利，其病因病机为饮停下焦、气化不利、水饮逆动。其"脐下有悸"是饮停下焦，水道不通而逆动所致。饮逆于下则脐下悸；饮逆于中，胃失和降则吐涎沫；饮逆于上，蒙蔽清阳则癫眩。饮邪盛而阳未虚，故治疗用一派通利攻邪之品以泻之，使水道通畅，邪有出路而达到诸症平息之目的。苓桂甘枣汤证的"脐下悸"是因下焦素有停饮。又因误汗伤阳，阴乘阳虚之机而逆动。但饮邪逆动仅在脐下，有"欲作奔豚"之势，但未逆中犯上，故无吐涎沫、癫眩之症。治疗上仅用茯苓通利攻邪之品一味，且恐有伐肾之虞故而采取"先煎"和甘澜水法，再配桂枝、甘草、大枣以甘温扶阳、益气培土，使阳气振奋以达平冲降逆之目的。

（2）甘遂半夏汤、己椒苈黄丸、五苓散同治痰饮病，三者有何不同？

甘遂半夏汤证、己椒苈黄丸证、五苓散证皆因痰饮为患，病位均在于肠。其所异者，甘遂半夏汤意在逐水散饮，证属饮结于胃、水饮欲去，病势向下，主症为下利、心下续坚满；五苓散意在化气利水，证属肠间停水、饮邪上逆，病势向上，主症为脐下动悸、头眩吐涎、小便不利；己椒苈黄丸意在通利二便、分消水饮，证属饮结于肠、留而不动，故症见腹满口燥、二便不利。

【参考医案】李某，男，9 个月。患儿出生后至 7 个月前一切正常，7 个月后，发现右手不灵活，右腿活动能力较差，之后患儿头部明显迅速增大，到 8 个月时双眼已呈"落日"状，头部青筋显露、颜面紫红、头不能抬、四肢不能活动、身体极度消瘦。头围 56cm，前后囟门扩大而饱满，凸出于颅骨。先后经数个医院诊断为"脑积水"。处方：茯苓、大腹皮各 15g，猪苓、泽泻、牛膝、车钱子各 10g，白术 5g，桂枝 2g。水煎顿服。服药后尿量明显增多，大便亦呈稀水状，至服完第 6 剂药后，囟门明显凹陷，面色渐转红润。前后共服药 27 剂，患儿四肢渐能活动，颈部亦有力，囟门未再凸起而痊愈。服药期间未出现任何不良反应。7 年半后追访，患儿已 9 岁，精神饱满，智力良好，没患过其他疾病，头围仍为 56cm，唯右手腕部以下发育欠佳，活动力较差。身高、体重均与同年龄健康儿童无异。[杨君.重剂"五苓散"治疗治疗脑积水的体会.中医杂志,1978,(8):45]

6. 痰饮冒眩——泽泻汤案

【原文】心下有支饮，其人苦冒眩，泽泻汤主之。（25）

泽泻汤方：

泽泻五两　　白术二两

上二味，以水二升，煮取一升，分温再服。

【释义】本条论述饮邪上泛、蒙蔽清阳冒眩的证治。饮停于中，升降受阻，浊阴不能下行，清阳不能上达，因而出现头昏目眩，并有小便不利。其病机为脾虚饮泛、蒙蔽清阳。治以泽泻汤健脾化饮、降逆止眩。方中重用泽泻利水消饮、导浊阴下行；白术健脾制水，培土以断饮邪之源。两药合用，使浊阴下走，不再上犯清阳，新饮绝源而升降复常。

【典型病案】朱某，男，50岁。因病退休在家，患病已两载，百般治疗无效。其所患之病，为头目冒眩，终日昏昏沉沉，如在云雾之中，且两眼懒睁，两手发颤，不能握笔写字，颇以为苦，视其舌肥大异常，苔呈白滑而根部略腻，切脉弦而软。[刘渡舟.谈谈《金匮》的泽泻汤证.中医杂志,1980,21（9）:17]

【辨治思路解析】

（1）病证辨析：患者主要表现为头目冒眩、终日昏沉，与本篇第25条所述相符，当辨为狭义痰饮之冒眩证。本方证与苓桂术甘汤证同有目眩，但是目眩的程度以泽泻汤证为重。

（2）病因病机分析：患者年届五十，气血阴阳渐趋衰弱，复患病两载，更加耗气伤阳，脏腑功能失调，脾不能健运水湿，肾不能化气行水，则湿滞而为痰饮。水饮内停，脾胃阳气升降受阻，清阳不能上达，浊阴不能下行，饮邪上扰清窍，故头冒目眩、终日昏沉、懒于睁眼；正虚有饮，阳气不充于筋脉，故两手发颤；舌体胖大、苔白滑而根部腻、脉弦而软，是心脾气虚，阳气不振，水饮内停之象。其病机为中阳不足，升降失司，饮邪上泛，蒙蔽清窍。

（3）治法与方药分析：病属脾虚饮泛之痰饮冒眩证；治宜渗利饮邪、健脾益气；方用泽泻汤。泽泻24g，白术12g。2剂，水煎服。

方中重用泽泻，利水除饮以导浊阴下行，白术健脾燥湿以制水饮上泛，二药合用，使饮去而阳气自达。

服第1剂后，未见任何反应，患者对家属说：此方药仅两味，吾早已虑其无效，今果然矣。孰料第2剂服后，覆杯未久，顿觉周身与前胸后背溅溅汗出，以手拭汗而黏，感到头清目爽，如释重负。原方又服2剂，继出微汗少许，久困之疾从此而愈。

【讨论】

（1）泽泻汤证辨证要点是什么？其用量如何？

泽泻汤证辨证要点为心下有痰饮、胸胁支满，以头晕目眩症尤重，并有小便不利，为脾虚饮停、清阳不升、浊邪上扰清空所致。原书泽泻汤用泽泻五两，白术二两，两药用量比例5∶2。仲景重用泽泻，直达肾与膀胱以渗利水湿，体现了利水除饮为主，健脾制水为辅的论治思路。泽泻性味甘、淡、寒，功能利小便、清湿热，多用于小便不利、水肿胀满之证，尤善治痰饮眩晕。临床治疗梅尼埃病辨证属于痰饮上泛者，泽泻每日可用至60~120g，但当水饮去除，症状缓解后，须继以白术为主，健脾祛湿以巩固疗效。

（2）现代临床如何运用泽泻汤？

泽泻汤广泛用于梅尼埃病、突发性耳聋、慢性支气管炎等病辨证属痰饮所致者，若眩晕较重者，加代赭石、葛根；伴有耳部胀闷不适、耳鸣、听力下降者，加茯苓、石菖蒲；舌红、苔黄腻者，加龙胆草、黄芩；舌暗有瘀点者，加川芎、丹参。

【参考医案】乙酉五月初十日，陈，51岁。人尚未老，阳痿多年。眩晕昏迷，胸中如伤油腻状，饮水多则胃不快，此伏饮眩冒症也。先与白术泽泻汤逐其饮，再议缓治湿热之阳痿。岂有六脉俱弦细，而恣用熟地黄久服六味之理哉！冬于白术二两，泽泻二两。煮三杯，分三次服。已效而未尽除，再服原方十数剂而愈。[吴鞠通.吴鞠通医案.北京:人民卫生出版社,1985]

7. 饮逆致呕——小半夏汤案

【原文】呕家本渴，渴者为欲解，今反不渴，心下有支饮故也，小半夏汤主之。《千金》云小半夏加茯苓汤。（28）

小半夏汤方：

半夏一升　生姜半斤

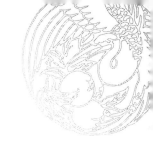

上二味，以水七升，煮取一升半，分温再服。

卒呕吐，心下痞，膈间有水，眩悸者，小半夏加茯苓汤主之。（30）

小半夏加茯苓汤方：

半夏一升　生姜半斤　茯苓三两_{一法四两}

上三味，以水七升，煮取一升五合，分温再服。

先渴后呕，为水停心下，此属饮家，小半夏加茯苓汤主之。方见上（41）

【释义】本篇第28条论述饮邪停聚于胃而致呕吐的预后和治法。此呕吐是因饮邪停留心下，胃失和降，饮随胃气上逆所致。所呕之物，多为清水涎沫。根据呕吐后渴与不渴的反应，可判断心下有饮邪的预后：口渴者为饮随呕去，胃阳来复，是饮病欲解之征；口不渴者，为心下饮邪虽可因呕而有部分排除，但未能尽除。饮邪内阻，津不上承，故"不渴"。心下仍有饮邪者，治疗用小半夏汤散寒化饮，降逆止呕。方中半夏辛温，涤痰化饮，降逆止呕；生姜辛散，温中降逆，消散寒饮，又能抑制半夏之悍性。

本篇第30条论述饮邪致呕兼眩悸的证治。"膈间有水"已明示病因与病位，但"膈间"虽主在膈，实则波及胸与胃。膈间水饮因偶犯寒邪、胃气上逆则突然呕吐；水饮内停、饮阻气滞则心下痞；水饮上泛、清阳不升，则头目昏眩；水气凌心，则心悸。治疗用小半夏加茯苓汤蠲饮降逆、宁心镇悸。

本篇第41条论述水饮上逆致呕的证治。"此属饮家"，提示本证素有水饮内停。因饮阻气机，津液不布而口渴。一般应先呕吐损伤津液后再出现口渴，本条先口渴后呕吐，是由于患者本为停饮之体，因脾不散津，津不上承而出现口渴。因渴而饮水过多，水停心下成为新饮，水饮不能下行反而上逆则出现呕吐。故治疗可用降逆止呕、引水下行的小半夏加茯苓汤。小半夏汤蠲饮降逆，加茯苓以增强利水之力，使旧饮去而水津上润，则渴呕自止。

【典型病案】王某，女，54岁，1996年10月5日就诊。反复脘胀、脘痛，食少，呕吐12年。近因劳累过度，病情发作半个月。诊见：脘腹胀满，疼痛，呕吐宿食，吐后稍舒，饮食减少，空腹时脘腹部有振水声。10天前胃肠钡餐透示：胃张力缺乏，胃蠕动减少，钡剂4小时后仍存留50%，诊断为"功能性胃潴留"。西医予西沙必利及消食片等口服，症状无明显改善。刻下：形体消瘦，面色萎黄，脘腹胀满，按之不舒，畏寒喜暖，时呕吐宿食，大便溏，日行1次，舌质淡红，苔薄白微腻。[吉雯.理中汤合小半夏汤加减治疗功能性胃潴留28例.四川中医,2000,18(6):18]

【辨治思路解析】

（1）病证辨析：患者素有呕吐病史12年，确属"呕家"。现以呕吐宿食、吐后稍舒为主要表现，兼见脘腹胀满疼痛、空腹时脘腹部有振水声、大便溏，与本篇第12条所述相符，当辨为脾胃虚寒、痰饮内停之呕吐。

（2）病因病机分析：患者久病，脾胃素虚，复因劳累过度，必重伤脾胃阳气。中阳不足，寒从内生，故畏寒喜暖；阳虚失温，寒凝气滞，故脘腹胀满、按之不舒；脾胃虚寒，运化无权，以致食谷不化、水湿内聚，故饮食减少、脘腹部有振水声；脾虚不运，故下利便溏；浊阴不降，胃气上逆故呕吐宿食；因寒饮宿食随呕吐而出，胃气暂和，故吐后稍舒；脾胃虚弱，生化乏源，故形体消瘦、面色萎黄；舌淡红、苔薄白微腻为中焦虚寒、水湿停滞之象。其病机为中焦脾胃虚寒、纳运升降失常、寒饮食积停滞、随胃气而上逆。

（3）治法与方药分析：病属脾胃虚寒、痰饮呕吐证；治宜温中祛寒、益气健脾、化饮消食、降逆止呕；方用理中汤合小半夏汤加减。

党参10g，茯苓10g，干姜10g，白术10g，制半夏10g，生姜10g，焦山楂10g，焦神曲10g，陈皮10g，枳壳10g，木香10g，甘草6g。3剂，水煎服。

方用党参、白术、干姜、甘草（即理中汤）益气健脾、温中祛寒；半夏、生姜（即小半夏汤）配茯苓散寒化饮、导水下行、降逆止呕；焦山楂、焦神曲、陈皮、枳壳、木香消食健胃、行气导滞。

二诊：脘腹胀满减轻，呕吐渐止，原方继服6剂。药后脘腹较舒畅，呕吐止，食欲增，惟胃脘时有隐痛，嗳气，乃脾虚气滞之候，予香砂六君子汤加减善后，随访三年未发。

【讨论】

（1）小半夏汤证的辨证要点是什么？

小半夏汤证为因饮致呕证，其辨证要点为呕吐而不渴或渴而呕者、心下痞、眩悸；其病机为脾阳不运、饮盛阳弱、或饮阻阳郁。

（2）小半夏汤在《金匮要略》中是如何灵活运用的？

仲景在《金匮要略》中用小半夏汤治疗"诸呕吐，谷不得下"，可见本方证是以呕吐为其主要症状。临床引起呕吐的原因很多，此方所治在本篇属于痰饮停聚于胃，上逆作呕。小半夏汤药仅两味，其中半夏祛痰化饮，降逆止呕作用较强，配伍生姜温胃散饮、降逆止呕，不仅增强蠲饮降逆之功，又可制约半夏之毒性，是一结构简单而药力专一的古方，被后世誉为治呕之祖方。

小半夏汤加茯苓，即小半夏加茯苓汤。因有导水下行的茯苓，蠲饮降逆之力胜于小半夏汤，用于呕吐较剧，并有痞、眩、悸之症。

小半夏汤生姜改为干姜，即半夏干姜散。因用干姜，温阳散寒力量较小半夏汤强，用于中阳不足、寒饮呕逆之证。

小半夏汤生姜改为生姜汁，半夏减半，即生姜半夏汤。因重用姜汁，长于涤饮散结，用于寒饮搏结于中上焦所致之证，其降逆作用不及小半夏汤。

小半夏汤加黄芩汤（黄芩、芍药、甘草、大枣），即黄芩加半夏生姜汤，用于邪热内犯胃肠所致"干呕而利者"。

（3）生半夏临床如何运用？

仲景方中，用生半夏者达42方，其中13方证有呕吐，可见生半夏是仲景常用的一味药，尤其用治呕吐时，而对其毒性，往往通过药物配伍，或煎煮方法使之减缓，如小半夏汤，取生半夏与生姜同用。其次，方后注云："以水七升，煮取一升半"，即是久煎浓煎之法，以此来减低或消除生半夏的毒性。临床有报道，生半夏入传统汤剂疗效优于制半夏，用以降浊，用量宜大，可达30g，和中则用15g。在用生品时以先煎沸30分钟为妥，以减少口麻等不良反应。

【参考医案】刘某，女，42岁，1982年1月10日就诊。头眩心悸，咽部不适，不时呕吐清水与食物，每天少则3～5次，多则十余次，已历半年，近半月来加剧，以致精神恍惚、疲惫不堪。西医诊断为"神经性呕吐"，给服中西药，只能取效一时。刻诊：头眩心悸，咽中不适，恶心，心下痞，因惧吐，不敢进食，有时只服葡萄糖水，服后2小时又吐出，全身软弱无力，舌淡，苔白腻，脉虚弱。证属脾胃虚弱、痰饮内阻。治宜健脾温胃、散饮止呕。方用小半夏加茯苓汤化裁。半夏10g，生姜10g，茯苓12g，灶心黄土250g（煎汤代水）。上药服1剂，翌日，来人告曰，服药后上午未吐。即给原方2剂，已能进食，两天中只吐了1次，且量不多。又以上方加党参12g，3剂。服后已不吐，能食。随访半年未发。[武秀金.小半夏加茯苓汤治疗呕吐三则.中医杂志,1982,(12):16]

（二）悬饮——十枣汤案

【原文】脉沉而弦者，悬饮内痛。（21）

病悬饮者，十枣汤主之。（22）

十枣汤方：

芫花（熬）　甘遂　大戟各等分

上三味，捣筛，以水一升五合，先煮肥大枣十枚，取九合，去滓，内药末。强人服一钱匕，羸人服半钱，平旦温服之；不下者，明日更加半钱。得快下后，糜粥自养。

【释义】本条论述悬饮的脉证与治疗。脉沉为病在里，弦脉主饮癖积聚，主痛。悬饮为饮邪积聚在内（胸胁之间），阻碍气机的升降，气与饮相搏击，故胸胁牵引作痛。十枣汤中甘遂善行经隧水湿，大戟善泄脏腑水湿，芫花善攻胸胁癖饮，配以大枣健脾扶正，使峻下而不伤正。

【典型病案】刘某，胸膈胀满，气促喘急，面微浮肿，自服宽胸调气药不效。转诸西医诊治，诊断为"胸腔积液"。胸腔积水甚多，曾抽水数百毫升，暂获轻松，但不久又反复如前。自觉疗效不佳，要求中医治疗。胸脘胀痛，喘息不安，脉弦滑，呼吸转侧，均觉困难。[赵守真.治验回忆录.北京:人民卫生出版社,1962]

【辨治思路解析】

（1）病证辨析：患者主要表现为胸膈胀痛、气促喘息、呼吸转侧均觉困难、脉弦滑，与本篇第1条"饮后水流在胁下，咳唾引痛，谓之悬饮"及第21条所述大致相符，故当属悬饮证。本证与《伤寒论》结胸证均有心下硬满而痛，但结胸证以心下至少腹硬满而痛不可近为主症，伴有发热或潮热、口渴烦躁、大便秘结等症，与悬饮不难鉴别。

（2）病因病机分析：胸胁为气机升降之道路，水饮之邪停聚于内，阻碍气机的升降，气与饮相击，故胸脘胀满疼痛；呼吸转侧困难是因动则牵引胸胁经脉，导致疼痛加剧；肺居胸中，水饮上迫于肺，肺气不利，宣降失常，故气促喘急；水饮上泛头目，故面微浮肿；因抽去胸腔中部分积水，使饮邪阻络迫肺减轻，气机略畅，故患者可暂获轻松，待水饮复聚又回复如前；脉弦滑亦为水饮内停之象。其病机为水饮结聚胸膈，气机运行不利。

（3）治法与方药分析：病属悬饮证；治宜泻水逐饮；方用十枣汤。

甘遂2.4g，大戟3g，芫花3g。研末，另大枣十枚煎汤送下，分2次冲服。

方用甘遂善行经遂之水湿；大戟善泄脏腑之水湿；芫花善消胸胁伏饮痰癖。三药药性峻烈，通利二便，各有专攻，合而用之，无论水饮留积在胸胁、经髓、脏腑均能攻逐。由于三药峻猛有毒，易伤正气，故配以大枣十枚煮汤送服，既可缓和诸药峻烈之性及毒性，又可顾护脾胃、培土制水，减少药后反应，使峻下而不伤正。

服上方后，峻下4～5次。连服2日，胸脘胀满、气喘消失，此胸腔积水经攻逐从下去也。后以《外台》茯苓饮健脾利水，续服半个月，遂告无恙。

【讨论】

（1）十枣汤证的辨证要点是什么？临床可以治疗哪些疾病？

十枣汤证的辨证要点为心下痞、硬满，引胁下痛，脉沉而弦，常伴有头痛、干呕、短气。其病因病机为饮停胸胁，阻碍气机升降，气饮相激。十枣汤是逐水峻剂，适用于病机为水饮壅盛、积结胸胁或胁腹、且体质壮实、正气未衰之证。临床常用于具有上述病机的渗出性胸膜炎、外伤性胸腔积液、难治性胸腔积液和腹水，以及重症流行性出血热、少尿期肾衰竭、肾病综合征和肾炎出现水肿顽固不消者、小儿肺炎、胃酸过多等病。

（2）如何掌握十枣汤的用量及用法？

服药剂量：十枣汤中甘遂、大戟、芫花三药峻猛有毒，仲景对其药量的要求甚为严格，在方后注曰："强人服一钱匕，羸人服半钱"，意在强调体质壮实者用量应大，体质虚弱者用量宜小。"不下者，明日更加半钱"，如泻后水饮未尽去者，次日渐加再服，总以快利为度，不可过剂。总之，使用本方应根据患者体质及服药后的反应而确定药物剂量的大小。

服药时间：仲景在十枣汤方后注指出："平旦温服之"。平旦，指凌晨3～5点，期间服药意义在于：①此时空腹，服药后有利于药物的迅速吸收，从而提高药物在体内的有效浓度，使其药力增强。同时，胃空时药液易通过，直达于肠，使胃免受或减少刺激，以防止或减轻呕吐等不良反应。②饮为阴邪，得阳始化，得温则行。就人体阳气而言，平旦始为阳气萌生之时，故于此时温服，体内渐盛之阳气可以协同药物起效，使停聚之水饮一泻而下。

服后调理：仲景指出："得快下后，粥糜自养"，含意深长。甘遂、大戟、芫花皆为峻下之品，用后引起剧烈腹泻，必伤胃气，故用糜粥调养，一则以谷气充养胃气；二则示人泻下后，宜进清淡饮食，不可骤食油腻、辛膻等不易消化或刺激性食物，以免重伤胃气。

服药注意：十枣汤易伤胃气，中病即止，不可久服，临床多与健脾和胃剂交替使用，或先攻后补，或先补后攻。若服用本方后出现泻下不止者，可服冷稀粥或冷开水以止之。

（3）关于十枣汤的剂型有哪些论述？

本方虽名"十枣汤"，但甘遂、大戟、芫花并未与大枣同煮，而是研末为散，以枣汤送服。临床与药理实验已证实这种用法是最为合理而科学的。甘遂的有效成分不溶于水，水煮取汁难以取效。动物实验表明：甘遂粉剂的混悬液泻下及利尿作用较汤剂为强。《丹溪心法》改汤为丸剂，名"十枣丸"是"治之以缓，行之以缓"，可用于悬饮轻证或体弱患者不耐本方峻攻者。目前使用十枣汤的剂型有三种：散剂（胶囊剂）、丸剂和汤剂，其中以散剂吞服效果较好，胶囊剂则避免了药物对上消化道的刺激作用。

【参考医案】张君任夫，恙起于半载之前，平时喜运动掷球，恒至汗出浃背，率不易衣。嗣觉两胁作胀，按之痛。有时心悸而善畏，入夜，室中无灯炬，则惴惴勿敢入，头亦晕，搭车时尤甚。嗳气则胸膈稍舒。夜间不能平卧，平卧则气促，辗转不宁。当夜深人静时，每觉两胁之里有水声漉漉然，振荡于其间……余曰：请止辞，我知之矣，是证非十枣汤不治。张君先购药（炙芫花 1.5g，制甘遂 1.5g，大戟 1.5g，研细末分作两服），煮大枣十枚，得汤去滓，分之为二。入药末一半，略煎，成浆状物。其夜七时许，未进夜饭，先服药浆，随觉喉中辛辣，甚于胡椒。张君素能食椒，犹尚畏之，则药性之剧可知。并觉口干，心中烦，若发热然。九时起，喉哑不能作声，急欲大便，不能顷刻停留，所下非便，直水耳，其臭颇甚。于是略停，稍进夜饭，竟得安眠，非复平日之转侧不宁矣。夜二时起，又欲大便，所下臭水更多，又安眠。六时，又大便，所下臭水益增多。又睡至十时起床，昨夜之喉哑者，今乃愈矣。且不料干呕，嗳气，心悸，头晕诸恙均减，精神反佳。张君自知肋膜炎为难愈之疾，今竟得速效如此，乃不禁叹古方之神奇。[杨医亚.经方实验录.石家庄:河北科学技术出版社，1994]

（三）溢饮——大青龙汤案

【原文】病溢饮者，当发其汗，大青龙汤主之；小青龙汤亦主之。（23）

大青龙汤方：

麻黄六两（去节）　桂枝二两（去皮）　甘草二两（炙）　杏仁四十个（去皮尖）　生姜三两（切）　大枣十二枚　石膏如鸡子大（碎）

上七味，以水九升，先煮麻黄，减二升，去上沫，内诸药，煮取三升，去滓，温服一升，取微似汗。汗多者，温粉粉之。

小青龙汤方：

麻黄三两（去节）　芍药三两　五味子半升　干姜三两　甘草三两（炙）　细辛三两　桂枝三两（去皮）　半夏半升（洗）

上八味，以水一斗，先煮麻黄，减二升，去上沫，内诸药，煮取三升，去滓，温服一升。

【释义】本条论述溢饮的证治。溢饮多因外感风寒邪气，或口渴暴饮，肺气闭郁，饮溢四肢肌表，当汗出而不汗出所致。主症可见发热恶寒，身体疼重。治当发汗解表，因势利导，使外溢肌表的水饮随汗外泄而解。但同一溢饮，有外感风寒，内有郁热和外感风寒，内停寒饮之异，故须同病异治。前者除主症外，兼有无汗而喘、烦躁、其脉浮紧，故用大青龙汤发汗散水，清泄郁热。方中麻黄、桂枝、杏仁、生姜发汗解表，宣肺散饮；石膏清解里热；大枣、炙甘草和中实脾，以资汗源。诸药相伍，寒温并用，表里兼治，通腠理开鬼门，以发越水气，宣肺气通水道，以利湿化饮，有不治饮而饮自愈之妙。后者兼有胸脘痞闷、干呕、咳喘、痰稀量多、其脉浮紧或弦滑，故用小青龙汤解表散寒、温肺化饮。方中麻黄、桂枝发汗解表散饮；细辛、干姜、半夏温肺化饮祛痰；芍药、五味子、甘草酸甘化阴、敛肺止咳，既防麻、桂、辛、姜、夏辛温发散太过，又免其温燥伤津之弊。诸药配伍，开中有合，散中有敛，使之散不伤正，收不留邪。

【典型病案】杜某，男，17岁。因上体育课汗出过多，且天气较凉未及时更衣，致浑身酸痛，发热，体温38℃，四肢觉重，余无不适，舌质淡嫩湿润。苔薄白，脉浮。[庄严.大青龙汤临床验案及应用体会.国医论坛,2005,20(3):9]

【辨治思路解析】

（1）病证辨析：患者主要表现为浑身酸痛、发热、四肢觉重，符合溢饮之身体疼重、不汗出的辨证要点，故辨为溢饮之风寒湿闭阻肌肤，郁而化热证，与单纯的发热、无汗、身疼痛之风寒表实证不同。

（2）病因病机分析：患者因运动汗出，腠理开泄，未及时更衣，感受风寒湿邪气，发为本病。邪气束表，营卫郁滞不行，故浑身酸痛；寒湿浸渍，归于四肢，故四肢觉重；表邪郁热，故发热；舌质淡嫩湿润、苔薄白，脉浮，均为风寒湿在表之征。病机为外感风寒湿邪，闭阻肌肤，郁而化热。

（3）治法与方药分析：病属溢饮之风寒湿外感、浸渍四肢肌表、郁而化热证；治宜发汗散饮，兼清郁热；方用大青龙汤。

生麻黄18g，桂枝6g，杏仁10g（杵），炙甘草6g，红枣12g，生姜3片，生石膏20g。1剂，水煎服。嘱患者外慎风寒，饮食清淡。

麻黄配桂枝发散寒湿；石膏清透郁热；杏仁宣肺利气；生姜、甘草、大枣和中气，调营卫。

服后全身汗出，体温降至37.4℃，浑身酸痛基本缓解，唯觉痰多、胸闷时痛，投以单味桔梗50g，宣肺祛痰，水煎服。患者服后吐出大量痰涎，诸症随之消失。

【讨论】

（1）大、小青龙汤均可治疗溢饮，如何区别使用？

大、小青龙汤均可治疗溢饮，主症均有发热恶寒，身体疼重。但大青龙汤证兼有无汗而喘、烦躁而渴、脉浮紧；小青龙汤证则兼见胸脘痞闷、干呕、咳喘、痰稀量多、舌苔白滑、脉弦紧或弦滑。其病因病机均与外感风寒、肺气闭郁、饮溢四肢肌表有关，大青龙汤证为外寒内热，表证偏重，而小青龙汤证为外寒内饮，表证较轻。治疗上均遵从"当发其汗"的治疗原则，大青龙汤发汗兼清郁热，小青龙汤发汗兼温化里饮。

（2）溢饮与风水均为水液泛溢肌表，临床如何区别？

溢饮与风水虽同有水液泛溢肌表的病机，但两者轻重程度有别。溢饮是饮邪流注局部，归于四肢，可发展为风水，病重可兼浮肿或四肢微肿；风水是水液泛溢全身，必见全身浮肿或面目浮肿。

（3）溢饮和湿病如何鉴别？

溢饮和湿病都与外感风寒有关，均可出现恶寒发热、身体疼重，但两者病因病机及主症各有侧重。溢饮是外感风寒为主，致肺气郁闭，津聚成饮，溢于四肢肌肤，以四肢疼重为主症。湿病是外感湿邪为主，兼风夹寒，流注四肢关节，致阳气痹阻，以骨节疼烦为主症。溢饮除外感风寒外，亦可由他因诱发，湿病每与阴雨气候有关。

（4）大青龙汤临床如何应用？

大青龙汤可用于病机为外寒内热、肺卫郁闭的外感高热无汗、夏季暑热无汗、杂病无汗、急性肾小球肾炎、过敏性鼻炎、慢性支气管炎合并肺部感染等病症。应用时可随症加减，如治外感高热，方中麻桂与石膏的用量，可随寒热的轻重、汗出之有无、口渴与否适当调整；治急性肾炎可加蝉衣、地龙、白茅根、益母草、车前草等；治过敏性鼻炎可加紫草、石榴皮、乌梅、五味子等。

【参考医案】 曾某，女，41岁。经期不定近1年，每月二三次不等，时多时少，多则盈盆迭碗，势若堤崩，少则点滴如漏。面色苍白无华，饮食无味，心悸疲乏，时而烦甚，恶寒发热无汗，脉浮紧，右关脉数，舌淡尖赤，舌苔薄白。据其脉证，疏大青龙汤原方一剂，嘱密切观察其变。隔日复诊云：温服头煎药，1小时许，周身汗出而顿爽。次日服二煎温覆则无汗。现寒热已除，血亦得止。唯疲乏心悸依旧，随处归脾汤善后。半年后因他病来诊，云体虚已复八九，崩漏未作。[蒋元茂.用大青龙汤一得.四川中医,1983,(3): 36]

（四）支饮

1. 膈间支饮——木防己汤案

【原文】 膈间支饮，其人喘满，心下痞坚，面色黧黑，其脉沉紧，得之数十日，医吐下之不愈，木防己汤主之。虚者即愈；实者三日复发，复与不愈者，宜木防己汤去石膏加茯苓芒硝汤主之。（24）

木防己汤方：

木防己三两　　石膏十二枚鸡子大　　桂枝二两　　人参四两

上四味，以水六升，煮取二升，分温再服。

木防己去石膏加茯苓芒硝汤方：

木防己二两　　桂枝二两　　人参四两　　芒硝三合　　茯苓四两

上五味，以水六升，煮取二升，去滓，内芒硝，再微煎，分温再服，微利则愈。

【释义】 本条论述膈间支饮痞坚成实的证治。水饮停留在膈间，上逆迫肺，心阳不布，气机不利，则气喘胸满；水饮内结而有郁热，则见心下痞坚；饮聚于膈，营卫运行不利，故面色黧黑；脉沉紧为饮邪停伏于里之征。上述病症得之数十日，若误用呕吐或攻下，非但饮邪不去，反而徒伤正气，使其更虚。治当通阳利水，清热补虚，主用木防己汤。方中木防己擅行膈间水饮；桂枝通阳化气以行水；石膏辛寒重降，既能清解郁热，又可镇饮邪之上逆；人参扶正补虚。

服用木防己汤之后，心下痞坚变为虚软，说明饮热互结渐散，水去气行，病即可愈。如变成坚硬，是水停气阻，坚结成实之证，病情仍多反复，再用此方已不能胜任，应在原方中去石膏之辛寒，加茯苓淡渗导水下行，芒硝咸寒软坚破结。

【典型病案】 刘某，年近古稀，酷嗜酒，体肥胖，精神奕奕，以为期颐之寿可至。讵意其长子在1946年秋因经商折阅，忧郁以死，家境日转恶化，胸襟以而不舒，发生咳嗽，每晨须吐痰数口，膈上始宽，但仍嗜酒，借资排遣。昨日饮于邻居，以酒过量而大吐，遂病；胸膈痞痛，时吐涎沫。医用涤痰汤有时少安，旋又复作，渐至面色黧黑，喘满不宁，形体日瘠，神困饮少，犹能饮，因循数月，始觉不支……诊脉沉弦无力，自言膈间胀痛，吐痰略松，已数日未饮酒，食亦不思，夜间口干燥，心烦难寐……按其心下似痛非痛，随有痰涎吐出。[赵守真.治验回忆录.北京:人民卫生出版社,1962]

【辨治思路解析】

（1）病证辨析：患者主要表现为胸膈痞痛、时吐涎沫、喘满不宁，故病属支饮。且患者反复发作，病程较长，兼见口渴心烦、形体日瘠、面色黧黑、脉象沉弦无力等症，与本篇第24条所述相符，当辨为寒饮化热之支饮重证。此案虽有时吐涎沫与肺痿相似，但此支饮以喘为主，并兼有胸胁痞痛，而肺痿以咳为主，无胸膈痞痛。

（2）病因病机分析：患者形体肥胖，素体气虚湿盛，加之肝郁犯脾，嗜酒伤中，脾虚不运，阳气不化，则湿聚成饮，弥漫胸膈，停胃犯肺。饮停胸膈，气机不利，故胸膈痞痛；寒饮停胃，胃失和降，故时吐涎沫、按其心下似痛非痛；饮邪犯肺，肺气不利，故喘满不宁；寒饮郁久化热故口渴；热邪扰心故心烦；脾虚食少，水谷不化精微，肌肉失养，故素盛今瘦；痰饮内停，虚实错杂，故脉沉弦而无力。其病机为寒饮化热，虚实错杂。

（3）治法与方药分析：病属寒饮化热之支饮重证；治宜利水化饮，清热补虚；方用木防己汤加味。

防己、党参各 12g，石膏 18g，桂枝 6g，茯苓 15g。3 剂，水煎服。嘱患者饮食清淡、戒酒、调畅情志。

方中防己利水化饮，石膏清热降逆，党参益气补虚，桂枝温阳化饮，茯苓健脾渗湿利水。

服后喘平，夜能成寐，舌现和润，胸膈略舒，痰吐亦少，尚不思食。说明水邪渐除，气机得以舒展，然脾胃虚弱犹存。于前方中去石膏之辛凉，加佛手、砂仁、鸡内金调气开胃。4 剂，水煎服。

服后各症递减，食亦知味，精神转佳，唯膈间略有不适而已。予补中健脾、理气化痰的《外台秘要》茯苓饮调理。

【讨论】

（1）木防己汤证辨证要点是什么？如何理解木防己汤证的"膈间支饮"？

辨证要点为气喘胸满、心下痞坚、面色黧黑、小便不利、脉沉紧。病程长，病情重，虚实夹杂，其病机为饮停气阻，坚结成实。四饮主要是依据饮停的部位和主症而分类，其中支饮是由饮停胸膈，肺失宣降，以咳逆倚息，短气不得卧为主症的一种饮病。由于饮停的部位是相对的，临床症状是复杂的，故四饮的分类也是相对的。"膈"为心肺与胃肠之分界，本方证"膈间支饮"，不仅影响于肺，而且影响于胃，故症状既见饮邪上逆犯肺的咳喘胸满（支饮的辨证要点），又见饮停气阻于胃的心下痞坚（预后的判断标志）。

（2）木防己汤临床如何应用？

木防己汤常用于痹证、胸腔积液、渗出性胸膜炎、渗出性心包炎及慢性支气管炎、肺心病等病机属饮停气阻，坚结成实者。体虚者，重用党参 25～30g；寒邪内盛，痰饮甚者，重用桂枝 10～15g，轻用石膏 5g；热邪内炽者，重用石膏 30g 以上；湿邪内盛或痹肿严重者，可重用防己。

【参考医案】耿某，女，38 岁。气短、心悸数十年，喘咳，气短，不能平卧，全身浮肿，腹大如鼓两年，某医院诊为"风湿性心脏病"、"心力衰竭"、"心源性肝硬化"。住院治疗 1 年多，虽然气短，心悸好转，但腹胀，浮肿，发绀不减，后请某医以真武汤、实脾饮等加味治之，诸症非但不减，反见口渴加重。审其全身浮肿，腹胀如鼓，有青筋暴露，面颊、口唇、手足均紫暗而冷，呼吸困难，不能平卧，舌质紫暗，舌苔黄厚而干，脉虚大紧数而促或间结涩，综合脉症，诊为水饮阻滞、心阳亏损、瘀血凝结、肺胃郁热之证。方拟木防己汤加味化饮散结、活血清热。处方：防己 10g，桂枝 10g，苍术 12g，生石膏 15g，茯苓 10g，杏仁 10g，川牛膝 12g，人参 10g。服药 4 剂，腹胀、浮肿、气短均改善，食纳增加。继服 30 剂，腹水消失，浮肿、发绀、气短等症状亦大减，乃按上方继服一个月，诸症大部分消失。[朱进忠.木防己汤的临床应用.山西中医,1989,(4):24]

2. 支饮腹满——厚朴大黄汤案

【原文】支饮胸满者，厚朴大黄汤主之。（26）

厚朴大黄汤方：

厚朴一尺　大黄六两　枳实四枚

上三味，以水五升，煮取二升，分温再服。

【释义】 本条论述饮热郁肺腹满的证治。《医宗金鉴》认为"胸满"为腹满。支饮病位本在胸膈，为何会出现腹满？这是因为肺合大肠，饮热郁肺，肺气不宣，致大肠气机阻滞之故。此为饮热郁肺、腑气不通的支饮实证，治以大黄厚朴汤逐饮荡热、行气开郁。方中厚朴佐以枳实行气逐饮除满，大黄推荡饮热下泄，则支饮腹满症可愈。

【典型病案】 韩某，女，60岁，1962年11月28日就诊。患者自20年前即患咳喘，每年冬季加重，于10天前开始因家务劳累汗出着冷，咳喘加重，终日咯吐稀痰量多。近两三天，痰量增加，胸满憋闷加重，并兼见腹胀，大便3日未排，不能进食，难以平卧。邀余诊之，患者面部似有浮肿，但按之并无压痕，呈咳喘面容，舌苔薄黄，脉象弦滑有力。两肺布满干啰音，两下肺有少许湿啰音，肝脾未触及，下肢无凹陷性浮肿。被诊为"慢性支气管炎合并感染"。[王占玺,张荣显,许华,等.张仲景药法研究.北京:科学技术文献出版社,1984]

【辨治思路解析】

（1）病证辨析：患者以咳嗽气喘、咯痰量多、不能平卧、胸满憋闷为主要临床特征，故病属支饮。并兼见腹胀、大便不解等腑气不通之症，与本篇第26条所述相符，故当辨为支饮兼腑实证，而与单纯阳明腑实证之腹部痞满燥实坚不同。

（2）病因病机分析：患者痰饮久伏于肺，肺气不利，故经常咳嗽气喘，但病情较轻，复因汗出着冷，伏饮伺机而发，病势加剧。痰饮郁肺，肺失宣降，故咳嗽气喘、咯痰量多、不能平卧、胸满憋闷；肺合大肠，肺失宣降，导致大肠气机阻滞，故腹胀、大便不通；饮久阳虚，外寒诱发，故反复发作；水饮上泛，故面部似有浮肿；苔薄黄、脉弦滑有力为痰饮内停，兼有化热之征。其病机为痰饮内伏，外寒诱发，兼有化热，饮热郁肺，腑气不通。

（3）治法与方药分析：病属支饮兼腑实证；治宜理气化饮，荡涤实邪；方用厚朴大黄汤合苓甘五味姜辛汤加味。

厚朴18g，大黄10g，枳实10g，茯苓14g，甘草6g，五味子10g，干姜6g，细辛5g，半夏12g，杏仁10g。水煎服。嘱患者饮食清淡、外慎风寒。

方中厚朴下气除满，大黄荡热通腑，枳实破结逐饮，干姜、细辛、半夏散寒化饮降逆，茯苓健脾渗湿，杏仁宣降肺气、止咳平喘，五味子敛肺止咳，甘草调和诸药。

上方服1剂后，大便得通，腹胀、胸闷、咳喘明显减轻，服用4剂后，胸憋腹胀消失，咳喘已减大半，且可平卧，舌苔转为薄白，脉象仍滑，可见痰饮未尽，气机顺畅，遂改用二陈汤加减治其痰。

【讨论】

（1）厚朴大黄汤所治支饮的辨证要点是什么？

厚朴大黄汤理气逐饮，荡热通腑。所治支饮病机为饮热郁肺，腑气不通。辨证要点既有饮热郁肺所致的咳逆倚息、短气不得卧、胸满，又有肠腑不通引起的腹满、大便不通。

（2）厚朴大黄汤与厚朴三物汤、小承气汤有何异同？

三方药物组成相同，都有泄热行气之功，皆可治疗热结气滞所致腹满胀痛、大便秘结。但三方药量轻重有别，功用主治有所不同。厚朴大黄汤重用厚朴、大黄除饮荡热，行气开郁，主治饮热郁肺，腑气不通的心下时痛、腹满便秘；厚朴三物汤重用厚朴，行气除满、泄热止痛，主治实热内结、气滞不行的腹满疼痛、大便闭结；小承气汤重用大黄，荡热导滞、行气通腑，主治燥屎积滞、热结旁流之下利谵语、潮热、腹满痛。

（3）厚朴大黄汤与木防己汤均可治疗支饮咳喘胸满之症，如何区别应用？

厚朴大黄汤主治饮热交结于胸，肠腑不通之支饮腑实证，其病位涉及胸腹（肺肠），以邪实气滞为主，多伴腹满、大便不通等，功效涤饮荡热，行气开郁。木防己汤主治寒饮化热郁阻胸膈，兼有气虚之支饮重证，其病位主要在胸膈（肺胃），属虚实错杂之证。常伴心下痞坚，面色黧黑等，功效利水消饮、清热补虚。

（4）厚朴大黄汤临床如何应用？

厚朴大黄汤临床主要用于饮邪壅肺兼腑气不通的咳喘胸腹胀满者，病如急慢性支气管炎、胸膜炎、心包炎等，该方也可治疗宿食与实热互结引起的胃痛、腹痛。治疗支饮胸满时，常配化痰止咳药；治疗渗出性胸膜炎时，可合柴胡陷胸汤；治疗实热脘腹疼痛时，可加消导药。

3. 支饮不得息——葶苈大枣泻肺汤案

【原文】支饮不得息，葶苈大枣泻肺汤主之。方见肺痈中。（27）

【释义】本条论述支饮壅肺证治。水饮壅闭胸膈，肺失肃降，气机不利，故见咳喘不得卧，胸满或张口抬肩。治当泻肺逐饮、开闭利气，主用葶苈大枣泻肺汤。方中葶苈子泻肺逐饮、下气平喘，佐大枣护脾和中，并缓和葶苈子峻猛之性，以防伤正之弊。

【典型病案】张某，女，61岁，家务。患咳嗽病多年，每年秋冬发作，虽经治疗，但逐年加重。1963年诊断为肺心病。接诊时，慢性病容，神气衰微，委靡不振，呼吸困难，不能平卧，面色紫黑，全身浮肿，身微热，汗出，小便不利，大便燥，心悸，食欲不振，咯大量黄黏痰，舌质红干无苔，脉弦细而疾，病情危重。西医诊断："慢性肺源性心脏病"、"Ⅳ度心力衰竭"）。[吴立诚."葶苈大枣泻肺汤"的临床应用.辽宁医学杂志,1976,(2):31]

【辨治思路解析】

（1）病证辨析：患者以呼吸困难、不能平卧、咯痰量多为主症，与本篇第27条所述大致相符，故辨为支饮，此外，患者反复发作，病程较长，兼有心悸、面色紫黑及神气衰微、委靡不振、全身浮肿、小便不利，当辨为支饮之痰饮内阻证，兼有瘀血阻滞。患者虽有咳喘咯痰、全身浮肿，但与风水病不同，后者发病较急，病程较短，以全身浮肿或面目浮肿为特征，并伴有恶风。

（2）病因病机分析：患者咳嗽日久，肺气渐虚，气不布津，痰浊内生。痰饮壅肺，肺气不利，故呼吸困难、咯痰量多、不能平卧；肺失通调，水气逆行，故小便不利、全身浮肿；影响大肠传导，故大便燥；水气凌心，故心悸；饮阻气郁，血脉瘀滞，故面色紫黑；痰饮化热，故痰黄质黏，身热汗出；神气衰微、委靡不振、舌质红干无苔、脉弦细而疾，均为痰饮化热兼虚之征。病机为痰饮内阻、肺气壅塞、瘀血阻滞、虚实夹杂。

（3）治法与方药分析：病属支饮之痰饮内阻，兼血行不畅证；治宜泻肺逐饮；方用葶苈大枣泻肺汤。

葶苈子10g，大枣12枚。水煎服，一日三次。并嘱患者注意气候变化，防寒保暖，饮食清淡，忌辛辣、生冷、油腻之物及发物，调畅情志，注意休息。

方中葶苈子苦寒开泻肺气、逐饮平喘；大枣甘温安中扶正、缓和药性。

经服2剂，疗效显著，咳嗽、喘、心悸、气短好转大半，经服4剂后能平卧，全身水肿消除五分之二，病情暂告缓解。

【讨论】

（1）葶苈大枣泻肺汤所治支饮的辨证要点是什么？

葶苈大枣泻肺汤开泻肺气，逐饮平喘，所治支饮病机为饮热壅肺之急证、实证。故辨证要点除不得息外，还当有胸满或张口抬肩、口吐稀涎、咽干不欲饮、脉滑数等症。

（2）葶苈大枣泻肺汤为何既能治肺痈又能治支饮？

肺痈病因为风热，支饮病因为饮邪，两者病因虽异，但热邪可灼津成痰，饮邪可郁而化热，由于两病病位均在肺，病机均为痰（饮）热郁肺、肺气壅滞，症状均有胸部胀满、喘咳不得卧、短气不得息，故均可用葶苈大枣泻肺汤，逐饮清热、泻肺平喘，体现仲景异病同治原则。肺痈多伴发热振寒、咯痰黏稠，本方常配清热解毒、化痰活血之品；支饮多伴咯痰清稀、呕吐眩晕，本方可配化饮降逆、健脾利水之药。

（3）葶苈大枣泻肺汤临床如何应用？

葶苈子性味苦辛大寒，归肺、膀胱经，具有泻肺下气、消痰平喘、利水消肿功效，故多用于痰饮壅滞、咳嗽喘促之实证，或与其他扶正之品相伍，用于虚实错杂之证。用量一般为3～10g，用于心力衰竭时可增加至30g，但须佐其他扶正之品。葶苈大枣泻肺汤加苏子或合用千金苇茎汤，临床可用于治疗渗出性胸膜炎、肺心病等属饮热壅肺之急证、实证。

【参考医案】 朱某，男，55 岁。患喘咳病已二十余年，每值秋冬受凉或劳累后复发。近一个多月来加重，咳吐黄痰，后双下肢出现浮肿，渐延及全身，尿少，胸闷。现症：气喘，不能平卧，口唇发绀，全身肿胀，两足胫尤甚，上腹部可扪及肿大的肝脏，舌暗红、苔黄腻，脉细数。证属水饮瘀血阻于胸膈，以致肺气不利。拟葶苈大枣泻肺汤。处方：葶苈子 15g，大枣 10 枚。水煎，日 1 剂，2 次分服。翌晨，喘息减轻，精神略有好转。上方葶苈子增至 30g，续服 2 剂，喘减大半，能平卧，眼睑浮肿消退，足胫仍肿。上方配合五苓散、真武汤调理半个月，浮肿全消，喘息已止。[王端岳.葶苈大枣泻肺汤治疗肺心病心衰.四川中医,1991,(7):22]

4.支饮咳嗽

【原文】 咳家其脉弦，为有水，十枣汤主之。方见上（32）

夫有支饮家，咳烦，胸中痛者，不卒死，至一百日、一岁，宜十枣汤。方见上。（33）

【释义】 以上两条论述水饮犯肺、久病邪实咳嗽的治法。"咳家"是指久咳之人。引起咳嗽的原因很多，有虚劳内伤引起的咳嗽，脉象当见虚数；有外感所致的咳嗽，脉多浮紧或浮数；今见脉弦，当属饮病。膈间或胁肋有水饮，久留不去，饮邪上逆，阻碍气道，肺失肃降，故出现久咳不止。因饮在膈间胸胁，故治疗与悬饮相同，当用十枣汤蠲饮破癖，饮去则咳嗽自止。

支饮日久不愈，则称为"支饮家"。由于水饮留伏胸膈，郁而化热，则咳而烦；阻碍气道，阳气不通则胸中痛。病虽缠绵，正气犹存，故云"不卒死"。病程延续到百日或一年，病机仍属胸膈支饮上凌心肺，故应攻逐水饮以止咳，可酌用十枣汤。

以上两条均用十枣汤治疗，但第 32 条以咳嗽、脉弦为主症，属实证，故主用十枣汤。第 33 条病程较长，咳嗽频繁且剧烈，又见"胸中痛"之症，属于支饮重证，从"不卒死"推敲，病情虽危重，而正气尚未大虚，纵然可用十枣汤攻之，但必须斟酌、慎重，不可妄攻，故用一个"宜"字，以示二者之不同。

5.支饮病案举例——小青龙汤案

【原文】 咳逆倚息不得卧，小青龙汤主之。方见上。（35）

【释义】 本条论述外寒引动内饮的支饮证治。"咳逆倚息不得卧"为支饮主症，此由水饮内停上焦、复感寒邪于外，外寒引动内饮，水饮壅遏肺气所致。治疗当用小青龙汤温饮散寒。

【典型病案】 李某，男，44 岁。自幼患过哮喘，天冷遇水劳动则喘更甚，1964 年 8 月 12 日因重感冒而复发哮喘，咳嗽连声，胸痛，痰声漉漉，多白沫，伏坐不得卧，吐痰则松，食欲减少，大便结、小便清长，舌苔白滑，脉浮紧。[陈玉铭.小青龙汤在山区应用的经验.福建中医药,1965,(5):38]

【辨治思路解析】

（1）病证辨析：患者以咳嗽气喘、痰声漉漉、多白沫、伏坐不得卧为主症，故当辨为支饮。患者虽有咳喘咯痰、胸痛，但与胸痹病不同，后者以胸膺部痞闷疼痛为主症，或伴喘息咳唾。

（2）病因病机分析：患者上焦素有停饮，复感寒邪，引动伏饮而出现痰声漉漉多白沫、伏坐不得卧、胸痛、吐痰则松；寒饮郁肺、肺失宣降，加之久病及肾、肾不纳气，故咳嗽气喘；脾失健运，故食欲减少；大肠传导不利，故大便结；肾失气化，故小便清长；饮久阳虚，肺病及肾，故外寒易袭、反复发作；苔白滑、脉浮紧为外寒内饮之征。其病机为寒饮郁肺、久病及肾。

（3）治法与方药分析：病属支饮之寒饮郁肺、久病及肾证。治宜散寒化饮、温阳纳气，方用小青龙汤加减。

麻黄 4.5g，肉桂 0.9g（研末冲服），沉香 1.5g（研末冲服），白芍 6g，细辛 2.1g，干姜 3g，五味 3g，半夏 6g，炙甘草 6g，瓜蒌仁 15g，莱菔子 12g。水煎服。嘱患者注意防寒保暖，饮食清淡，忌食辛辣、生冷、油腻之物及发物。

方中麻黄宣肺散寒平喘；干姜、细辛、半夏温肺散寒、化饮降逆；五味子、白芍收敛肺气止咳；瓜蒌仁宽胸化痰、润肠通便；莱菔子下气消痰；肉桂、沉香温肾纳气，降逆平喘；甘草调和诸药。

服后喘定咳轻，咯痰大减，亦能卧睡。再以温化饮邪、肃降肺气，连服 6 剂而瘥。

【讨论】

（1）小青龙汤所治饮证的辨证要点是什么？

小青龙汤功效是解表散寒、温肺化饮，主治外感风寒，内停水饮之支饮、溢饮，故辨证要点除可见咳逆倚息不得卧外，还当有恶寒发热等表证。具体是以恶寒发热、不渴无汗、咳喘、痰清稀为辨证要点。

（2）如何理解小青龙汤既可治溢饮又可治支饮？

痰饮病主要是依据饮停的部位和主症而分类命名。溢饮是感受风寒外邪、肺气闭郁、饮溢四肢肌表所致，以恶寒发热、无汗、身体疼重为主症的一种饮病；支饮是饮停胸肺，复感外邪，引动内饮所致，以咳逆倚息、短气不得卧为主症的一种饮病。两种饮病都有外寒内饮的病机，只是病位、症状各有侧重。饮停的部位是相对的，症状是复杂的，故四饮的分类也是相对的。小青龙汤既能解表散寒，又能温肺化饮，所以既可发汗散饮治疗饮偏肌表的溢饮，又可温肺化饮治疗饮偏胸肺的支饮，体现异病同治原则。

（3）小青龙汤临床如何应用？

小青龙汤并非专治外寒内饮之证，凡咳喘、痰白清稀或呈泡沫状、舌淡苔白而滑者，不论是否恶寒发热、有汗无汗，均可加减应用。如无恶寒发热等外感症状，或外感已解而咳喘未除，可去桂枝，减缓发散之力，并改用杏仁或蜜炙麻黄以偏重宣肺平喘。小青龙汤临床用于证属外感风寒、水饮内停的慢性支气管炎、支气管哮喘、老年性肺气肿及慢性支气管炎急性发作等。

【参考医案】王某，男，54 岁，1963 年 8 月 5 日就诊。患者咳喘已十余载，往年冬发夏愈，今年起，自春至夏，频发无度。现值盛夏，尚穿棉袄，夜睡棉被，凛凛恶寒，背部尤甚，咳吐稀痰，盈杯盈碗。气喘不能平卧，舌薄白，脉弦紧。此为风寒外束、饮邪内停、阻遏阳气、肺气失宣。法当温肺化饮、解表通阳。处方：炙麻黄 3g，桂枝 9g，姜半夏 9g，五味子 3g，干姜 4.5g，白芍 9g，细辛 1.8g，白术 9g，炙甘草 3g。8 月 13 日复诊：投小青龙剂后，咳嗽已稀，已弃棉衣，畏寒亦减，前既中肯，毋事更张，原意续进。原方干姜加至 6g，细辛加至 3g。8 月 29 日三诊：小青龙剂已服 6 剂，咳喘全平，已能穿单衣，睡席子，夜寐通宵，为除邪务尽计，原方再服 3 剂。9 月 9 日四诊：诸恙悉减，唯动则气喘，初病在肺，久必及肾，配以都气丸常服，以图根除。[顾介山.小青龙汤在临床上的应用体会.江苏中医,1965,(10):22]

6.支饮冲气上逆——桂苓五味甘草汤案

【原文】青龙汤下已,多唾口燥,寸脉沉,尺脉微,手足厥逆,气从小腹上冲胸咽,手足痹,其面翕热如醉状,因复下流阴股,小便难,时复冒者,与茯苓桂枝五味甘草汤,治其气冲。(36)

桂苓五味甘草汤方:

茯苓四两　桂枝四两(去皮)　甘草三两(炙)　五味子半升

上四味,以水八升,煮取三升,去滓,分温三服。

【释义】本条承上条论述服小青龙汤后发生冲气的证治。咳逆不得卧,服用小青龙汤后,吐出很多涎唾而口干燥,为寒饮将去之象。但由于其人下焦真阳素虚,饮邪上盛,故寸脉见沉、尺脉微弱、手足厥逆。服温散之小青龙汤后,固然寒饮得以暂解,但虚阳亦随之上越,引发冲气上逆,故出现气从小腹上冲胸咽、手足麻木不仁、其面戴阳、翕热如醉酒之状;水饮上干清阳,则头冒目眩复作。由于冲气为病时作时止,有时冲气又能复还于下焦,则饮随气降。阳虚不能化气行水,则小便困难。当此之时,宜急予桂苓五味甘草汤敛气平冲、通阳化饮、降逆缓急。方中桂枝辛温降逆平冲、通阳化饮,炙甘草甘温扶中以缓冲,合桂枝辛甘化阳以平冲气;茯苓健脾利水,导饮邪从小便而出;五味子收敛浮逆之阳气,与甘草同伍,兼酸甘化阴之功,使虚阳不致上越。

【参考医案】张某,女,23岁。哮喘3年,四季发作,发时不能平卧,哮喘不止,自觉有气自腹上冲,胸闷气短,肺部可闻及干湿啰音,舌苔白腻,脉滑数。证属冲气上逆、肺失肃降。用桂苓五味甘草汤加味:茯苓、桂枝各12g,甘草9g,五味子24g,紫苏子12g,炒莱菔子15g,炒杏仁9g。共服20剂,哮喘止。[赵建萍.桂苓五味甘草汤临床新用.甘肃中医,2002,15(6):13]

7.支饮复作——苓甘五味姜辛汤案

【原文】冲气即低,而反更咳、胸满者,用桂苓五味甘草汤去桂加干姜、细辛,以治其咳满。(37)

苓甘五味姜辛汤方:

茯苓四两　甘草　干姜　细辛各三两　五味子半升

上五味,以水八升,煮取三升,去滓,温服半升,日三服。

【释义】本条承上条论述冲气虽平而支饮复现的证治。患者服用桂苓五味甘草汤后,冲气得平,但反而咳嗽、胸满加剧,此为寒饮内动、胸阳被遏,肺失肃降,支饮复作之故。治当散寒蠲饮,止咳泄满,用苓甘五味姜辛汤。本方是在桂苓五味甘草汤的基础上去桂枝,加干姜、细辛,因冲气已平,故不再用平冲降逆之桂枝,但咳嗽胸满增剧,故取干姜、细辛温肺散寒,化饮止咳。

【参考医案】薛某,男,55岁。患支气管哮喘15年,每年气候反常而诱发,每次发作即用西药青霉素、氨茶碱、激素控制。1993年12月3日因牙痛自服牛黄解毒丸后,哮喘未见缓解,两肺哮鸣音有增无减。据其舌淡苔白,痰白清稀,以及服凉药诱发等情况,诊断为"寒哮"。遂停用西药,予苓甘五味姜辛汤:茯苓15g,甘草6g,五味子10g,干姜12g,细辛9g,水煎服。服1剂即明显好转,继进1剂喘平,肺部听诊哮鸣音消失。[孙恩贵.苓甘五味姜辛汤治寒哮.山西中医,1996,(1):36]

8.支饮冒呕——桂苓五味甘草去桂加姜辛夏汤案

【原文】咳满即止,而更复渴,冲气复发者,以细辛、干姜为热药也。服之当遂渴,而渴反止者,为支饮也。支饮者,法当冒,冒者必呕,呕者复内半夏,以去其水。(38)

桂苓五味甘草去桂加姜辛夏汤方:

茯苓四两　甘草　细辛　干姜各二两　五味子　半夏各半升

上六味,以水八升,煮取三升,去滓,温服半升,日三服。

【释义】本条承上条论述用苓甘五味姜辛汤后冲气复出，以及支饮变冒呕的证治。支饮咳嗽胸满，用苓甘五味姜辛汤治疗当属无误，但因患者下焦阳虚，上焦寒饮内停，病情复杂，服后一般可出现下列三种情况：一因咳满随之而解，无其他变证；二因姜、辛温散燥热太过，发越阳气，复使冲气上逆，并见口渴，此时又当用桂苓五味甘草汤敛其冲气；三因水饮内盛，未能控制支饮发作，更见眩冒、呕吐不渴，此时当续用苓甘五味姜辛汤，并加半夏蠲饮止呕，方中干姜、细辛剂量由原来各三两减至各二两，使之既有散寒化饮之功，且无躁动冲气之弊。

9. 支饮形肿——苓甘五味加姜辛半夏杏仁汤案

【原文】水去呕止，其人形肿者，加杏仁主之。其证应内麻黄，以其人遂痹，故不内之。若逆而内之者，必厥，所以然者，以其人血虚，麻黄发其阳故也。（39）

苓甘五味加姜辛半夏杏仁汤方：

茯苓四两　甘草三两　五味半升　干姜三两　细辛三两　半夏半升　杏仁半升（去皮尖）

上七味，以水一斗，煮取三升，去滓，温服半升，日三服

【释义】本条承上条论述用苓甘五味姜辛夏汤治疗支饮冒呕止而形肿的证治及用药禁忌。支饮冒呕用苓甘五味姜辛夏汤治疗后，脾胃调和、呕冒得止。但因反复咳嗽、肺失通调、水溢皮肤，故见身体浮肿。治当在前方基础上加杏仁辛开苦泄、宣降肺气，令气降水行，寒饮得散而形肿自消。从形肿一证而论，本可应用麻黄发汗消肿，但由于患者本有尺脉微、手足痹等气血虚弱之象，血汗同源，麻黄虽为宣肺利水之上品，也有伤阴耗血之弊，用之必有厥逆之虞。

【参考医案】赵某，男，70岁，1979年11月26日就诊。主症：咳嗽喘累，痰白色不爽，反复发作，临冬加重15年。现有头昏眩晕，胸部紧胀，纳食不佳，活动之后喘累加重，时冷时热，舌质红苔薄白，脉浮数。辨证为阳虚痰饮，法当温阳化饮，方用苓甘五味加姜辛半夏杏仁汤方。处方：茯苓15g，甘草3g，五味子9g，炮姜9g，细辛3g，半夏9g，杏仁12g，加北沙参24g，苏梗12g，苏子15g。服3剂，诸症减轻。后以六君子汤加炮姜、五味子，调理善后。两年中观察，间有外邪复发，仍宗上方化裁治之收效。[刘立新.学习《金匮》用小青龙汤及其变方治喘咳的体会.成都中医药大学学报,1982,(2):39]

10. 支饮胃热上冲——苓甘五味加姜辛半杏大黄汤案

【原文】若面热如醉，此为胃热上冲熏其面，加大黄以利之。（40）

苓甘五味加姜辛半杏大黄汤方：

茯苓四两　甘草三两　五味子半升　干姜三两　细辛三两　半夏半升　杏仁半升　大黄三两

上八味，以水一斗，煮取三升，去滓，温服半升，日三服。

【释义】本条承上条论述支饮未尽兼胃热上冲的证治。原文"若"字是承上文而言，谓咳嗽、胸满、眩冒、呕吐、形肿诸症未能尽除，又兼面热如醉之状，是因连续服用辛温之剂，支饮未尽、酿生胃热，随阳明经气上熏其面所致，此与本篇第36条"其面翕热如醉状"属于浮阳冲气上逆者不同。治当温阳化饮、清泄胃热，即在苓甘五味姜辛半杏汤的基础上，加一味苦寒之大黄以泄胃热。

【参考医案】王某，女，55岁，1977年5月就诊。主症：咳嗽喘累，临冬复发至加重，惊蛰减轻，如此反复发作10余年。曾于某院多次住院治疗，诊为：①慢性支气管炎；②阻塞性肺气肿；③肺心病。经西医治疗，当时好转，如遇外邪，病又复发。此次复发，除上述症状外，面热如醉，大便3日未解，即有解者，大便亦如羊屎状。每解便之后，喘累加重，脉细数，舌苔白薄，质红津乏。据此脉症，系水饮犯肺、通调失司，故大便秘，以苓甘五味姜辛半杏大黄汤泻热消饮治之。处方：茯苓15g，甘草3g，五味子9g，干姜9g，细辛3g，半夏9g，杏仁12g，大黄12g（泡开水送

服），加全瓜蒌18g。服1剂后，大便已解，面热如醉消失。前方去大黄，加北沙参24g。再服2剂，各症均减。后以生脉地黄丸善后而愈。[刘立新．学习《金匮》用小青龙汤及其变方治喘咳的体会．成都中医药大学学报,1982,(2):39]

四、预后

【原文】脉弦数，有寒饮，冬夏难治。（20）

【释义】本条论述寒饮脉症不符的预后。病属"寒饮"，其脉应"弦"而不兼"数"，今脉弦而数，系寒饮夹热所致。因寒热错杂，病情复杂，若时至夏令气热，于治寒饮有利，却不利于治热，欲用苦寒清热之剂，又虑伤阳碍饮；时至冬令气寒，于治邪热有利，却不利于治饮，欲用温药化饮，又恐助热伤阴，故曰"冬夏难治"。

【原文】久咳数岁，其脉弱者，可治；实大数者，死；其脉虚者，必苦冒，其人本有支饮在胸中故也，治属饮家。（34）

【释义】本条论述支饮咳嗽的脉证和预后。支饮久咳，其气必虚，故其脉当弱，病脉相符，则预后较好，故谓"可治"。如见脉实大而数，说明正气虚而邪气实，此时欲攻邪又恐伤正，欲补虚又虑助邪，攻补两难，预后不良，所以难治。其脉虚者，为正气虚，而邪气亦衰，然支饮在胸中，饮邪上犯清阳，必致头昏目眩，故治疗仍当蠲饮为主。

【附方】《外台》茯苓饮：治心胸中有停痰宿水，自吐出水后，心胸间虚，气满，不能食，消痰气，令能食。

茯苓　人参　白术各三两　枳实二两　橘皮二两半　生姜四两

上六味，水六升，煮取一升八合，分温三服，如人行八九里，进之。

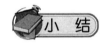

小　结

痰饮病是津液代谢失常、水液停聚于身体某一局部的一种病变。其常见症状有咳、喘、呕、痞、满、悸、眩、痛、肿、小便不利等。痰饮病的形成与脾、肺、肾有关，尤其与脾的关系密切。脾失健运，水饮内停；肺失宣降，不能通调水道；肾阳不足，不能化气行水，均可导致痰饮病的发生。

痰饮有广义与狭义之分，篇名所称痰饮属于广义，包括痰饮（狭义）、悬饮、溢饮和支饮，是痰饮病的总称。其中，饮停胃肠为痰饮；饮在胁下为悬饮；饮溢四肢肌表为溢饮；饮停胸膈为支饮。留饮、微饮、伏饮、水在五脏是从饮邪停留的时间长短、部位的深浅，水饮的轻重、侵扰的脏腑来命名的，其实，根据其停聚的部位，可分别归入四饮之中。

"当以温药和之"是痰饮病的治疗原则。一方面饮为阴邪，非阳不化；另一方面饮病变化多端，还需根据标本虚实、表里寒热，分别采用温阳化饮、发汗散水、利水消肿、攻下逐饮、行气导滞、清泄郁热等治法。分而言之，脾胃阳虚、饮停心下者，用苓桂术甘汤温阳蠲饮、健脾利水；肾阳不足兼有微饮者，用肾气丸温肾化气消饮；饮留心下、欲去未尽者，用甘遂半夏汤因势利导、攻逐水饮；肠间饮聚成实者，用己椒苈黄丸前后分消、涤饮泻热；下焦饮逆者，用五苓散化气利水、导饮下出；饮停心下致冒眩者，用泽泻汤利水祛饮、健脾利水；饮停心下作呕者，用小半夏汤蠲饮降逆、和胃止呕；若饮邪较重，用小半夏加茯苓汤利水化饮、和胃降逆；悬饮内停者，用十枣汤破积逐饮；饮溢四肢，若为风寒兼郁热者，用大青龙汤发汗散饮、兼清郁热；若为风寒夹里饮者，用小青龙汤发汗宣肺、温化寒饮；饮邪夹热郁阻胸膈兼气虚者，用木防己汤通阳利水，补虚清热，若饮盛内结难解者，用木防己去石膏加茯苓芒硝汤通阳利水、软坚补虚；饮聚胸膈兼腑实者，用厚朴大黄汤涤饮荡热、行气开郁；饮邪壅肺者，用葶苈大枣泻肺汤利水逐饮、泻肺下气；体虚而饮聚胸膈，兼冲气上逆者，用桂苓五味甘草汤敛气平冲、通阳化饮；体虚而寒饮郁肺者，用苓甘五味姜辛汤温肺散寒、利水消饮；若兼呕冒者，则加半夏蠲饮止呕；兼形肿者，当加杏仁宣利肺气，令气降水行；兼胃热上冲者，又可加大黄以清泄胃热。而饮病的预后，与邪正盛衰及时令气候都有关。

消渴小便不利淋病脉证并治第十三

本篇主要论述消渴、小便不利和淋病的证治。本篇所述消渴，既包括消渴病，也包括消渴症。消渴病以多饮、多食、多尿及身体消瘦为主要特征；消渴症为急性热病过程中出现的严重口渴症状。小便不利，指小便短少或排出不畅等排尿异常，见于多种疾病过程中。淋病是以小便淋沥涩痛为主症的疾病。后世多将其分为热淋、石淋、血淋、膏淋、气淋、劳淋、寒淋。由于本篇所述三病大都涉及口渴和小便的变化，且主要病变均在肾与膀胱，所出方治有的可以互相通用，故合为一篇论述。

本篇精选消渴、水逆证、水肿、淋病等病证医案 9 则。

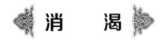

消　渴

一、病机与脉证

【原文】寸口脉浮而迟，浮即为虚，迟即为劳；虚则卫气不足，劳则营气竭。

跌阳脉浮而数，浮即为气，数即消谷而大坚一作紧；气盛则溲数，溲数即坚，坚数相搏，即为消渴。（2）

跌阳脉数，胃中有热，即消谷引食，大便必坚，小便即数。（8）

【释义】上二条论述消渴病病机和症状。寸口脉浮则卫气不足，迟则营气亏损，浮迟并见，则为营卫俱虚。卫虚气浮不敛，营虚燥热内生，心移热于肺，心肺阴虚燥热，形成上消证。

跌阳脉候胃，当沉而和缓。今见浮而数，是胃气亢盛之病脉，故曰"浮即为气"。数脉主热，热盛于内，气蒸于外，故脉浮数。胃热则消谷善饥；热盛津伤，肠道失于濡润则大便干结；中焦有热，津液转输不利，偏渗膀胱，则小便频数。胃热亢盛则肠燥便坚，溲数津亏；津亏肠燥，阳亢无制，则胃热更炽，相互影响，形成消渴病。

【原文】厥阴之为病，消渴，气上冲心，心中疼热，饥而不欲食，食即吐，下之不肯止。（1）

【释义】本条论述厥阴病的消渴不可使用下法。本条厥阴病表现为寒热错杂，上热下寒。消渴是内热耗伤津液所致。足厥阴肝经循少腹而络于心，肝气上逆，热邪在上，则心中疼热；胃中有寒，不能运化水谷，则饥而不欲食，食后即吐，吐蛔非必然症。若用下法伤及脾胃，则上热未去而下寒转甚，故见下利不止。此条的消渴是厥阴病过程中的一个症状，属一时性的，与杂病的消渴病不同，应予鉴别。

二、证治

（一）肺胃热盛、津气两伤——白虎加人参汤案

【原文】渴欲饮水，口干舌燥者，白虎加人参汤主之。方见中暍中。（12）

【释义】本条论述肺胃热盛、津气两伤消渴证治。肺胃热盛伤津，见渴欲饮水、口干舌燥等症。

热能伤津，亦能耗气，气虚不能化津，无以上承，故口干舌燥而渴。治以白虎加人参汤，清热益气，生津止渴。

【典型病案】金某，男，55岁，1981年3月11日就诊。口渴多饮，神疲消瘦，全身无力，已五六个月，某医院诊断为"糖尿病"，服中西药不效，前来就诊。化验尿糖（+++），空腹血糖13mmol/L。舌苔黄白厚，脉洪滑而有力。[刘景棋.经方验.呼和浩特:内蒙古人民出版社,1987]

【辨治思路解析】

（1）病证辨析：患者以口渴多饮、神疲消瘦、全身无力为主症，且血糖升高，当诊为"消渴病"。与本篇第12条颇为相符，当辨为肺胃热盛、津气两伤证。此与热病之口渴症状不同。

（2）病因病机分析：该患胃热炽盛，上灼于肺，上源津伤，则口渴多饮；因病程长，反复不愈，伤津耗气，以致全身无力，神疲消瘦；舌苔黄白厚，脉洪滑而有力，乃胃热有余之象。其病机为肺胃热盛，耗气伤津。

（3）治法与方药分析：病属消渴之肺胃热盛，气津两伤证；治宜清热益气生津；方用白虎加人参汤加味。

石膏60g，知母18g，甘草12g，粳米18g，麦冬30g，沙参30g，葛根18g，天花粉30g，党参9g。6剂，水煎服。

方中石膏甘寒，清热以泻胃火，清除阳明气分之实；知母清热生津，以治烦渴，二药合用，既能清金养阴增液，又能泻胃清热除烦；粳米、甘草调和脾胃、协调诸药，且可缓和寒峻之过，以防石膏、知母寒凉伤胃之弊；再加麦冬、沙参养胃润肺；党参益气生津；葛根、天花粉通经滋液，增强扶正生津之功。全方共奏益气生津、清热养阴之功。

二诊：连服6剂，口干与全身无力好转、尿糖（-）、脉洪，说明气复津生，前方继服12剂。

三诊：口渴大减，饮水基本正常，全身较前有力，苔薄、脉洪。尿糖（-），空腹血糖13mmol/L，前方继服60剂。

四诊：症状消失，苔薄白、脉滑。尿糖（-），空腹血糖4.3mmol/L。

【讨论】

（1）白虎加人参汤证的辨证要点是什么？

白虎加人参汤证的辨证要点为渴欲饮水、口干舌燥，且虽饮水但仍不能止其渴。其病机为肺胃热盛，耗气伤津。

（2）白虎加人参汤证之"口干舌燥"与己椒苈黄丸证的"口舌干燥"有何不同？

白虎加人参汤证之口干舌燥，乃因肺胃热盛、津气两伤，气虚不能化津，津亏无以上承所致，故虽渴而饮水，但仍觉"口干舌燥"。己椒苈黄丸证之"口舌干燥"，乃由水饮结于肠间，气机受阻，津不上承所致，故虽"口舌干燥"，但程度较前者为轻，饮水量相对较少，同时"腹满"突出。

（3）白虎加人参汤临床可以治疗哪些疾病？

白虎加人参汤在《伤寒论》中用于治疗阳明热盛、气阴两伤之外感热病，具有清热泻火、益气生津之功。因其疗效确切，被历代医家所喜用。《金匮要略》中用于治疗中暍、消渴疗效颇佳，现代将此方用于糖尿病的治疗，取得了较好效果。此外，还可用于流行性感冒、肺炎、脑炎、中暑等有高热、口渴者；荨麻疹、浸淫疹、顽固性外阴瘙痒症等皮肤病兼见患部充血、痒甚而烦渴者；口腔、咽喉干燥症等病症、具有肺胃热盛，耗气伤津者。

【参考医案】李某，女，45岁。因家务纠纷，日久症见：口干舌燥，渴欲饮水，日饮水达11 300ml（5热水瓶），胸闷，胁胀，喜太息，常欲到野外叫喊，尿频量多，纳食一般，大便调，舌边尖红、苔薄白而干，脉弦数。尿糖（-），血糖正常，禁饮试验有反应。张仲景曰："渴欲饮水，口干舌燥者，白虎加人参汤主之"，"伤寒……热结在里，表里俱热，时时恶风，大渴，舌上干燥而烦，欲饮水数升者，白虎加人参汤主之"。针对其标在肺胃、变化在火、损伤为津液的主要病理特点，对于里热炽盛、灼伤津液所致的"大渴，欲饮水数升，口干舌燥，心烦"等症，使用白虎加人参汤清热泻火、益气生津，再加天花粉增强清热生津之力以治其标。方中生石膏 60g，知母 15g，甘草、党参各 10g，粳米、天花粉各 30g，每日 1 剂，水煎服。连服 5 剂。服药后，内热之象有所缓解，口干减轻，饮水减少。二诊：口干舌燥、渴欲饮水明显减轻，饮水量接近正常。改用丹栀逍遥散加郁金 10g 治疗其本，加生石膏、天花粉各 30g 清热生津、巩固疗效，继用 5 剂，诸症基本消失。1 年后随访，病情稳定无复发。[冯军安，刘瑞珍.白虎加人参汤治疗上消举隅.陕西中医,1998,19(7):328]

（二）肾气亏虚——肾气丸案

【原文】男子消渴，小便反多，以饮一斗，小便一斗，肾气丸主之。方见脚气中。（3）

【释义】本条论述肾阳虚下消证治。肾阳虚，不能蒸腾津液以上润，故口渴；肾虚不能化气以摄水，水尽下趋，故小便反多。治用肾气丸补肾之虚，温养其阳，以复蒸津气化之功，则消渴除。

【典型病案】张某，男，68 岁，患糖尿病 8 年。症见：小便频数，混浊如膏，饮一溲一，面色黧黑，晨起头晕，腰膝酸软，形寒肢冷，双下肢麻木疼痛，便干，舌质淡，脉沉细无力。化验：空腹血糖 11.2mmol／L，餐后 2 小时血糖 15.6mmol／L，尿糖（＋＋），胆固醇 6.7mmol/L，三酰甘油 3.7mmol/L。[赵绪华.肾气丸加减治疗 2 型糖尿病 58 例.河南中医,2004,24(4):10]

【辨治思路解析】

（1）病证辨析：患者以小便频数、混浊如膏、饮一溲一及血糖增高为主要表现，与本篇第 3 条所述基本相符，病属消渴。此外兼见面色黧黑、晨起头晕、腰膝酸软、形寒肢冷、便干、舌质淡、脉沉细无力等肾阳虚衰的表现，以及双下肢麻木疼痛之脉络瘀阻证，当辨为消渴病之肾阳虚损兼血络不通证。此病应与肾着"腰中冷，如坐水中，形如水状……腰以下冷痛"鉴别。肾着"反不渴，饮食如故，小便自利"提示肾之本脏无病且无多食多尿。本案面色黧黑，应与女劳疸"额上黑"区别，女劳疸除额上黑外，还有膀胱急、小便自利、腹如水状等脾肾衰败的表现。

（2）病因病机分析：患者年高，久患消渴，燥热之邪伤津耗气，加之久病伤肾、久病入络，以致肾阳虚衰、脉络瘀阻，发为本病。肾虚阳气衰微，既不能蒸腾津液以上润，又不能化气以摄水，故多尿口渴、饮一溲一；肾虚固摄无权，精微脂液下流，故小便混浊如膏；肾阳不足，阳虚寒凝，血行不畅，故形寒肢冷、双下肢麻木疼痛；阳虚肠道失于温煦，阴寒内结，推动无力，故大便艰难；舌质淡、脉沉细无力等为肾阴阳两虚之征。其病机为肾阳虚衰、蒸腾气化无权，兼脉络瘀阻。

（3）治法与方药分析：病属消渴之肾阴阳两虚、脉络瘀阻证；治宜补肾益阴温阳，兼通血络；方用肾气丸改汤加减。

熟地黄 60g，山药 30g，山茱萸 18g，牡丹皮 10g，泽泻 10g，茯苓 10g，肉苁蓉 15g，覆盆子 15g，桑寄生 20g，五味子 6g，牛膝 10g，车前子 10g，桂枝 10g，附子 10g，全蝎 6g。水煎服。

方中桂枝、附子温肾通阳以益火；配合熟地黄、山茱萸甘酸化阴，以滋肾水；山药健脾益气；泽泻、茯苓淡渗利湿；丹皮清火，使补中有泻、泻中寓补、补不恋邪、相互为用、协调阴阳、通补开合并存；加肉苁蓉、覆盆子、桑寄生、五味子增强补肾益阳育阴之功；牛膝补肝肾、强筋骨、逐瘀通经；车前子通利湿浊；全蝎活血化瘀。

二诊：服药 20 剂，多饮多尿情况大减，腰膝酸痛已愈，便已不干，说明肾气得复。尿糖（＋），血糖 7.8mmol/L，前方熟地黄改为 45g，山茱萸改为 12g，山药改为 24g。继服 20 剂。

三诊：药后诸症消失，查空腹血糖 6.8mmol/L，尿糖（－）。原方改为丸剂巩固疗效，半年后查

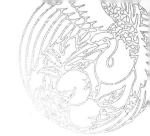

空腹血糖 6.0mmol/L，尿糖（－），血脂正常。

【讨论】

（1）消渴病肾气丸证的辨证要点是什么？

肾气丸主治下消，以渴喜热饮、小便清长而甜、消瘦、腰酸膝软、脚肿或见手足心热、唇淡舌淡、舌润无苔或少苔乏津、尺脉细弱等症为辨证要点。因此在辨证时要以尿多清长为要点，伴有肾阴阳两虚之证。

（2）肾气丸治疗消渴病之机理何在？

上消和中消证，大多属热，唯下消寒热皆有。因肾为水火之脏，内寓真阴真阳，所以肾阳虚和肾阴虚或肾阴阳两虚均可导致本病。肾气丸所主之消渴，属于肾阴阳两虚的下消证。因肾阳虚衰，既不能蒸腾津液以上润，又不能化气以摄水，故饮水一斗、小便一斗，治宜滋养肾阴，"壮水之主以制阳光"，温复肾阳，"益火之源，以消阴翳"。肾气丸使肾能摄水而不直趋下源，肾气上蒸则能化生津液，消渴自可缓解。

（3）如何鉴别虚寒肺痿和消渴的小便数？

虚寒肺痿和消渴二者均属积渐而起的慢性疾病，临床表现都有小便频数之症。虚寒肺痿的小便数（或遗尿）是因上焦阳虚、肺中虚冷、治节功能失职、通调水道失常，"以上虚不能制下故也"所致。故临床上，除小便频数外，还伴有多涎唾、口不渴之症。消渴病的小便多，为肺胃热盛、火迫津液或肾虚不摄所致。热盛则灼津，肾虚则不能蒸津升腾，故消渴病除小便频数外，必伴有口渴喜饮之症。由此可知，肺痿与消渴之辨，关键在于渴与不渴。

（4）肾气丸为何既能治虚劳腰痛之小便不利又能治消渴病小便反多？

肾主水，司气化，主开合，为胃之关。气化正常，则开合有度，小便排泄正常。虚劳腰痛是肾阴阳两虚证，因肾气虚弱、膀胱气化不利，失其"开"之职，故小便不利。男子消渴证，因肾阴阳两虚、肾气虚弱，不得化气摄水、失其"合"之职，故小便反多。小便不利与小便反多，症状虽不同，然二者病机相同，为肾阴阳两虚，肾虚气化失司，开合异常所致，故均可用具有补肾益阴助阳的肾气丸治疗，实乃异病同治之典范。

【参考医案】 王某，女，4 岁。病由吐泻而起，先天失理，后又治不适宜，延至 1 个月而吐泻始已。多尿而渴，家人不以为意，几至形消骨立，不能起行，奄奄床第，又复多日，始来延治。按脉微细，指纹隐约不见，神志清明，睛光亦好，唇淡白，舌润无苔，语微神疲，口渴尿多，饮后即尿，尿后即饮，不可数计，肢冷恒喜被温，尿清长，无油脂，食可稀粥半盂，大便好。是病由于阴虚阳衰，不能蒸化津液，以致尿多渴饮；又因病久气虚，故神疲肢冷，已属阴阳两虚之极，差幸能食便好，脾胃功能健运，元气几微尚存，此为本病有转机之重大环节，此时滋阴扶阳均极重要，如阳极阴生，火能化水，津液四布，病则自矣。因选用《金匮》肾气丸，借以蒸发肾水、升降阴阳。方中附子、肉桂温阳，熟地黄、山药滋阴，丹皮清虚热，山茱萸涩精气，茯苓健脾升化，泽泻补肾清利，用以治小儿脾泻而成阴亏阳微之口渴尿多证，将丸改作汤服。同时用蚕茧 15g，西洋参 3.5g，山药30g，蒸作茶饮。服药 4 剂，渴尿减半，至 7 剂则诸症悉已。后以五味异功散加补骨脂、益智仁、巴戟天、枸杞等温补脾肾，调养 1 个月而瘳。[赵守真.治验回忆录.北京:人民卫生出版社,1962]

【原文】 渴欲饮水不止者，文蛤散主之。（6）

文蛤散方：

文蛤五两

上一味，杵为散，以沸汤五合，和服方寸匕。

【释义】 本条论述渴欲饮水不止治法。热渴饮水，水入不能消解其热，反为热所消，故渴饮不止。治用文蛤之咸寒除热润下、生津止渴。

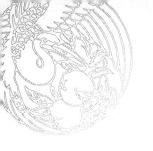

小便不利

一、膀胱气化不行——五苓散案

【原文】脉浮,小便不利,微热消渴者,宜利小便发汗,五苓散主之。方见上。(4)

【释义】本条论述气不化津的小便不利证治。因表邪未解、热不得泄,引起膀胱气化失职,致口渴饮水、小便不利。治用五苓散化气利小便。方见《痰饮咳嗽病脉证并治第十二》篇。

【参考医案】王某,女性,26 岁。宫内孕第一胎足月临产而入院,于 1981 年 11 月 2 日产一男婴,产后小便不能自解,予以导尿并保留导尿管。经用针灸、西药治疗七天后,小便仍不能自解,于 1981 年 11 月 9 日请中医会诊,患者自汗出,体温 37.5℃,不恶寒;小腹胀满小便不能自解,苔白腻微黄,脉象滑数重按无力,辨证为太阳膀胱气化不行、水湿内停、水热搏结于下焦,方取五苓散加味:桂枝 10g,白术 10g,云茯苓 10g,泽泻 30g,猪苓 10g,滑石 10g,白芍 20g,水煎服。服药 1 剂后,小便自利,并取出导尿管,观察一天后,一切正常而出院。[王占玺,张荣显,许华,等.张仲景药法研究.北京:科学技术文献出版社,1984]

【原文】渴欲饮水,水入则吐者,名曰水逆,五苓散主之。方见上。(5)

【释义】本条论述气不化津的小便不利证治。先因膀胱气化失职,水停于胃,津不上输而口渴,饮水则拒而不纳,故水入则吐。治用五苓散化气利小便。

【参考医案】患者,19 岁。患伤寒发热,饮食下咽,少顷尽吐,喜饮凉水,入咽亦吐,号叫不定,脉洪大浮滑,此水逆证,投五苓散而愈。[江瓘.名医类案.北京:人民卫生出版社,1957]

二、上燥下寒水停——瓜蒌瞿麦丸案

【原文】小便不利者,有水气,其人若渴,栝蒌瞿麦丸主之。(10)

栝蒌瞿麦丸方:

栝蒌根二两　茯苓三两　薯蓣三两　附子一枚(炮)　瞿麦一两

上五味,末之,炼蜜丸梧子大,饮服三丸,日三服;不知,增至七八丸,以小便利,腹中温为知。

【释义】本条论述上燥下寒的小便不利证治。肾阳虚,不能蒸化津液上承,而生燥热,故口渴。阳虚不化,水滞不行,故小便不利。治以瓜蒌瞿麦丸润燥生津、温阳利水。瓜蒌根润燥生津而止渴;山药甘淡益脾而制水;茯苓、瞿麦淡渗以利水;附子温肾阳而化气,使气化水道利、津液上承。

【典型病案】刘某,女,40 岁,1964 年 12 月 20 日就诊。口渴甚,小便不利,水肿一年许,加重两个月。现症:全身水肿,口渴引饮(工作或就诊时,必带大瓷缸子一个,每天要饮 24 缸子水,至少有 24 磅),腰冷腿软,精神委靡不振,纳差,每餐一两米饭,小便不利,短少而淡黄,尿无热感,大便 2～3 天一次,不结燥,面浮白,唇淡,舌质淡,无苔乏津,脉沉细。经某医院诊断为"慢性肾小球肾炎"。服中西药治疗一年左右,疗效不显。近两个月,病情加剧,患者苦于渴饮,水肿愈增,小便淡黄短少,特前来诊治。[王廷富.金匮要略指难.成都:四川科学技术出版社,1986]

【辨治思路解析】

(1)病证辨析:患者以口渴甚、小便不利、水肿、腰冷为主症,与本篇第 10 条所述相符,当辨为上燥下寒水停证。此证与《伤寒论·辨太阳病脉证并治下》中第 173 条"伤寒,胸中有热,胃中有邪气，腹中痛，欲呕吐者，黄连汤主之"之上热下寒证有别，黄连汤证主症为腹痛欲呕，而本案主症为水肿、口渴、腰冷等。

（2）病因病机分析：患者肾阳不足，气化失职，故小便不利；水气内停，水不循常道，泛溢全身，故全身水肿；肾阳虚不能温煦，故腰冷腿软、精神委靡不振；脾胃虚弱，纳运失职，故纳差；肾阳虚不能蒸化津液，津不上承，反生燥热，故口渴引饮、舌淡无苔乏津；面浮白、唇淡、脉沉细等亦为肾阳不足之象。其病机为肾阳虚不能蒸化津液。

（3）治法与方药分析：病属上燥下寒水停证；治宜润燥生津、温阳利水；方用瓜蒌瞿麦汤加味（丸剂改用汤）。

瓜蒌根、淮山药各30g，茯苓、瞿麦、制附片各15g（另包，先煎2小时），鹿胶12g（另包，蒸化兑服）。2剂，水煎服。

方中瓜蒌根与淮山药合用，生津润燥，以治其渴；瞿麦配茯苓可渗湿行水，以利小便；制附片温阳化气，使津液上蒸，水气下行；加入鹿胶血肉有情之品以加强扶正之功。

12月23日二诊：患者服上方2剂后，口渴大减，饮水量减少一半（约12磅），水肿亦大减，小便量增多且畅利，饮食量增加，每餐2两。说明肾阳振复，脾胃功能得助。余症同前，效不更方，将原方再进2剂。

12月26日三诊：患者服上方2剂后，口渴更减，每天喝4磅水左右，小便畅利，水肿基本消失，饮食、大便正常，腰冷消失。现觉腰酸腿软、精神仍疲倦、夜尿3～4次、舌质淡、无苔微润、脉沉细。此肾阳渐复，气化功能渐趋正常。原方将瓜蒌根改为15g，余药不变，嘱进2剂。以温阳利水为主，辅以生津润燥，佐以填补精血。

12月29日四诊：患者服上方2剂后，渴饮、水肿消失，饮食正常，精神转佳，时而感疲乏，夜尿2～3次，面色接近正常，唇淡红，舌淡无苔津润，脉沉细。仍宗前法，继服三诊方。嘱进2～10剂，以巩固疗效。

【讨论】

（1）瓜蒌瞿麦丸证辨证要点是什么？

瓜蒌瞿麦丸主治上燥下寒水停的小便不利，其辨证要点为小便不利，苦渴，欲饮水，腰以下浮肿，腹中冷。病机为肾阳不足、下焦虚寒、上焦燥热、气化失常、水饮内停。

（2）为什么说瓜蒌瞿麦丸为肾气丸之变方？

肾气丸主治肾阴阳两虚而致的虚劳腰痛、微饮短气、男子消渴小便反多等病。本方具有补肾益阴助阳的作用，可使肾脏恢复蒸腾津液、化气行水（摄水）之功。方中干地黄、山药、山茱萸补肾阴，茯苓健脾利水，泽泻利水泻肾浊，丹皮凉血活血，桂枝通阳化气，附子温肾助阳。瓜蒌瞿麦丸则主治"小便不利者，有水气，其人苦渴"之证，肾气不化，则小便不利，水气内停；肾阳虚弱不能蒸腾津液上润，于是其人苦渴。诸症的产生主要责之于肾。下寒上燥是本证的特点。瓜蒌瞿麦丸中瓜蒌根、山药生津润燥；瞿麦、茯苓渗泄行水；炮附子温肾阳以化气，使津液上蒸、水气下行，为方中之主药。本方有润燥、化气、利水之功效，其根本在于恢复肾主水而司气化的功能。由此可见，本方与肾气丸的功效有相似之处，故有肾气丸变制之称。

（3）瓜蒌瞿麦丸临床治疗哪些疾病？

本方临床多用于治疗慢性肾炎、前列腺炎、前列腺增生、糖尿病、糖尿病肾病、肝硬化等病属上燥下寒者。

【参考医案】耿某，女，42岁。患糖尿病已5年，曾发作2次水肿，未予重视。8月3日因淋雨而复发水肿。诊见全身高度浮肿，下肢肿甚，按之没指，腰酸、腿软、面色㿠白、畏寒肢冷、头晕目眩、精神委靡、口渴、小便甚少、舌质淡、苔薄白、脉沉细弱。尿常规检查：蛋白（+），白细胞2～4个/HP，上皮细胞（+），透明管型2～5个/HP，颗粒管型0～2个/HP，尿糖（++），空腹血糖11.2mmol/L。西医诊断为"糖尿病合并肾病型水肿"。治宜温肾化气生津、活血利水消肿。方药：红参10g，茯苓30g，天花粉20g，山药15g，附子20g（先煎），瞿麦20g，大腹皮15g，车前子15g，黄芪30g，益母草5g，泽兰15g，泽泻30g，白茅根50g，肉桂10g，水煎服。日服2次，服药3剂后，小便显著增多，上半身浮肿消退大半。但下肢浮肿仍甚，头晕减轻。守原方加木瓜15g，川椒目15g，再服6剂。小便通畅如常人，全身浮肿消退，精神转佳，腰酸腿软及畏寒肢冷现象均已消失，舌质淡红、苔薄白微黄，脉虚缓。拟以玉液汤加味。处方：生地黄30g，山药20g，红参10g，黄芪30g，苍术15g，玄参15g，枸杞子15g，陈皮15g，山茱萸15g，鸡内金15g，葛根15g，五味子5g，天花粉15g。连服20剂。半个月后，复查尿检3次，均为（-），空腹血糖6.9mmol/L。嘱其继续服用上方2个月，俟后坚持服降糖药，随访2年，未再复发。[王艳桐，郭春英，孙军.栝蒌瞿麦丸加味治疗糖尿病合并肾病型高度浮肿2例.吉林中医药,2001,21(6):58]

三、湿热夹瘀，脾肾亏虚

【原文】小便不利，蒲灰散主之；滑石白鱼散、茯苓戎盐汤并主之。（11）
蒲灰散方：
蒲灰七分　滑石三分
上二味，杵为散，饮服方寸匕，日三服。
滑石白鱼散方：
滑石二分　乱发二分（烧）　白鱼二分
上三味，杵为散，饮服方寸匕，日三服。
茯苓戎盐汤方：
茯苓半斤　白术二两　戎盐弹丸大一枚
上三味，先将茯苓、白术煎成，入戎盐再煎，分温三服。

【释义】本条论述小便不利的三种治法。小便不利由湿热瘀结，膀胱气化不行所致，症见小便不利，或短赤，或有血尿，溲时茎中艰涩疼痛如刺，少腹拘急，痛引脐中等，治用蒲灰散凉血化瘀，泄热利湿。滑石白鱼散用于热性小便不利兼有少腹胀满（即后世所谓血淋）者，有凉血化瘀，清热利湿之功。小便不利若由中焦脾虚湿盛，下焦肾虚有热所致，症见溲时轻微刺痛，或尿后余沥不尽，或少量血尿等，则用茯苓戎盐汤益肾清热，健脾利湿。

四、水热互结伤阴——猪苓汤案

【原文】脉浮发热，渴欲饮水，小便不利者，猪苓汤主之。（13）
猪苓汤方：
猪苓（去皮）　茯苓　阿胶　滑石　泽泻各一两
上五味，以水四升，先煮四味，取二升，去滓，内胶烊消，温服七合，日三服。

【释义】本条论述水热互结伤阴的小便不利证治。脉浮发热，并非病邪在表，而是由于客热内入、里热郁蒸于皮毛所致。热盛伤阴，则渴欲饮水；水与热结，膀胱气化不利、小便不利。治用猪苓汤滋阴润燥。方中猪苓、茯苓渗利水湿，泽泻宣泄肾浊，滑石清热利小便，阿胶滋阴润燥。

【参考医案】高某，女。患慢性肾盂肾炎，因体质较弱，抗病能力减退，长期反复发作，久治不愈。发作时有高热、头痛、腰酸、腰痛、食欲不振、尿意窘迫、排尿少、有不快与疼痛感。尿常规检查：混有脓球，上皮细胞，红、白细胞等；尿培养有大肠杆菌。中医诊断：病属淋病范畴，为湿热侵及下焦。法宜清利下焦湿热。选张仲景《伤寒论》猪苓汤。因本方为治下焦蓄热之专剂，淡能渗湿、寒能胜热。茯苓甘淡，渗脾肾之湿；猪苓甘淡，泽泻咸寒，二药合用，可泄肾与膀胱之湿；滑石甘淡而寒，体重降火、气轻解肌，彻除上下表里之湿热；阿胶甘平滑润，既能通利水道，使热邪从小便下降，又能止血。即书原方予服。猪苓12g，茯苓12g，滑石12g，泽泻18g，阿胶9g（烊化兑服），水煎服6剂后，诸症即消失。另嘱患者多进水分，使尿量每日保持在1500ml以上。此病多属正气已伤、邪仍实的虚实兼证类型，故嘱其于不发作时，服肾气丸类药物，以扶正而巩固疗效。
［中国中医研究院.岳美中医案集.北京:人民卫生出版社,1978］

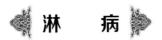

淋　病

一、主症

【原文】淋之为病，小便如粟状，小腹弦急，痛引脐中。（7）

【释义】本条论述石淋症状。淋病以小便淋沥不爽、尿道疼痛为主症。尿中排出粟状砂石为石淋表现。膀胱居小腹，因砂石停居膀胱、阻碍气机，故时有胀痛或小腹拘紧牵引脐部。

二、治禁

【原文】淋家不可发汗，发汗则必便血。（9）

【释义】本条指出淋家禁用汗法。淋病多属肾虚膀胱蓄热，阴液常不足，即使有恶寒发热的外感证候，也不可轻易发汗。若用辛温发汗药则易劫伤阴液，使邪热更甚，迫血妄行而致尿血。

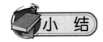

小　结

本篇论述消渴、小便不利、淋病三种病证的辨证论治。病变脏腑均与肾和膀胱有关。

本篇指出了消渴病的常见病因病机为胃中热盛、肾气不足和肺胃热盛、津气两伤。临床表现以"渴欲饮水，口干舌燥"为主症者，乃上消病，治宜益气生津、清热止渴，方用白虎加人参汤；以大便坚、小便数、消谷善饥、渴欲饮水为主症者，乃中消病，篇中未指出治法，后世医家多主张用调胃承气汤类，以通腑泄热；以消渴饮水、小便反多、饮一溲一为主症者，称为下消病，方用肾气丸，温肾化气、蒸津摄水；以渴欲饮水不止为主症，无小便多表现者，是为热性病过程中肾热津伤的消渴症，治宜咸寒清热、生津止渴，方用文蛤散。

小便不利病，其病机总属膀胱气化不行，因其病因和证型不同，故其治法各异。若属膀胱气化不行者，用五苓散通阳解表、化气行水；若属肾阳不足，上燥下寒者，则当温阳利水、润燥止渴，方用瓜蒌瞿麦丸；若湿热夹瘀，脾肾亏虚者，则应凉血化瘀、清热利湿，可选蒲灰散、滑石白鱼散（前者利尿通淋为主，后者凉血止血见优）；若中焦脾虚，湿热夹瘀，下焦肾虚有热，阻碍膀胱气化不行者，可益肾清热、健脾利湿，方用茯苓戎盐汤；若属水热互结伤阴者，则当利水清热、滋阴润燥，方用猪苓汤。

另外，篇中还论述了石淋的典型证候，并指出了淋家禁汗的原则。至于淋病的治疗，只要病机相同，可借用上述小便不利诸方，此即中医之异病同治。

水气病脉证并治第十四

本篇论述水气病的病因病机与证治。水气病系指肺、脾、肾、三焦、膀胱脏腑通调、转输、气化功能失调，气不化水，致水湿停聚，泛溢肌肤等处，以水肿为主症的一类疾病。盖以"水气"名篇者，在于强调病因病机，因水化于气，若气不行水，即形成水肿病。

本篇精选水肿、痹证、黄汗、汗孔痛、胃石证等病证医案17则。

一、水气病分类

（一）四水与黄汗

【原文】师曰：病有风水、有皮水、有正水、有石水、有黄汗。风水，其脉自浮，外证骨节疼痛，恶风；皮水，其脉亦浮，外证胕肿，按之没指，不恶风，其腹如鼓，不渴，当发其汗。正水，其脉沉迟，外证自喘；石水，其脉自沉，外证腹满不喘。黄汗，其脉沉迟，身发热，胸满，四肢头面肿，久不愈，必致痈脓。（1）

【释义】本条论述五种类型水气病的脉证、风水与皮水治疗法则及黄汗转归。

风水因风邪外侵、肺失治节、水湿泛滥于肌表所致。风邪在表，其脉自浮、恶风。风邪痹阻肌表，故出现骨节疼痛。

皮水因肺失通调，脾失健运出现水停肌肤之证。病位在表，故现脉浮。水湿尚未壅盛故其腹如故。水湿溢于皮肤，故出现皮肤浮肿、按之没指。皮水之病非外邪侵袭而致，故不恶风。

正水因脾肾阳虚，阳虚而水聚于内，上射于肺，出现腹满、咳喘等症。里阳不足，寒水内盛，故出现脉沉迟。

石水因阴寒凝结于下焦，故脉自沉。寒水沉积，结于少腹，肝气郁结，故出现少腹胀满如石；水聚于下焦，未及于肺，故咳喘不作。

风水与皮水病位均在表，治疗当因势利导，用发汗的方法进行治疗。

黄汗以汗出色黄如黄柏汁的颜色为主症，其病因为水湿郁于肌腠、营气被阻、湿邪郁而化热、湿热蕴蒸所致。病之初在气分出现发热、四肢头面肿、胸中烦闷等症，病久则伤及营血，气血腐败可出现痈脓。

【原文】寸口脉沉滑者，中有水气，面目肿大，有热，名曰风水。视人之目窠上微拥，如蚕新卧起状，其颈脉动，时时咳，按其手足上，陷而不起者，风水。（3）

【释义】本条继续论述风水脉证。沉脉为水蓄，滑脉主气盛，沉滑脉见于寸口，说明水气盛而有风邪。头面部属于阳位，风为阳邪，风为水激，泛溢于肌表，出现面目肿大、眼睑浮肿。风水影响肺的宣发肃降，出现阵发性咳嗽。水气波及全身，则四肢肿而按之凹陷不起。水湿侵及肺胃见人迎脉动现象。

【原文】太阳病，脉浮而紧，法当骨节疼痛，反不痛，身体反重而酸，其人不渴，汗出即愈，此为风水。恶寒者，此为极虚发汗得之。

渴而不恶寒者，此为皮水。

身肿而冷，状如周痹，胸中窒，不能食，反聚痛，暮躁不得眠，此为黄汗，痛在骨节。

咳而喘，不渴者，此为脾胀，其状如肿，发汗即愈。

然诸病此者，渴而下利，小便数者，皆不可发汗。（4）

【释义】本条继续论述水气病的脉证及治疗原则。太阳伤寒为感受风寒邪气所致，脉象应浮紧，骨节疼痛是其常见症状。如果患者出现身体重着酸胀而不疼痛、口不渴，为水湿浸淫肌肤所致，治疗当发汗宣散水湿。但对于素体阳虚的患者，汗之太过，则会损伤阳气，出现恶寒之症，临证当慎。

皮水为由于水湿内停，里水外溢而致。水湿内停，津液不能上承，故口渴；皮水病位在于肺脾，外无邪气，故不恶寒。

黄汗病为寒湿久停体内，郁而化热，湿热蕴蒸肌腠所致。疾病的早期，寒湿阻滞营卫，卫阳被遏、上下畅行不通，出现身体肿胀而冷痛，类似周痹一样的全身游走性疼痛。寒湿痹阻胸阳则出现胸中窒；中焦脾胃被寒湿郁阻、胃阳被遏，出现不能饮食；寒湿气结于胸中，胸膈痹阻则出现聚痛；暮属于阴，阳气被遏，引起阳郁心烦、不能安卧。

肺胀为指肺气胀满而言，由于邪气外束于肌表，内有水饮所致。寒水内闭肺气，肺失宣降，故出现咳嗽甚至喘满等症状。寒水内停，故口不渴；水湿郁于肌表，故出现肌表水肿。肺胀可用发汗方法进行治疗。

风水、皮水、黄汗、肺胀等病，如果临床出现口渴、下利、小便频数等症状，提示患者体内津液已伤，此时不可发汗。

（二）五脏水

【原文】心水者，其身重而少气，不得卧，烦而躁，其人阴肿。（13）

【释义】本条论述心水辨证。心水病因为心阳虚衰，水气凌心。心阳不足，则少气乏力；阳虚不能制水，停水泛溢肌肤，则浮肿沉重；水气凌心，心阳被遏，则烦躁、心悸、不得卧；前阴为肝肾经脉所过，肾为水脏，若心阳虚不能下交于肾，肾水不得制约，溢于前阴，则前阴肿。

【原文】肝水者，其腹大，不能自转侧，胁下腹痛，时时津液微生，小便续通。（14）

【释义】本条论述肝水辨证。肝水为肝失疏泄，水道不通而成。肝病传脾，脾失健运，停水泛溢，则腹部肿胀、不能转侧；肝之经脉抵少腹，布胁肋，水阻肝脉，则胁部胀满疼痛；肝气稍舒，气机通畅，则时时津液微生，小便通；肝气不舒，气机不畅，则小便不通。

【原文】肺水者，其身肿，小便难，时时鸭溏。（15）

【释义】本条论述肺水辨证。肺水为肺失通调，停水泛溢而成。肺失宣通，水溢肌表则身体肿胀；肺与大肠相表里，肺气不行则大肠传导失常，水液直趋大肠，而致大便稀薄，粪水相杂而下。

【原文】脾水者，其腹大，四肢苦重，津液不生，但苦少气，小便难。（16）

【释义】本条论述脾水辨证。脾水为脾失健运、停水泛溢而成。脾阳虚弱，水湿内停则腹大；脾主四肢，水湿溢于四肢，则四肢沉重。脾阳虚则津液不生而少气。脾虚不能散精于肺，肺失治节则小便难。

【原文】肾水者，其腹大，脐肿腰痛，不得溺，阴下湿如牛鼻上汗，其足逆冷，面反瘦。（17）

【释义】本条论述肾水辨证。肾水为肾阳虚衰，气化不行而成。水湿内聚，则腹满胀大；脐肿而小便不通。水湿下注则前阴湿润如牛鼻上汗；肾脉起于两足，阳虚不达则两足逆冷；五脏以肾为本，肾病则五脏之气血不能荣养于上则出现面部瘦弱。

（三）血分、水分与气分

【原文】问曰：病有血分、水分，何也？师曰：经水前断，后病水，名曰血分，此病难治；先

病水，后经水断，名曰水分，此病易治。何以故？去水，其经自下。（20）

【释义】本条以妇人病为例，论述血分与水分之异。血分病为经闭而后病水气，即瘀血阻滞水道而致水肿。水分病为先病水肿而后出现闭经，即水停阻滞血道而致经闭。血分病因病位深，病情重故曰难治；气分病病位浅，病情轻故易治。

【原文】师曰：寸口脉迟而涩，迟则为寒，涩为血不足。趺阳脉微而迟，微则为气，迟则为寒，寒气不足，则手足逆冷；手足逆冷，则荣卫不利；荣卫不利，则腹满肋鸣相逐；气转膀胱，荣卫俱劳；阳气不通即身冷，阴气不通即骨疼；阳前通则恶寒，阴前通则痹不仁；阴阳相得，其气乃行，大气一转，其气乃散；实则失气，虚则遗尿，名曰气分。（30）

【释义】本条论述气分病的病机、脉证和治疗原则。寸口脉候上焦心肺，趺阳脉候中焦脾胃。寸口迟而涩及趺阳脉微而迟，提示气分病的病机为阳气不足，寒气凝滞。气分病临床表现为手足逆冷、腹满、肠鸣、身冷、骨疼，身体麻木不仁等。若恢复人体阳气的气化功能，使气行津布，则水气消散。气分病有虚实之分，阳气不足，气失固摄则遗尿；气机郁滞，泄于后阴则矢气。

二、发病机理

（一）感受外邪，水为风激

【原文】脉浮而洪，浮则为风，洪则为气，风气相搏，风强则为瘾疹，身体为痒，痒为泄风，久为痂癞；气强则为水，难以俯仰。风气相击，身体洪肿，汗出乃愈。恶风则虚，此为风水；不恶风者，小便通利，上焦有寒，其口多涎，此为黄汗。（2）

【释义】本条论述风水发病机制及风水与黄汗鉴别。以脉象浮而洪提示风邪与水气相合，其转归有二：（1）风邪偏盛则发为瘾疹，临床表现为肌肤发痒，病久则风邪化热，热毒腐溃肌肤而成痂癞；（2）水气偏盛，水为风激而溢于肌表则形成风水。

风水出现恶风为外邪袭表而致；黄汗病无恶风，小便通利。上焦阳气不足，患者常出现口吐涎沫。

（二）肺失通调与肾虚水泛

【原文】寸口脉弦而紧，弦则卫气不行，即恶寒，水不沾流，走于肠间。

少阴脉紧而沉，紧则为痛，沉则为水，小便即难。（9）

【释义】本条以脉论病，强调肺肾二脏在水气病中的重要作用。寸口脉弦而紧提示寒邪外束于肺卫，卫阳被遏则恶寒；寒邪外束、肺气失宣、通调失职，水液不能下输膀胱气化为尿液，反而流注于肠道而成水气病。少阴脉沉而紧提示肾阳不足、水饮内盛。沉脉主病在里、主水，故出现身肿而小便难；紧脉主寒、主痛，故出现身体疼痛之症。

（三）脾肾阳虚

【原文】问曰：病下利后，渴饮水，小便不利，腹满因肿者，何也？答曰：此法当病水，若小便自利及汗出者，自当愈。（12）

【释义】本条论述下利后脾肾阳虚所致的水气病机制。脾肾阳虚，气化不行出现小便不利、腹满阴肿。阳气来复，脾肾气化功能恢复，营卫调和，水湿之邪可从小便、汗孔外泄，水有出路则水肿当愈。

（四）肺脾肾三焦功能失司

【原文】师曰：寸口脉沉而迟，沉则为水，迟则为寒，寒水相搏。趺阳脉伏，水谷不化，脾气

衰则鹜溏，胃气衰则身肿。少阳脉卑，少阴脉细，男子则小便不利，妇人则经水不通。经为血，血不利则为水，名曰血分。（19）

【释义】本条以脉论述病，强调肺脾肾三焦功能在水气病中的重要作用和血病及水的病机。寸口脉沉而迟提示寒水相合、肺失治节；趺阳脉伏提示脾阳虚弱；少阳脉卑提示三焦气化失司；少阴脉细提示肾气不足。男子小便不利而出现身肿为气分病，女子经水不通而后出现的水肿为血分病。

（五）其他

【原文】趺阳脉当伏，今反紧，本自有寒，疝瘕，腹中痛，医反下之，下之即胸满短气。（6）
趺阳脉当伏，今反数，本自有热，消谷，小便数，今反不利，此欲作水。（7）

【释义】此二条以趺阳脉变化论述水气病病机。趺阳脉之常当伏，今反紧提示寒气内聚，临床出现寒疝腹痛等。若误用苦寒攻下，则更伤中阳而出现胸满、短气等。趺阳脉数，当为胃热亢盛而消谷善饥，小便频数，今反出现小便不利，此为水气内停，气化不利，故水气病将作。

【原文】寸口脉浮而迟，浮脉则热，迟脉则潜，热潜相搏，名曰沉。趺阳脉浮而数，浮脉即热，数脉即止，热止相搏，名曰伏。沉伏相搏，名曰水。沉则络脉虚，伏则小便难，虚难相搏，水走皮肤，即为水矣。（8）

【释义】本条论述水热互结的水气病机理。寸口脉浮而迟提示上焦客热内潜，趺阳脉浮而数提示中焦有热。热盛损伤肺脾，导致水液代谢障碍、水热互结于体内而形成水气病。上焦热邪内伏，气不外行则络脉空虚；热邪伏止于中焦，阳气不化则小便难；水不循常道运行，泛溢于皮肤肌肉之间则形成水肿。

三、治法

（一）利小便、发汗

【原文】师曰：诸有水者，腰以下肿，当利小便；腰以上肿，当发汗乃愈。（18）
【释义】本条论述水气病治疗原则。水气病出现腰以下肿，当用利小便方法，使水湿之邪通过小便而排出；腰以上肿，当用发汗法，使水湿之邪通过汗液而散除。此条说明治疗水肿病当用因势利导原则。

（二）攻下逐水

【原文】夫水病人，目下有卧蚕，面目鲜泽，脉伏，其人消渴。病水腹大，小便不利，其脉沉绝者，有水，可下之。（11）

【释义】本条论述水气病可用攻下逐水。水湿内盛，正气不虚，根据急则治其标的原则，可用攻下逐水之方法。

四、证治

（一）风水

1. 风水表虚——防己黄芪汤案

【原文】风水，脉浮身重，汗出恶风者，防己黄芪汤主之。腹痛加芍药。（22）
防己黄芪汤方：方见湿病中。

【释义】本条论述风水表虚证治。风水之病因乃外邪袭表，故脉浮。身重为水泛肌表。汗出恶风是因气虚不固所致，治用防己黄芪汤益气固表、利水除湿。方中防己利水，黄芪益气固表，白术健脾化湿，生姜、大枣调和营卫，甘草和中。

【参考医案】傅某，男，40岁，1973年6月25日就诊。患风水证，久而不愈。患者主诉：下肢沉重，胫部浮肿，累则足跟痛，汗出恶风。视其舌质淡白、有齿痕，切其脉浮虚而数。认为是"风水"。尿蛋白（＋＋＋＋），红、白细胞（＋），诊断为"慢性肾炎"。下肢沉重，是寒湿下注；浮肿，为水湿停滞；汗出恶风，是卫气虚、风伤肌腠；脉浮虚数，是患病日久，体虚、表虚、脉亦虚的现象。选用防己黄芪汤。处方：汉防己18g，生黄芪24g，生白术9g，炙甘草9g，生姜9g，大枣4枚（擘），水煎服。嘱长期坚持服用之。1974年7月3日复诊：患者坚持服前方10个月，检查尿蛋白（＋）。又持续服2个月，蛋白尿基本消失，一切症状痊愈。现唯体力未复，为疏补卫阳，兼利水湿，用黄芪30g，白芍12g，桂枝9g，茯苓24g，以巩固疗效，并恢复健康。[中国中医研究院.岳美中医案集.北京:人民卫生出版社,2005]

2. 风水夹热——越婢汤案

【原文】风水恶风，一身悉肿，脉浮不渴，续自汗出，无大热，越婢汤主之。（23）

越婢汤方：

麻黄六两　石膏半斤　生姜三两　大枣十五枚　甘草二两

上五味，以水六升，先煮麻黄，去上沫，内诸药，煮取三升，分温三服。恶风者加附子一枚（炮）。风水，加术四两。《古今录验》

【释义】本条论述风水挟郁热的证治。风水因病在肌表故恶风，脉浮。风为水激，泛溢于肌表则一身悉肿。风水郁而化热，热随汗泄则无大热，郁热伤津则口渴。治用越婢汤发越水气、清透郁热。方中麻黄配伍生姜发汗散水；重用石膏之辛凉，清透肺胃之郁热；大枣、甘草调和诸药。若恶风者酌情加附子，附子有温经化气、复阳止汗之效。若水湿太盛，则加白术健脾除湿，同时麻黄配伍白术，能行表里之湿而不致发散太过。

【典型病案】史某，男，8岁，1962年4月4日就诊。1月前，继感冒高热数日后，全身出现浮肿。尿常规检查：尿蛋白（＋＋＋＋），白细胞（＋），颗粒管型1%～2%（高倍视野）。诊为"急性肾小球肾炎"。服西药治疗半月余不效，来我院就诊。症见头面四肢高度浮肿，眼睑肿势尤甚、形如卧蚕，发热汗出，恶风口渴，咳嗽气短，心烦溲赤，舌质红，苔薄黄，脉浮数，体温39.5℃。[王明五，张永刚.经方治疗风水.北京中医药,1985,(5):20]

【辨治思路解析】

（1）病证辨析：患者主要表现为四肢高度浮肿、眼睑肿势尤甚、恶风，且起病急骤、发展迅速，故当属风水证，而与同样全身浮肿而不恶风的皮水有别。该患者还兼有发热汗出、口渴、脉数等热证，与本篇第23条所述大致相同，当辨为风水夹热证。

（2）病因病机分析：患者感冒后，出现全身浮肿，起病急、发展迅速，是外感风邪所致。虽经治一个月，尚见一派实象，是患病虽延而病机未变，仍以实证辨之。风邪袭表、肺气不宣，通调水道功能失职，水津停聚，水为风激，泛溢肌表，故四肢高度浮肿、眼睑肿势尤甚、形如卧蚕；风邪在表，故恶风；风为阳邪，其性开泄，复为内热所迫，故汗出；热邪扰心故心烦；表邪束肺，故咳嗽气短；热盛耗津，故高热口渴；苔薄黄乃热盛之征；脉浮数乃风水热邪搏结于表之象。其病机为风水泛滥、热盛津伤。

（3）治法与方药分析：病属风水夹热证；治宜发越水气、清透郁热；方用越婢汤加味。

麻黄10g，生石膏20g，炙甘草6g，生姜4片，大枣4枚，杏仁10g。3剂，水煎服。

方用麻黄配生石膏辛凉宣泄，发散水气，清解郁热；配生姜解表宣散，祛肌表水湿；甘草、大枣和中调药；杏仁止咳平喘，调畅气机。

二诊：浮肿见消，咳嗽大减，仍汗出恶风，体温 38.5℃，舌苔转白，脉浮缓。说明肺气得展，水势趋消，郁热得除，诸症悉轻。于原方再加苍术 8g，以增化湿之力，并助脾运，3 剂。药后热退肿消，诸症悉除，尿常规检查正常。

【讨论】

（1）风水夹热证的辨证要点是什么？与风水表虚证、皮水有何区别？

风水夹热证的辨证要点为全身浮肿，以面目先肿、或面目及腰以上肿甚，恶风为主症，可见发热而渴、脉浮等。其发病特点是起病急、发展迅速，属实证，为阳水。

风水表虚证，虽亦见身肿汗出恶风、脉浮，但其肿势较重，恶风，避之则减，可有恶寒、不发热、自汗出等症。而本证是肿势较甚，不恶寒发热、恶风，避之不减，汗为热迫汗出。皮水为全身浮肿、小便不利、无汗不恶风、脉浮，不兼表症，肿势较重，起病缓，病程长。

（2）本篇第 23 条越婢汤证为"无大热"，而本案为高热，如何理解？

本案为高热，体温 39.5℃，是郁热较盛，此与原文有异，案中生石膏用 20g，3 剂热退至 38.5℃，若生石膏用量再大些，疗效可能会更好，因生石膏既清里热，又善解肌表之热。

（3）风水病势增剧的表现有哪些？

风水为外感风邪、肺失通调、水湿泛溢所致。初期表现为"其脉自浮，外证骨节疼痛，恶风"、头面浮肿、发热等。当风水病势增剧，可出现如下症状：其脉从浮象转为寸口脉沉滑；望诊可见面目肿大、目窠上微拥、如新卧起状；触诊按其手足上，陷而不起；其人时时咳、颈脉动。

（4）越婢汤现代临床如何运用？

现代除用本方治疗急性肾小球肾炎外，亦用于治疗阴痒糜烂症、流行性出血热、癃闭、声音嘶哑等疾病，但均应谨守外有表邪、内有郁热之基本病机。恶风甚者可加炮附子；咽红肿痛者，可加鱼腥草、连翘、金银花；尿血者可加白茅根、藕节、大蓟、小蓟；咳痰黄者加桑白皮、贝母。

【参考医案】 秦某，男，12 岁。1 个月前被雨淋后，致两膝作痛，步履困难，上肢肘腕关节游走窜痛，发热，汗出不解。体温 39.2℃。查抗"O"750U，血沉 96mm/h。舌苔白，脉浮数。四诊合参，此为热痹，治当清热宣痹。越婢汤加减：麻黄 6g，石膏 60g，甘草 5g，桂枝 6g，知母 12g，苍术、黄柏、牛膝、赤芍各 10g，川乌、草乌各 3g。每日 2 剂，水煎服。服 8 剂后，体温降至 38℃，疼痛减轻，再服 3 剂（每日 1 剂），体温降至 37.5℃，关节疼痛仍然，改用桂枝芍药知母汤加桑枝、秦艽、青蒿等，调治十余日，关节疼痛控制，低热已除而出院。[顾方曙.张谷才教授运用经方验案五则.辽宁中医杂志,1988,(4):5]

（二）皮水

1. 皮水夹热——越婢加术汤案

【原文】 里水者，一身面目黄肿，其脉沉，小便不利，故令病水。假如小便自利，此亡津液，故令渴也，越婢加术汤主之。方见下。（5）

【释义】 本条论述皮水夹热证治。水气太盛则一身面目洪肿，脉则见沉。水阻气滞，通调失职则小便不利。治用越婢加术汤发汗清热、健脾除湿。方中麻黄、石膏发越水气，佐以生姜、大枣、甘草调和营卫，白术健脾燥湿。若小便自利与口渴同见，则为气虚津伤，此时虽见水肿，也不能使用越婢加术汤。

【典型病案】 陈某，女，16 岁。月经来潮时受湿，经后周身浮肿。门诊诊断为"急性肾小球肾炎"，治疗无效，就诊于余。患者头面及四肢肿大如水泡，周身皮肤光泽，按之凹陷，询其小便短涩，大便不畅，一身沉重，精神委靡，嗜睡，气促，纳差，舌质润苔薄白，其脉浮数。〔湖南省中医药研究所.湖南省老中医医案选·第一辑.长沙:湖南科学技术出版社,1980〕

【辨治思路解析】

（1）病证辨析：该患者头面及全身浮肿、小便不利，与本篇第5条所述脉证大致相同，且兼见精神委靡、嗜睡、气促、纳差等脾虚湿盛证，故当辨为皮水夹热兼脾虚湿蒙清窍证。因无恶风等表证，故排除风水。

（2）病因病机分析：患者肺气失宣，不能通调水道，脾不能运化水湿，水邪泛溢周身，故头面及四肢浮肿、周身皮肤光泽、按之凹陷；水阻气郁化热，故小便短涩、大便不畅；水湿停于肌表，故一身沉重；水湿困脾，蒙蔽清窍，阻滞气道，故精神委靡、嗜睡、气促、纳差；舌质润苔薄白为水湿内停之象；脉浮为水在肌表之征，脉数为有热。其病机为皮水夹热、脾虚湿蒙清窍。

（3）治法与方药分析：病属皮水夹热兼脾虚湿盛证；治应发汗散水，兼清郁热；方用越婢加术汤原方。

麻黄、石膏、白术、甘草、生姜、大枣。3剂，水煎服。

方中麻黄发汗利水，石膏清热，白术健脾除湿，甘草调和诸药，姜枣和其营卫。本方发汗解表清里、除湿同用，使湿热之邪得以汗解，则水肿自消。

服完2剂，身微汗、小便略畅；服完3剂，微微汗出、小便通畅、浮肿全消、思食，说明脾运复常、湿热得除。

复诊：面苍白、精神略差、脉缓，处以六君子汤加当归、黄芪，调理脾胃、和其营血，康复如常。

【讨论】

（1）皮水夹热证的辨证要点是什么？

皮水夹热证的辨证要点为一身面目洪肿、其脉沉、小便不利。其病因病机为皮水夹郁热、脾失健运、肺失通调、水液不循常道。

（2）如何鉴别风水与皮水？

"水气病脉证并治"篇云："风水其脉自浮，外证骨节疼痛，恶风；皮水其脉亦浮，外证胕肿，不恶风，其腹如故，不渴，当发其汗"。风水与皮水二病皆有脉浮、身肿等症，关键在风水恶风，皮水不恶风。因为风水属感受风邪，肺失通调，水溢肌肤；皮水则外感湿邪，病属脾失运化，肺失宣化，水溢肌肤。所以风水的病势急，发展快，肿势由上向下发展，且有脉浮、骨节疼痛、恶风等表症；而皮水则起病慢，病程长，以肿势较重不兼表证为特点。前者病位主要在肺与皮毛，为表中之表；后者责之于脾、肺与肌肤，为表中之里。

（3）越婢汤与越婢加术汤同治水气病，二者有何不同？

越婢汤与越婢加术汤二方用药仅一味之差，但从适应证、病机、主证到功效都有不同。越婢汤用于治疗风水病，其病因病机为风邪袭表、肺失通调、水气泛溢、内兼郁热。临床表现为恶风、一身悉肿、脉浮而渴、续自汗出、无大热。全方发越水气，兼清郁热。越婢加术汤用于治疗皮水病，其病因病机为脾失运化、肺失通调、水湿内停、郁久化热，并无风邪。临床表现为一身面目洪肿、其脉沉、小便不利。所以用越婢汤加一味白术以增健脾除湿之功，全方发汗行水，兼清郁热。

（4）现代临床上如何加减运用越婢加术汤？

现代常用本方治疗急性肾小球肾炎、皮肤性肾炎或慢性肾炎急性发作期、类风湿关节炎等属于水湿内停、郁久化热证者。临床可加连翘、益母草、生姜皮、茯苓等药物加强清热利水消肿之功。

【参考医案】王某，男，42岁。因"全身浮肿20天"于1957年10月12日收入院。入院后检查：血压：160/96mmHg；尿常规检查：蛋白（++++），红细胞（+），白细胞0～5个/HP，颗粒管型（+），透明管型0～1个/HP；X线检查：心脏向两侧扩大；眼底检查：肾型视网膜炎；腹水征阳性。西医诊断：①急性肾炎；②肾炎性心脏病。请米老治疗。症见全身浮肿、以面部为甚、恶风发热、心慌气短、胸闷咳嗽、腹胀恶心、腰痛尿少、舌苔白腻、脉浮滑。诊为"水肿并发心悸证"，治宜宣肺清热、健脾除湿、消肿利水，方选越婢加术汤。处方：麻黄24g，石膏48g，生姜、白术各17.5g，炙甘草10.5g，大枣5枚。3剂，水煎服。每日1剂，服药3剂，症状大减，尿量剧增，日排量4500ml，舌淡，苔白腻，脉沉滑。继服原方3剂，体重减少1.5kg，诸症消失，时有纳差，舌淡苔薄白，脉细。证属脾胃虚弱，治宜健脾益胃，方选六君子汤。每日1剂，连服6剂，血压、尿常规检查一切正常，临床痊愈而出院。［米烈汉——中国百年百名中医临床家丛书·米伯让.北京：中国中医药出版社，2001.］

2. 皮水表实——甘草麻黄汤案

【原文】里水，越婢加术汤主之；甘草麻黄汤亦主之。（25）

越婢加术汤：见上。于内加白术四两，又见脚气中。

甘草麻黄汤方：

甘草二两　麻黄四两

上二味，以水五升，先煮麻黄，去上沫，内甘草，煮取三升，温服一升，重复汗出，不汗，再服。慎风寒。

【释义】本条论述皮水发汗的两种治疗方法。里水即皮水。皮水表实，肿势严重，挟有郁热，当用越婢加术汤发汗清热、健脾除湿；风寒束表，肺失宣通，水气外溢，但无郁热，无汗者，可用甘草麻黄汤发汗宣肺、散水和中。

【参考医案】王某，男，3岁，1983年10月27日就诊。患儿一周前发热，咽痛，经治热退，因汗出过多，其母用凉毛巾揩之，次日下午，患者脸、睑部出现浮肿到某院确诊为"急性肾炎"。用西药效微，转本院中医诊治。症见睑为卧蚕，全身浮肿，头面、下肢尤甚，其睾丸肿大如小杯，尿二日来几闭，不欲饮食，呼呼作喘，《金匮要略》所云"气强则为水"、"风气相击"，治以：麻黄15g，甘草15g。水煎，频频而少喂。患儿家长每十几分钟喂一匙，半剂尽，尿道口淋滴尿液，半小时后，第一次排尿（300ml），又隔45分钟，第二次排尿（700ml），此时喘促减，余嘱尽剂，夜间服5～6次，次日清晨，其肿大消，身渍渍汗出，改培土利湿剂善后。［顾兆农.提壶揭盖法治疗风水、关格.中西医结合心脑血管病杂志，1984，(1)］

3. 皮水阳郁——防己茯苓汤案

【原文】皮水为病，四肢肿，水气在皮肤中，四肢聂聂动者，防己茯苓汤主之。（24）

防己茯苓汤方：

防己三两　黄芪三两　桂枝三两　茯苓六两　甘草二两

上五味，以水六升，煮取二升，分温三服。

【释义】本条论述脾虚阳郁、水气不行的皮水证治。脾主四肢，脾虚水湿不化，潴留于四肢皮下，则四肢肿胀明显。水气阻遏，阳气欲伸，两相交争，则四肢肿胀之处有轻微的跳动。治疗用防己茯苓汤通阳化气、分消水湿。方中防己、黄芪走表祛湿，使皮下之水从表而散；桂枝、茯苓通阳化水，使水气从小便而出；甘草调和诸药。

【典型病案】杨某，女，53岁，1985年10月12日就诊。患者近两年来常感四肢肌肉阵发性跳动、心烦不安、失眠多梦。来诊见：形体肥胖，面白睑肿，肢体肌肉瞤动，时作时止，甚则筋惕肉瞤，纳差乏力，小便短少。动则汗出，下肢轻度浮肿，舌质淡、苔薄白，脉沉弦。[张明亚.《金匮要略》经方运用.黑龙江中医药,1989,(4):33]

【辨治思路解析】

（1）病证辨析：患者主要表现为目及下肢浮肿、肢体肌肉瞤动、甚则筋惕肉瞤，与本篇第24条所述基本相符，当辨为皮水阳郁证。本案与《伤寒论·辨太阳病脉证并治》中的第82条之真武汤证，均有身体肌肉瞤动，但真武汤证属阳虚水泛所致，本案为阳郁经络使然，二者显然有别。

（2）病因病机分析：患者脾虚不能制水，水湿泛溢上下，故眼睑及下肢浮肿；水泛四肢，留积不去，阻遏阳气，阳气欲伸，正邪交争，故肢体肌肉瞤动、甚则筋惕肉瞤；气化不行故小便不利；脾虚健运失职故纳差；气血生化不足，周身失养故乏力、舌淡；不能上荣于面故面白；气虚卫表不固故动则汗出；脉沉弦亦为饮郁阳遏之征。其病机为脾失健运、水湿泛溢、阳气郁遏。

（3）治法与方药分析：病属脾虚水泛、饮阻阳遏证；治宜健脾制水、通阳化气；方用防己茯苓汤加味。

防己15g，桂枝10g，茯苓10g，黄芪20g，炙甘草6g，附子10g，白术10g。5剂，水煎服。

方中防己、黄芪走表祛湿、益气利水；桂枝、茯苓通阳化气利水，使水湿之邪从小便排出；附子、桂枝温阳行痹；白术、茯苓相伍健脾除湿。

服药5剂，小便增多，瞤动大减，说明气化复常，阳通水减；继服5剂，诸症咸安，改以六君子汤调治逾旬，以防饮邪复聚。

【讨论】

（1）防己茯苓汤证的辨证要点是什么？与防己黄芪汤证有何不同？

防己茯苓汤适用于水气病之皮水阳郁证，以四肢浮肿、肌肉有轻微跳动为辨证要点，其病机为脾失健运、水湿停留、阳气郁滞。防己茯苓汤有通阳化气、表里分消之功效。防己黄芪汤适用水气病风水表虚证，以浮肿、脉浮、身重、汗出恶风为主证，其病机是表虚、卫气不固、感受风邪、水湿滞留肌表。防己黄芪汤具有益气固表、利水除湿之功效。防己茯苓汤证的肿势较防己黄芪汤证要重，故防己茯苓汤为汗利两法的具体运用，其利水力量较防己黄芪汤为强。

（2）越婢加术汤、甘草麻黄汤、防己茯苓汤三方都可以治疗皮水，机理有何不同？

三方均可用治皮水，但其病机、主证、治法却有不同，属同病异治之例。越婢加术汤证属皮水夹有郁热，症见一身面目洪肿、其脉沉、小便不利，属脾失健运、肺失通调、水湿内停、郁而化热，治用越婢加术汤发汗行水、清热除湿。甘草麻黄汤证属皮水表实，症见无汗、身肿、口不渴、咳嗽气喘、小便不利，治用甘草麻黄汤宣肺利水。防己茯苓汤证属皮水阳郁，症以四肢水肿、肌肉轻微跳动为主，为脾气虚弱、水湿停留、阳气被郁所致，可用防己茯苓汤通阳化气、表里分消。总之，越婢加术汤证属表实有热，甘草麻黄汤证属表实无热；防己茯苓汤证属皮水阳郁。

（3）防己茯苓汤现代临床如何运用？

现代常用本方治疗慢性肾炎、类风湿关节炎、肝硬化、心力衰竭等引起的水肿属于阳气不宣、水气泛于肌肤者。浮肿重者加大腹皮、生姜皮、桑白皮、车前子；下肢多肿、身重乏力者加大腹皮、木瓜；脾气虚、水湿运化不利者加赤小豆、玉米须。

【参考医案】龚某，男，3岁半，1979年8月就诊。慢性肾炎2年，某院诊为"肾病综合征"，经长期服用激素治疗后，仍有蛋白尿（+++），颗粒管型0～2个/HP，肝肋下3.5cm，腹膨隆，腹水征（++），便溏，有时完谷不化，颜面浮肿如满月，大腹便便，舌红，苔薄黄，脉细数。辨证：脾虚不能制水。立法：益气健脾利水。处方：防己茯苓汤加味。防己10g，茯苓30g，黄芪20g，白术10g，泽泻10g，白茅根15g，水煎服。上方加减服用二十余剂后，尿蛋白（±～+），浮肿、腹水明显减轻，完谷不化消失。再按上方加党参、淫羊藿，回当地服药四十余剂后，腹水消失，肝脏回缩，每周复查尿蛋白均为（-）。[徐克明,黄文清.应用防己茯苓汤临床经验与体会.江西医药,1981,(4):42]

4.湿热阳郁

【原文】厥而皮水者，蒲灰散主之。方见消渴中。（27）

【释义】本条论述湿热内壅的皮水证治。此处的"厥"有别于阳气虚弱所致的手足逆冷，此厥冷只是手足轻度发凉。治用蒲灰散清热利湿、通利小便、即叶天士所云"通阳不在温，而在利小便"。

（三）正水——麻黄附子汤案

【原文】水之为病，其脉沉小，属少阴；浮者为风，无水虚胀者，为气。水，发其汗即已。脉沉者宜麻黄附子汤；浮者宜杏子汤。（26）

麻黄附子汤方：

麻黄三两　甘草二草　附子一枚（炮）

上三味，以水七升，先煮麻黄，去上沫，内诸药，煮取二升半，温服八分，日三服。

杏子汤方：未见，恐是麻黄杏仁甘草石膏汤。

【释义】本条论述正水与风水的不同治法及水肿与气肿的鉴别。正水病与少阴肾之阳气不足有关，脉见沉小；风水病与感受外邪有关，故脉浮。水气病为水泛肌表，可以用发汗法。但正水的发汗必须兼顾肾阳，治疗当温经助阳发汗；风水病多实证，可以用杏子汤宣肺发汗。杏子汤未见。

【典型病案】覃某，女性，50余岁。3个月前，初起眼睑浮肿，继即全身肿胀，按之凹陷，体重由80余斤增至140余斤（1斤=0.5kg），行动困难，食欲不振，大便软，小便少，素无心悸气促及两脚浮肿史，经化验诊断为"肾脏性水肿"，脉象沉小。初拟五苓散、济生肾气丸之类，连服多剂毫无作用。[湖南省中医药研究所.湖南省老中医医案选·第一辑.长沙:湖南科学技术出版社,1980]

【辨治思路解析】

（1）病证辨析：本案初起眼睑浮肿，继则全身浮肿似风水，但无恶风等表症，故不属风水，该患者虽无腹满而喘症，但脉沉小，当辨为正水之肾阳不足证。

（2）病因病机分析：该患者以肾阳虚为主，初拟五苓散、济生肾气丸之类不效，说明尚有肺气不宣之病机。患者肾阳不足，不能温化水气，水湿停留，上逆于肺，肺失通调，故初起眼睑浮肿，继则全身肿胀、按之凹陷、小便少；脾虚湿困，故饮食减少。病机为肺脾肾三脏功能失调，以肾阳虚为主。

（3）治法与方药分析：病属正水之肾阳虚兼肺气不宣证；治宜温肾助阳、宣肺散水；方用麻黄附子汤原方。

方中麻黄入肺，宣肺解表利水；附子温肾散寒行水；甘草调和诸药，既可解附子之毒，亦可防麻黄发散太过。

连服3剂，汗出至腿以下，顿觉全身舒适，但肿消不着。继用五苓散及济生肾气丸多剂，功效大着，小便清长，日夜十余次。两周后，全身肿胀消失，体重减至八十余斤，痊愈出院。

【讨论】

（1）正水的辨证要点是什么？

正水辨证要点为脉沉小、小便不利、身肿、腹满、咳喘。其病因病机为肾阳虚衰、气化不利、水气内停。

（2）四水的区别是什么？

"风水其脉自浮，外证骨节疼痛，恶风"。风水为风邪袭表、肺失通调所致，其特点是发病急剧，浮肿每从头面开始，迅即遍及全身，且兼有发热、恶风、无汗等表症。"皮水其脉亦浮，外证胕肿，按之没指，不恶风，其腹如鼓"。皮水由脾失健运、肺失通调引起，其特点是发病较缓、不兼风邪、浮肿多先见于下肢，继则泛溢全身。"正水其脉沉迟，外证自喘"。正水因肾阳虚、水湿泛滥，常常腹满与身肿兼见，且水气上逆于肺，故见喘息。"石水其脉自沉，外证腹满不喘"。石水为肾阳虚衰、阴寒水气凝结下焦，常见少腹硬如石状，水聚于下，未干于上，故其人不喘。这种水肿，以腹满痞硬为主。

（3）气胀和水肿病应如何区别？

原文"无水虚胀者，为气"说明气胀的主要特点为腹部虽胀满而实际无水、肢体肿胀、按之不没指，或虽有凹陷，但能随手而起。其症虽与水气病相似，但不可用汗法。水肿，肿而光亮、按之凹陷不起、小便不利。

（4）如何区别越婢汤证与麻黄附子汤证？

越婢汤有发汗行水、兼清郁热之功，适用于风水夹有内热，症见：恶风、一身悉肿、脉浮而渴、续自汗出、无大热（由于汗出热减）。麻黄附子汤有温经发汗之功，适用于肾阳虚之正水，症见：腹满、浮肿、自喘、小便不利、脉沉小。

（5）麻黄附子汤现代临床上如何运用？

现代常用本方治疗急慢性肾炎、肺心病之浮肿咳喘等属于肾阳虚不能化气行水、水寒射肺者。小便不利者加桂枝、茯苓；浮肿甚者加白茅根、浮萍、防己。

【参考医案】甲寅2月4日，陈某，32岁。太阴所至，发为䐜胀者。脾主散津，脾病不能散津，土曰敦阜，斯䐜胀矣。厥阴所至，发为䐜胀者，肝主疏泄，肝病不能疏泄，木穿土位，亦䐜胀矣。此症起于肝经郁勃，从头面肿起，腹固胀大，此系蛊胀。而非水肿。何以知之？满腹青筋暴起如虫纹，并非本身筋骨之筋，故知之。治法以行太阳之阳，泄厥阴之阴为要。医者误用八味丸，反摄少阴之阴，又重加牡蛎涩阴恋阴，使阳不得行而阴凝日甚。六脉沉弦而细，耳无所闻，目无所见，口中血块累累续出，经所谓血脉凝泣者是也。势太危急，不敢骤然用药，兹改用活鲤鱼大者一尾，得6斤，不去鳞甲，不破肚，加葱1斤，姜1斤，水煮熟透，加醋1斤，任服。服鲤鱼汤一昼夜，耳闻如旧，目视如旧，口中血块全无，神奇清爽，但肿胀未除。2月5日，经谓病始于下而盛于上者，先治其下，后治其上；病始于上而盛于下者，先治其上，后治其下。此症始于上肿，当发其汗，与《金匮》麻黄附子甘草汤。麻黄（去节）60g，熟附子48g，炙甘草36g。煮成五饭碗，先服半碗，得汗止后服，不汗再服，以得汗为度。此为甫立，未书分量，陈颂笴先生一见，云："断然无效。"予问曰："何以不效？"陈先生云："吾曾用来。"予曰："此方在先生用诚然不效，予用或可效耳。"王先生名谟，忘其字，云："吾甚不解，同一方也，药只三味，并无增减，何以为吴用则效，陈用则否，岂无知之草木，独听吾兄使令哉？"余曰："盖有故也。陈先生之性情忠厚，其胆最小，伊恐麻黄发阳，必用2.4g，附子护阳，用至3g，以监麻黄。又恐麻黄、附子皆慓悍药也，甘草平缓，遂用3.6g，又监制麻黄、附子。服1剂无汗，改用八味丸矣。八味阴柔药多，乃敢大用，如何能效？"陈荫山先生入内室，取28日陈颂笴所用原方，分量一毫不差。在坐者六七人皆哗然，笑曰："何吴先生之神也？"余曰："余常与颂笴先生一同医病，故知之深矣。"于是麻黄去净节用60g，附子大者一枚，得48g，少麻黄12g，让麻黄出头，甘草36g，又少附子12g，让麻黄、附子出头，甘草但坐镇中州而已……余曰："人之所以畏麻黄如虎者，为其能大汗亡阳也。未有汗不出而阳亡于内者。汤虽多，但服一杯或半杯，得汗即止，不汗再服，不可使汗淋漓，何谓其亡阳哉？但此症闭锢已久，阴霾太重，虽尽剂未必有汗，余明日再来发汗。"病家始敢买药，而仙芝堂药铺竟不卖，谓"钱"字想是先生误写"两"字。主人亲自去买，方得药，服尽剂，竟无汗。2月6日，众人见汗不出，全谓汗不出者死，此症不可为矣。予曰："不然，若竟系死证。鲤鱼汤不见效矣。"余化裁仲景先师桂枝汤用粥发胃家汗法，竟用原方分量1剂，在备用1剂，又用活鲤鱼1尾，得4斤，煮如前法。服麻黄汤1饭碗，即接服鲤鱼汤1碗，汗至眉上；又一次，汗至上眼皮；又一次，汗至下眼皮；又一次，汗至鼻，又一次，汗至上唇。大约每次汗出寸许。2剂俱服完，鲤鱼汤1锅，合一昼夜亦服尽。汗至伏兔而已，未过膝也。脐以上肿俱消，腹仍大。经谓：汗出不足者死，此症未全活。虽腰以上肿消，而腹仍大，腰以下其肿如故。因用腰以下肿当利小便例，与五苓散，服至21日，共15天，不效，病亦不增不减。陈荫山云："先生前用麻黄，其效如神，兹小便涓滴不下，奈何？祈转方。"余曰："病之所以不效者，药不精良耳。今日先生去求好肉桂，若仍系前所用之桂，明日予不能立方，方固无可转也。"2月22日，陈荫山购得新鲜紫油安边青花桂一枝，重24g，乞余视之。予曰："得此桂，必有小便，但恐脱耳。"膀胱为洲都之官，气化则能出焉，气虚亦不能化。于是用五苓散60g，加桂20g、顶高辽参9g。服之尽剂，病者所睡系棕床，予嘱其备大盆二三枚，置之床下，溺完被湿不可动，俟明日予亲视挪床。其溺自子正始通，至卯正方完，共得溺3大盆有半。予辰正至其家，视其周身如空布袋，又如腐皮，于是用调理脾胃，百日痊愈。[吴瑭.吴鞠通医案.北京:人民卫生出版社,1985]

（四）黄汗

1. 卫郁营热，表虚湿遏——黄芪芍药桂枝苦酒汤案

【原文】问曰：黄汗之为病，身体肿—作重，发热汗出而渴，状如风水，汗沾衣，色正黄如柏汁，脉自沉，何从得之？师曰：以汗出入水中浴，水从汗孔入得之，宜芪芍桂酒汤主之。（28）

黄芪芍药桂枝苦酒汤方：

黄芪五两　芍药三两　桂枝三两

上三味，以苦酒一升，水七升，相和，煮取三升，温服一升，当心烦，服至六七日乃解。若心烦不止者，以苦酒阻故也。一方用美酒醯代苦酒。

【释义】本条论述黄汗的病机和证治。黄汗的主症为汗出沾衣色黄如柏汁，伴随症状有身体肿重、发热口渴等。黄汗病机是汗出腠理开泄，水湿之邪从汗孔侵入体内，卫郁营热，湿热交蒸而成黄汗。治以芪芍桂酒汤调和营卫、固表祛湿，兼泄营热。方中桂枝、芍药调和营卫，苦酒泄营中之热，黄芪固表祛湿。

【典型病案】李某，女，30岁。因长期低热来门诊治疗，屡经西医检查未见任何器质性病变，经服中药未效。症见口渴、出黄汗、恶风、虚极无力、下肢肿重、舌苔薄白、脉沉细。查黄疸指数正常，身体皮肤无黄染。[胡希恕.黄汗刍议.北京中医药,1983,(4):7]

【辨治思路解析】

（1）病证辨析：该患者以出黄汗为临床特征，当诊为黄汗病，并见长期低热、口渴、恶风、下肢肿重、脉沉细等症，与本篇第18条所述相符，当辨为卫郁营热、表虚湿遏证。此患者仅汗出色黄，而皮肤、巩膜无黄染，且黄疸指数正常，故非黄疸病。历节病亦见黄汗，但局限关节周围而非全身黄汗，且以关节肿胀变形疼痛为特征，二者迥异。

（2）病因病机分析：黄汗的形成是由于水湿滞于肌腠、营卫郁滞、湿热交蒸而成。因湿性缠绵，故缠绵难愈、病程较长；湿性趋下，湿盛则肿故下肢肿重；水湿流滞于肌表阻遏营卫运行，营卫不调，故发热恶风；湿邪久停，伤及人体阳气，故患者出现虚极无力；湿郁化热，热盛伤津，故口渴；脉沉为病在里，细脉为湿盛津伤之象。其病机为黄汗日久表虚、湿热互结、营有郁热。

（3）治法与方药分析：病属黄汗之卫郁营热、表虚湿遏证；治宜调和营卫、固表祛湿，兼泄营热；方用芪芍桂酒汤。

生黄芪15g，芍药10g，桂枝10g，米醋30g。6剂，水煎服。

方用黄芪扶表实卫，桂枝、芍药调和营卫，黄芪配桂枝振奋卫阳而行水湿；苦酒即米醋，用以泄营中郁热，又可敛汗救液。

上药服6剂，诸症尽去，说明湿去热泄、营卫调和。药切病机，效果极佳。

【讨论】

（1）芪芍桂酒汤证的辨证要点是什么？

芪芍桂酒汤证的辨证要点为身体肿、发热汗出而渴、状如风水、汗沾衣、色正黄如柏汁、脉沉。其病因病机为汗出入水中浴、水从汗孔入、表卫不固、水湿滞于肌腠、营卫郁滞、湿热交蒸。

（2）黄汗病与风水证如何鉴别？

黄汗与风水同属水气病，均有水肿一症。黄汗可有"身体肿，发热汗出而渴"的症状，此与风水"恶风，一身悉肿，脉浮而渴，续自汗出，无大热"等症相近，因此黄汗有"状如风水"之称。风水、黄汗的区别：①从脉象而言，黄汗脉沉，风水脉浮。②在症状表现上，黄汗一般不恶风，而风水恶风；黄汗汗出色黄，风水汗出不黄。③从病因、治疗方面来看，黄汗病当责之水湿，因此治疗以祛除水湿为主；风水则因风致水，故治疗以解表散水为主。

（3）芪芍桂酒汤现代临床上如何运用？

芪芍桂酒汤可用于急性黄疸型肝炎见黄汗者。汗出者，加浮小麦、龙骨、牡蛎固表敛汗；气虚甚者，加党参、黄精益气固摄；肿甚者，加车前子、茯苓通利小便；小便不利，汗出色黄者，加金钱草、虎杖利尿除湿；烦热者加栀子、黄柏清热除烦。

2. 气虚湿盛阳郁——桂枝加黄芪汤案

【原文】黄汗之病，两胫自冷；假令发热，此属历节。食已汗出，又身常暮盗汗出者，此劳气也。若汗出已反发热者，久久其身必甲错；发热不止者，必生恶疮。

若身重，汗出已辄轻者，久久必身瞤，瞤即胸中痛，又从腰以上必汗出，下无汗，腰髋弛痛，如有物在皮中状，剧者不能食，身疼重，烦躁，小便不利，此为黄汗，桂枝加黄芪汤主之。（29）

桂枝加黄芪汤方：

桂枝三两　芍药三两　甘草二两　生姜三两　大枣十二枚　黄芪二两

上六味，以水八升，煮取三升，温服一升，须臾饮热稀粥一升余，以助药力，温服取微汗；若不汗，更服。

【释义】本条论述黄汗病与历节、劳气的鉴别及黄汗病的不同临床见证。黄汗病为湿热壅滞肌表，阳气被郁，临床身体虽发热而两下肢反冷；历节病为湿热流注于关节局部，关节部位常红肿发热。黄汗病与劳气均有汗出，劳气汗出为食后容易汗出，常出现夜卧盗汗；黄汗之汗出与发热有关，汗出热不减，原因在于营卫郁滞。黄汗病日久营血受损，肌肤失养而见甲错；或者湿热蕴结成毒而生成恶疮。

黄汗的临床表现多样。黄汗为湿郁肌肤，湿盛则身重，汗出后湿随汗泄则身重减轻。但日久阳气随汗而泄，阳气不足，筋脉失养则可出现肌肉跳动；胸为人体之阳位，阳气不足，气机不利则胸痛。阳气虚弱固摄无力则腰以上汗出；下焦湿盛则下无汗，腰髋弛痛，如有物在皮中。黄汗病情重者则可影响脏腑的功能，出现不能饮食、身体疼重、烦躁、小便不利等临床表现。治用桂枝加黄芪汤调和营卫、益气除湿。

【典型病案】韩某，女，41岁。以"肝硬化"来门诊求治。其爱人是西医医师，检查详尽，诊断肝硬化已确信无疑。患者面色黧黑，胸胁窜痛，肝脾肿大，腰胯痛重，行动困难，必有人扶持，苔白腻，脉沉细。黄疸指数、胆红素皆无异常，皮肤、巩膜无黄染。曾经多年服中西药不效，特来京求治。初因未注意黄汗，数于疏肝和血药不效。后见其衣领黄染。细问乃知其患病以来即不断汗出恶风，内衣每日更换，每日黄染。　[胡希恕.黄汗刍议.北京中医药,1983,(4):7]

【辨治思路解析】

（1）病证辨析：该患者以汗出色黄染衣为主症，虽见面色黧黑、胸胁窜痛、肝脾肿大等肝硬化的临床表现，但无目黄，且黄疸指数、胆红质皆无异常，故排除黄疸病，诊断为黄汗病无疑。且兼见汗出恶风、胯痛重、行动困难、舌苔白腻、脉沉细等症，当辨为气虚湿盛阳郁证。

（2）病因病机分析：该患者病久，气滞血瘀、瘀血停着、痹着胁络，故胸胁窜痛；瘀结停滞，积久不散，故肝脾肿大；病久入肾，肾色外现，故面色黧黑；气虚不固，故见汗出恶风；湿邪壅遏肌表，故汗出色黄；湿邪重浊趋下，痹阻不通，故腰胯痛重；苔白腻为湿邪内阻之征。其病机为表里同病，在外则营卫失调，气虚不固，水湿郁滞，阳气不宣；在内则气滞血瘀。

（3）治法与方药分析：病属表里同病证；治宜先表后里，先治黄汗病，后治肝病，以调和营卫、益气宣阳祛湿、止汗退黄为法；方用桂枝加黄芪汤。

桂枝 10g，白芍 10g，炙甘草 6g，生姜 10g，大枣 4 枚，生黄芪 10g。3 剂，水煎服。

方以桂枝汤调和营卫，加黄芪益气固表，使营卫协和，正气固于皮表，汗止湿消，黄汗自除。

嘱其温服之，并饮热稀粥，盖被取微汗。

上药服 3 剂，汗出身痛减，说明湿随汗泄，符合黄汗"若身重，汗出已辄轻"之特征。

服 6 剂汗止，能自己行走，继以转治肝病乃逐渐恢复健康，返回原籍。两年后特来告知仍如常人。

【讨论】

（1）桂枝加黄芪汤证的辨证要点是什么？与芪芍桂酒汤如何区别使用？

桂枝加黄芪汤证以汗少而不透、色黄、身疼痛、腰以上汗出、下无汗、腰髋弛痛为辨证要点，属气虚湿盛阳郁，治以调和营卫、通阳散湿。芪芍桂酒汤证见汗出色黄如柏汁沾衣、身肿、发热汗出而渴、脉沉，属营卫郁滞、湿热遏阻，治以调和营卫、宣散利湿，兼清郁热。

（2）黄汗病与黄疸病如何区别？

黄汗病以汗沾衣、色正黄如柏汁即汗出色黄而皮肤、目睛不黄为特征。黄疸病是以身黄、目黄、小便黄为主症，又以目睛黄染作为辨证要点。黄汗病目睛不黄、皮肤不黄，与黄疸病迥然不同。

（3）现代临床上如何加减运用桂枝加黄芪汤？

凡放射治疗、化学疗法及原因不明的白细胞减少症，或黄疸见表虚汗出者，可用本方加减治疗。如外感表虚者加白术、防风；如伴有自主神经功能失调，心烦重者，合甘麦大枣汤或百合知母汤。

【参考医案】 马某，女，36 岁，1978 年 6 月 26 日就诊。自述 1977 年 4 月生产后第 4 天作输卵管结扎手术，阴道出血，几经调治，月余方止。但周身发肿、发胀、动则出汗，出汗时汗孔部如针刺样疼痛，汗后疼痛缓解。始则诸症较轻，以后逐渐加重，虽经多方治疗，疗效不显。患者体胖，如浮肿状，但肌肤按之无凹陷，皮色淡黄发亮，汗液黏腻，有多处汗毛部位可见微微下陷的小凹窝，以肩、背、胸、腹、上肢为明显；发热、微恶风寒、微喘、时而心烦、恶心、身觉沉重、乏力，诸症皆多在午后增重；口不干渴、饮食一般、大便如常、小便微黄、舌质淡嫩稍胖、苔薄白、脉浮虚且滑。证属产后失血、气血两虚、腠理不密，复又外感风邪，致使营卫失和；卫郁而不能行水，汗湿留滞于肌肤；湿性黏滞，气滞血瘀。诸症由斯而生。出汗乃湿浊有外泄之机，因湿外泄不畅，故出汗时汗孔如针刺样疼痛，汗出则积湿稍去，气血通畅，汗孔疼痛亦随之暂时缓解。拟解肌驱风、疏表散湿、调和营卫，参考《金匮要略》治黄汗之法。拟方：嫩桂枝 9g，杭白芍 9g，荆芥穗 6g，生黄芪 12g，炙甘草 6g，生姜 4g，大枣 3 枚，3 剂，水煎服。1978 年 6 月 30 日二诊：药后汗孔疼痛明显减轻，身已不觉发胀，精神较前为佳，但午后仍有发热，汗后恶风寒犹存，舌淡胖、苔薄白，脉虚滑。仍守前方 3 剂。1978 年 7 月 5 日三诊：出汗时汗孔已不刺痛，发热、恶风寒均已消失，汗毛处凹陷平复，身已不觉得沉重，不肿胀。但仍出汗较多，面黄少华，舌淡胖、苔薄，脉虚细。患者产后失血，气血俱伤，加之患病日久，正气折损，一时尚难全复。当以益气固表论治。处以人参 6g（另煎），生黄芪 10g，炒白术 10g，防风 6g，3 剂，以善其后。随访 4 年未复发。［王隽田.汗孔痛一例治验.河南中医，1985，(2):22］

（五）气分

1. 阳虚阴凝——桂枝去芍药加麻辛附子汤案

【原文】气分，心下坚，大如盘，边如旋杯，水饮所作，桂枝去芍药加麻辛附子汤主之。（31）
桂枝去芍药加麻黄细辛附子汤方：
桂枝三两　生姜三两　甘草二两　大枣十二枚　麻黄二两　细辛二两　附子一枚（炮）
上七味，以水七升，煮麻黄，去上沫，内诸药，煮取二升，分温三服，当汗出，如虫行皮中，即愈。

【释义】本条论述气分病阳虚阴凝的证治。阳气虚衰、阴寒凝聚、水气积留于心下的气分病则用桂枝去芍药加麻辛附子汤温阳散寒、通利气机、宣散水气。方中桂枝汤去芍药之阴柔以振奋阳气，加麻黄附子细辛汤温经散寒、通彻表里之阳气。

【典型病案】患者，女，61 岁，凤患肺源性心脏病。3 个月前，因咳喘，心悸，腹水而住院治疗月余，诸羔均已平复。近因受寒、劳累，诸羔复作，咳喘较剧，夜难平卧，心下坚满，按之如盘如杯，腹大如鼓，下肢浮肿，小便不多，面色灰滞。舌质青紫、苔薄，脉沉细。［朱良春.对《金匮》两个方证之我见.江苏中医药.1982，(5):35］

【辨治思路解析】

（1）病证辨析：此患者素有喘悸，现又心下坚满、按之如盘如杯，并见因寒或劳累而作，脉沉细等阳虚阴凝证，与本篇第 31 条所述相符，当辨为阳虚阴凝之气分病。本案患者腹大如鼓需与石水相鉴别，石水少腹硬如石状，其人不喘；本案腹大如鼓，且咳喘较剧，二者有别。

（2）病因病机分析：本案患者凤患肺源性心脏病，其咳喘、心悸乃水饮上凌心肺之征；心下坚满为水饮凝聚于胃脘之象。心阳不足、肺之宣发肃降功能减弱，使停聚的水液无以下输膀胱、排出体外，故小便不多、下肢浮肿；心阳根于肾阳，心阳衰弱，日久累及肾阳，肾阳不足，气机不畅，水血互阻，故腹大如鼓、舌青紫、脉沉细。其病机为心阳不振、大气不运、水邪停聚不化。

（3）治法与方药分析：病属气分之阳虚阴凝证；治宜温阳散寒、通利气机、宣行水饮；方用桂枝去芍药加麻黄附子细辛汤原方治疗。

方中桂枝、甘草辛甘化阳、温补心阳；麻黄宣散水饮；附子温扶心肾之阳；细辛温阳化气；生姜、大枣调和营卫。全方共奏温阳散寒、通利气机、宣散水饮之效。去芍药原因有二：一是芍药性微寒非本证所宜，去之则甘温之力增，再加麻黄附子细辛汤则温经散寒之效更强；二是芍药味酸而敛，不利于阳气之振奋、水饮之宣散。

原方连进 5 剂，咳喘遂平，心下坚满已软，腹水稍退，但下肢依然浮肿，提示阳气振奋、大气已运、寒饮渐去。继予原方加黄芪、防己、椒目以益气利水。连进 8 剂，腹水退净，下肢浮肿亦消十之七八，再以温阳益气，调补心肾之剂以善其后。

【讨论】

（1）什么是气分病？其辨证要点是什么？

所谓气分病，是指水寒之气乘阳气之虚而病在气分。其辨证要点为心下坚、大如盘、边如旋杯、手足逆冷、腹满肠鸣、骨节疼痛、恶寒身冷。其病机为阳虚阴凝、水寒凝结于心下。

（2）桂枝去芍药加麻辛附子汤现代临床如何运用？

桂枝去芍药加麻辛附子汤常用于感冒、慢性气管炎、风湿性关节炎、乳腺癌、子宫癌、肝硬化、腹水、肝肾综合征、风湿性水肿、肾源性、充血性水肿和心源性水肿等属于阳虚阴凝者。脾虚呕恶者加半夏、陈皮；手足不温者重用附子；兼气滞者加香附、木香；食少纳差者加神曲、麦芽、鸡内金。

【参考医案】朱某，女，42 岁，1980 年 10 月 17 日就诊。主诉：反复水肿 20 余年，加重 2 个月。主症：全身水肿，面胀，目下窠肿如卧蚕状，胸胁胀满，心下痛，腰痛下坠，下肢按之凹陷不起，四肢欠温，周身关节及肌肉疼痛，恶寒怕冷，尿少便溏，舌体胖大，质淡，脉沉弦而紧。检查：体温 36.8℃，呼吸 16 次 / 分，血压 134 / 70mmHg，体重 62kg，24 小时尿量 850ml，心肺正常，血、尿、粪常规检查正常，血沉 25mm/h。超声波检查：双侧肾下垂。诊断：阴水（肾下垂），证属阳虚水泛，乃少阴阳虚兼太阳营卫不和所致。治则：温阳散寒利水。方药：桂枝去芍药加麻辛附子汤。桂枝 9g，生姜 3 片，大枣 6 枚，炙甘草 6g，麻黄 6g，附子 9g，细辛 6g，知母 9g。药后 9 小时全身微汗，恶寒怕冷解，四肢略温，尿量增加，24 小时尿量为 2180ml。继以上方与补中益气汤合方化裁，凡进 25 剂，水肿消尽，诸症消失，体重 57kg，超声波检查，双肾形态位置正常，告愈出院，随访至今未发。[张致祥.运用仲景方治疗水肿的实践.陕西中医,1983,4(6):17]

2. 脾虚气滞——枳术汤案

【原文】心下坚，大如盘，边如旋盘，水饮所作，枳术汤主之。（32）

枳术汤方：

枳实七枚　白术二两

上二味，以水五升，煮取三升，分温三服，腹中软，即当散也。

【释义】本条论述气分病脾虚气滞的证治。桂枝去芍药加麻辛附子汤证的边如旋杯，提示痞结较厚，症状较重；此条所论述的气分证是由于脾虚气滞所致，痞结较薄，症状较轻，治疗用枳术汤。

【典型病案】唐某，男，47 岁，1972 年 11 月 4 日就诊。脘腹胀滞，食后为甚，自觉按之有坚实感，大便欠调，或难下或溏泄。苔厚，脉涩。[何任.金匮要略新解.杭州:浙江科学技术出版社,1981]

【辨治思路解析】

（1）病证辨析：患者自觉胃脘有坚实感，与本篇第 32 条所述的"心下坚"相似，且又有脘腹胀滞、食后为甚、大便失调、或难下或溏泄、苔厚诸症，当辨为气分之脾虚气滞饮停证，气滞大于饮停。此与本篇第 31 条以水饮偏盛之阳虚阴凝证有别。

（2）病因病机分析：患者脾胃虚弱，健运失权，故脘腹胀满，食后为甚，大便不调；气滞饮阻故心窝下按之有坚实感；苔厚是湿盛之征；脉涩是气滞之象。其病机为脾虚气滞、水饮痞结于心下。

（3）治法与方药分析：病属气分之脾虚气滞饮阻证；治宜行气消痞、健脾化饮；方用枳术汤加减。

枳实 12g，土炒白术 9g，补中益气丸 15g（包煎）。10 剂，水煎服。

方中枳实下气散结消痞，白术健脾燥湿利水，二药配伍，痞结之水饮即可消散；补中益气丸益气升阳而助药效。

服药 3 剂后，脘腹胀滞减轻，大便日下已成形。说明脾健气行、痞饮渐消。

【讨论】

（1）枳术汤证的辨证要点是什么？

枳术汤证的辨证要点为心下坚、大如盘、边如旋盘、脘腹部痞满而胀。其病因病机为脾虚气滞、水饮痞结于心下。

（2）气分病与血分病的区别是什么？

气分病以心下坚为主症。《金匮要略》认为月经先停而后病水者为血分，并提出"血不利则为水"的观点，对于气分病提出"大气一转，其气乃散"的治疗法则。楼英指出气分病与血分病的区别为"气分谓气不通利而胀，血分谓血不通利而胀，非胀病之外，又别有气分、血分之病也。盖气血不通利，则水亦不通利而尿少，尿少则腹中水渐积而为胀。但气分心下坚大而病发于上，血分血结胞门而病发于下；气分先病水胀，后经断；血分先经断，后病水胀也"。

（3）桂枝去芍药加麻辛附子汤和枳术汤如何区别运用？

桂枝去芍药加麻辛附子汤主治由于阳虚阴凝、水饮不消而积留于心下的气分病。症见心下坚、大如盘、边如旋杯，以及兼有手足逆冷、腹满肠鸣、恶寒身冷、骨节疼痛、或痹不仁等。故以桂枝去芍药加麻辛附子汤温阳散寒、行气利水。枳术汤则主治因脾虚气滞、失于转输、水饮结于心下的气分病。临床可见心下坚、大如盘、边如旋盘、脘腹痞满而胀等症。病在中焦，故用枳术汤行气散结，健脾化饮。

（4）枳术汤现代临床如何运用？

枳术汤现代临床多用于治疗胃下垂、胃肠道功能紊乱、慢性胃炎等消化不良病，以及胆石症、子宫脱垂、胃石、柿石、黑枣石等属于脾虚气滞者。本方证如偏寒者，加高良姜、香附；呕吐酸水者，加吴茱萸、黄连；呕吐痰涎者，加陈皮、半夏；肠鸣切痛者，加生姜、半夏、大腹皮、香附等；痞闷者，加陈皮；气滞者，加木香；气虚者，加党参；纳呆食少，加鸡内金、砂仁；小儿大便酸腐者，加槟榔、山楂、神曲、麦芽、莱菔子等。

【参考医案】何某，男，68岁，1983年1月12日就诊。3个月前因口渴吃鲜柿子5枚，至夜胃痛大作。服用西药及肌内注射止痛针，服中药攻下，疗效不佳，疑为胃癌，前往县医院作胃镜及切片检查，诊为胃柿石病，建议手术，家属虑其年高而不允。症见心下痞硬，按之则痛，可触及一鸡蛋大包块，固定不移，饮食不思，身体羸瘦，面色暗晦，倦怠无力，频吐清水，大便不畅，脉沉涩，舌紫苔腻、尖有瘀斑。证属积聚。思前医已用承气攻下，邪未去而正已伤，宜用枳术汤加味行气消痞，化积止痛、调养脾胃。处方：枳实20g，白术15g，鸡内金（冲）10g，延胡索12g，莪术10g，连服3剂。二诊：胃胀痛减轻，饮食增加，药之收效，守上方再进5剂。三诊：胃转隐痛，仍感满闷不适，手触包块较前变软，病有转机，宜扶正祛邪、标本兼顾，改汤为丸。处方：枳实75g，土炒白术、鸡内金、黑木耳各150g，蜂蜜450g，前四味研细，炼蜜为丸，每丸10g，每日3次，每次1丸，开水送服。上方服用过程中，大便先后排出指头大黑色坚硬之物十余块，胃胀、胃痛随之消失，饮食恢复，身体好转。经胃镜复查，柿石消失，胃肠功能正常。[王吉善.枳术汤临床新用.陕西中医,1989,(3):123]

五、治验与预后

（一）治验举例

【原文】问曰：病者苦水，面目身体四肢皆肿，小便不利，脉之，不言水，反言胸中痛，气上冲咽，状如炙肉，当微咳喘，审如师言，其脉何类？

师曰：寸口脉沉而紧，沉为水，紧为寒，沉紧相搏，结在关元，始时当微，年盛不觉，阳衰之后，荣卫相干，阳损阴盛，结寒微动，肾气上冲，喉咽塞噎，胁下急痛。医以为留饮而大下之，气击不去，其病不除。后重吐之，胃家虚烦，咽燥欲饮水，小便不利，水谷不化，面目手足浮肿。又与葶苈丸下水，当时如小差，食饮过度，肿复如前，胸胁苦痛，象若奔豚，其水扬溢，则浮咳喘逆。当先攻击冲气，令止，乃治咳；咳止，其喘自差。先治新病，病当在后。（21）

【释义】本条以问答的形式论述水气病的形成原因、水气与冲气并发的先后治法。以脉象论述水气病的形成与年轻时水寒结聚于下焦有关。年轻体壮，阳气充盛，病邪尚轻，故未发病。年岁渐长，阳气衰微，阴寒内盛，潜伏于下焦的水气挟肾气上冲，出现咽喉塞噎、胁下急痛等症。若以胁下急痛误诊为留饮病而用下法进行治疗，导致正气受损，其病不除。若以咽喉塞噎误诊为上焦病，而用吐法治疗，则可致胃阴耗伤而出现咽喉干燥、渴欲饮水。若再次误用下法则损伤阳气，膀胱气化失常则可出现小便不利；脾胃阳虚则水谷不化。水气溢于肌表则面目手足浮肿。如果医师见浮肿误用葶苈丸逐水治其标，病情能短暂缓解，但不治本，人体阳气未能恢复。饮食稍有不慎，则浮肿复。胸胁疼痛，好像奔豚病一样，此时病之根本在于水气上逆，患者还可出现咳喘等症。此时的治则应先平冲降逆，后治咳喘，最后治水气病。

（二）预后

【原文】脉得诸沉，当责有水，身体肿重。水病脉出者，死。（10）

【释义】本条论述水气病的脉症及其预后。水气病脉多沉，因脉道被压之故。身体肿重为水气病的症状。水气病当见沉脉，若脉象现浮取大而重按无，当为阳气涣散之危象。

【附方】《外台》防己黄芪汤：治风水，脉浮为在表，其人或头汗出，表无他病，病者但下重，从腰以上为和，腰以下当肿及阴，难以屈伸。方见风湿中。

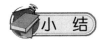

小　结

水气病以面目、肢体浮肿为主症。

水气病的形成，内因于肺脾肾三焦膀胱功能失调；外因于外感风热、风寒之邪。二者互相影响，互为因果。

水气病的分类：依据水停部位及主症分为风水、皮水、正水、石水、黄汗；依据水气病形成与五脏的关系分为心水、肝水、脾水、肺水、肾水；依据水气病的病情演变及气、血、水相互关系分为气分、血分、水分。此种分类方法，对明晰水气病复杂病变机理，准确辨病辨证有十分重要的临床指导价值。

水气病的治则，应本"腰以上肿，当发汗"、"腰以下肿，当利小便"和"可下之"三大治疗原则，但临床应灵活掌握，不可偏执，如津伤者忌汗。《金匮要略》对水气病的治疗特色主要体现在标本兼顾、表里同治、水气并治、固护阴津、忌见肿则治肿。

根据水气病病因病机和病变部位可按以下五种类型进行辨证论治。①风水因风邪袭表、肺失宣降、水停泛溢而致，其证属风水表虚者，宜用防己黄芪汤益气固表，利水除湿；证属风水夹热者，可用越婢汤发越水气，清透郁热；对于风邪袭表，肺失宣降者，又宜选杏子汤疏风散水，宣肺祛湿。②皮水因肺失宣降，脾失运化，水停外溢而成，皮水夹热者，治用越婢加术汤宣肺健脾，散水清热；皮水表实者，宜用甘草麻黄汤宣肺发汗；皮水阳郁者，宜用防己茯苓汤通阳化气，分消水湿；对皮水湿热阳郁者，宜用蒲灰散清热利湿，化瘀利水。③正水因肾阳不足，气化不利，水停外溢而成，治宜麻黄附子汤温阳发汗，散水平喘。④石水系因肾阳衰微，寒水凝聚所致，本篇未出具体治疗方药，但可用温肾散寒，化气利水法治疗。⑤黄汗因水湿郁表，阳郁化热，湿热交蒸而成，其证属于营卫郁滞，表虚湿遏者，治用芪芍桂酒汤调和营卫，通阳散湿；属气虚湿热阳郁者，治用桂枝加黄芪汤解肌祛湿，调和营卫。气分病属阳虚阴凝者，治用桂枝去芍药加麻黄细辛附子汤温阳散寒、宣散水饮；属脾虚气滞者，宜用枳术汤行气散结，补脾行水。

黄疸病脉证并治第十五

本篇所论黄疸病，以目黄、身黄、小便黄为主要临床表现，涉及内容较为广泛。篇中将黄疸从病因角度分为谷疸、酒疸、女劳疸三类，在病机上强调了湿热发黄、寒湿发黄、火劫发黄、燥结发黄、女劳发黄及虚黄，但证治的内容以湿热黄疸为主。黄疸病经久不愈，又有黑疸之转归。由于病因病机复杂，故黄疸的治疗方法也丰富多样，如解表发汗、清利湿热、攻下瘀热、和解少阳、润下逐瘀、调补脾胃法等在篇中皆有体现。

本篇精选酒疸、谷疸、女劳疸、急黄、虚黄、郁冒战汗、盗汗、痹证、胁痛等病证医案 14 则。

一、病因病机、分类与辨证

（一）湿热发黄

【原文】寸口脉浮而缓，浮则为风，缓则为痹。痹非中风，四肢苦烦，脾色必黄，瘀热以行。（1）

【释义】本条论述湿热黄疸发病机理。寸口脉浮而缓，浮则为风，"风"可作"热"解，缓为湿之象，"痹"有闭之意，此处指湿热蕴结于脾，并非风寒湿杂至之痹证。仲景恐人误解浮缓脉为外感中风，故插入"痹非中风"一句以示区别。

脾主四肢、肌肉，湿热困脾，四肢必感重滞不舒；若脾脏蕴结的湿热溢入血分，行于周身，必然发生黄疸。

【原文】师曰：病黄疸，发热烦喘，胸满口燥者，以病发时，火劫其汗，两热所得。然黄家所得，从湿得之。一身尽发热而黄，肚热，热在里，当下之。（8）

【释义】本条论述火劫发黄治法及湿邪在黄疸病发病中的作用。黄疸病初期发热，是湿热蕴蒸的里热之证，治当清解。若误用火劫，强迫出汗，非但在里之热不得外解，且火邪互相搏结，则热更增，症见发热烦喘、胸满口燥；若见一身尽发热而黄、肚热等为里热炽盛之征，故当用攻下法通腑泄热。

"然黄家所得，从湿得之"是插笔，强调湿从火化是湿热发黄的重要原因，在泄热时勿忘除湿。

（二）寒湿发黄

【原文】阳明病，脉迟者，食难用饱，饱则发烦头眩，小便必难，此欲作谷疸。虽下之，腹满如故，所以然者，脉迟故也。（3）

【释义】本条论述谷疸寒化病机。阳明病腹满证属阳明实热者，下之必满除病解。今腹满下之如故，脉迟者，为太阴（脾）寒湿证。脾为寒湿所困，不能消谷，故食难用饱；饱食后则气滞不化，发生烦闷症状；湿浊上冲，阻遏清阳，故见头眩；湿浊下流膀胱，则下焦气化不利而小便难。"此欲作谷疸"，乃将作未作之势。"所以然者，脉迟故也"，说明下后腹满如故的原因，从脉迟可知病属太阴寒湿。对于脾虚寒湿的腹满，治当温运而不应攻下，若误用攻下，则更伤脾阳，腹满不愈。

（三）分类与主症

【原文】趺阳脉紧而数，数则为热，热则消谷，紧则为寒，食即为满。尺脉浮为伤肾，趺阳脉紧为伤脾。风寒相搏，食谷即眩，谷气不消，胃中苦浊，浊气下流，小便不通，阴被其寒，热流膀胱，身体尽黄，名曰谷疸。

额上黑，微汗出，手足中热，薄暮即发，膀胱急，小便自利，名曰女劳疸；腹如水状不治。

心中懊憹而热，不能食，时欲吐，名曰酒疸。（2）

夫病酒黄疸，必小便不利，其候心中热，足下热，是其证也。（4）

【释义】上两条原文进一步指出黄疸的病机、分类及主症。趺阳脉候脾胃，脉数，主胃有热，胃热则消谷；脉紧，主脾有寒，脾寒则运化不利，故食后腹满，且易生湿。胃热脾湿互相郁结，则发为谷疸。

"尺脉浮为伤肾，趺阳脉紧为伤脾"，此句为插笔，指出谷疸和女劳疸的脉象差别。尺脉候肾，女劳疸为肾虚有热，故尺脉浮；趺阳脉候脾胃，谷疸为湿阻于脾，故趺阳脉紧。

"风寒相搏"至"名曰谷疸"具体描述谷疸的表现和病机。"风寒相搏"犹言湿热相搏，"风寒"泛指病邪，为产生脾胃湿热之源。脾胃有湿热，进食后湿热得谷气之助，上冲则头眩；湿热中阻，脾胃运化不利则谷气不消，胃中不舒；湿热下流，膀胱气化不利，则小便不通。"阴被其寒，热流膀胱"中"阴"指太阴脾。脾寒生湿，夹胃热而流于膀胱，因而小便不利。小便不利则湿热无从排泄，于是郁蒸成全身发黄的黄疸。因发病因素与饮食有关，故称为谷疸。

女劳疸主症为面额部发黑，并见微微汗出、手足心发热，常在傍晚时发作，此皆肾虚有热所致；膀胱有急迫感，但小便自利，说明非膀胱湿热，乃肾虚所致。造成肾虚多因房事过度，肾阴受损，故称女劳疸。后期如出现腹如水状，为脾肾两败，预后差，故称不治。

酒疸由嗜酒伤中、湿热内蕴所致。湿热郁结，熏蒸扰心则心中郁闷、烦热不安；湿热中阻，则不能食、胃失和降，故时欲吐；湿热下注则足下热，小便不利乃湿蕴于内之象。

（四）辨湿热与寒湿发黄

【原文】脉沉，渴欲饮水，小便不利者，皆发黄。（9）

【释义】本条论述湿热发黄的脉症。脉沉主病在里，亦为湿热郁滞的反映。热郁于里，故渴欲饮水；饮水而小便不利，湿无由排泄，因而发生黄疸，其色多鲜明。

【原文】腹满，舌痿黄，燥不得睡，属黄家。舌痿疑作身痿。（10）

【释义】本条论述寒湿发黄的证候。腹满为太阴（脾）寒湿的症状，由脾虚运化不利导致，按之柔软，与实热拒按者不同。燥不得睡，是由于湿郁中焦，胃不和则卧不安。腹满而黄色晦暗，属寒湿发黄，多迁延难愈，故曰："属黄家"。

二、证治

（一）谷疸——茵陈蒿汤案

【原文】谷疸之为病，寒热不食，食即头眩，心胸不安，久久发黄，为谷疸，茵陈蒿汤主之。（13）

茵陈蒿汤方：

茵陈蒿六两　栀子十四枚　大黄二两

上三味，以水一斗，先煮茵陈，减六升，内二味，煮取三升，去滓，分温三服。小便当利，尿如皂角汁状，色正赤，一宿腹减，黄从小便去也。

【释义】 本条论述谷疸属湿热俱盛的证治。谷疸属胃热脾湿为病，湿热交蒸。湿热内蕴，脾胃升清降浊失常，故食欲减退。如勉强进食，食入不化，反助湿生热，上冲即头眩，心胸不安。病情迁延，久则发为黄疸。

谷疸多由湿热蕴结引起，故治疗用茵陈蒿汤清泄湿热为主。方中茵陈蒿清热利湿退黄，栀子清三焦利水道，大黄通腑泄热、除血中瘀邪而退黄。三药合用，导瘀热湿浊从大、小便排泄。

【典型病案】 患者，男，25岁，1973年5月11日就诊。1周前，恶寒发热，并出现泛恶，渐见眼白发黄、浑身皮肤瘙痒。就诊时见一身黄染，色泽鲜明，胸胁满闷，时作隐痛，泛恶更甚，口苦，不思饮食，见肥肉即作恶心，小便黄如浓茶而量少，大便干结，两小腿酸重，舌红苔黄，脉滑数。实验室检查结果：黄疸指数40μmol/L，硫酸锌浊度8单位，谷丙转氨酶225U/L。西医诊为"急性黄疸型肝炎"。[何任,张志民,连建伟.金匮方百家医案评议.杭州:浙江科学技术出版社,1991]

【辨治思路解析】

（1）病证辨析：患者以目黄、身黄、小便黄为主要表现，当辨为黄疸，且发病急、病程短、黄色鲜明，当辨为阳黄。此外，该患者在发黄之前尚有恶寒发热，同时伴见泛恶、胸满、食欲减退等症，与本篇第13条所述基本相符，故当辨为湿热俱盛之谷疸。

（2）病因病机分析：患者感受外邪，出现发热恶寒；外邪入里与脾相合，湿邪内停而运化失司，湿蕴化热，陷入血分，淫于肌肤，故见目黄、身黄、全身瘙痒；脾湿内困，中焦升降失司，气机受阻，则见不思饮食、泛恶、胸胁满闷、甚或疼痛等症状；湿困而阳运不及，故小腿酸重；湿热内结，腑气不通，则大便干结；舌红苔黄、脉滑数亦为湿热内蕴之象。其病机为"脾色必黄，瘀热以行"。

（3）治法与方药分析：病属谷疸之湿热俱盛证；治宜清利湿热、通腑泄热退黄；方用茵陈蒿汤加味。

茵陈50g，生大黄6g（后下），炒枳实15g，川厚朴8g，焦山栀15g，黄芩10g，软柴胡10g，白茅根30g，鸡内金8g，郁金12g，姜竹茹10g，姜半夏10g。5剂，水煎服。

方用茵陈蒿汤清利湿热以退黄；另以柴胡、黄芩、半夏仿柴胡汤用意，调理肝胆枢机、清热利疸；用枳实、厚朴、大黄求承气汤效应，以通腑泻热；白茅根入血分，利尿清热凉血，使湿热从小溲而去；姜竹茹清热止呕；鸡内金消积化食。

5月17日二诊：药后大便通畅，身黄渐退，泛恶渐平，皮肤作痒亦轻减。原方续进7剂。

5月24日三诊：诸症均减，唯脘腹尚胀。复查肝功能：黄疸指数15μmol/L，谷丙转氨酶110U/L，说明湿热之邪大部得除，而余邪未尽，同时中焦气机亦尚未恢复。清利之品仍然继续使用，但在用量上酌减，而通利气机的药物则有所加强，如加入川楝子、八月札、青陈皮等药，同时又应注意用药不可过温。处方更动如下：茵陈30g，焦山栀15g，生大黄3g，姜竹茹12g，丹参15g，炒枳壳15g，郁金10g，白茅根30g，川楝子10g，八月札10g，炒谷麦芽各15g，青陈皮各6g。服10剂。

6月8日四诊：再行肝功能化验，各项指标均已正常。身目不黄，泛恶已除，饮食有味而量增，舌红退，黄苔去，脉仍带弦。再予药物调理月余后，即能参加农村轻便劳动。

【讨论】

（1）谷疸的辨证要点是什么？

谷疸的病机是湿热内蕴、内陷血分，影响脾胃运化，以食谷即眩、食即为满、心胸不安、腹满、寒热不食、身黄、小便黄赤而不利等为辨证要点。

（2）谷疸寒化证的辨证要点是什么？在治疗上应该注意什么？

谷疸寒化之证，原文中强调"脉迟，食难用饱，饱则发烦头眩，小便必难"，临床常以身黄而晦暗、神疲肢倦、纳差、腹满时减或大便溏薄、小便不利、舌淡苔白（腻）为辨证要点。此为湿邪偏盛、中焦虚寒之证，所谓"实则阳明，虚则太阴"。脾为寒湿所困，不能腐熟水谷，湿浊上犯，阻遏清阳，湿浊下流，膀胱气化受阻，于是出现食难用饱、饱则发烦头眩、小便难等症。因中焦虚寒，则脉相应出现迟而无力之象。脉迟无力是湿邪寒化之明征，为谷疸寒化辨证之关键。但临证时不可过分拘泥于脉象，应四诊合参。寒湿而致之谷疸证不可使用下法，误用下法则易伤脾阳，不但腹满不减，反而会出现呃逆等变证，使病情增剧。其正治法为温阳化湿退黄；方用茵陈理中汤、茵陈四逆汤之类。

（3）茵陈蒿汤在临床上主要用来治疗哪些疾病？如何加减变化？

茵陈蒿汤治疗黄疸，在《伤寒论》、《金匮要略》中都有运用，在临床上以急性黄疸型肝炎为主。若病机为湿热内蕴，皆可用茵陈蒿汤治疗，如对胆囊炎、胆石症、溶血性黄疸等病证都可加减运用，甚至和其他方药相合对过敏性皮肤病、皮肤瘙痒、痤疮都有很好的疗效。本方在临证应用时，可根据证情或加重清热药，或加重利湿药，或加重泻下药的比重，临床上也多有将本方与承气汤、柴胡汤合方使用者。

【参考医案】李某，男，18 岁，1989 年 10 月 14 日就诊。颜面起粉刺，反复发作近 2 年。2 年前颜面开始起小疹子，用手挤压可挤出豆渣样物，此起彼伏，反复发作。近月来皮疹增多，并起脓疱及囊肿，经内服四环素、外搽水硫洗剂而罔效，伴口渴、尿少、便秘。查颜面见群集黑头粉刺、粟米大红色丘疹、散在小脓疱、黄豆大小囊肿。舌质红、苔黄腻，脉濡数。诊为"痤疮"。治以清热利湿，投茵陈蒿汤：茵陈 60g，栀子 9g，大黄 9g。每日内服 1 剂；并用颠倒散（硫黄、大黄等分为末），酒调外搽。半个月后复诊，皮疹消退，二便通畅，守原方去大黄，加枇杷叶 9g、桑白皮 9g，续服 10 剂。三诊未见新起的皮疹，基本痊愈，嘱患者常用茵陈泡茶内服，以资巩固。[周丹,茵陈蒿汤在皮肤科的应用.国医论坛,1990,(6):17]

（二）酒疸

1. 治法

【原文】酒黄疸者，或无热，靖言了了，腹满欲吐，鼻燥。其脉浮者，先吐之；沉弦者，先下之。（5）

酒疸，心中热，欲呕者，吐之愈。（6）

【释义】上两条论述酒疸的症状和治法。酒疸虽由湿热内蕴所致，但其病位却有在上、在中、在下的不同。如湿热偏于上部，则欲吐，鼻燥；偏于下部，则腹部胀满；湿热不甚，邪在于中，则心中无热、神情安静、语言清晰。从治疗而言，主要因势利导，若鼻燥、脉浮而欲吐者，为病势趋于上，当先用吐法；腹满脉沉弦者，为病势趋于下，当先用下法。因人体表里上下为一体，故临床上应权衡轻重，灵活选用相应的治疗方法。

酒疸有湿热内结于胃，故心中热；欲呕为病势趋于上。欲呕者吐之，是顺应病势的一种疗法，通过呕吐，使病邪从上排出，故曰："吐之愈"。

2. 证治——栀子大黄汤案

【原文】酒黄疸，心中懊憹或热痛，栀子大黄汤主之。（15）

栀子大黄汤方：

栀子十四枚　大黄一两　枳实五枚　豉一升

上四味，以水六升，煮取二升，分温三服。

【释义】本条论述酒疸热盛于湿证治。酒疸湿热积聚于中焦、热盛上蒸于心，故心中郁闷烦乱、湿热中阻、气机不利，故心中热痛。相对于本篇第 2 条言"心中懊憹而热"，本条言"心中懊憹或热痛"，说明热势较重，治用栀子大黄汤清热除烦。方中栀子、淡豆豉清热除烦，大黄、枳实泄热除积。

【典型病案】吴某，男，45岁，1971年8月5日就诊。患者心中懊憹，发热，身黄已2周。自述25年来嗜酒成癖，酒后常少食或不食。上个月中旬，酒后心中烦扰热闷，小便不爽。次日身热瘙痒，腹满，因西药过敏而求助中药治疗。就诊时见巩膜、周身皮肤黄染如橘子色，大便秘结，小便不利，舌红苔黄腻，脉沉弦。体温38.2℃,血压160/110mmHg。血常规检查：白细胞计数$21×10^9$/L,肝功能和黄疸指数均有明显改变。[秦书礼,冯军.《金匮要略》清法临证运用举隅.江苏中医药,1987,(2):8]

【辨治思路解析】

（1）病证辨析：患者以目黄、身黄为主要表现，病属黄疸。该患者发病于酒后，且有多年饮酒史，其身黄如橘子色，并见心中懊憹、身热瘙痒、腹满、小便不利、舌红苔黄腻、脉沉弦等症，与本篇第15条所述大致相符，故当诊断为酒疸。酒疸与谷疸虽然都表现为目黄、身黄、小便黄，但酒疸的发病与饮酒相关，以心中懊憹为特点。

（2）病因病机分析：患者嗜酒成性，此次发病也起于饮酒过度，酒性蕴湿助热，湿热陷于血分，行于肌表，发为黄疸，出现目黄、身黄、身热瘙痒；湿热内阻，上蒸于心，故心中懊憹烦热；气机不利，故上腹部满闷不适；腑气不通，故大便秘结；湿热下行，气化不利，故小便不利；舌红苔黄腻、脉沉弦亦为湿热内蕴之象。其病机为湿热郁结、胃热炽盛。

（3）治法与方药分析：病属黄疸之湿热内蕴而热邪偏盛证；治宜清泄实热而除烦；方用栀子大黄汤加味。

栀子15g，大黄10g，枳实15g，淡豆豉10g，黄芩15g，葛花5g。17剂，水煎服。

方中以栀子、淡豆豉清透胸膈郁热；大黄、黄芩苦寒泄热通腑；枳实行气消痞以除胀满；葛花解酒醒酒。

服上方17剂后，大便通，小便利，发热退而黄疸消，思食神安。继以上方加减服用35剂，诸症悉除，肝功能基本恢复正常。嘱其断酒自养。

【讨论】

（1）酒疸如何辨证施治？

酒疸的病因与饮酒过度相关；其病机是湿热内蕴、熏蒸于外，同时气机受阻，主要症状见身黄、心中懊憹而热痛、不能食、时欲吐、足下热、小便不利等；治法为清泄湿热、行气除郁，方以栀子大黄汤为代表。

（2）酒疸在何种情况下宜用吐法或下法？

酒疸因嗜酒过度而损伤脾胃、湿热内蕴、升降之机失常所致。其病位有偏于在上、在下之不同，治疗时可依据病机趋势，因势利导，而选用恰当的方法。对此，条文指出"酒黄疸者，或无热，靖言了了，腹满欲吐，鼻燥；其脉浮者先吐之，沉弦者，先下之"，以及"酒疸，心中热，欲呕者，吐之愈"。即酒疸，若湿热偏于上部，则表现有欲呕吐、鼻燥、心中热、脉浮，其病势趋向于上，当选用吐法；若湿热偏于下部而热甚于湿者，则见腹部胀满，脉象沉弦，此时应用下法。

【参考医案】万某，64岁。此人好饮酒，数斤不醉，适至六月湿暑当令，又饮酒过量，致诱黄疸重症，壮热不退，面目皆黄色如老橘，口渴思饮，大小便秘，日渐沉重，卧床不起。六脉沉实而数，舌苔黄燥。知系湿热阳黄之重症，仿仲景茵陈蒿加大黄栀子汤主之。茵陈30g，生锦纹9g，川厚朴4.5g，炒黑山栀9g，汉木通4.5g。连进2剂，二便均通，黄亦消退，脉象亦较前柔和，仍照原方减去木通，加云茯苓9g，六一散12g（包煎），续进2剂后，黄疸已退过半，但年高气弱，不宜过于攻伐，因照原方减去大黄，加薏苡仁 12g，又接服 4 剂，未十日而黄疸逐渐痊愈。[何廉臣.重印全国名医验案类编.上海:上海科学技术出版社,1959]

（三）女劳疸——硝石矾石散案

【原文】黄家日晡所发热，而反恶寒，此为女劳得之。膀胱急，少腹满，身尽黄，额上黑，足下热，因作黑疸，其腹胀如水状，大便必黑，时溏，此女劳之病，非水也。腹满者难治，硝石矾石散主之。（14）

硝石矾石散方：

硝石　矾石（烧）等分

上二味，为散，以大麦粥汁和服方寸匕，日三服。病随大小便去，小便正黄，大便正黑，是候也。

【释义】本条论述女劳疸转变为黑疸，兼有瘀血湿热的证治。黄疸病多由湿热蕴蒸、郁于阳明为病，故见日晡发热而不恶寒。现见日晡不发热反恶寒，则非阳明证，而为女劳疸肾虚内热引起。膀胱急，少腹满，大便必黑，时溏，为瘀热内着所致；身尽黄，为湿热郁遏；额上黑，为肾虚，其色外露；足下热，是阴虚内热。若女劳疸日久不愈，则变为黑疸，故曰："因作黑疸"。其腹胀是因瘀血引起，虽然外形如水胀，但并非水气病。如疾病发展到后期，出现腹满的症状，属脾肾两败的现象，预后不良。

"硝石矾石散主之"一句是倒装文法，针对肾虚夹有瘀血湿热而言，不适于脾肾两败腹满者。硝石矾石散有消瘀化湿的功效。硝石即火硝，能入血分，消瘀活血；矾石入气分，化湿利水；大麦粥汁调服，保养胃气，防二石伤胃之弊。

【典型病案】黄某，男，57 岁，1955 年 8 月 15 日就诊。主诉：巩膜及皮肤发黄，腹部膨胀不舒，周身浮肿，精神疲乏。病史：胃腹部发胀已有半年，常觉不舒，最近 20 余日面目发黄，腹部膨胀，周身浮肿，胸闷纳少，容易发怒，大便溏，小便色赤。曾在浦东乡间诊治，医师诊断为"臌胀"，认为不治，遂扶伴来沪求医。检查：肝肿大，边缘不明显，脾脏因腹水而不易扪及，腹部膨胀，有移动性浊音，两足有凹陷性水肿，舌苔白腻而干，脉濡细。诊断为"肝硬化腹水"。[章巨膺,庞泮池.硝矾散治肝硬化腹水初步报告.上海中医药杂志,1956,(7):3]

【辨治思路解析】

（1）病证辨析：患者以发黄、腹满、身肿而求诊，发病已有 3 周，胃腹部发胀已有半年，目前腹部膨胀更加明显，中医诊断为臌胀，与本篇第 14 条所述"少腹满"、"腹胀如水状"相符，又有大便时溏。由于病案描述欠详，是否有面色黧黑等未作交待，从临床推测，该患者的病程已经很长，肝脏肿大有腹水，又见两足有凹陷性水肿，大体与现代医学所称的肝硬化相似，当辨为女劳疸之脾肾亏虚、湿滞瘀阻证。从发病的过程和临床主症考虑，本案例不是急性单纯湿热黄疸，故与谷疸、酒疸不难鉴别。

（2）病因病机分析：患者脾肾亏虚，脾虚不能制水，肾虚不能化水，致水湿内停、湿郁化热、入于血分、行于肌肤，故见目黄、身黄；水湿之邪痞塞中焦、泛溢肌肤，故腹部膨胀、周身浮肿；湿阻于中，肝失调达，气机郁滞，故胸闷易怒；脾失健运，气血生化乏源，故纳少、便溏、周身疲乏；湿热下行，故小便色赤；舌苔白腻而干、脉濡细，亦为水湿内停之象。其病机为脾肾亏虚、气化转输不利、水湿内停、血行瘀阻。

（3）治法与方药分析：病属女劳疸之脾肾亏虚、湿滞瘀阻证；拟用治标之法治之，治宜消瘀化湿；方用硝石矾石散。

每日用量为 2.7g，分 3 次服。

服药至 9 月 12 日时，腹水全退，黄疸亦逐渐减退。此后继续服用，胃纳增加，精神振作，每次单独自浦东来沪，与初诊时判若两人。患者的治疗自 1955 年 8 月 15 日起至 1956 年 1 月 16 日止，历时 5 个月，前后共计治疗 20 次。

【讨论】

（1）女劳疸的辨证要点是什么？

女劳疸的病因，从病名看似乎强调了房劳，但从病机考虑是为了突出肾亏，临床表现见有额上黑、少腹满、手足中热、自汗、身黄、小便自利等。女劳疸病至后期，也会出现腹如水状，大便正黑等瘀血内阻之征，此时（女劳疸兼瘀血）治法当用消瘀化湿，方药如硝石矾石散。女劳疸如果以肾虚表现为主，则当考虑以肾气丸类方治疗。

（2）女劳疸与黑疸有何联系与区别？

女劳疸与黑疸既有联系又有区别。据原文所述，女劳疸的主症为额上黑、少腹满、手足中热、自汗、身黄、小便自利，或见膀胱急、少腹满、身尽黄、足下热、腹胀如水状、大便必黑、时溏等，女劳疸从病机角度强调肾虚。黑疸的主症为目青面黑、心中如嗽蒜齑状、大便正黑、皮肤爪之不仁、其脉浮弱，虽黑微黄。色黑，是从临床表现加以强调，突出了一个瘀字。女劳疸日久不愈，出现瘀血内阻，可发展为黑疸，即原文所述"因作黑疸"。

（3）硝石矾石散的临床价值何在？后世是如何变化应用的？

硝石矾石散虽然在临床上很少单独使用，或者已经较少使用，但是作为消瘀化湿治法的代表方，仍有一定的临床价值，特别是在肝硬化的治疗中。本方用在女劳疸兼瘀血的阶段，如果根据原文"因作黑疸"，理解为黑疸的治疗亦可，此时之黄疸转入慢性化阶段，除湿热内蕴外，亦涉及脾肾，故从这一点考虑，在运用硝石矾石散的同时，还应该配合清利湿热或健脾补肾的药物，这些在后世医案的记载中也多有体现。

【参考医案】薛某，男，32 岁。去年夏天患黄疸性肝炎，经用清热利湿药治疗黄疸消退，病后失调导致肝区胀痛，常服疏肝理气药，疼痛稍轻。至冬再度出现黄疸，仍用中药调治。久服清热利湿退黄诸药，黄疸始终不退，有时虽退亦不尽。今春黄疸加深，经某医院检查，确诊为"早期肝硬化"。用西药治疗一个时期，症状未见减轻，面色灰滞而黑，巩膜黄染，食少，便溏，有时呈灰黯色，脘腹胀满，肝区胀痛不舒，有时牙龈出血。舌质右边有紫斑，舌苔白腻。此为《金匮要略》之女劳疸。病因湿滞内蕴，熏蒸为黄疸，黄疸日久不愈，邪由气分进入血分，血瘀湿滞内郁为病。治当化瘀燥湿。仿硝石矾石散法汤散并进，以希速效。若见腹水则不可治。处方：明矾 3g，硝石 3g，研细胶囊装，分 3 次服，大麦粥汤送下。柴胡 6g，鳖甲 15g（先煎），白芍 10g，桃仁 6g，红花 6g，白术 12g，茯苓、牛膝各 10g，茵陈 12g。1 日 1 剂。连服 15 剂后，黄疸渐退，面色灰黑渐转灰滞、脘腹胁部胀痛减轻、饮食增多。瘀湿有消退之迹，脾气有来复之象。原方既效，当加减继服，再进 20 剂，黄疸基本消退，面色灰滞渐转红润、腹胁胀痛轻微、大便正常、食欲如常。血瘀湿滞，渐化将尽，脾气健运，病情日趋稳定，改用鳖甲煎丸与硝石矾石散常服，以善其后。嘱注意饮食起居，防病反复。[张谷才.从《金匮》方来谈瘀血的证治.辽宁中医杂志,1980,(7):2]

（四）黄疸

1. 热盛里实——大黄硝石汤案

【原文】黄疸腹满，小便不利而赤，自汗出，此为表和里实，当下之，宜大黄硝石汤。（19）
大黄硝石汤方：
大黄　黄柏　硝石各四两　栀子十五枚
上四味，以水六升，煮取二升，去滓，内硝，更煮取一升，顿服。

【释义】本条论述黄疸病热盛里实证治。黄疸腹满，为邪热传里、里热成实；小便不利而赤，为湿郁化热、膀胱气化不利；自汗出，为里热熏蒸所致，非表虚，故云："此为表和里实"。因表和无病，里热成实，故治疗以攻下法，通腑泻热，用大黄硝石汤。方中大黄、硝石攻下瘀热，栀子、黄柏清里泄热。全方具清热通便、利湿退黄之功。

【典型病案】郭某，男，48 岁。患者开始发热、恶寒、头眩恶心，继而但热不寒，唯头汗出，心下烦闷，口干渴欲饮，下腹胀满，两胁下胀拒按，大便四日未解，一身面目尽黄，光亮有泽，小便短小，如橘子汁，脉滑数有力。实验室检查：黄疸指数 52μmol/L，硫酸锌浊度 22 单位，谷丙转氨酶 480U/L。[李哲夫.黄疸湿热辨.湖北中医杂志,1981,(6):27]

【辨治思路解析】

（1）病证辨析：患者以目黄、身黄、小便黄为主要表现，病属黄疸无疑，且其身黄光亮有泽、小便短少如橘子汁，兼见头汗出、下腹胀满、两胁下胀拒按、大便不通、脉滑数有力等腑实证的表现，与本篇第 19 条所述相符，故当辨为热盛里实之黄疸。

（2）病因病机分析：患者感受外邪，浸淫肌肤，故始见发热恶寒等表证；由表入里，郁而不达，内阻中焦，脾胃运化失常，清阳不升，故头眩；胃失和降，故见恶心；湿郁化热，郁于血分，故一身面目尽黄、光亮有泽；湿热熏蒸，故头汗出；湿热内扰，气机郁滞，故心下烦闷、下腹胀满；肝胆枢机不利，故两胁下胀拒按；湿热下注，故小便短少色黄；热盛伤津，故口干渴欲饮；湿热里实，腑气不通，故大便不解；脉滑数有力为湿热内盛之象。其病机为表邪入里、邪热未解而里热成实。

（3）治法与方药分析：病属热盛里实之阳黄；治宜通腑泻热；方用大黄硝石汤加减。

茵陈 18g，栀子 18g，大黄 9g，黄柏 9g，芒硝 9g，云茯苓 18g，白扁豆 18g。5 剂，水煎服。

方中以栀子、大黄、芒硝清热而攻下实邪；茵陈、黄柏利湿退黄；云茯苓、白扁豆淡渗利湿健脾。

服 5 剂后，大便通利，小便转淡黄，腹部微胀及其他病情亦有好转。肝功能化验检查：黄疸指数 7 个μmol，硫酸锌浊度 15 单位，谷丙转氨酶 185U/L。治疗以上方稍作加减，去攻下通便之芒硝、大黄，加柴胡 6g，龙胆草 5g，以平肝泄热，而勿伤脾土，续服 17 剂。

【讨论】

（1）茵陈蒿汤、栀子大黄汤、大黄硝石汤三方所治病证、病机、病位有何不同？

茵陈蒿汤、栀子大黄汤、大黄硝石汤均治湿热黄疸。其病位偏上，热重于湿者宜用栀子大黄汤；湿热俱盛，病在中焦者，宜用茵陈蒿汤；病情急重，里热成实，病位偏于中下者，宜用大黄硝石汤。栀子大黄汤证与大黄硝石汤证皆属湿热内蕴、热重于湿的黄疸证，方中都使用栀子、大黄，但前者病位偏上偏胃，症状以心中懊忄农、热痛、呕吐为主，后者病位偏下偏肠，症状以腹满拒按、便秘自汗为主。在治疗方面，栀子大黄汤中以栀子为君，意在清热除烦；而大黄硝石汤以大黄、硝石为君旨在通腑泻热。茵陈蒿汤证与大黄硝石汤证虽同为可下之黄疸病，但在病机、证候表现上有所差异。茵陈蒿汤证是湿热两盛，以心胸不安、腹满为主证，方用茵陈蒿六两，配上大黄二两，栀子十四枚清泄湿热。大黄硝石汤证是热盛里实，以腹满拒按，二便不利为主证，方用大黄、硝石、黄柏各四两，配上栀子十五枚以清热通便，利湿除黄。

（2）大黄硝石汤在临床上如何运用？

大黄硝石汤临床可用于热盛里实证，症见于身目发黄、腹满拒按、便秘、溲黄、汗出口渴、苔黄等。常用于治疗急性、亚急性重症肝炎，病毒性肝炎伴肝硬化，胆结石，急性胰腺炎，急性胆囊炎，急性胃炎等消化系统疾病。对急慢性重症肝炎，尚可酌加牡丹皮、赤芍、紫草等。对胆石症可酌加赤芍、金钱草、鸡内金等。

【参考医案】罗某，男，31 岁，1979 年 12 月 2 日就诊。患者间歇发热，头痛甚剧。自觉头及胸中为热气充塞，烦闷胀迫不堪，喘促气逆，胸痞欲呕，昏冒酩酊，甚则反复颠倒，呼叫如狂。继而身瞤头摇，大汗涌出而热退神清。如此反复发作，已月余。唇焦，鼻黑，目赤，渴不欲饮，腹硬满，大便难，小便黄浊不利，足下恶风，舌质深红，有裂纹，苔黄厚腻而燥、中有黑苔，脉沉滑数。曾服西药，无效。辨证：内热泄而复壅，必是气机有所抑遏、不得宣畅。喘呕烦热诸症，可随汗出而减，知肺气未致闭塞，病根不在上焦。腹满便难，是中焦腑实之象；郁冒战汗，乃壅热蓄极而达之兆；渴不欲饮，胸痞苔腻，小便不利，属湿浊内蕴之候；此为阳明湿热壅盛、结聚成实之证。实邪中阻则升降气郁，致热闭于上而足下恶风。湿热胶结黏滞，难以随汗外散，故汗、热起伏，辗转发作。汗多伤津，可使燥结益坚；腑实不除，势必遏气化热，更使汗溢津耗。患者唇焦鼻黑舌裂，已濒肺胃津涸、病从燥化之境，非峻下急夺，荡其瘀垢，不足以泄热存津、解其困厄。《金匮要略》曰："黄疸腹满，小便不利而赤，自汗出，此为表和里实，当下之，宜大黄硝石汤"。此证虽无身黄症状，但病机与之相通，故治法亦可相通。处方：大黄12g（后下），硝石12g（后下），黄柏12g，生山栀子12g，急煎顿服。服药2剂，得下利，质稠恶息，中有黑色粪块若干。烦热除，腹满去，喘呕定，汗止神安。改用栀子柏皮汤合猪苓汤方。服6剂，小便畅行，身热尽除。再疏方：芦根30g，天花粉15g，淡竹叶9g，浮小麦30g，生甘草12g。煎服代茶。逾四个月随访，患者云："已遵嘱戒酒，远肥甘厚味，病未再复发"。[王晓萌.经方治验案例三则.河南中医.1985,(3):16]

2. 湿重于热——茵陈五苓散案

【原文】 黄疸病，茵陈五苓散主之。一本云茵陈汤及五苓散并主之。（18）

茵陈五苓散方：

茵陈蒿末十分　　五苓散五分方见痰饮中

上二物和，先食饮方寸匕，日三服。

【释义】 本条论述黄疸病湿重于热治法。本条只言"黄疸病"，未指出症状，以方测症，当有形寒发热、食欲减退、小便短少或不利、苔腻不渴等症状，故用茵陈五苓散利水清热退黄。方中茵陈苦寒清热、利湿退黄；五苓散淡渗化气利水。

【典型病案】 何某，女，45岁。身目俱黄，但色不甚鲜明，腹部胀满，食少纳呆，心中烦，有时恶心，呕吐，口腻不和，渴不多饮，四肢乏力，溺黄。舌质稍淡，苔黄厚腻，诊脉弦缓尚有力。实验室检查：黄疸指数23μmol/L，硫酸锌浊度25单位，谷丙转氨酶550U/L。[李哲夫.黄疸湿热辨.湖北中医杂志,1981,(6):27]

【辨治思路解析】

（1）病证辨析：患者身目俱黄，但色不甚鲜明，似有阴黄之嫌，但小便黄，舌苔亦见黄厚腻，且见有腹部胀满、食少纳呆、心中烦、时恶心、呕吐，同时又见口腻不和、渴不多饮、四肢乏力等全身症状，与本篇第18条所述相似，属湿重于热之黄疸。

（2）病因病机分析：患者湿遏热瘀，溢于肌肤，故见身目俱黄；因湿重于热，故黄色不甚鲜明；湿为阴邪，而里热不盛，故渴不多饮；湿困脾胃，气机不畅，健运受纳失职，故腹部胀满、食少纳呆；浊邪不化，湿困脾胃，胃气上逆，故口腻不和、恶心呕吐；四肢肌肉失养，故乏力；湿热下注，故溲黄；舌淡苔黄厚腻、脉弦缓有力亦为湿热内蕴之象。其病机为湿热内蕴、湿重于热。

（3）治法与方药分析：病属黄疸之湿热内蕴、湿重于热证；治宜利湿清热退黄；方用茵陈五苓散加味。

茵陈20g，桂枝4g，猪苓12g，白术12g，泽泻12g，茯苓18g，栀子9g，黄柏6g，半夏9g，藿香6g，佩兰6g，枳壳6g，厚朴6g。8剂，水煎服。

方用五苓散通阳化气利水以除湿；茵陈、黄柏、栀子之类苦寒以清热利湿、泻火退黄；加藿香、佩兰、半夏、厚朴等辛散温通苦降之品，以辟秽化浊，使湿浊之邪早日得以排除。

本案患者自诉服上药 8 剂后，证情大有好转，唯大便稍结、口干苦，说明湿热虽减但有余热伤阴。复查肝功能：黄疸指数 8μmol/L，硫酸锌浊度 18 单位，谷丙转氨酶 195U/L。复诊时原方去厚朴、桂枝之辛温，加滑石 15g，取其甘寒利尿清热，续服 8 剂。半个月后随访，告病已痊愈。

【讨论】

（1）茵陈五苓散的辨证要点是什么？

本篇茵陈五苓散证条叙简略，当以方测症。茵陈五苓散功在清热利湿退黄。方中茵陈苦寒清热、利湿退黄；五苓散淡渗利水除湿。全方利湿作用较强，故知本方主治湿重于热的黄疸，其症除有身黄、目黄、小便黄外，还应有恶心、倦怠、身重、食欲减退、小便不利、轻度腹满、舌苔白腻、脉濡缓等症状。

（2）对"黄家所得，从湿得之"应当如何理解？

本篇原文有"然黄家所得，从湿得之"之说，强调黄疸病的发生原因虽多，但都与湿邪有关，或是外感湿邪，蕴结脾胃；或是饮酒过多，损伤脾胃而生湿，或是脾阳素虚，运化失常，湿浊内生。由于患者体质有阴阳盛衰之分，所以发病后病情各不相同。湿邪在内，若从阳化热则成湿热；若从阴化寒则成寒湿。无论是湿热熏蒸，或寒湿阻滞，都可形成黄疸。所以说黄疸病是"从湿得之"，无湿就不致于发黄。

（3）如何理解"诸病黄家，但利其小便"？利小便有哪些作用和意义？

"诸病黄家"，系指湿邪所致黄疸，或湿热发黄或寒湿发黄或湿瘀发黄，总离不开一个"湿"字。湿邪为患往往贯穿黄疸始终。故对内湿治疗的最佳途径和方法即是利小便，通过利小便的方法使湿邪从小便排除，有利于黄疸消退。

对此，陈士铎在《石室秘录·黄疸》中有曰："疸虽成于湿热，毕竟脾虚不能分消水湿，以致成黄。用茯苓、苡仁、车前子大剂为君，分消水湿，健脾益气，少用茵陈以解湿热，用肉桂引入膀胱，尽从小便而出，无事张惶，面暗解其湿热之横，此方之澹而妙，简而神也"。唐宗海亦曰："但利其小便，是治黄疸之正法，亦治黄疸定法也"。赵以德亦曰："黄家大约从水湿得之，经虽云，治湿不利小便非其治也"。尤怡亦云："小便利，则湿热除而黄自已"。故利小便为黄家通法。利小便还有其他作用。其功一能通调水道，促进水液的正常输布、运行和排泄。《药品化义》谓：茯苓、泽泻"通调水道，下输膀胱"。《别录》云：泽泻"止泄精、消渴、淋沥"。《汤液本草》云："茯苓伐肾邪、小便多能止之，小便涩能利之，与车前子相似，虽利小便而不走气"。如仲景首创而临床常用的利小便实大便治疗湿胜濡泄的中医独特治法即属此功。其功二通利诸窍。利下窍可作为祛邪途径，使体内的痰饮水湿败浊、热毒火邪、黄疸、已化之瘀血、结石诸邪得以假道排出。利上窍，能聪耳明目，此因肾开窍于耳，并主水轮，利水可促进水津的正常环流代谢，使浊去新生，有助于肾水涵养耳目。通乳窍，可治娩后乳难等。从而使阳不受阻遏，气机不被壅滞，即具有间接的通阳作用。亦即古代医家所说的利水可"通以去滞"和"通阳不在温而在利小便"治法的基本含义。陈去则新致，津液归于正化，而又具有间接的益阴作用。以上可谓是仲景在其书中反复强调"当从小便去之"的奥妙所在。临证则可广其法，灵活处方用药。

（4）如何理解"脾色必黄，瘀热以行"？

"脾色必黄，瘀热以行"是对黄疸病机的高度概括。一是强调了黄疸的发生与脾病的密切关系。从临床表现看，黄疸除见目黄、身黄、小便黄外，多以纳差、腹胀、便溏等脾胃症状为主，可见黄疸与脾病关系密切。此与现代医家论黄疸病机多言胆汁外溢有所不同。二是黄疸的发生机理与湿热在血分密切相关。后世医家更有加以发挥者，如唐容川曰："一个瘀字，便见黄皆发于血分……脾为太阴湿土，主统血，热陷血分，脾湿郁遏，乃发为黄"。近代医家治疗黄疸病，酌情加入凉血活血之品，常可提高疗效。

（5）黄疸病的治疗禁忌是什么？

黄疸病的治疗禁忌主要有以下三点：①属黄疸初期有表证者，忌用火攻。黄疸初期，每有发热症状，此种发热常因湿热蕴蒸、里热外达，治应清化湿热。若误以为外感风寒，使用火劫发汗，致湿邪化燥，又兼火邪与内热相合，以致里热壅盛，势必加重病情。②属黄疸热未成实者，不可攻下。《金匮要略》原文指出："酒疸下之，久久为黑疸"。过度饮酒，多致湿热内盛，治当清热化湿。若因其具有"心中懊憹而热，不能食，时欲吐"诸症，误以为阳明里热成实多错用下法，误伤正气，则可导致湿热乘虚内陷血分、营血瘀滞、瘀血内阻，形成黑疸病证。③属寒湿发黄，禁用苦寒。黄疸一病，证属实热者最为多见，但属脾胃虚寒者，时亦有之。属实热者，必口干舌红、小便短赤、脘腹胀满；属虚寒者，可见舌淡苔白、小便清白、亦可见到腹部痞满，若审证不清，寒热不辨，反把脾胃虚寒误作阳明实热，势必损伤胃气，产生呃逆等变证。

【参考医案】刘某，男，20岁，1987年8月23日就诊。盗汗3个月，伴见四肢困倦、纳呆、小便黄等症。在某医院诊治，服药数十剂，疗效不佳，求医于我处。症见睡则汗出，寤则汗止，身体困倦，不思饮食，小便短赤，舌红苔黄脉滑。属湿热内蕴之盗汗，治以清热利湿为主，方用茵陈五苓散加减。处方：茵陈15g，白术10g，茯苓15g，猪苓10g，泽泻10g，小蓟10g，车前子15g，焦栀子10g，滑石30g，甘草5g。水煎服。服药2剂，汗出竟止。原方去栀子、茵陈、滑石，加白扁豆、陈皮、佩兰。服3剂后，其他症状亦除。[陈兵跃,陈秀良.茵陈五苓散加减治疗盗汗62例.国医论坛,1989,(4):17]

（五）黄疸兼证、变证

1. 兼表虚证

【原文】诸病黄家，但利其小便；假令脉浮，当以汗解之，宜桂枝加黄芪汤主之。方见水气病中。（16）

【释义】本条论述黄疸治疗大法及黄疸兼表虚证治。黄疸发病，多因湿热内蕴、气化不利、小便不利，导致湿热无从排泄、日久熏蒸而成黄疸。故黄疸的治疗大法，当以清热利湿、通利小便为主。

但也有例外，若见到黄疸兼脉浮、发热恶寒、自汗的表虚证，仍当用发汗解表法，治疗用桂枝加黄芪汤。方中桂枝汤调和营卫，加黄芪益气固表、扶正托邪。

2. 兼少阳证——柴胡汤案

【原文】诸黄，腹痛而呕者，宜柴胡汤。必小柴胡汤，方见呕吐中。（21）

【释义】本条论述黄疸兼少阳证证治。在黄疸病的发病过程中，如见寒热往来、胸胁苦满、腹痛而呕，病属邪在少阳，治宜和解少阳，宜用小柴胡汤。黄疸病与脾胃关系密切，土湿壅木，常见少阳失和，故腹痛而呕。若出现少阳阳明合病，亦可选用大柴胡汤。

【典型病案】患者，男，57岁，1996年7月13日就诊。腹痛胀满，身目俱黄，黄色鲜明，痛时连及两胁，兼有寒热往来，恶心微呕，小便黄赤，大便数日未行，已历3天。舌质红，苔黄腻，脉弦数。在当地医院就诊，B超提示：胆管结石伴扩张，胆囊已切除，尿胆红素（＋）。实验室检查：胆红素60μmol/L，胆红素定性试验直接反应（＋）。谷丙转氨酶40U/L。建议手术治疗，患者4年前因胆石症、胆囊炎在该院已手术治疗，此次拒绝再次手术，而来本院要求中药治疗。[刘国庆,刘援,张守华.大柴胡汤加减临床应用举隅.浙江中医药大学学报,2001,25(2):4]

【辨治思路解析】

（1）病证辨析：患者以身目俱黄、小便黄为主症，病属黄疸无疑，且黄色鲜明，当属阳黄。此外，该患者既见往来寒热、两胁胀痛、恶心微呕、脉弦数等少阳证，又见大便不通、腹痛胀满之阳明里实证，故当辨为阳黄之少阳阳明合病。

（2）病因病机分析：本案因结石阻滞而致胆汁外溢、湿热内蕴、陷入血分，故肌肤黄色鲜明；邪在少阳，邪正相争，故寒热往来；气机不利，故腹痛胀满；胃气上逆，故恶心欲呕；阳明热盛，故大便秘结；湿热下注，热耗津液，故小便黄赤；舌质红苔黄腻、脉弦数均为湿热内盛之象。

（3）治法与方药分析：病属黄疸之里实兼少阳证；治宜清热利胆、泻热通腑；方用大柴胡汤加减。

炒柴胡、炒黄芩、炒枳壳、炒枳实、赤芍、白芍、栀子、茵陈、生大黄（后下）各12g，金钱草30g，郁金、陈皮、姜竹茹各12g，淮牛膝18g。3剂。每日1剂，水煎分3次服。

方中用大柴胡汤和表攻里，主治少阳阳明合病；加茵陈、栀子、金钱草清热利湿、退黄排石；牛膝活血祛瘀、引药下行。诸药相配，共奏其效。

7月16日二诊：服药后腹痛胀满大减，身目俱黄渐退。恶心呕吐、往来寒热减而未尽，大便已行、小便色黄，说明药已中的，但病邪尚在，效不更方，上方再进3剂，服法如前。

7月19日三诊：腹痛恶心、身目俱黄明显好转，寒热、呕吐已除，大便每日3次，故苦寒泻下之大黄宜减量，改生大黄6g后下。上方再服5剂。

7月24日四诊：腹痛胀满已除，身目俱黄退净，食欲增进，小便色转清，大便日行2次。原方继服7剂，以巩固疗效。

随访2年，未见复发。

【讨论】

（1）用大柴胡汤治疗黄疸应该注意什么问题？

大柴胡汤在临床上主要用于湿热黄疸的治疗，从该方证的病机考虑，非单纯少阳邪热证，阳明里实之证亦见明显，也有将此证称少阳腑实证者。其证候除黄疸、发热之外，腹痛、呕吐亦十分显著。治疗上既应清热攻下，亦应疏利肝胆、行气止痛。

（2）用小柴胡汤治疗黄疸应该注意什么问题？

小柴胡汤用于治疗湿热黄疸时应当注意做适当的加减变化，方中的甘补之品如人参、大枣、生姜、甘草等可以暂时不用或少用，同时应当加入清热利湿之品，或与茵陈蒿汤并用。

（3）原文为什么只说"宜柴胡汤"？

原文强调的主症为黄疸、腹痛、呕吐，从临床的实际情况看，大、小柴胡汤皆有应用的可能，所以只提"宜柴胡汤"。也就是说，临证时要根据具体证情做出选择。呕吐病中有"呕而发热者，小柴胡汤主之"。腹满病中有"按之心下满痛者，此为实，当下之，宜大柴胡汤"。可见黄疸以腹痛为主时，当考虑用大柴胡汤；而以发热为主时则应考虑用小柴胡汤。

【参考医案】患者，男，52岁，1977年1月10日就诊。患者于1972～1976年屡经胆囊造影及超声波检查，确诊为"胆囊结石"，但既往无剧烈绞痛及黄疸、风湿病史。1977年1月3日起，每天恶寒发热，体温达38℃，并有剑突后贯穿至后背顶痛，9日开始出现右膝痛，入院后左膝、左拇趾关节相继红肿热痛，活动障碍，口苦咽干，尿黄如茶，舌红苔黄浊，脉弦数。体温最高达38.9℃，胆囊区轻压痛，墨菲征可疑。实验室检查：白细胞计数10.4×10⁹/L，中性粒细胞计数0.58。血清胆红素17μmol/L，黄疸指数10μmol。血沉58mm/h，抗"O"625U/ml。十二指肠液分析白细胞（＋），血培养无菌生长。中医诊断：①少阳病；②热痹。西医诊断：①胆道结石并感染；②感染性中毒性关节炎。入院后服小柴胡汤合茵陈蒿汤加减：柴胡12g，黄芩9g，法半夏9g，生姜2片，大枣4枚，甘草3g，绵茵陈30g，栀子12g，川楝子12g，板蓝根24g。每日服2剂，肌内注射中草药清热解毒，14日晨做十二指肠引流，当天体温降至37.3℃，次日体温降至正常，诸关节红肿热痛骤然若失，上腹痛消失，仅行走时两膝关节无力为唯一主诉，以后用四逆散加减调理数日，痊愈出院。[刘渡舟,苏宝刚,庞鹤.金匮要略诠解.天津:天津科学技术出版社,1984]

3. 兼燥结血瘀证

【原文】诸黄，猪膏发煎主之。（17）

猪膏发煎方：

猪膏半斤　乱发如鸡子大三枚

上二味，和膏中煎之，发消药成，分再服。病从小便出。

【释义】本条论述黄疸病兼胃肠燥结瘀血的证治。猪膏发煎中猪膏（俗称猪油）利血脉，解风热，润燥结；乱发消瘀利水道，使邪从小便而出。据《千金要方》《外台秘要》的记载，本证可有少腹急满、大便秘结等症。

本条"诸黄"当活看，本方不可用于一切黄疸。

4. 误治成哕

【原文】黄疸病，小便色不变，欲自利，腹满而喘，不可除热，热除必哕。哕者，小半夏汤主之。方见痰饮中。（20）

【释义】本条论述黄疸误治成哕证治。"黄疸病小便色不变，欲自利"，是太阴虚寒，非湿热实证；虽有腹满，必然时减喜按，加之气喘，为中焦虚寒，少气不足以息。病机为寒湿内蕴，脾虚失运。当以理中、四逆辈，温运脾阳，散寒除湿，若误用茵陈、栀子、大黄等苦寒药清热除湿，伤及中阳，胃失和降，易发为哕逆。治以小半夏汤温胃和中、降逆止哕。待哕逆止，再辨证施治黄疸。

（六）虚黄——小建中汤案

【原文】男子黄，小便自利，当与虚劳小建中汤。方见虚劳中。（22）

【释义】本条论述虚黄证治。黄疸病多由湿热内蕴所致，其证多小便不利。今小便自利而黄不去，知非湿热黄疸，为脾胃虚弱、肌肤失荣导致。此证不仅男子有，妇人经病或产后，以及大失血后，气血虚损，血不能外荣，亦可致此。病由脾胃气血不足导致，故用小建中汤开发生化之源，使气血充盈、气色外露，则虚黄自退。

【典型病案】资某，男，58岁，1978年3月9日就诊。患黄疸1年余，经某医院实验室检查：黄疸指数6μmol/L，血清胆红素直接反应（−）、间接反应（++），总胆红素51μmol/L。尿液检查：尿胆红素（−），尿胆原1：24，西医诊断为"溶血性黄疸"。因服用西药效果不明显，延余医治。刻下所见：面部及肌肤发黄，色淡暗晦，皮肤无瘙痒，未见蜘蛛痣，两目巩膜微黄而暗滞，四肢软弱乏力，心悸短气，语言低微，纳呆便溏，舌淡，苔薄白，脉濡细。[陈麟.小建中汤治疗内科急症举隅.湖南中医杂志,1987,(5):30]

【辨治思路解析】

（1）病证辨析：患者身黄有1年余，已呈慢性，以发黄而色淡暗晦、两目巩膜微黄而暗滞为特点，并伴有四肢软弱乏力、心悸、短气、语声低微、纳呆、便溏、舌淡苔薄白、脉濡细等虚弱之症，与本篇第22条所述相符，故当辨为脾虚之虚黄。原文以"小便自利"与湿热发黄相鉴别，而本病案中以色泽和伴见证候做出区别，属虚黄无疑。

（2）病因病机分析：患者脾虚失运，气血生化乏源，不足以充养形体，发为本病，出现面部及肌肤发黄、色淡暗晦、四肢软弱无力；血虚，心失所养，故心悸；中气不足，故短气、语言低微；脾胃虚弱，纳运失健，故纳呆便溏；舌淡苔薄白、脉濡细亦为气血不足之征。其病机为脾胃虚弱、气血不足。

（3）治法与方药分析：病属脾虚之虚黄证；治宜温中补虚、益气生血法；方用小建中汤加减。

桂枝 9g，白芍 12g，炙甘草 9g，大枣 20 枚，生姜 3 片，黄芪 30g，当归 6g，饴糖 120g（烊化）。水煎服。

方用小建中汤加入黄芪以增益气之力；加当归以增补血之功。

服 20 余剂而效彰。

【讨论】

（1）小建中汤所治的黄疸其病机与临床表现如何？

小建中汤为仲景治疗虚劳之方，在"黄疸病脉并治"篇用治"男子黄，小便自利"。黄疸的形成多与湿有关,故小便不利。小建中汤所治黄疸小便自利，可知此黄与湿无关，乃因中焦虚寒、气血不足、肌肤失荣所致，其症除身面黄外，尚可见纳呆少气、身倦肢困、腹痛便溏等，故用小建中汤补脾建中，以资化源，中气旺盛，气血充盈，则虚黄自愈。

（2）黄疸与萎黄、黄汗如何鉴别？

此三者在临床表现上都与黄有关，具体分析，黄疸病由脾胃湿热内蕴所致；萎黄乃脾胃气血不足所致；黄疸以目黄、身黄、小便黄为主证，尤以目黄为主要特征；萎黄光泽不鲜，两目及小便均不发黄，且常伴有眩晕耳鸣、心悸少寐。黄疸以化湿热、利小便为大法；萎黄以调理脾胃、培补气血为主。黄汗是作为与风水的鉴别在水气病中提出的，该病以汗出色黄如柏汁、染衣着色、身体浮肿、小便不利为主要特征，多由湿热内蕴所致，一般无目黄、身黄等症。

（3）小建中汤所治的发黄与女劳疸的发黄有何不同？

二者在病机上都和虚相关，小建中汤证偏重脾虚，女劳疸偏重肾虚；在发病上可能都呈慢性化，在治疗上也都要考虑用补益的方法；在症状上，女劳疸有"额上黑"的表现，且常出现"腹胀如水状，大便必黑"等症，小建中汤证有"小便自利"等症。

（4）仲景论治黄疸病证用了哪些治疗方法？

本篇对黄疸的论述范围相当广泛，凡因各种不同的致病因素所引起的发黄证候，如湿热发黄、寒湿发黄、火劫发黄、燥结发黄、女劳发黄及虚黄均有所涉及，所以治法亦广，可以说汗、吐、下、和、温、清、消、补八法均有应用，如身黄脉浮而用桂枝加黄芪汤发汗；酒疸之脉浮欲吐，宜用吐法；一身尽发热而黄、烦喘、胸满口燥、小便不利而赤之里热实证，用大黄硝石汤攻下；诸黄，腹痛而呕之证用柴胡汤和之；皮肤熏黄、脉迟、食难用饱、饱则发烦头眩、小便必难、腹满之里虚寒证要用温法；黄疸心中懊憹、日晡发热、心胸不安、躁不得眠、渴欲饮水，为内热之证，用栀子大黄汤、茵陈蒿汤清利；女劳疸兼有瘀血证候，症见额上黑、微汗出、手足中热、薄暮即发、膀胱急、小便自利、腹如水状、恶寒、少腹满、身尽黄、大便必黑、时溏，用硝石矾石散，此又为消法；男子黄、小便自利之里虚证宜用小建中汤补益。

【参考医案】彭某，年 20 余，身面俱黄，目珠不黄，小便自利，手足烦热，诸医治疗无功。予诊其脉细弱，默思黄疸虽有阴阳之不同，未有目珠不黄，小便自利者，脉证合参，脾属土，为荣之源，而主肌肉。此为脾虚荣血虚馁，不能荣于肌肉，土之本色外越也。《金匮要略》云："男子黄，小便自利，当与小建中汤"。仲师明训虚劳也能发黄，与寒湿、湿热诸黄不同，当从虚劳治例，与小建中汤加参、归以益气养荣。10 余服，热止黄退。[汤万春.万健臣先生医案摘录.中医杂志，1963，（9）：25]

三、转归与预后

【原文】酒疸下之，久久为黑疸，目青面黑，心中如啖蒜齑状，大便正黑，皮肤爪之不仁，其脉浮弱，虽黑微黄，故知之。（7）

【释义】本条论述酒疸误下变为黑疸证治。酒疸本可下之，但若下之不当，导致湿热内陷，邪入血分，久久熏蒸，血为瘀滞，可变为黑疸。其症目青面黑、皮肤麻木不仁，为血瘀于内、不荣于外所致；大便正黑，为瘀热内积、流滞于肠腑；心中如啖蒜齑状，为瘀热内蕴、上攻于心的表现；其脉浮弱，说明湿热仍有上攻之势，但血分已经受伤，故脉又见"弱"。面目虽黑而犹带黄色，可知由酒疸误下而来。文中"久久为黑疸"说明黑疸的形成有一个较长的过程。但是黑疸的发生，不仅酒疸误治可致，凡黄疸日久，皆有转变成黑疸的可能。

【原文】黄疸之病，当以十八日为期，治之十日以上瘥，反剧者为难治。（11）

【释义】本条论述黄疸病预后。黄疸病向愈或者增剧，以18日左右为期。若经过治疗，10日左右症状减轻，易治愈；若10日后病情反而加重，为邪盛正虚，较为难治。

【原文】疸而渴者，其疸难治；疸而不渴者，其疸可治。发于阴部，其人必呕；阳部，其人振寒而发热也。（12）

【释义】本条再论黄疸病预后。口渴为湿热化燥的现象，意味着病邪入里热重，病势正在发展，故难治；口不渴，为病邪尚浅，里热不盛，正气尚能胜邪。

呕吐多发病于里，即"发于阴部"；恶寒而发热，病多在表，即"发于阳部"。发于阴，发于阳，与"脏腑经络先后病脉证"篇第13条阳病、阴病相似。

【附方】

瓜蒂汤：治诸黄。方见暍病中。

《千金》麻黄醇酒汤：治黄疸。

麻黄三两

上一味，以美清酒五升，煮取二升半，顿服尽。冬月用酒，春月用水煮之。

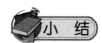

小　结

本篇专论黄疸病的脉因证治，涉及的范围甚广，凡各种不同原因所引起的发黄证候，皆包括在内。所以篇中对湿热发黄、寒湿发黄、火劫发黄、燥结发黄、女劳发黄及虚黄等均有论述。本篇对黄疸病的证治，以谷疸、酒疸、女劳疸为主。

谷疸的主症，为寒热不食、食即头眩（或食难用饱，食即为满）、心胸不安。病属湿热内蕴，治宜清热利湿；由寒湿不化所致者，当温中化湿。

酒疸的主症，为心中懊憹或热痛。病由嗜饮过度，蕴湿助热，湿热上蒸而致。当以清热除烦利湿为主要治法。若病位偏于上或偏于下时，又可先治以用吐法或下法。

女劳疸的主症，为日晡发热而反恶寒、膀胱急、小便自利、额上黑、足下热、大便必黑、时溏。病由女劳伤肾、血瘀湿滞所致。治当以消瘀化湿为大法。若纯属肾虚，而无瘀血者，则又当以补肾为主。

黑疸为黄疸病的转归，症见目青面黑、大便正黑、皮肤爪之不仁、虽黑微黄等，为湿热内陷，血分瘀滞所致，治当以祛湿化瘀为主。

黄疸病的治法，对于湿热所致的谷疸、酒疸，应首先从病机分析，明确其证是属湿盛于热、热盛于湿还是湿热俱盛。湿偏盛者用茵陈五苓散利湿清热；热偏盛且病偏于上者用栀子大黄汤清心除烦，病偏于下者用大黄硝石汤通腑泄热；湿热俱盛者用茵陈蒿汤清泄湿热。至于女劳疸兼有瘀血湿浊者，可用硝石矾石散消瘀化湿。黄疸见有表虚证，有桂枝加黄芪汤之用；兼少阳证，见身黄且腹痛而呕者，有柴胡汤之用，根据不同病情可选小柴胡汤和解少阳，也可选大柴胡汤和表攻里；兼燥结血瘀者，宜用猪膏发煎润燥祛瘀；属虚黄者，用小建中汤补脾建中。若因黄疸误治而致哕逆者，治以小半夏汤，温中降逆止哕。

惊悸吐衄下血胸满瘀血病脉证治第十六

本篇论述惊、悸、吐、衄、下血和瘀血等病证治。惊与悸有别，惊指惊恐，精神不定，卧起不安；悸是自觉心中跳动不安。惊发于外；悸生于内。但惊与悸又互有联系，常惊悸并称。吐、衄、下血和瘀血，皆为血脉之病，均属血证范围。而胸满作为瘀血的伴见症状，不是独立疾病。由于上述病症均与心和血脉有密切联系，故合为一篇讨论。

本篇精选心悸、吐血、咯血、呕血、便血、肌衄等病证医案 12 则。

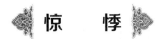

惊　悸

一、病机

【原文】寸口脉动而弱，动即为惊，弱则为悸。（1）

【释义】本条从脉象论述惊和悸病因病机。寸口脉象如豆粒转动状者，为动脉，主惊证；脉象细软无力，重按乃见者，为弱脉，主悸证。由于外界的刺激，如卒受惊恐，使血气逆乱而致心无所倚，神无所归，出现精神不宁，卧起不安，因而脉见动摇不宁、故曰"动即为惊"。若气血不足，心脉失于充养，脉气无力鼓动，则脉象软弱无力，故曰"弱则为悸"。若寸口脉动、弱并见，则是心之气血内虚，又为惊恐所触，其症见精神惶恐、坐卧不安、心中悸动不宁，为惊悸。

二、证治

（一）火邪致惊——桂枝去芍药加蜀漆牡蛎龙骨救逆汤案

【原文】火邪者，桂枝去芍药加蜀漆牡蛎龙骨救逆汤主之。（12）

桂枝救逆汤方：

桂枝三两（去皮）　甘草二两（炙）　生姜三两　牡蛎五两（熬）　龙骨四两　大枣十二枚　蜀漆三两（洗去腥）

上为末，以水一斗二升，先煮蜀漆，减二升，内诸药，煮取三升，去滓，温服一升。

【释义】本条论述火劫致惊治法。火邪者指使用熏、熨、烧针等法，强迫发汗，导致损伤心阳、神气浮越。临床可见心悸、惊狂、卧起不安等症。治宜温通心阳，镇惊安神。方用桂枝去芍药加蜀漆牡蛎龙骨救逆汤。方中桂枝汤去芍药之阴柔，加龙骨、牡蛎固摄镇惊，心阳既虚则痰浊易阻，用蜀漆涤痰逐邪以止惊狂。本方有通阳化痰，镇惊安神之效，因其症情紧急，且由火逆所致，故方名"救逆"。

【典型病案】彭某，男，58 岁。患伤寒证 11 日，虽经发汗 3 次，而发热恶寒不解，身体困倦不支，食欲不思，夜不能寐，口燥舌干，脉象浮软。医以人参、附子和荆芥、防风治疗。服药后，心中烦躁，惊狂不安，辗转床头，起卧叫喊。舌质绛而少津，余诊其脉，细数而浮。［邢锡波.伤寒论临床实验录.天津:天津科学技术出版社,1984］

【辨治思路解析】

（1）病证辨析：患者主要表现为惊狂不安、心中烦躁、辗转反侧、起卧叫喊，病属惊狂无疑。此外，该患者兼见身体困倦不支、食欲不思、夜不能寐、口燥舌干、舌绛少津、脉细数等气阴两虚证，故当辨为惊狂之火盛气阴两伤证。与精神抑郁、表情淡漠、沉默痴呆、语无伦次、静而少动之癫证不同。

（2）病因病机分析：患者原为伤寒证，经反复发汗，损伤津液，阳气已伤，复用温补辛散法治之，参附之热药和荆防之风燥药并用，竭阴助热，耗伤营血，神不守舍，心神浮越，故心中烦躁、惊狂不安、辗转床头、起卧叫喊；气津两虚，心虚失养，故见身体困倦不支、食欲不思、夜不能寐、口燥舌干；舌质绛而少津、脉细数而浮，为伤津耗液、心营耗伤所致。其病机为气阴两伤、阴不敛阳、神气浮越。

（3）治法与方药分析：病属惊狂之火盛气阴两伤证；治宜收敛阳气、镇惊安神；方用桂枝去芍药加蜀漆牡蛎龙骨救逆汤加味。

桂枝 5g，生牡蛎 15g，生龙骨 15g，蜀漆 6g，芍药 12g，茯神 15g，生姜 3g，小枣 15 枚，甘草 10g。水煎服。

方用桂枝、甘草辛甘相合，以复心阳；生姜、大枣和营卫，调脾胃；加龙骨、牡蛎固涩镇惊、安定心神；蜀漆涤痰，降冲逆，以止惊狂；加茯神以健脾安神。因患者汗出不禁，为防止大汗淋漓，造成虚脱，故未去芍药。以上诸味相合，以奏温通心阳、平冲降逆、收敛阳气、镇摄心神之功。

服药后，精神逐渐安静，略能入睡，惊狂之症不再发作。然胃呆仍不能食，遂以此方加养胃育阴之品。4 剂后，症状好转，食欲渐佳。连服 20 余剂，乃恢复正常。

【讨论】

（1）桂枝去芍药加蜀漆牡蛎龙骨救逆汤证的辨证要点是什么？

桂枝去芍药加蜀漆牡蛎龙骨救逆汤证的辨证要点为心悸、惊狂、卧起不安。多因治疗不当，火邪伤正，即用熏、熨、烧针等法强迫汗出，致心阳不足，神气浮越而惊狂。

（2）桂枝去芍药加蜀漆牡蛎龙骨救逆汤证之亡阳与少阴证之亡阳有何不同？

少阴证之亡阳是由于损伤肾阳，多见四肢厥冷、下利清谷、冷汗淋漓、脉微欲绝等症。治用四逆、真武辈以回阳救逆。桂枝去芍药加蜀漆牡蛎龙骨救逆汤证之亡阳乃因火邪迫汗，汗多损伤心阳而致心悸、惊狂、卧起不安等症，用桂枝去芍药加蜀漆牡蛎龙骨救逆汤以温通心阳、镇惊安神。

（3）桂枝去芍药加蜀漆牡蛎龙骨救逆汤临床适应证是什么？如何加减运用？

桂枝去芍药加蜀漆牡蛎龙骨救逆汤临床适应证不必拘泥于火邪致病，凡属心阳不足、痰扰心神而见心悸、惊狂、卧起不安等症者均可应用。西医用治多种心脏病（风湿性心脏病伴快速心房颤动、病毒性心肌炎、频发房性期前收缩、高血压心脏病律频发房性期前收缩及阵发性心房颤动等）所致的心悸、胸闷、气短、乏力、脉促或结者，均有一定疗效。

若心下空虚而悸者，加柏子仁、枣仁以养心安神；口不渴，呕恶者，加半夏、生姜，以降逆行水；口渴者加天花粉、党参或人参，以益气生津；伤阴舌红脉数者，加麦冬、玉竹，以滋阴生津；胸脘痞满则加瓜蒌、木香、枳壳，以通气消痞。

【参考医案】董某，男，28 岁。因精神受刺激而成疾。自称睡眠不佳，心中烦躁，幻视、幻听、幻觉，有时胆小害怕，有时悲泣欲哭，胸中烦闷，自不能已。视其舌苔白腻而厚，切其脉弦滑。辨为痰热内阻，上扰心宫，而肝气复抑所致。处方：蜀漆 6g，黄连 9g，大黄 9g，生姜 9g，桂枝 6g，龙骨 12g，牡蛎 12g，竹茹 10g，胆南星 10g，万菖蒲 9g，郁金 9g。服 2 剂而大便作泻，心胸为之舒畅。后用涤痰汤与温胆汤交叉服用而获愈。[刘渡舟.新编伤寒论类方.太原:山西人民出版社,1984]

（二）水饮致悸——半夏麻黄丸案

【原文】 心下悸者，半夏麻黄丸主之。（13）

半夏麻黄丸方：

半夏　麻黄等分

上二味，末之，炼蜜和丸小豆大，饮服三丸，日三服。

【释义】 本条论述水饮致悸治法。心下指胃脘部位，水饮内停，上凌于心，心阳被遏，故心下悸动。水饮亦可犯肺，故多伴有胸脘痞闷，咳唾清痰涎沫，舌苔白滑等症。治宜蠲饮通阳、降逆定悸。用半夏蠲饮降逆，麻黄宣发阳气，则悸动自宁，但阳气不能过发，凌心之水不易速消，故以丸剂小量，缓缓图之。

【典型病案】 李某，女，39 岁。自述病已半年，自觉心悸怔忡、心累气短、胸部胀闷、甚则呼吸急促，诊见舌苔白腻、脉结。前医屡用"炙甘草汤"无效，故改用益气通阳、宣痹散结之法。处方：瓜蒌仁 9g，瓜蒌壳 12g，薤白 6g，黄芪 24g，党参 18g，桂枝 12g，大枣 15g，炙甘草 6g，生姜 10g。服前方 2 剂，脉证如前，未见疗效，而其形体不衰，脉无虚象。[周建国.应用《金匮》半夏麻黄丸的体会.成都中医药大学学报,1987,(3):32]

【辨治思路解析】

（1）病证辨析：患者主要表现为心悸怔忡、心累气短，病属心悸无疑。此外，该患兼见胸满、呼吸急促、舌苔白腻、脉结等饮邪内停的表现，故当诊断为水饮凌心之心悸。此案之心悸怔忡、胸闷气短不可与《伤寒论》"炙甘草汤"证的心动悸相混淆。虽然两者均可见心悸、气短之象，而炙甘草汤证还兼见虚羸少气、懒言、神疲、自汗或盗汗、舌光少苔或质干而瘦小，脉结代或虚数等一派虚象。该患者脉并无虚象，形体亦不衰，所病以水饮内停为特点，二者显然有别。此时若重用补气之品，则加重留饮为患。

（2）病因病机分析：患者素体虚弱，虚及脾肾之阳，水湿不得运化，成痰成饮，水逆凌心、心阳被遏而致心悸。饮邪上逆，心肺气机受阻，故见心悸怔忡、胸满气短；苔白腻，脉结亦为心阳不振、水逆凌心之象。其病机为水逆凌心、心阳被遏。

（3）治法与方药分析：病属心悸之水饮凌心证；治宜蠲饮通阳、降逆定悸；方用半夏麻黄丸加味。

麻黄 9g，半夏 12g，茯苓 15g，2 剂，水煎服。

方中半夏蠲饮降逆，麻黄宣发阳气，茯苓蠲饮散邪。

服上方 2 剂，胸闷已除，心悸减轻，说明水饮渐去，继用前法。心阳得宣，饮邪得降，则悸动自宁，但阳气不能过发，凌心之水不易速消，故以丸剂小量，缓缓图之，不仅可蠲除饮邪，而且能和养中气，不治悸而悸自定。方以半夏 100g，麻黄 100g，炼蜜为丸，早晚各服 6g，一个月后诸症悉除。

【讨论】

（1）半夏麻黄丸证的辨证要点是什么？

半夏麻黄丸主治心悸乃由饮盛阳郁所致者。由于脾胃运化失常，水津不得四布，水饮停留，饮邪上凌于心，遏阻心阳，导致以心下悸动为主症，兼见胸脘痞闷、咳喘、呕吐清稀痰涎等肺气闭郁、胃失和降等表现。

（2）张仲景有关"悸"的治法有哪些？

①水饮内停致悸，以半夏麻黄丸蠲饮通阳；水上凌心致悸，以小半夏加茯苓汤引水下行；水停心下，厥而心下悸，以茯苓甘草汤温胃化饮；水蓄下焦致悸，以五苓散化气利水；阳虚水泛，振振

而悸，以真武汤温阳利水；心阳虚脐下悸，以苓桂甘枣汤温通心阳。②心阳不振致悸，以桂枝甘草汤温通心阳，甚者以桂枝甘草龙骨牡蛎汤温通心阳、潜镇安神；心阳外浮，以桂枝去芍药加蜀漆牡蛎龙骨救逆汤通阳豁痰、镇惊安神。③阳郁失宣致悸厥，用四逆散畅达气机；枢机不利致悸，以小柴胡汤和解少阳。④阴阳两虚，中气不足致悸，用小建中汤或黄芪建中汤以建立中气；心之阴阳俱虚之心动悸，以炙甘草汤补阴阳、调气血。

（3）心悸与胸痹心痛病有何关系？

胸痹心痛除见心慌不安、脉结或代外，必以心痛为主症，多呈心前区或胸骨后刺痛、闷痛，常因劳累、感寒、饱餐或情绪波动而诱发，多呈短暂发作，甚者心痛剧烈不止、唇甲发绀或手足厥冷、呼吸急促、大汗淋漓，甚至晕厥、病情危笃。胸痹心痛常可与心悸合并出现。

（4）半夏麻黄丸治悸临证如何加减运用？

兼见食少纳呆，加谷芽、麦芽、神曲、山楂、鸡内金；恶心呕吐，加半夏、陈皮、生姜；尿少肢肿，加泽泻、猪苓、茯苓、防己、葶苈子、大腹皮、车前子；兼见肺气不宣、肺有水湿者，症见胸闷、咳喘者，加杏仁、前胡、桔梗以宣肺，加葶苈子、五加皮、防己以泻肺利水；兼见瘀血者，加当归、川芎、刘寄奴、泽兰叶、益母草；若肾阳虚衰、不能制水、水气凌心，症见心悸、咳喘、不能平卧、尿少浮肿者，可合用真武汤。

【参考医案】顾某，男，58 岁。入冬以来，自觉心窝部跳动，曾做心电图无异常。平时除有老年性慢性支气管炎及血压略偏低外，无他病。脉滑苔白。予以姜半夏、生麻黄各 30g，研末和匀，装入胶囊。每日 3 次，每次 2 丸，服后心下悸即痊愈。[何任.《金匮》撷记（六）.上海中医药杂志,1984,(12):20-21]

吐 衄 下 血

一、成因

【原文】夫酒客咳者，必致吐血，此因极饮过度所致也。（7）

【释义】本条论述酒客咳、吐血的病因病机。吐血原因很多，若平素嗜好饮酒的人，饮酒过度，酒毒湿热蕴郁，积于胃而熏于肺，肺失肃降则咳，而灼伤血络，则必致吐血。

二、辨证

【原文】病人面无色，无寒热。脉沉弦者，衄；浮弱，手按之绝者，下血；烦咳者，必吐血。（5）

【释义】本条论述衄血、下血和吐血的不同脉证。患者面无血色是脱血的现象，无寒热，是指没有外感病的恶寒发热症状。内伤出血者表现为吐、衄、下血等证候的不同。若患者脉见沉弦，沉以主里候肾，弦为肝脉，肝肾阴虚，阳气亢逆，血随气涌，故衄血；若脉见浮弱，按之而绝，则为虚阳外浮，阳不摄阴而血脱于下，故下血；若脉浮弱，而症见心烦咳逆，为虚热上扰熏灼心肺，故必吐血。

【原文】寸口脉弦而大，弦则为减，大则为芤，减则为寒，芤则为虚，寒虚相击，此名曰革，妇人则半产漏下，男子则亡血。（8）

【释义】本条论述虚寒亡血脉象。此条即"血痹虚劳病脉证并治"篇第 12 条。这里专论失血，所以，条文末尾未载"失精"二字，且与本篇第 6、7 两条作为对比，说明亡血不一定皆是阴虚，亦可出现阳虚之象。

【原文】又曰：从春至夏衄者太阳，从秋至冬衄者阳明。（3）

【释义】本条从四时气候论述衄血与脏腑经络关系。手足太阳、阳明四经皆循行于鼻，故鼻衄多属太阳、阳明两经病。春夏阳气生发，表热居多，故春夏衄血属太阳；秋冬阳气内藏，里热居多，所以秋冬衄血，多属阳明里热。

三、预后及治禁

【原文】师曰：夫脉浮，目睛晕黄，衄未止。晕黄去，目睛慧了，知衄今止。（2）

【释义】本条从望诊切脉以判断衄血预后。尺脉以候肾，肾脉宜沉不宜浮，尺脉浮为肾阴虚，相火不潜之征。肝开窍于目，目睛晕黄有两个含义：其一指望诊可见患者黑睛周围发生黄晕；其二指患者自觉视物昏黄不清，是为肝经郁热上扰于目所致。肝肾阴虚，阳亢火动，火热迫血妄行，损伤阳络则衄血，故知衄未止。若晕黄去，目睛清明，视物清晰，说明阴复火降，热退血宁，故可知衄止。

【原文】衄家不可汗，汗出必额上陷，脉紧急，直视不能眴，不得眠。（4）

【释义】本条论述衄血禁汗及误汗变证。衄家，是指经常衄血的患者，这种患者阴血必亏少，虽有表证，亦不可用辛温发汗。若发汗则阴血重伤，使经脉、目睛及心神均失其濡养，故可见额上陷脉紧急、目直视不能转动、不得眠等症。

【原文】夫吐血，咳逆上气，其脉数而有热，不得卧者，死。（6）

【释义】本条论述吐血预后。本证吐血与咳逆并见，多由阴虚火旺，肺络损伤所致。吐血必致阴血亏虚，虚火灼肺，肃降失常，不但吐血不止，反而加重咳逆上气。阴虚不敛阳则见脉数而身热，虚火上浮扰动心神，故虚烦不得眠。吐血不止，阴虚阳亢，终将导致气随血脱，其病难治，预后险恶。

【原文】亡血不可发其表，汗出即寒栗而振。（9）

【释义】本条论述亡血禁用汗法及误汗伤阳的变证。亡血之人，气血大亏，易感受外邪，虽有表证，亦不可单用汗法解其表，因血汗同源，亡血已伤其阴，若再发其汗，不仅阴血更伤，而且阳气亦随津液外泄，出现血少阳虚之变，阳虚周身失于温煦，筋脉亦得不到阴血的濡养，故寒栗而振。

四、证治

（一）虚寒吐血——柏叶汤案

【原文】吐血不止者，柏叶汤主之。（14）

柏叶汤方：

柏叶　干姜各三两　艾三把

上三味，以水五升，取马通汁一升，合煮取一升，分温再服。

【释义】本条论述吐血属于虚寒的治法。吐血日久不止，如证属中气虚寒，血不归经，治以柏叶汤。取柏叶之清降，折其逆上之势而又能收敛以止血；干姜、艾叶温阳守中，使阳气振奋而能摄血；马通汁即马粪加水过滤取其汁而成，性微寒，引血下行以止血。四药合用，共奏温中止血之效。

【典型病案】段某，男，38岁，1960年10月1日就诊。旧有胃溃疡病，并有胃出血史，20日前大便检查隐血阳性，近因过度疲劳，加之公出逢大雨受冷，饮葡萄酒一杯后，突然发生吐血不止、精神委靡，急送某医院检查为"胃溃疡出血"。患者经住院治疗2日，大口吐血仍不止，恐导致胃穿孔，决定立即施行手术，迟则将失去手术机会，而患者家属不同意，半夜后请蒲老处一方止血。蒲老曰："吐血已两昼夜，若未穿孔，尚可以服药止之"。询其原因由受寒饮酒致血上溢，症见精神

委靡、腹痛恶寒。[中国中医研究院.蒲辅周医案.北京:人民卫生出版社,1975]

【辨治思路解析】

（1）病证辨析：患者以吐血不止为主要表现，兼见精神委靡、腹痛恶寒等中气不足、脾胃虚寒的表现，故当诊断为虚寒性吐血。与吐血血色鲜红、来势急、面红口渴、神烦便秘、舌红苔黄、脉洪数属心火亢盛、迫血妄行之吐血有别。

（2）病因病机分析：患者素有胃溃疡病，并有胃出血史，久病伤正，气虚不摄，复因受寒饮酒而发，血溢脉外，发为本病，出现吐血不止。中焦虚寒，故见腹痛恶寒喜按；阳气不足，故精神委靡、神疲气弱。其病机为中焦虚寒、气不摄血。

（3）治法与方药分析：病属中气虚寒的吐血证；治宜温中止血；方用柏叶汤。

侧柏叶 9g，炮干姜 6g，艾叶 6g。1 剂，浓煎取汁，兑童便 60ml，频频服之。

方中取柏叶之清降，折其逆上之势而又能收敛以止血；干姜、艾叶温阳守中，使阳气振奋而能摄血；童便性微温，引血下行以止血。四味合用，共奏温中止血之效。

二诊：次日吐血渐止、舌质淡、无苔、脉沉细涩，为气虚血涩，原方再进，加西洋参 12g 益气摄血，三七（研末吞）6g 止血消瘀。1 剂频频服之。

三诊：次日血止，神安欲寐，知饥思食，并转矢气，舌质淡无苔，脉两寸微、关尺部沉弱，此乃气弱血虚之象，但在大失血之后，脉证相符为吉，治宜温运脾阳、养血消瘀。方用理中汤，加归芍补血，佐以三七消瘀。服后微有头晕耳鸣、脉细数，此为虚热上冲所致，于前方再加地骨皮 6g，藕节 9g，浓煎取汁，仍兑童便 60ml 续服。

四诊：诸症悉平，脉亦缓和，纳谷增加，但转矢气而无大便，继以益气补血、养阴润燥兼消瘀之剂。

处方：白人参 9g，柏子仁 6g，肉苁蓉 12g，火麻仁 12g（打），甜当归 6g，藕节 15g，新会皮 3g，山楂肉 3g，浓煎取汁，清阿胶 12g（烊化）和童便 60ml 纳入，分四次温服。

服后宿粪渐下，食眠俱佳，大便检查隐血阴性，嘱其停药，以饮食调养，逐渐恢复健康。

【讨论】

（1）柏叶汤证的辨证要点是什么？

柏叶汤证的辨证要点是吐血日久不止，血色淡红，兼见面色苍白、头眩心悸、畏寒乏力、气短神疲、舌淡而润、脉象微弱等。其病机为中气虚寒、血不归经。

（2）吐血三大治则是什么？

吐血三大治则归纳如下：①止血。此法不是见血止血，要在辨证的基础上，进行施治，如热盛迫血，宜泄热凉血，或清热凉血；劳伤血脉，不夹热者，以理气化瘀，佐以补虚益损。②化瘀。离经之血，留而不去，反而致病；也可以说，在止血的基础上，佐以化瘀，以免瘀血不去，新血不能归经。③补虚。此法对久病更为重要，至于补法，阴虚补阴，阳虚补阳，气虚补气，气为血之帅也。以上三大治法，不能截然划分，可一法运用，两法并用，三法合用。总之，以随病机变化而权衡用之。

（3）现代运用柏叶汤治疗哪些疾病？如何加减使用？

柏叶汤为治疗虚寒出血常用之方。临床应用并不限于吐血，对衄血、咳血或下血等均可使用。本方临床可用于上消化道出血、胃溃疡、十二指肠溃疡、肝硬化、食管静脉曲张出血、肺结核出血、血小板减少性紫癜等属中气虚寒失于统摄者。马通汁古人常用于止血，目前临床多用童便代之，其效亦佳。为了加强本方的止血效果，也可将侧柏叶、干姜、艾叶三药炒炭应用。咯血多者，加阿胶、白及；吐血多者，酌加花蕊石、藕节炭、棕榈炭等；兼夹血瘀者，酌情佐以三七粉、红花、桃仁、茜草等，以期活血止血；兼见阴虚者，酌加生地黄、沙参、麦冬、枸杞子、玄参等益阴之味；若中焦气虚,不能摄血者,多与人参汤合用,并将干姜改为煨姜或炮姜炭,或套用黄土汤、补中益气汤;若兼见心脾两虚者多与归脾汤合方酌情加减;若兼见脾肾两虚者,加人参汤、二仙汤等补而不燥之味;若兼见血虚者,酌与四物汤合方加减之。

【参考医案】彭某,男,43 岁。患支气管扩张,咯血,并有结核病史。一般说来,此类患者多属阴虚血热之体,治宜养阴滋肺。但此患者咳痰稀薄形寒畏冷、舌苔白薄、脉象沉缓。前医用四生丸加白芍、白及、仙鹤草之类,反觉胸闷不适、食纳减少,此为肺气虚寒、不能摄血所致,拟温肺摄血,用柏叶汤:侧柏叶 12g,干姜炭 5g,艾叶 3g,童便 1 杯(兑),服 2 剂,咯血已止,仍咳稀痰,继用六君子汤加干姜、细辛、五味子,服 3 剂,咳嗽减轻,食欲好转。[谭日强.金匮要略浅述.北京:人民卫生出版社,1981]

(二)热盛吐衄——泻心汤案

【原文】心气不足,吐血、衄血,泻心汤主之。(17)

泻心汤方: 亦治霍乱。

大黄二两　黄连　黄芩各一两

上三味,以水三升,煮取一升,顿服之。

【释义】本条论述热盛吐衄证治。心气不足,即心烦不安之意。心藏神,主血脉,心火亢盛,扰乱心神于内,迫血妄行于上,故见心烦不安、吐血、衄血。治以泻心汤清热泻火而止血。方中黄连长于泻心火,黄芩泻上焦火,大黄苦寒降泄。三药合用,直折其热,使火降则血亦自止。

【典型病案】陈某,男,60 岁,1994 年 4 月 20 日就诊。自述患十二指肠球部溃疡多年,近日因劳累胃脘部疼痛难忍,今晨饭后感恶心欲吐,随之呕出鲜血约 300ml,夹有瘀块和未消化食物,继而恶心呕血频作,遂来就诊。见舌红、苔薄黄、脉弦滑数。[罗卫东.经方治验 4 则.国医论坛,1995,(6):18]

【辨治思路解析】

(1)病证辨析:患者现主要表现为吐血不止,且血色鲜红、并伴心烦、舌红、苔薄黄、脉弦滑数等实热证的表现,当辨为热盛吐血,与同样吐血而色暗红、面色苍白或萎黄、神疲懒言、舌淡苔白、脉微弱或虚而无力之中焦虚寒、气不摄血证有别。

(2)病因病机分析:患者胃中积热日久,复因劳累,损伤血络,血溢脉外,随呕吐而出,发为本病,出现吐血不止。胃中积热,上扰心神,故见心烦;热盛迫血妄行,故呕出鲜血,量多势急;舌红苔薄黄、脉弦滑数亦为实热内蕴之象。其病机为火热亢盛、热迫血行。

(3)治法与方药分析:病属热盛吐血证;治宜清热泻火止血;方用泻心汤加味。

大黄 30g,黄芩 9g,黄连 9g,代赭石 30g。上药急煎服。

方中黄连长于泻心火;黄芩泻上焦火;大黄苦寒降泄。直入阳明胃肠,导热下行,活血止血。三药合用,直折其热,使火降则血亦自止。加代赭石既降逆又止血。

药后吐血立止,胃脘痛消失。续服 2 剂以清余邪。

【讨论】

(1)泻心汤与柏叶汤如何区别使用?

柏叶汤与泻心汤均可治疗吐血。泻心汤主治心火亢盛、迫血妄行所致之吐血,以吐血、血多鲜红,来势急,面红口渴,神烦便秘,舌红苔黄,脉洪数等为主要临床表现。该方有清热泻火、凉血止血之效。柏叶汤则用于虚寒吐血的治疗,主治中气虚寒、气不摄血所致之吐血,以吐血不止、色暗红、面色苍白或萎黄、舌淡苔白、脉微弱或虚而无力等为主要临床表现。该方有温中止血之功。

（2）泻心汤方中无止血药，何以能止吐、衄血？

泻心汤用大黄、黄连、黄芩之苦寒，泻偏盛之心火。黄连泻心火，黄芩泻上焦火，大黄泻火通胃肠之腑，釜底抽薪，火降则血宁。全方虽无一味止血药，然本证病机为邪热有余、心胃之火亢盛，用黄连、黄芩、大黄苦寒清热泻火，即所谓泻心即是泻火，泻火即是止血。

（3）泻心汤与《伤寒论》大黄黄连泻心汤证治有何不同？

《伤寒论》有大黄黄连泻心汤主治"心下痞，按之濡，其脉关上浮者"。据宋·林亿方后注，可知大黄黄连泻心汤中当有黄芩，与《金匮》泻心汤组成相同。但两方的煎服法不同，故作用有异。大黄黄连泻心汤"以麻沸汤二升，渍之须臾，绞去滓，分温再服"，不用煎煮是取其清淡之性味，以清心火、泻胃热、消痞满。而《金匮》泻心汤是"以水三升，煮取一升，顿服之"，是取其降火止血之功。

（4）现代运用泻心汤治疗哪些疾病？如何加减使用？

本方是治疗三焦热盛的常用方。本方对血热妄行的吐血、衄血、便血、尿血等多种出血有较好的疗效，对上消化道出血其效尤佳。现代临证，广泛应用于胃脘痞塞、胃脘痛、糜烂性胃炎、食管炎、上消化道出血、精神分裂症、癔症、大笑不止、癫痫、吐血、衄血、咯血、便血、脑血管意外、高血压、经血上冲、遗精、尿毒症、紫癜、黄疸型肝炎、肝豆状核变性、肝性血卟啉病、急性胆炎、胆石症、细菌性痢疾、口腔炎、结膜炎、生殖器疱疹、烧伤等多种疾病病机属心火炽盛者。

若清胃泻热、凉血止血，用泻心汤合十灰散；若心烦、急躁易怒者，加牡丹皮、栀子；若头晕、汗出、心悸者，加党参、麦冬、五味子；若胃热伤阴，症见口干而渴、舌红而干、脉细数者，可加玉竹、沙参、麦门冬、天门冬、石斛等以滋养阴阴；若胃热积中、气失和降、胃气上逆、恶心欲吐者，可酌加旋覆花、代赭石、竹茹等和降胃气。

【参考医案】龙某，女，21岁。因鼻衄齿衄10天，加重伴有全身皮肤多处青紫斑块4天入院。血小板计数 $30×10^9$/L，血红蛋白浓度 50g/L，白细胞总数 $15.6×10^9$/L，中性粒细胞计数 0.78，淋巴细胞计数 0.22，诊断为"特发性血小板减少性紫癜。经对症处理及大剂量激素治疗，输鲜血 300ml，病情无明显好转，全身皮肤仍有广泛性出血紫斑，高热不退，病情危重。次日邀余会诊，症见吐血、衄血不止、青紫红斑遍布全身、肌肤灼热、舌尖红、苔黄腻、脉细数。证属心火亢盛、迫血妄行，治以清热泻火、凉血止血。方用泻心汤加味：生大黄 12g，黄连 5g，黄芩 12g，生地黄 20g，白茅根 30g。每日 2 剂。服药 4 剂，热退血止，再进原方 3 剂，日服 1 剂，饮食增加，皮肤紫斑逐渐减少。化验：血小板计数 $90×10^9$/L，白细胞总数 $11.2×10^9$/L，血红蛋白浓度 60g/L。虑此大苦大寒，宜中病即止，而改用归脾汤益气补血。健脾养心，服药 15 剂，痊愈出院。[蒋先国.泻心汤的临床应用.湖南中医学院学报,1989,9（4）:207]

（三）虚寒便血——黄土汤案

【原文】下血，先便后血，此远血也，黄土汤主之。（15）

黄土汤方：*亦主吐血衄血。*

甘草　干地黄　白术　附子（炮）　阿胶　黄芩各三两　灶中黄土半斤

上七味，以水八升，煮取三升，分温二服。

【释义】本条论述虚寒便血证治。下血，指大便出血。所谓先便后血，是指先见大便，后见便血，出血部位离肛门较远，故称为远血。病由中焦脾气虚寒、统摄无权而血渗于下所致。治宜黄土汤温脾摄血。方中灶心土又名伏龙肝，温中涩肠止血；白术、甘草健脾补中；制附子温阳散寒，有助于中阳恢复而达到止血作用；干地黄、阿胶滋阴养血以止血；黄芩苦寒作为反佐，以防温燥动血。诸药相合，共奏温中止血之功。

【**典型病案**】周某，女，56 岁，1982 年 7 月 4 日就诊。便血 10 多个月。便常规检查：红细胞（++），白细胞 0~4 个/HP，阿米巴原虫（－），肛门指检无异常发现。症先便后血，每日多则七八次，每次量一小杯左右，血色暗红，小腹微痛，得温则减，无里急后重，面色萎黄，头晕乏力，胃纳不佳，舌质淡，苔薄润，脉沉细。[姜泽霖.黄土汤治疗血证的临床运用.江西中医药,1984,(4):11]

【**辨治思路解析**】

（1）病证辨析：患者主要表现为便血，症见先便后血、血色暗红，与本篇第 15 条所述脉症相符，当属远血。且兼见小腹微痛、得温则减、面色萎黄、头晕乏力、胃纳不佳、舌淡脉细等脾胃虚寒的表现，当辨为虚寒便血。本案当与痔疮便血及痢疾相鉴别。痔疮便血，属近血，为先血后便的病症，下血鲜红或有黏液，常伴肛门疼痛或异物感，做肛门或直肠检查时，可发现内痔或外痔。本案无里急后重，亦未见赤白脓血，与痢疾亦有别。

（2）病因病机分析：患者素体虚弱，中气虚寒，脾不统血，发为本病，出现下血、血色暗红。中焦虚寒，故腹痛喜温喜按；气虚血少，故面色萎黄、头晕乏力、脉沉细。其病机为中气不足、脾失统摄、血溢肠中。

（3）治法与方药分析：病属虚寒便血；治宜温阳健脾摄血；方用黄土汤加味。

制附子 9g，白术 18g，干地黄 12g，阿胶 12g，黄芩 10g，灶心土 60g，川厚朴 10g，焦山楂 12g，甘草 6g。4 剂，水煎服。

以黄土汤加川厚朴、焦山楂，意在止血不留瘀。药味相协，共奏温中止血之功。

服 4 剂，腹痛除，便血大减。守原方加党参 15g，续服 4 剂血止病愈。

【**讨论**】

（1）黄土汤证的辨证要点是什么？

黄土汤证的辨证要点为先便后血、血色黯紫、腹痛便溏、面色无华、神疲倦怠、四肢不温、舌淡脉细。其病机为脾气虚寒、气不摄血。

（2）黄土汤方配伍特点是什么？

本方配伍特点为寒热并用、刚柔相济、温阳而不伤阴、滋阴而不碍阳。吴鞠通谓本方为"甘苦合用刚柔互济法"。温中健脾药与止血药同施，以标本同治。温阳健脾而达脾土统血，滋阴养血以改善血虚状况。配伍苦寒之黄芩目的有三：①反佐，方中灶心土、白术、附子辛温，易耗血动血，且出血日久，阴血已耗，故用黄芩苦寒制术、附温燥之性。②止血，黄芩本身具有止血功效。③清肝热，防木旺乘土，对吐衄上逆之血起苦降之功。

（3）现代运用黄土汤治疗哪些疾病？如何加减使用？

本方常用于脾气虚寒，不能统血所致的吐血、衄血、崩漏、呕血、尿血等各种出血证。出血多者酌加三七、阿胶、白及、艾叶；气虚甚者加党参、黄芪；虚寒甚者加炮姜、肉桂、补骨脂，去黄芩或改用黄芩炭；小儿腹泻日久，纳食不香者加补骨脂。本方对功能性子宫出血、消化系统出血、内痔便血、血小板减少性紫癜等疾病与本方证相合者，有较好的疗效。本方还可加赤石脂，以增强温补涩血之效。

【**参考医案**】刘某，女，22 岁，1986 年 5 月 10 日就诊。四肢有瘀血斑点，大如指头，小如麻豆，颜色红紫夹杂，上肢稀疏，下肢密集，每于行经前下肢瘀点加重，行经后稍轻。伴月经量多淋漓有瘀块，有时腹痛下酱色软便，手足心热，头晕心悸。舌质淡苔白，脉细数。血常规检查：白细胞计数 7.5×10⁹/L，红细胞计数 3.5×10⁹/L，血红蛋白浓度 90g/L，血小板计数 60×10⁹/L。诊断为"血小板减少性紫癜"，证属脾肾气虚、统摄失固、血不循经，治宜补肾健脾、益气养血、加强固摄。拟方：当归 15g，黄芪 20g，党参 10g，白术 15g，生地黄 20g，阿胶 15g，白芍 15g，黄芩 6g，附子 5g，甘草 5g，灶心土 10g。水煎服，日 1 剂。连服 6 剂，头晕、心悸好转，腹痛便血已止，唯瘀点无变化，微有热感，上方减附子、灶心土，加牡丹皮，桃仁。继用 6 剂，头晕、心悸消失，上下肢瘀点均消减稀疏，未再发生新瘀点，月经淋漓已止。用上方前后共服 30 余剂，瘀点全部消失，月经恢复正常，血常规复查白细胞 9×10^9/L，红细胞计数 4.5×10^9/L，血红蛋白浓度 120g/L，血小板计数 12×10^9/L。病告痊愈，访无复发。［罗胜久,罗胜才.黄土汤加减治疗"紫癜"25 例.国医论坛,1990,(6):19］

（四）湿热便血——赤小豆当归散案

【原文】下血，先血后便，此近血也，赤小豆当归散主之。方见狐惑中。（16）

【释义】本条论述湿热便血证治。便血在先，大便在后，出血的部位离肛门较近，故称为近血。其病机为湿热蕴于大肠、灼伤阴络、迫血外溢所致。治以赤小豆当归散清热利湿、活血止血。

【典型病案】林某，男，42 岁。大便反复出血已 3 年，近日便血又作，先血后便，色鲜夹瘀块，肛门肿胀，痔核突出，行动艰难。外科检查：内痔Ⅱ度。口干，大便偏干，头昏乏力，舌质红，苔薄黄腻，脉弦。［洪德华.加味赤小豆当归汤治疗近血体会.浙江中医杂志,1990,(2):61］

【辨治思路解析】

（1）病证辨析：患者主要表现为便血，且以先血后便、色鲜夹瘀块、肛门肿胀、痔核突出为其特点，与本篇第 16 条所述相符，当辨为近血。此外该患者既有口干、头昏乏力等气虚阴亏的表现，又有舌红、苔薄黄腻、脉弦等湿热内蕴证，故诊为湿热蕴结之痔疮便血，有气虚血瘀阴亏。本案需与痢疾鉴别，痢疾下血为脓血相兼，常伴腹痛、里急后重和肛门灼热感等症状，二者有别。

（2）病因病机分析：本病多由恣食肥甘厚味或饮酒辛辣，湿热下移大肠，热伤大肠络脉而成。血随便下，故见便血；兼有气滞血瘀则见痔核突出、肛门肿胀、便血色鲜红夹瘀块；反复便血三年，气血阴液不足，故口干，头昏乏力；舌质红，苔薄黄腻，脉弦，均为湿热兼瘀之征。其病机为湿热蕴结大肠，热伤血络，迫血下行，兼有气虚血瘀阴亏，为本虚标实之证。

（3）治法与方药分析：病属湿热蕴结之痔疮便血，有气虚血瘀阴亏；治宜清热利湿解毒、活血止血；方用加味赤小豆当归汤。

升麻、桃仁各 10g，赤小豆 60g，当归、连翘、红藤各 30g，金银花、赤芍各 15g，黄柏 6g。2剂，水煎服。

方中赤小豆清热利湿、活血化瘀；配金银花、连翘、红藤清热解毒；配当归、赤芍活血祛瘀；配升麻解毒散瘀；配黄柏清利下焦湿热。诸药合用，共奏清热利湿解毒、活血化瘀止血之效。

服药 2 贴，大便通畅，粪外微带鲜血，3 贴后未见血迹，痔核缩入肛内，已无胀痛。苔白，脉平，原方去黄柏、红藤、桃仁，加生白术 10g，再进 3 贴而愈。

【讨论】

（1）赤小豆当归散证与黄土汤证如何鉴别？

赤小豆当归散与黄土汤两方均可治疗便血。赤小豆当归散用于治疗湿热便血，即书中所谓之"近血"者。此乃大肠湿热、迫血妄行所致。临床可见先血后便，下血鲜红或有黏液，大便不畅，苔黄腻，脉数。其功效为清热利湿、活血止血。黄土汤则用于治疗虚寒便血，即书中所谓之"远血"者。此系由脾气虚寒、气不摄血所致。临床可见先便后血、血色暗紫、腹痛便溏、面色无华、神疲倦怠、四肢不温、舌淡脉细之远血，其功效为温脾摄血。

（2）现代运用赤小豆当归散治疗哪些疾病？如何加减使用？

赤小豆当归散治疗湿热蕴结大肠之下血，即后世所称的"肠风下血"及"脏毒"，其中包括痔疾、肛裂、肛周脓肿等病，可在赤小豆当归散的基础上，加用泻火解毒药。赤小豆当归散治疗痔疮下血，使用时可与地榆散合用，可加槐花、槐角以增强凉血止血作用；口黏苔腻甚者，宜加苍术、茯苓以健脾化湿；腹痛不适，宜加莱菔子、郁金以理气止痛；纳差者，宜用陈皮、砂仁以健运脾胃；热毒盛者，加金银花、蒲公英、紫花地丁；若便血日久不止者，可酌加炒椿根白皮、侧柏炭。另外，此方还可治疗狐惑酿脓证。

【参考医案】刘某，男，51岁，1973年8月6日就诊。因饮食不洁，于前月28日突下赤白痢，服呋唑酮、土霉素未效，日下10余次，赤多白少，里急后重。前日起，痔血如注（素患外痔），肛门灼热，肿痛难忍，口渴，小便色赤，舌深红、苔黄滑，脉滑数。便常规检查：红细胞（++++），白细胞（++），脓细胞（++）。证属湿热毒痢、引发痔血，治宜清热祛湿、解毒止血。用赤小豆当归散加味：赤小豆18g，当归12g，黄芩9g，金银花、生地榆、槐花、仙鹤草、马齿苋各15g。服3剂，下痢减轻，日7～8次，痔血随之减少，里急后重，腹痛，肛热，舌红、苔黄滑，脉滑数。原方加大黄6g，推荡积滞，继进3剂，大便不爽，日行3～4次，带少量红白黏液，痔血已止，腹满纳差，舌红、苔黄，脉滑稍数。拟原方去大黄、槐花、仙鹤草，加山楂、枳壳各12g，化积畅中。继进6剂，诸症消失，大便镜检阴性。[彭述宪.赤小豆当归散临床应用.湖南中医杂志,1993,(3):7]

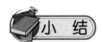

胸 满 瘀 血

【原文】病人胸满，唇痿舌青，口燥，但欲漱水不欲咽，无寒热，脉微大来迟，腹不满，其人言我满，为有瘀血。（10）

【释义】本条论述瘀血脉症。瘀血阻滞，气机痞塞，故胸满闷；瘀血内阻，新血不生，血不能外荣，故唇痿舌青；瘀血内停，阴津不布，津液不能上承，故口燥。但病由瘀血，并非津亏，故虽口燥却只欲漱水而不欲咽。此非外感为患，故无寒热之表证。其脉虽大，但脉势不足，往来涩滞迟缓，为瘀血阻滞之象。因瘀血停留于血脉，以致影响气机运行不畅，非饮食停滞或水饮留于肠胃，故患者自觉腹部胀满，而察外形并无胀满之症。

【原文】病者如热状，烦满，口干燥而渴，其脉反无热，此为阴伏，是瘀血也，当下之。（11）

【释义】本条论述瘀血化热的脉症及其治法。患者自觉有热，心烦胸满，口干燥而渴，但诊其脉，并无热象，这说明热不在气分，为瘀血阻滞日久、郁而化热伏于阴分所致。治当以攻下瘀血为主，瘀血去，郁热解，则诸症自除。

小 结

惊多因突然受外界刺激而起，惊者气乱；悸多因心血不足，心失所养所致。两者病因与临床表现有所不同，但常互相影响，如突然受惊可导致心悸，心悸亦常易受惊，故多惊悸并称。在治疗上，一般惊宜镇静安神，悸宜补虚定悸。具体治法，本篇仅列出2方，火邪致心阳不足、神气浮越的惊狂证，用桂枝去芍药加蜀漆牡蛎龙骨救逆汤温通心阳、镇惊安神；水饮凌心的心下悸证，用半夏麻黄丸蠲饮通阳、降逆定悸。

吐、衄、下血，是本篇的重点。篇中各列两种不同证治，举出方剂4首，虽不能概括全面，但温清补泻，各具法度。临证时可根据病情的寒热虚实，灵活运用。如吐血不止属虚寒者，用柏叶汤温中止血；吐衄属热盛者，用泻心汤苦寒清热、泻火止血。下血属虚寒远血者，用黄土汤温脾摄血；属湿热近血者，用赤小豆当归散清利湿热、活血止血。

关于瘀血一证，本篇仅列举2条，以示瘀血的主要症状特点及瘀久化热的症状，对后世影响深远。瘀血的治疗，有法无方，但在"当下之"启发下，可选用本书其他篇中所载的活血化瘀方，如下瘀血汤、大黄䗪虫丸、抵当汤等。

呕吐哕下利病脉证治第十七

本篇论述呕吐、哕、下利病的病因病机和证治。呕吐包括呕、吐、干呕和胃反，呕吐的机理颇为复杂，有寒、热、虚、实及寒热错杂、饮停等，但总离不开胃气上逆这一机制。哕即呃逆，是胃膈气逆之证，亦有寒热虚实之别。下利包括泄泻和痢疾。本篇所述病证，在病机上主要是脾胃升降失常所致，具体论治则根据"实则阳明，虚则太阴"、"阳病属腑，阴病属脏"的理论，凡属实证、热证，多治以和胃降逆、通腑祛邪；而属于虚证、寒证，多治以健脾温肾。因三者均属胃肠疾患，多相互影响，常合并发生，故合为一篇论述。

本篇精选呕吐、呃逆、眩晕、头痛、阴烦、不寐、寒厥、癃闭、痢疾、泄泻等病证医案 33 则。

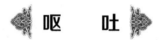

呕　吐

一、成因与脉证

【原文】先呕却渴者，此为欲解。先渴却呕者，为水停心下，此属饮家。

呕家本渴，今反不渴者，以心下有支饮故也，此属支饮。（2）

【释义】本条论述停饮呕吐的辨证。脾胃的功能是运化水湿，一旦脾胃虚弱，健运失常，饮停于中，影响气机升降，胃气上逆，内停之饮也随之吐出。先呕后渴，是胃有停饮，饮随呕去，胃阳恢复而见口渴，是病欲解之征。处理方法遵《伤寒论》第71条："少少与饮之，令胃气和则愈"。先渴却呕者，为水停心下，此处之渴，非津伤而是饮阻气滞，津不上承所致；渴而饮水，水进饮增，胃失和降而呕，此呕是水饮所致，故曰："此属饮家"。

经常呕吐的人，津液耗伤，本应口渴；今反呕后不渴，是胃中有饮邪支撑停留的缘故，故曰："此属支饮"。

二、治则与禁忌

【原文】夫呕家有痈脓，不可治呕，脓尽自愈。（1）

【释义】本条论述痈脓致呕的治则。呕吐原因很多，应察其病源，治其根本，不可见呕止呕。呕家有痈脓，甚或呕吐脓液，是内生痈脓秽毒影响胃失和降而呕，也是正气逐邪外出的反应，不可治呕，应除痈排脓以治本，邪不扰胃，脓尽呕止。"脓尽自愈"并非不服药以待脓尽，而是应采取积极措施消除痈脓，脓尽则呕吐自愈。

【原文】病人欲吐者，不可下之。（6）

【释义】本条论述欲吐的治禁。患者欲吐，是由于病邪在上，正气有驱邪外出之势，故宜因势利导，顺其病机，祛除邪气。正所谓《素问·阴阳应象大论》"其高者因而越之"。如果使用下法，就会逆其病势，使邪气内陷，正气受损，病情加重，所以"不可下之"。

三、证治

（一）虚寒证

1.肝胃虚寒——茱萸汤案

【原文】呕而胸满者，茱萸汤主之。（8）

茱萸汤方：

吴茱萸一升　人参三两　生姜六两　大枣十二枚

上四味，以水五升，煮取三升，温服七合，日三服。

干呕，吐涎沫，头痛者，茱萸汤主之。方见上。（9）

【释义】此两条论述肝胃虚寒，浊阴上逆的呕吐证治。呕而胸满者，胃阳不足，寒饮凝聚，浊阴内阻，胃失和调，以致胃气上逆而呕吐；阴寒上乘，胸阳被郁，故胸满不舒。肝胃虚寒，胃气上逆，则恶心（干呕），肝寒犯胃则吐涎沫；寒气从厥阴经脉上逆巅顶则头痛。治以吴茱萸汤散寒逆降、温中补虚。方中吴茱萸入肝胃经，治厥阴头痛，配生姜温胃散寒、降逆止呕；人参、大枣补中益气。

【典型病案】崔某，女，33岁。主诉：间断性呕吐2年，伴有头痛。病史：患者2年前开始恶心，呕吐间断性发作，屡经中西医治疗，均未治愈，从1975年7月14日来我院就诊。症见：呕吐伴有头痛，每每以生气为诱因，心烦易怒，重时吐食物，轻时吐涎沫，同时伴有胁肋胀满，脉沉而弦。[张俊杰.吴茱萸汤加味治疗神经性呕吐.新中医,1978,(1):31]

【辨治思路解析】

（1）病证辨析：患者主要表现为间断性呕吐2年，并伴头痛，且每因生气诱发，轻则呕吐涎沫、重则呕吐食物，伴心烦易怒，胁肋胀满，脉沉而弦，与本篇第8条和第9条所述大致相同，当辨为肝胃虚寒之呕吐。

（2）病因病机分析：脾胃素虚，水谷易于停留，偶因恼怒，肝气犯胃，胃气上逆，而致呕吐；阳虚失布，寒饮停滞，寒浊之气上逆则吐涎沫；足厥阴肝经与督脉会于巅顶，肝寒之气循经上泛故头痛；肝失调达，肝气郁滞，故心烦易怒、胁肋胀满。其病机为肝胃虚寒、浊阴上逆。

（3）治法与方药分析：病属呕吐之肝胃虚寒证；治宜温中降逆、和胃疏肝；方用吴茱萸汤加味。吴茱萸三钱，台党参五钱，生姜三钱，大枣五个，半夏三钱，茯苓五钱，香附四钱。2剂，水煎服。吴茱萸入肝胃二经，温胃暖肝、降逆止呕；配生姜、半夏以散寒降逆止呕；党参、茯苓、大枣补虚和中、健脾渗湿；香附疏肝理气而止痛。

2剂后复诊，恶心、呕吐、胁肋胀满消失，头痛减轻，原方加白芷三钱，川芎二钱，2剂后诸症愈。1年后随访，病未复发。

【讨论】

（1）吴茱萸汤证的辨证要点是什么？现代运用茱萸汤治疗哪些疾病？

吴茱萸汤证的辨证要点为呕而胸满、或干呕、或吐涎沫、头痛、喜温喜按，甚则手足厥冷、苔白而腻、脉弦而迟。本方用于治疗急性胃肠炎、慢性胃炎、溃疡病、偏头痛、耳源性眩晕、高血压、心脏病、肝炎、妊娠恶阻等病，但必须抓住中焦有寒、肝胃之气上逆这一病机。

（2）为何茱萸汤既可治胸满，又可治头痛？

本篇第8条云："呕而胸满者，茱萸汤主之"，第9条又云："干呕，吐涎沫，头痛者，茱萸汤主之"。前一条论述了胃虚寒凝呕吐的证治。胸满是因胃阳不足，寒饮内停，阴寒上乘，胸阳被郁所致。后一条论述了胃虚停饮夹肝气上逆的干呕头痛证治。肝经上抵巅顶，肝气夹阴寒之邪循经上冲，故头痛。吴茱萸汤既可温胃散寒、降逆止呕，又可降厥阴逆气。两条原文描述病证虽异，但病因病机相同，故皆可用吴茱萸汤，属异病同治之例。

（3）茱萸汤临证如何加减运用？

临证若阳虚恶寒甚者，加附子、肉桂；血虚加当归；呕吐甚者加半夏、丁香；腹胀加白豆蔻；泛酸加瓦楞子、牡蛎；胃寒痛甚加高良姜、制香附；气虚者重用党参、黄芪；头晕头痛较甚者，加钩藤、半夏、川芎。

【参考医案】要某，女，63岁。丙寅春月病手指疔疮，住院治疗周余，疮愈。继而变生夜间失眠之苦，服镇静催眠药，反日渐加剧彻夜烦躁不得眠。改用肌内注射速效镇静药，患者反夜烦更剧，大声哀叹不休，至天亮方安然入睡。每晚如是。虽中西药合治，但不取效。时逾半个多月，前邀余试诊。诊见：患者面色晦暗，手足逆冷，食纳不佳。语言正常，白日静坐不烦，大便微溏，舌质淡红无苔，双脉沉迟有力。辨证为肝肾阳虚、中阳不振、浊阴气逆之阴烦（虚烦）证。治拟温中补虚、降逆散寒。方选吴茱萸汤：吴茱萸、人参各9g，生姜18g，大枣12枚。1剂，水煎，日3服。服药后，患者当夜安然入睡，呼之不醒。知药中病机，守原方，继服1剂而告痊愈。1年后访，无复发。[李颖.吴茱萸汤验案两则.陕西中医，1990,(1):27]

2. 阴盛格阳——四逆汤案

【原文】呕而脉弱，小便复利，身有微热，见厥者，难治，四逆汤主之。（14）

四逆汤方：

附子一枚（生用） 干姜一两半 甘草二两（炙）

上三味，以水三升，煮取一升二合，去滓，分温再服。强人可大附子一枚，干姜三两。

【释义】本条论述阴盛格阳呕吐的证治。中阳虚衰，胃气上逆故呕吐而见脉弱；小便复利乃肾阳虚衰、膀胱失约所致；身微热乃阴盛于内、格阳于外；见厥者即四肢厥冷，乃阳气大虚、失却温煦。此为阴盛阳微之危重症，大有阳气欲脱之势，故曰"难治"。治宜四逆汤回阳救逆。

【典型病案】袁某，女，30岁。患急性胃肠炎，烦渴欲饮，食则吐。泻下水样便，日十数次，已2日。诊见：神疲，面色苍白，眼凹，舌干，肤失弹性，四肢厥冷，脉沉细数，血压60/40mmHg。[赵棣华.《伤寒论》四逆汤化裁浅析.广西中医药，1982,(4):17]

【辨治思路解析】

（1）病证辨析：患者以呕吐不能饮食、泻水样便为主要表现，并见神疲、面色苍白、四肢厥冷、脉沉细数等阴盛阳微症，此外兼见烦渴欲饮、眼凹、舌干、皮肤失去弹性等津脱虚阳内扰症，故本案当辨为呕吐之阴盛阳微、兼津脱虚阳内扰证。

（2）病因病机分析：患者因洞泄两日，中阳已伤，脾气下陷，故见水泻日十数次；胃失和降，故食则呕吐；肾阳虚衰，故神疲肢冷；阴盛阳微，虚阳内扰，故烦渴欲饮；舌干、面白眼凹、肤失弹性、脉沉细数，乃阳衰津脱之候。其病机为脾肾阳衰津脱、阴寒内盛、虚阳内扰。

（3）治法与方药分析：病属呕吐之阴盛阳微、兼津脱虚阳内扰证；治宜回阳救逆；方用四逆汤加味（并兼输生理盐水）。

制附子9g，干姜15g，炙甘草30g，枳实30g。1剂，水煎服。

附子温少阴以回阳，干姜温中阳以散寒，炙草甘温和中以补虚，枳实行气消痰，配合输生理盐水，中西配合以救阴。

服药1剂，血压即恢复正常，为100/70mmHg，四肢转温，又2剂而愈。

【讨论】

（1）阴盛格阳之呕吐证辨证要点是什么？

四逆汤证是典型的少阴寒化证。应用本方应见脉微细弱、但欲寐、四肢厥冷、小便色白自利等阳虚阴盛证。而身热、颧赤、烦躁等症则为假象，乃阴盛格阳于外所致。

（2）四逆汤现代如何应用？

本方用于治疗急、慢性胃肠炎吐泻过多或急性病大汗出而见虚脱者。亦用于治疗急慢性胃炎，胃下垂；高血压，低血压阴盛阳虚证；心肌梗死伴发心源性休克，多合用生脉散；慢性肾炎，多与五苓散合用；慢性支气管炎，多合用二陈汤；寒冷性荨麻疹，宜加细辛、防风；还有报道应用于放射性白细胞减少症、肢端青紫症、阴性疮疡等，但均应谨守脾肾阳虚，阴寒内盛的基本病机。临证呕吐涎沫，或小腹疼痛者，加盐炒吴茱萸、生姜；呕吐不止者，加生姜汁；泻不止者，加人参、黄芪、白术、茯苓、升麻。

【参考医案】陈某，50 余岁。陡然腹痛，吐泻大作，其子业医，投以藿香正气散，入口即吐。又进丁香、砂仁、柿蒂之属，亦无效。至黄昏时，四肢厥冷，两脚拘挛，冷汗淋漓，气息低微，人事昏沉，病势危急。举家仓惶，求治于予。及至，患者面色苍白，两目下陷，皮肤干瘪，气息微弱，观所泄之物如米泔水，无腐秽气。只带腥气，切其脉，细微欲绝。余曰："此阴寒也，真阳欲脱，阴气霾漫，阳光将熄，势已危笃，宜回阳救急，以挽残阳"。投大剂四逆汤，当晚连进 2 剂，冷服。次早复诊：吐利止，厥回，脉细，改用理中加附子而康。[湖南省中医药研究所.湖南省老中医医案选·第一辑.长沙:湖南科学技术出版社,1980]

（二）实热证

1. 热郁少阳——小柴胡汤案

【原文】呕而发热者，小柴胡汤主之。（15）

小柴胡汤方：

柴胡半斤　黄芩三两　人参三两　甘草三两　半夏半斤　生姜三两　大枣十二枚

上七味，以水一斗二升，煮取六升，去滓，再煎取三升，温服一升，日三服。

【释义】本条论述少阳邪热迫胃致呕的治法。呕而发热，是邪在少阳；少阳邪热迫胃，胃气上逆则呕，临床可伴有口苦咽干、胸胁苦满等症。方中柴胡为君，配以适量黄芩，和解清热；半夏、生姜降逆止呕；人参、甘草、大枣补虚安中。诸药合用，枢机得利，热除呕止。

本条与本篇第 14 条均有呕而发热之证，一则发热，一则微热。本条是肝郁气滞，枢机不利，病属郁热，故云"发热"，乃真热；第 14 条是阳微阴盛，阴盛格阳，故云"微热"，属于假热。恐后人将微热与发热相混，故将此两条文原文并列，以资鉴别。

【典型病案】李某，女，38 岁。长期呕吐，兼见低热，服药已百余剂不效。舌苔白滑。[刘渡舟.对《伤寒论》一书几个问题的探讨.新中医,1978,(1):18]

【辨治思路解析】

（1）病证辨析：患者苦于长期呕吐，病属呕吐无疑。且患者兼见低热，与本篇第 15 条所述基本相符，此外，该患舌苔白滑，故辨为热郁少阳兼有饮邪之呕吐。

（2）病因病机分析：少阳郁热，内有饮停，邪热迫胃，胃气挟痰饮上逆，故呕吐不止；少阳枢机不利，故低热不退；水饮内停，故舌苔白滑。病机属热郁少阳、邪热迫胃、胃气挟痰饮上逆。

（3）治法与方药分析：病属热郁少阳证；治宜和解少阳、疏解邪热、和胃降逆；方用小柴胡汤。

柴胡 18g，黄芩 9g，党参 9g，甘草 9g，半夏 10g，生姜 9g，大枣 4 枚。3 剂，水煎服。

方用柴胡为君，黄芩为臣，两药相配，可直达少阳，疏利肝胆、和解退热；生姜、半夏相伍，取小半夏汤"和胃降逆止呕"之意；人参、炙甘草、大枣安中补虚、扶正以祛邪，以杜内传太阴之路。诸药合用，枢机得利，升降得复，呕热即止。

服3剂而吐止热退，说明方与病脉证合。

【讨论】

（1）小柴胡汤证的辨证要点是什么？

应用本方应结合《伤寒论》条文互参，以便深入理解和全面掌握。由于小柴胡汤有和解少阳、疏利三焦、调达气机、宣通内外、运转枢机的功效，应用时应有寒热往来、胸胁苦满、心烦喜呕、默默不欲饮食、口苦、咽干、目眩、脉弦细等症。结合临床实际和仲景告诫的"但见一证便是，不必悉具"，若见"呕而发热"、"往来寒热"、"胁下痞硬"的小柴胡汤主症时亦可使用本方。

（2）小柴胡汤现代临床如何应用？

小柴胡汤为和解少阳之祖方。现代应用相当广泛，既用于外感热病，又广泛应用于内伤杂病及外科、妇科、儿科等病。不仅用于高热、低热，亦可用于咳、呕、腹中痛、胁下痞硬等呼吸道和消化系统疾病，但均应谨守少阳枢机不利之基本病机。

【参考医案】邓某，女，53岁，1998年3月29日就诊。患者于20天前，因生气出现子时头痛，口渴，因痛而醒，2小时后头痛自行消失而思寐。持续月余，纳可，二便调。诊见：面色暗滞、精神不振、舌暗红、苔黄白相兼、脉弦略数。诊为少阳头痛。方用小柴胡汤。处方：柴胡、黄芩、党参、制半夏、炙甘草、大枣各10g，生姜3片。4剂，每天1剂，水煎，分2次服。4剂药尽，病症痊愈。随访2年未复发。[徐文泉,杨小霞,殷培良.小柴胡汤治疗子时发病验案3则.新中医,2001,33(9):65]

2. 胃肠实热——大黄甘草汤案

【原文】食已即吐者，大黄甘草汤主之。《外台》方：又治吐水。（17）

大黄甘草汤方：

大黄四两　甘草一两

上二味，以水三升，煮取一升，分温再服。

【释义】本条论述胃肠实热呕吐的证治。"食已即吐"，是食入于胃，旋即尽吐而出。实热壅阻胃肠，腑气不通，以致在下则肠失传导而便秘，在上则胃气不降，且火性急迫上冲，故食已即吐。治用大黄甘草汤泻热去实，使实热去、大便通、胃气和，则呕吐自止。方中大黄荡涤肠胃实热、推陈出新；甘草缓急和胃、安中益气，使攻下而不伤胃。

本条与大半夏汤证都有呕吐而食谷不下之证，但病机不同，治法迥异。本条为肠胃实热壅滞，虽能食，但"食入即吐"；大半夏汤为脾胃虚寒，不能消谷，故见朝食暮吐、暮食朝吐、宿谷不化。前者治以通腑泄热，后者治以补虚降逆。

【典型病案】李某，男，20岁，1974年11月10日就诊。患者近半个月呕吐，胃脘热痛，大便干燥，舌质红，苔薄黄少津，脉实有力，右关脉滑。精神尚佳。平时喜食烙饼。初认为是胃热上逆之呕吐，拟以清热和胃之法主治，用连苏饮加竹茹、甘草。嘱服2剂。于11月12日复诊，服上方无效。仍每餐刚完即吐（平时不吐），并伴口臭、胃脘灼热胀痛、大便3日未解、小便短黄、舌质红、苔薄黄少津、脉滑有力。[王廷富.大黄甘草汤治疗呕吐3例.成都中医药大学学报,1979,(2):57]

【辨治思路解析】

（1）病证辨析：患者以呕吐为主要表现，病属呕吐无疑，且每于食后即吐，与本篇第17条原文所述相符，伴有口臭、胃脘灼热胀痛、大便3日未解、小便短黄、舌质红、苔薄黄少津、脉滑有力，当辨为胃肠实热证。噎膈也有饮食之时呕吐症状，但轻者仅吞咽不顺，重者饮食不下或食入即吐为特征，与呕吐不难鉴别。

（2）病因病机分析：患者形实体壮，平素喜食烙饼，胃肠积热，升降失常，发为本病。积热在胃，肠道阻滞，传导失司，胃虽纳而不能降，食入于胃，更助长阳明邪热之气冲逆，故食后即吐；实热壅于胃，故胃脘灼热胀痛；实热壅于肠，肠道传导失司，故大便秘结不通、3日未行；小便短黄、舌质红、苔薄黄少津、脉滑有力均为阳明实热之征。其病机为实热壅滞胃肠、胃气上逆、腑气不通。

（3）治法与方药分析：病属呕吐之胃肠实热证；治宜通腑泻热和胃；方用大黄甘草汤。

大黄12g，甘草3g。2剂，水煎服。

方中大黄荡涤胃肠实热、顺承腑气；甘草既能缓和吐势之急迫，亦可缓和攻下伤胃之峻猛，二者相伍，热除便通、胃气和降、呕吐自止。

嘱服2剂。11月16日，到家随访，上方服1剂后，食已不吐，大便畅通，说明邪热得除、胃气因和。服完2剂，诸症消失。

【讨论】

（1）大黄甘草汤证辨证要点是什么？

"食已即吐"是应用本方的关键，但据证分析，临床当有胃肠实热见证，如胃脘灼热疼痛、口苦口臭、大便干结、小便短赤、舌红苔黄少津、脉滑有力。

（2）《金匮要略》指出"病人欲吐者，不可下之"，为何"食已即吐者"又用大黄甘草汤？

"病人欲吐者，不可下之"是指病邪在上，正气有驱邪外出之势。正所谓"其高者因而越之"，治疗应根据因势利导的原则，顺其病势，祛除邪气。若误用下法，逆其病势，会导致邪气内陷，正气受损，引发变证，故曰："欲吐者，不可下之"，"食已即吐者，大黄甘草汤主之"，是因实热壅阻胃肠，腑气不通，在下则肠失传导而便秘，在上则胃气不降，火性急迫上冲而呕吐，故用大黄甘草汤泻热去实，使实热去、大便通、胃气和，则呕吐自止。因此临床上对呕吐可否用下法还应灵活掌握。

（3）大黄甘草汤现代临床治疗哪些疾病？如何加减运用？

本方可用于急性胃炎、急性肝炎、急性胆囊炎、急性胰腺炎等所致之反射性呕吐而属于实热证者。对疗疮发背、泌尿系感染亦有较好疗效。本方临证运用，当有实证实脉之据。若呕甚者加竹茹、瓦楞子、芦根等；热甚者加山栀子、黄连、黄芩等；大便秘结者加芒硝；吐出物酸苦者宜合用左金丸。

【参考医案】白某，女，65岁，1979年6月2日就诊。1个月前，因家庭纠纷，大怒而病，出现呕吐，食入即吐，有时汤水难下，经X线食管钡餐检查：钡剂在贲门部通过困难，食管下端有约2cm长、对称、黏膜纹正常的漏斗型狭窄。刻诊：贲门痉挛。经口服西药对症治疗无效，且越发越严重，直至卧床不起，靠输液维持，曾服旋覆代赭汤、橘皮竹茹汤等，罔效，甚至有时药入即吐。刻诊：形体消瘦、精神委靡、食入即吐、腹软、口中乏味、苔厚略腻、脉缓。此乃胃失和降、气逆作呕，前医投大方而未能及，故拟仲景大黄甘草汤治之。大黄12g，甘草6g，水煎分两次服。药进1剂，食入而不吐，继进2剂而告痊愈。[房景芬,赵景华.仲景小方应用举隅.实用中医内科杂志,1989,3（4）:14]

3.热客胃肠——黄芩加半夏生姜汤案

【原文】干呕而利者，黄芩加半夏生姜汤主之。（11）

黄芩加半夏生姜汤方：

黄芩三两　甘草二两（炙）　芍药二两　半夏半升　生姜三两　大枣十二枚

上六味，以水一斗，煮取三升，去滓，温服一升，日再夜一服。

【释义】 本条论述干呕与下利并见的证治。由于饮食所伤，湿热内扰，肝胆不和，热犯胃肠，以致升降失调、胃气上逆，故干呕；邪热下迫，大肠传导失常则下利；因有邪热，故当伴腹痛、利下热臭垢积或发热等证。治用黄芩加半夏生姜汤，以黄芩汤清热止利为主，辅以半夏、生姜和胃降逆。

【典型病案】 吕某，男，52岁。因饮食过度发生吐利之症，初起时腹部剧疼，继发吐利，气势汹涌，吐利无度。家人认为是"霍乱"而急送医院治疗。经过详细检查确诊为"急性胃肠炎"，服西药效果不明显，仍不断作呕，大便隔20～30分钟泄泻一次，饮水即吐，舌苔黄腻，脉弦滑。[邢锡波.邢锡波医案集.北京:人民军医出版社,1991]

【辨治思路解析】

（1）病证辨析：患者呕吐与下利并见，且势涌病急，兼见舌苔黄腻、脉弦滑，与本篇第11条所述相符，当辨为邪热客犯胃肠之呕利并见证。

（2）病因病机分析：患者因饮食过度，热邪内蕴扰胃，胃失和降，胃气上逆，故饮水即吐；邪热下迫，大肠传导失司则下利；舌苔黄腻、脉弦滑均为湿热内蕴之象。其病机为胃肠蕴热、升降失司。

（3）治法与方药分析：病属邪热客于胃肠之呕利并见证；治宜和胃降逆、清热止利；方用黄芩加半夏生姜汤加减。

白芍15g，黄芩12g，枳壳10g，佩兰6g，厚朴6g，半夏10g，生姜6g，甘草3g。3剂，水煎服。

方中黄芩苦寒清热止利；配以白芍，清热柔肝、抑木扶土，防热灼肠液；配甘草、大枣和中缓急、以实脾土；枳壳、厚朴行气化湿、消积导滞；佩兰气味芳香取其化湿醒脾之力；半夏、生姜和胃降逆止呕。

服药3剂后，呕止、腹泻减轻、心烦宁、小便自利，说明邪热渐除。后以和胃理肠止泻之剂，调理而愈。

【讨论】

（1）邪热客犯胃肠之呕利证的辨证要点是什么？

本证的辨证要点应抓住肝胆失和、热迫胃肠这一病机。除呕利并见外，应有发热、口苦、小便短赤、下利灼肛、或大便黏滞不爽、气味臭秽、腹痛、脉数。

（2）黄芩加半夏生姜汤现代临床治疗哪些疾病？

本方常用于热痢初起、赤白痢、阿米巴痢疾、急性肠炎等邪热客犯胃肠者。另春温初起，热在少阳胆经，发热不恶寒、口苦而渴、心烦、小便短赤、舌红苔黄、脉弦数者亦可使用。

【参考医案】 王某，男，28岁。初夏迎风取爽，而头痛身热，医用发汗解表药，热退身凉，头痛不发，以为病愈。又3日，口中甚苦，且有呕意，而大便下利黏秽，日四五次，腹中作痛，且有下坠感。切其脉弦数而滑，舌苔黄白相杂。辨为少阳胆热下注肠而胃气不和之证。药用黄芩10g，白芍10g，半夏10g，生姜10g，大枣7枚，甘草6g。服3剂而病痊愈。[刘渡舟.新编伤寒论类方.太原:山西人民出版社,1984]

4. 里热兼表

【原文】 吐后，渴欲得水而贪饮者，文蛤汤主之。兼主微风，脉紧，头痛。（19）

文蛤汤方：

文蛤五两　麻黄三两　甘草三两　生姜三两　石膏五两　杏仁五十枚　大枣十二枚

上七味，以水六升，煮取二升，温服一升，汗出即愈。

【释义】 本条论述吐后贪饮的证治。"吐后，渴欲得水"，本属正常现象，因吐则伤阴损阳，阴伤故欲饮水以救燥，但如渴而饮水不止的"贪饮"，则属病理变化。此乃吐而阴伤，热郁于内，故其吐而贪饮，并不复吐。这种吐后贪饮引起饮热互结者，当用文蛤汤发散祛邪、清热止咳。若水饮停聚，里气不和，表气不畅，外感风寒，见头痛、脉紧等证，也可用本方治之。方中文蛤咸寒，利水消饮，配以石膏清热止渴；麻黄、杏仁宣肺发汗以行水；生姜、大枣、甘草健脾温胃、化饮生津、调和营卫。诸药相合，肺得宣降，水道通调，则饮邪消散，内热透解，故方后注云"汗出即愈"。所谓"汗出"，当以微微汗出为佳，不可大汗，以防变生他证。

（三）寒热错杂——半夏泻心汤案

【原文】 呕而肠鸣，心下痞者，半夏泻心汤主之。（10）

半夏泻心汤方：

半夏半升（洗）　黄芩三两　干姜三两　人参三两　黄连一两　大枣十二枚　甘草三两（炙）

上七味，以水一斗，煮取六升，去滓，再煮取三升，温服一升，日三服。

【释义】 本条论述寒热错杂的呕吐证治。症见上有呕吐，下有肠鸣，中有痞阻，乃寒热互结于中焦、升降失调所致。胃气上逆则呕，脾失健运则肠鸣、泄泻。因其病变在中焦，故"心下痞"为其主要特征。方用半夏泻心汤散结除痞、和胃降逆。方中半夏、干姜散寒降逆，黄芩、黄连苦降清热，人参、甘草、大枣补益中气。诸药合用，辛开苦降、中焦畅通、诸症自愈。

【典型病案】 张某，男，36岁。平素嗜好饮酒，常饮又多饮，日久之后，心下痞满。伴见恶心呕吐，大便稀溏，每日三四次。虽经多方治疗却难以收功。舌质红，苔白，脉弦滑。[刘渡舟.经方临证指南.天津:天津科学技术出版社,1993]

【辨治思路解析】

（1）病证辨析：患者以恶心呕吐、心下痞满为主要表现，此外兼见舌质红、苔白、脉弦滑等症，与本篇第10条所述相符，当为寒热错杂之痞证。与《伤寒论》的"痰气痞"、"火热痞"、"寒热痞"、"饮气痞"、"客气上逆痞"有别。

（2）病因病机分析：患者嗜酒成性，酒乃辛甘之物，助湿生热，损胃伤脾，且累及肝胆。湿浊内盛，健运失司，痰浊中阻，升降失调，胃气上逆故恶心呕吐；脾虚不运故大便稀溏；病因为酒食所伤，病变重心在中焦，寒热互结，中焦痞阻，故心下痞满；舌红、苔白、脉弦滑均为寒热错杂之征。其病机为寒热错杂、中焦痞阻。

（3）治法与方药分析：病属寒热错杂之痞证；治宜寒热并调、和中消痞；方用半夏泻心汤。

半夏12g，干姜6g，黄连6g，黄芩6g，党参9g，大枣7枚，炙甘草9g。4剂，水煎服。

方中干姜、半夏辛温散寒开痞；黄芩、黄连苦寒泄热降浊；党参、甘草、大枣甘温补益中气。本方药物寒热互用、辛开苦降、阴阳并调，可共复中焦升降之机，以消痞止呕。

1剂后，大便泻出白色黏液甚多，呕恶大减。再1剂，痞、利俱减。4剂尽而病愈。

【讨论】

（1）中焦寒热错杂证的辨证要点是什么？

本证寒热互结于中焦，故以"心下痞"为辨证的关键；患者自觉胃脘部有堵塞感，或按之痞硬，并可兼见恶心呕吐、肠鸣、下利、纳呆、微渴、舌淡苔白等。

（2）临床如何区别运用半夏泻心汤与黄芩加半夏生姜汤？

半夏泻心汤主治寒热互结于中焦、脾胃升降失司之证，临床以上见呕吐，下见肠鸣，中见心下痞，尤其心下痞为主症，病位在中焦，兼见于肠，故治疗重点在中焦，以半夏泻心汤散结除痞、和胃降逆，主治胃而兼治肠。黄芩加半夏生姜汤主治干呕而利，证属大肠邪热、上迫于胃，故以下利腹痛、利下臭秽为主症，兼见干呕，病变重点在肠，兼见于胃，治疗以黄芩加半夏生姜汤清热止利、和胃降逆，主治肠而兼治胃。

（3）本证上见呕吐下见肠鸣，为何独治其中？

尤怡《金匮要略心典》曰："邪气乘虚陷入心下，中气则痞，中气既痞，升降失常，于是阳独上逆而呕，阴独下走而肠鸣，是虽三焦俱病，而中气为上下之枢，故不必治其上下，而但治其中。黄连、黄芩苦以降阳，半夏辛以升阴，阴升阳降，痞将自解。人参、甘草、大枣补养中气，以为交通阴阳上下之用也。"

（4）半夏泻心汤现代临床如何应用？

本方广泛应用于急性胃炎、消化性溃疡、慢性肠炎、消化不良、慢性胆囊炎、慢性胰腺炎等属于寒热错杂证者。若痛者可加用芍药甘草汤；泛酸可加用左金丸；大便秘结可加用大黄；胃火盛者加蒲公英、黄连。

【参考医案】李某，女性，年约六旬。1970年春，失眠症复发，屡治不愈，日渐严重，竟至烦躁不食，昼夜不眠，每日只得服安眠药片，才能勉强略睡一时。当时我院在曲阜办学，应邀往诊。舌苔黄厚黏腻，按其脉涩而不流利，显系内蕴湿热。因问其胃脘满闷否？答曰，非常满闷。并云大便数日未行，腹部并无胀痛。我认为，这就是"胃不和则卧不安"。要使安眠先要和胃。处方：半夏泻心汤原方加枳实。傍晚服下，当晚就酣睡了一整夜，满闷烦躁，都大见好转。接着又服了几剂，终至食欲恢复，大便畅行，一切基本正常。[李克绍.伤寒解惑论.济南:山东科学技术出版社,1978]

（四）寒饮内停

1.胃寒停饮

【原文】诸呕吐，谷不得下者，小半夏汤主之。方见痰饮中。（12）

【释义】本条论述一般呕吐的治法。呕吐有多种病因引起，但其病机总由胃失和降、胃气上逆所致。从本条所出方剂来看，这里的呕吐、谷不得下当是胃中停饮、脾胃升降失调、寒饮上逆所致，故用小半夏汤散寒化饮、和胃逆降以止呕吐。方中半夏开饮结而降逆气，生姜散寒和胃以止呕吐。

本方因具有较强的和胃、降逆之功，经过适当的配伍变化，可以治疗各种呕吐，所以后世医家称此方为止呕祖方。

2.寒饮搏结胸胃

【原文】病人胸中似喘不喘，似呕不呕，似哕不哕，彻心中愦愦然无奈者，生姜半夏汤主之。（21）

生姜半夏汤方：

半夏半升　生姜汁一升

上二味，以水三升，煮半夏，取二升，内生姜汁，煮取一升半，小冷，分四服，日三夜一服。止，停后服。

【释义】本条论述寒饮搏结胸胃的证治。胸为气海，是清气出入升降之道路，且内居心肺、下邻脾胃。寒饮搏于胸胃，胸阳阻滞，欲伸不能，邪正相搏，气机逆乱，故见寒饮扰胸、肺气不利、似喘不喘；饮扰于胃，胃失和降，似呕不呕、似哕不哕；病势欲出不能，欲降不得，以致心胸中烦闷不堪，有无可奈何之状。故用生姜半夏汤辛散寒饮、舒展胸阳、畅达气机。本方重用生姜且取汁，在于散饮去结。"小冷"服为"治寒以热，凉而行之"的反佐之意。"分四服"，以免药力过猛反致

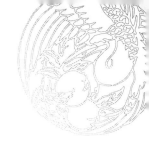

呕吐，取频服之意，通过药物的持续作用，使寒饮尽散。

3. 虚寒饮停——半夏干姜散案

【原文】干呕，吐逆，吐涎沫，半夏干姜散主之。（20）

半夏干姜散方：

半夏　干姜等分

上二味，杵为散，取方寸匕，浆水一升半，煎取七合，顿服之。

【释义】本条论述中阳不足、寒饮内盛的呕逆证治。干呕吐逆与吐涎沫可以同时发生，也可单独出现，在病机上都属于中阳虚弱、温运乏力、寒饮内停、虚寒之气上逆所致。如中阳不足，胃寒气逆，则干呕、吐逆；寒饮不化，聚为痰涎，随胃气上逆而出，则口吐涎沫，即所谓"上焦有寒，其口多涎"。治用半夏干姜散温中散寒、降逆止呕。半夏辛燥，化痰开结，善降逆气；干姜辛热，温胃散寒；两味相伍，温胃化饮止呕。以浆水煮服，取其甘酸能调中止呕；"顿服之"，使药力集中而取效捷速。

【典型病案】吴某，女，42岁。患高血压已3年，血压常波动在（190～140）/（110～100）mmHg之间，遍服中西药均无显效，于1962年夏从南方赴京求治于秦老。观其服用的中药处方，大都是生石决明、灵磁石、生龙牡、杭菊花、双钩藤、生白芍、桑寄生、怀牛膝等平肝降逆辈。患者形体肥胖，自述常头昏胀痛，眩晕甚时如坐舟中，颇欲吐，曾数次呕出大量清涎，纳食欠馨，胸脘部常有胀闷感，心悸，多梦，二便尚可。舌质淡，苔薄白腻，脉象右寸关滑甚。[吴大真.秦伯未经方验案举隅.国医论坛,1986,(2):20]

【辨治思路解析】

（1）病证辨析：患者以头昏目眩、呕吐大量清涎为主症，且兼见形体肥胖、纳食欠馨、胸脘胀闷、舌淡苔薄白腻、脉象右寸关滑甚等中阳不足、寒饮内盛证，与本篇第20条所述大致相同，当辨为虚寒饮停之眩晕呕吐。

（2）病因病机分析：患者素体中阳不足，寒饮内停，且久患眩晕，服平肝潜阳之品不效，反而更伤中阳，阴寒更盛，使水饮停聚更甚。清阳不升，故头昏胀痛；浊阴不降，故胸脘胀闷不舒；胃失和降，饮邪随胃气上逆，故干呕、吐涎沫；水饮上凌于心，故心悸；舌淡苔薄白腻、脉滑亦为中阳不足，寒饮内停之征。其病机为中阳虚寒、寒饮内停、胃失和降。

（3）治法与方药分析：病属眩晕呕吐之虚寒饮停证；治宜温中止呕；方用半夏干姜散加味。

法半夏9g，淡干姜9g，云茯苓9g。水煎服。

方中半夏辛燥，化痰开结，善降逆气；干姜辛热，温胃散寒、通阳化饮，两药相伍，温胃散寒、化饮止呕；加茯苓健脾渗湿，以达升清降浊目的。

嗣后以温中化饮法加减，治疗月余病愈，患者高兴返里。

【讨论】

（1）虚寒饮停之呕吐辨证要点是什么？

本证乃中阳不足，寒饮内盛。除见干呕、吐逆、吐涎沫外，应见胃脘冷痛、不欲饮水、喜温喜按、舌淡苔白、脉缓弱。

（2）半夏干姜散证与茱萸汤证有何异同？

两方证主症均有干呕、吐涎沫，但其兼症与病机、治法都有不同。半夏干姜散用治"干呕，吐逆，吐涎沫"者，吐逆之势较重；病机属胃阳虚弱、寒饮上逆，病位在胃；治法重在温胃散寒、降逆止呕。茱萸汤证主症除干呕、吐涎沫外还兼有胸满、头痛；病机为中气不足、胃虚停饮夹肝气上逆；病位既在胃，又涉及肝；治疗需肝胃同治。

（3）小半夏汤、半夏干姜散、生姜半夏汤如何鉴别？

三方均由半夏与姜组成，其症候都有呕吐，病机皆属寒饮内停、胃气上逆，治法皆是散寒化饮、和胃止呕，但三方同中有异。小半夏汤使用"走而不守"的生姜，并重用半夏，重在降逆化饮，知其病机为饮邪上逆为主；半夏干姜散用"守而不走"的干姜，且其用量与半夏相等，温中散寒与化饮降逆并举，知其病机为中阳不足；生姜半夏汤重用生姜汁辛开散结，可知寒饮搏结、气机被遏是病机的关键。

（4）半夏干姜散现代临床如何应用？

本方常用于急慢性胃炎、胃扩张、慢性胆囊炎属中阳不足，寒饮内盛而见干呕吐逆者。

4. 饮阻气逆——茯苓泽泻汤案

【原文】胃反，吐而渴欲饮水者，茯苓泽泻汤主之。（18）

茯苓泽泻汤方：《外台》云：治消渴脉绝，胃反吐食之，有小麦一升。

茯苓半斤　泽泻四两　甘草二两　桂枝二两　白术三两　生姜四两

上六味，以水一斗，煮取三升，内泽泻，再煮取二升半，温服八合，日三服。

【释义】本条论述饮阻气逆而呕渴并见的证治。原文"胃反"，乃反复呕吐之意。本证因胃有停饮，失其和降，则上逆而吐；停饮不化，津不上承，故口渴欲饮。水饮上泛，故呕吐频作；因渴复饮，脾虚不运，更助饮邪，饮动于内，升降失常，故呕吐加重。如此愈吐愈饮、愈饮愈渴，致成呕吐不止的胃反现象，故以茯苓泽泻汤健脾利水、化气散饮。方中茯苓、泽泻淡渗利水而扶脾，辅以桂枝通阳化气，生姜温胃散饮，白术、甘草健脾化湿、安中和胃。诸药合用，使气化水行，则呕渴自止。

【典型病案】崔某，女性，37岁，1981年12月3日就诊。患者眩晕呕吐3天，自述平素有胸闷发憋、心慌气短、失眠少寐之症，曾做心电图和超声心动图均未发现心脏器质性疾病，X线胸透未发现异常。确诊为"自主神经功能紊乱，胃肠道功能紊乱"。每遇情志稍有抑郁则病情加重。2天前因生气饮冷而突然发病，呕吐频频，每次吐出清水约半痰盂。头晕目眩，摇摇欲倒，并口干欲饮。舌苔白腻而厚，脉见弦滑。[王占玺.张仲景药法研究.北京:科学技术文献出版社,1984]

【辨治思路解析】

（1）病证辨析：患者以眩晕呕吐为主症，且呕吐物为大量清水，此外兼见头晕目眩、摇摇欲倒、胸闷发憋、心慌气短、舌苔白腻而厚、脉弦滑等症，与本篇第18条所述相符，且每遇情志抑郁则病重，故当辨为呕渴并见的饮阻气逆证，而与"朝食暮吐，暮食朝吐"的虚寒胃反不同。

（2）病因病机分析：患者胃有停饮，失其和降，胃气上逆故呕吐；饮停不化，津不上承，故口干欲饮；饮邪停聚，胃气失和，故呕吐频频，所吐之物必为痰涎清水；饮阻气滞，胸阳不振，故胸闷发憋、心慌气短；由于脾胃阳气已虚，饮入之水不能气化温润，又复积为饮，更助长阴邪，再次出现呕吐，如此愈吐愈渴、愈渴愈饮、愈饮愈吐，以致呕吐频频、反复发作；又每遇情志稍有抑郁则病情加重，可见已病及于肝；舌苔白腻而厚、脉见弦滑，亦为水饮内阻之象。其病机为脾虚不运、饮阻气逆。

（3）治法与方药分析：病属呕渴并见的饮阻气逆证；治宜健脾渗湿、温阳利水、行气降逆以止呕；方用茯苓泽泻汤加味。

茯苓15g，泽泻15g，甘草6g，桂枝6g，白术9g，生姜9g，半夏9g，厚朴10g，合欢皮15g，石菖蒲6g，郁金9g。3剂，水煎服。

茯苓、泽泻淡渗利水而扶脾；桂枝通阳化气；白术、甘草健脾化湿、安中和胃；半夏、生姜散寒化饮、降逆止呕；厚朴理气化湿；合欢皮、郁金、石菖蒲舒肝解郁。

服上药 3 剂，呕吐、眩晕、口干欲饮等诸症消失，说明饮减气畅。后以刺五加片、安神补心九、加味逍遥丸以调理肝脾、养心安神善其后。

【讨论】

（1）茯苓泽泻汤证的辨证要点是什么？

本证呕吐，乃饮阻气逆所致，故辨证关键在于饮邪内停，如反复呕吐，呕吐之物皆痰涎清水，并兼见头眩、心下悸等饮停之症。

（2）仲景论"胃反"的含义有哪些？

在《金匮要略》中，"胃反"有不同含义。一是"朝食暮吐，暮食朝吐，宿谷不化"的虚寒胃反病证。二是反复呕吐之症状亦称之"胃反"，如吐而渴欲饮水者，其特点是愈吐愈渴、愈饮愈吐、反复呕吐，所吐之物多为痰涎清水。所以临床时须注意鉴别，不能混淆。

（3）茯苓泽泻汤证与五苓散证有何异同？

茯苓泽泻汤证的"吐而渴欲饮水"，与五苓散证之消渴水逆，主症上都有呕渴并见；病机上都有水饮内停、津不上承的因素；治疗上都以利水为主；方药中都有茯苓、泽泻、白术、桂枝。不同点：五苓散证重点在于膀胱气化不行，故以小便不利为主症，治以通阳化气利水。茯苓泽泻汤证重点在于胃有停饮、中阳不运，故以呕渴不已为主症，治宜温胃化饮止呕。在方剂的配伍方面，五苓散重在通利小便，泽泻用量独重，配以二苓、桂枝、白术，化气利水；茯苓泽泻汤重在温胃化饮止呕，故重用茯苓，配以生姜、桂枝、白术、甘草，辅以泽泻温胃利水。

（4）茯苓泽泻汤现代临床如何应用？

本方常用于治疗急性胃炎、胃肠炎、胃肠道功能紊乱和其他消化道疾患而引起的饮停于胃、反复呕吐。若呕吐甚者，加砂仁、半夏以理气降逆止呕；呕吐清水不止，加吴茱萸以温中降逆止呕；脘腹胀满、苔厚者，去白术，加苍术、厚朴以行气除满；脘闷不食者，加白蔻仁、砂仁以化浊开胃。

【参考医案】 一妇二十四五，患呕吐，三四日或四五日一发，发必心下痛，如此者二三个月，后至每日二三发，甚则振寒昏迷，吐后发热。诸医施呕吐之治或驱蛔之药无效。余诊之：渴好汤水甚。因与茯苓泽泻汤，令频服少量，自其夜病势稍缓，二十余日诸证悉退。[陆渊雷.金匮要略今释.北京：人民卫生出版社,1955]

（五）停饮呕吐调治——猪苓散案

【原文】 呕吐而病在膈上，后思水者，解，急与之。思水者，猪苓散主之。（13）

猪苓散方：

猪苓　茯苓　白术各等分

上三味，杵为散，饮服方寸匕，日三服。

【释义】 本条论述停饮呕后的调治方法。胃中停饮，上逆于胸膈而致呕吐；呕吐之后，饮去阳复，则口渴饮水，故先呕后渴为饮邪欲解之证，所以说"思水者解"。停饮因呕吐而去，胃阳正复，思水润其燥，故云"急与之"。然而，此时胃的功能尚未完全恢复，若思水时恣意多饮，胃弱不能消水，势必旧饮尚未尽除，新饮骤增，而再致呕吐，故治以猪苓散健脾利水。方中猪苓、茯苓淡渗利水，白术健脾以运湿。配制散剂，是取"散者，散也"之意，使水饮得散、中阳复运、气化水行，则思水、呕吐自除。

【参考医案】 刘某，男，26 岁。忽然腹痛如刀割，腹胀如鼓，大便不通，大渴，床头用壶盛茶水，每饮一大杓，饮下不久即呕出，呕后再饮，寝室满地是水。据西医诊断是"肠套叠"，须大手术。病延三日，医皆束手，危在旦夕。余诊其脉沉紧而滑。药用：白术、茯苓、猪苓各 15g。服 1 剂，呕渴皆除，大便即通。继用附子粳米汤，腹痛、腹胀等证亦渐愈。[湖南省中医药研究所.湖南省

中医医案选辑·第一集.长沙:湖南人民出版社,1960〕

胃　反

一、胃反病的病机、脉证

【原文】趺阳脉浮而涩，浮则为虚，涩则伤脾，脾伤则不磨，朝食暮吐，暮食朝吐，宿谷不化，名曰胃反。脉紧而涩，其病难治。（5）

【释义】本条论述脾胃两虚胃反的病机、脉证及预后。趺阳脉候脾胃之气，胃以降为和，故趺阳脉不应浮，浮则胃阳虚浮致胃气不降，所以说"浮则为虚"；脾以升为健，故趺阳脉不当涩，涩为脾阴受损致脾失健运，所以说"涩则伤脾"。由于脾胃两虚，不能腐熟消化水谷，宿食在胃，日久不化，势必上逆而吐，形成以朝食暮吐、暮食朝吐、宿谷不化为特征的胃反病。

胃反出现脉紧而涩，紧为阳虚有寒，涩属津亏而燥，即紧且涩，是胃中因虚而寒、因寒而燥之象。因此，该胃反属于脾阴胃阳两虚，如助阳则伤阴、滋阴则损阳，所以说"其病难治"。

本条所述为久病之后，脾阴与胃阳两虚的胃反病，临床除上述见证外，尚可见身体消瘦、大便燥结如羊屎等特点，可用大半夏汤治之。

本条"涩则伤脾"，与第3条"数为客热"及第4条"微则无气"均阐述胃反病机。

【原文】问曰：病人脉数，数为热，当消谷引食，而反吐者，何也？师曰：以发其汗，令阳微膈气虚，脉乃数，数为客热，不能消谷，胃中虚冷故也。

脉弦者虚也，胃气无余，朝食暮吐，变为胃反。寒在于上，医反下之，今脉反弦，故名曰虚。（3）

【释义】本条论述虚寒胃反呕吐的病机。患者脉数，数本主热，若胃有邪热，当消谷善饥，今不但不消谷而反呕吐，是因误用发汗，损伤胃阳，以致胃中虚冷，不能腐熟运化水谷和降浊。这种数脉并非胃有实热，而是胃气虚寒、虚阳浮越所产生的假热、虚热，其脉必数而无力。因误汗伤阳，胃气受损，使膈上胸中宗气不足，故曰"令阳微，膈气虚"。

本条所述"脉数"是胃气虚寒、虚阳浮越而脉数，医者误认为实热，复用寒药攻下损伤胃阳，以致土虚木贼，脉象变弦，而发生朝食暮吐的胃反病。此处弦脉是不任重按之虚弦，不可因虚弦而误作实证。

【原文】寸口脉微而数，微则无气，无气则营虚，营虚则血不足，血不足则胸中冷。（4）

【释义】本条从脉象论述胸中冷的机理。这里"寸口"应指两手寸关尺而言。"脉微而数"是脉数而无力之意。胸中为心肺之所居，心主血脉，肺主一身之气，气旺则血生。今脉微则阳气不足，气虚而生化不及，则营虚血不足、气血俱虚、胸中宗气不足，故胸中冷。由此可见，气血不足、胸中寒冷亦是胃反病所常见。

二、证治——大半夏汤案

【原文】胃反呕吐者，大半夏汤主之。《千金》云：治胃反不受食，食入即吐。《外台》云：治呕心下痞硬者。（16）

大半夏汤方：

半夏二升（洗完用）　人参三两　白蜜一升

上三味，以水一斗二升，和蜜扬之二百四十遍，煮取二升半，温服一升，余分再服。

【释义】本条是为本篇第3、4、5条虚寒胃反补出治法方药。如前所述，胃反呕吐，宿谷不化，其病机为中焦虚寒、脾胃功能失调、食入之物不能腐熟运化，反而出于胃而为呕吐；健运失职，饮食在胃中潴留，故可见心下痞硬；不能化气生津以滋润大肠，故见大便燥结如羊屎；反复呕吐，进食减少，精微乏源，故见身体消瘦。用大半夏汤和胃降逆、补虚润燥。方中重用半夏开结降逆，人参、白蜜补虚润燥通便。

【典型病案】患者因枪伤后做腹部手术，术后因肠粘连又先后 6 次手术治疗，但效果不佳，经常腹痛呕吐迁延十余年，刻诊：脘腹胀满，朝食暮吐，宿谷不化，呕吐物无臭味，大便干结，七八日一行，面色萎黄，形体消瘦，舌质淡，苔薄白，脉虚而弦。[胡遵达.胃反治验.北京中医学院学报,1986,9(3):封三]

【辨治思路解析】

（1）病证辨析：本案表现为朝食暮吐，当诊为胃反。又见脘腹胀满、宿谷不化、呕吐物无臭味等脾胃虚寒证，且兼津亏便秘证，与本篇第 16 条所述相符，当辨为虚寒胃反兼津亏证。

（2）病因病机分析：患者外伤，腹部手术损伤元气，脾胃虚损，寒气内生，不能腐熟运化水谷，故朝食暮吐、宿谷不化、呕吐物无臭味；脏寒生满病，气机不畅，故脘腹胀满；宿谷不化，不能转输于大肠，大肠津亏，故大便干结；脾虚，气血生化乏源，故面色萎黄、形体消瘦；舌质淡、苔薄白、脉虚而弦均为气血不足之征。其病机为脾胃虚寒、不能腐熟水谷，兼大肠津亏。

（3）治法与方药分析：病属虚寒胃反兼津亏证；治当补虚润燥、和胃降逆；方用大半夏汤。

半夏 15g，高丽参 15g，白蜜 30g。嘱以蜜水 1000ml，扬 300 余遍，加半夏、高丽参煎为 300ml，频频嘬服。

方中半夏和胃降逆以治其标，高丽参益气补虚，白蜜养血润燥以治其本。

先后服用 13 剂治愈，8 年后随访未复发。

【讨论】

（1）胃反病辨证要点是什么？

胃反是以朝食暮吐、暮食朝吐、吐出不消化食物为特征的一种病证。兼见面色不华、倦怠乏力、舌淡苔白、脉弱。属呕吐范畴，其病机主要是脾胃虚寒、不能腐熟水谷、虚寒之气上逆。由于脾胃健运失职，不能化气生津以滋润肠道，还可见心下痞硬、大便燥结如羊屎。

（2）大黄甘草汤证与大半夏汤证有何异同？

二者都有食谷不下的症状，大黄甘草汤证的病机为胃肠实热壅滞、腑气不通、胃气上逆；症状为虽能食，但食已即吐；治宜通腑泻热祛实。大半夏汤证为脾胃虚寒，不能腐熟食物；以朝食暮吐、暮食朝吐、宿谷不化为主症，治宜和胃降逆、补虚润燥。

（3）大半夏汤现代临床如何应用？

本方可治神经性呕吐、急性胃炎、胃及十二指肠溃疡、贲门痉挛、胃扭伤、胃癌等引起的反复呕吐，或朝食暮吐、暮食朝吐的脾胃虚寒证。对于久病血亏而大便如羊屎者，加当归、火麻仁、郁李仁；若郁久化热伤阴，热伤阴络而便血，兼见口干者，加黄芩、麦门冬、白及；上腹部隐痛、大便色黑而无热者，为气虚便血之证，加生黄芪、白及；胸腹胀满、便秘者，加枳实、厚朴、槟榔；因情志不畅，时发呕吐、嗳气者，加乌药、青皮、陈皮；面色㿠白、畏寒肢冷明显者，加川椒、生姜。

【参考医案】蔡某，女，52 岁。患噎膈病已 6 个月，咽下困难，吞至食管，则痰涎上涌，吐出食物，大便五六日一次，硬如羊粪，粒米不下已经 3 个月，汤水饮入，即吐过半，经中西医治疗无效。右脉浮，左脉弦滑，3 天来寒热往来。先拟小柴胡汤加桂予之，1 剂寒热退，脉转细滑，痰在上脘，再投大半夏汤 2 剂，痰涎就不上涌，咽下较顺，再进 3 剂，方中加旋覆花、代赭石，膈开吐止，大便通。再进 5 剂，诸病若失，后以六君子汤善其后。[施启誉.加味大半夏汤治疗噎膈症三例.福建中医药,1960,(8):43]

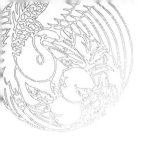

哕

一、治则

【原文】哕而腹满，视其前后，知何部不利，利之即愈。（7）

【释义】本条论述哕逆实证的辨证与治法。哕逆有虚有实，但本条呃逆与腹满并见，由下部不利所致，且治用通利，当属于实证。若在前之小便不利者，为膀胱水湿阻滞、逆气上冲，治以利小便则水湿下行、胃气和降；若在后之大便不通者，为胃肠积滞不通、浊气上冲，通利大便则积滞下行、腑气得通。故哕逆并见腹满，应注意审查大便或小便是否通利，审证求因、治病求本。呃逆治以通利，仅用于实证，不可用于虚证，尤其是见于久病、重病之后的虚气呃逆，更是禁用。

二、证治

（一）胃寒气逆——橘皮汤案

【原文】干呕、哕，若手足厥者，橘皮汤主之。（22）

橘皮汤方：

橘皮四两　生姜半斤

上二味，以水七升，煮取三升，温服一升，下咽即愈。

【释义】本条论述胃寒气逆的干呕、哕证治。寒邪袭胃，胃气失和而上逆，则为干呕、哕；胃阳被遏，不达四末，则手足厥冷。治以橘皮汤通阳和胃，方中橘皮理气和胃降逆，生姜散寒通阳止呕哕。二药合用，使阳通寒去、胃气和降，则干呕、哕与厥冷自愈，故方后云"下咽即愈"。

【典型病案】黄某，男，14岁。时值盛夏，运动后贪食冷饮、冰西瓜后出现呃逆，不能自止，呃声响亮，并觉胃脘部作凉，饮温水后症状稍缓，移时又作，就诊时已有3天，大便偏溏，舌质淡红有紫气，脉沉。　[赵文斌,李爱芳.巧用经方治疗呃逆6则.辽宁中医杂志,2012,39(1):150-151]

【辨治思路解析】

（1）病证辨析：患者主要表现为呃逆，不能自止，呃声响亮，故当诊断为哕证。该患者发病由饮冷而致，且胃脘部作凉，饮温水后症状稍缓，与本篇第22条所述大致相符，当辨为胃寒气逆之哕。此证与因胃失和降、气逆于上之饮食、痰涎等物自胃中上涌、从口而出之呕吐证有别。虽与无物有声之干呕极其相象，但哕以喉间呃逆连声、不能自制为主症，本案未见呕吐胃内容物，故不能诊断为呕吐；本证呃声响亮，乃是实证，可排除呃声低微而不连续之虚证。

（2）病因病机分析：患者盛夏季节运动后，大汗淋漓，阳气外泄，此时过食寒凉，胃阳被寒邪所遏，胃失和降、胃气上逆，故出现呃逆。寒邪袭胃，故胃脘部作凉；饮温水后症状稍缓，则为温可助阳散寒；寒气时聚，则移时又作；患者就诊时已三天，伤及脾阳，则大便偏溏；舌质淡红有紫气，脉沉，则为寒邪凝滞气机。

（3）治法与方药分析：病属寒邪客胃、胃阳被遏、胃失和降；治宜散寒降逆、通阳和胃；方用橘皮汤加味。

陈皮12g，生姜20g，代赭石30g。2剂，水煎服。

方中重用生姜散寒止呕，陈皮理气和胃，合而使用，使阳通寒去。本案患者虽没有手足厥冷，但胃阳被寒邪所遏，胃气上逆的病机是一致的，故用橘皮汤治疗，加用代赭石降逆胃气以治标，以期速效。

1剂药后自觉胃脘渐暖，呃声逐渐减轻，2剂后诸症消除。

【讨论】

（1）胃寒气逆之呃逆证的辨证要点是什么？

胃寒气逆之呃逆当以呃声沉缓有力，或干呕、呕吐、嗳气为特征，兼可伴有胃中寒冷、四肢微厥、舌苔白滑、脉迟缓。

（2）原文中"手足厥"、"干呕"当如何理解？

仲景云："干呕、哕，若手足厥者，橘皮汤主之"。此"手足厥"，是寒气闭阻于胃、中阳被遏、阳气不能达于四末所致，属实证，与阳微阴盛之四逆汤证的手足厥冷有本质区别，程度较四逆汤证要轻，仅表现为轻度的寒冷感。干呕、哕两证或同时出现，或见干呕后而哕，或哕而时有干呕，二者都是有声无物，干呕为胃气上逆而呕，出气有声；哕为气触膈间而作响。

（3）橘皮汤临床如何运用？

本方用于治疗胃寒气逆所致呃逆。若里寒甚，四肢厥冷明显者，加吴茱萸、肉桂以温阳散寒以降逆；若气机阻滞、胃脘闷胀、呃逆频作者，加旋覆花、代赭石、苏梗、木香以增其理气降逆、和胃止呃之力；兼痰饮者，加半夏、茯苓；哕逆久作不愈，夹瘀血者，酌加桃仁、红花、当归、川芎、丹参，多获良效。本方还可治疗急性胃炎、幽门不全梗阻、幽门水肿、神经性呕吐、妊娠剧吐等病证而见上述主症，病机属胃寒气逆者。

【参考医案】尝有一男子，暑月霍乱吐泻虽已止，干吐未止，兼发哕，手足微厥，脉细至欲绝，更以数人，凡附子理中汤、四逆加人参汤、吴茱萸汤、参附、参姜之类，殆尽其术，一不容受，余最后至，诊之，少有所见，即作橘皮汤令煮，斟取澄清，冷热得中，细细啜之，余整日留连于病家，再四诊视，指令服药之度，移时，药达，稍安静，遂得救治。[陆渊雷.金匮要略今释.北京:人民卫生出版社,1955]

（二）胃虚有热——橘皮竹茹汤案

【原文】哕逆者，橘皮竹茹汤主之。（23）

橘皮竹茹汤方：

橘皮二升　竹茹二升　大枣三十枚　人参一两　生姜半斤　甘草五两

上六味，以水一斗，煮取三升，温服一升，日三服。

【释义】本条论述胃虚有热而呃逆的证治。引起哕逆的原因较多，但以药测证，可知本条所论之呃逆，是因胃中虚热、气逆上冲所致。此证多见于久病体弱，或大吐下后，出现呃声低微而不连续、虚烦不安、少气口干、不欲多饮、手足心热、苔薄黄或苔少、脉虚数等症。治用橘皮竹茹汤补虚清热、和胃降逆。方中橘皮、生姜理气和胃降逆，竹茹清热安胃以止呕，人参、甘草、大枣补虚安中。

【典型病案】周某，男，22岁，1980年5月21日就诊。患者自述于5月7日开始发热，体温在38.5～39.5℃之间，伴有较剧烈头痛且进行性加重，给予解热止痛药无效。自诉1979年至此次入院前，先后患左上肺浸润型肺结核、疟疾、痢疾、左侧髂窝冷性脓疡等多种疾病。检查：体温39℃。发育营养差，消瘦。治疗一周后头痛及脑膜刺激征减轻。入院第八天出现呃逆，逐日加重，白天连续发作7～8小时，夜间亦发作，严重时影响睡眠及进食，且出现呕吐，上腹部疼痛不适。给予镇静剂、解痉剂、针灸及耳针等多种治疗，症状继续加重。[张万邦.橘皮竹茹汤治愈顽固性呃逆.新中医,1981,(12):4]

【辨治思路解析】

（1）病证辨析：患者出现呃逆，逐日加重，且频繁发作，当诊为哕。又见舌红、脉细弱无力，与本篇第23条所述相符，当辨为胃虚有热证。

（2）病因病机分析：本例患者一年来患多种疾病，久病必虚，气血不足，则见发育营养差、消瘦；阴虚化热，胃有热，冲气上逆，则出现呃逆、呕吐；舌质红、脉细弱无力为胃虚挟热之症。其病机为胃虚有热、气逆不降。

（3）治法与方药分析：病属哕之胃虚有热证；治宜益胃气、清胃热、降逆止呕；方用橘皮竹茹汤加味。

党参15g，竹茹9g，白术12g，茯苓12g，橘皮9g，生姜3片，大枣4枚，麦芽9g，炙甘草2g。每日1剂，水煎服。

方中橘皮理气和胃、降逆止呕；竹茹清胃热、止呕逆，两味为主药；党参益气和胃，与橘皮合用可增强理气补虚的作用；茯苓、白术配党参健脾益气；生姜和胃止呕，与竹茹配伍可增强降逆止呕的功效；甘草、大枣、麦芽益气和胃。诸药合用气顺热清、胃得和降、呃逆则止。

服1剂后呃逆减轻，共服3剂呃逆完全停止，停药后至今无复发。

【讨论】

（1）呃逆胃虚有热证辨证要点是什么？

呃逆之证由胃气上逆而致，其有寒热虚实之分，胃虚有热证是以呃逆、呕吐、舌红嫩、脉虚数为辨证要点，其症当伴有虚烦不安、少气口干、手足心热等。

（2）现代运用橘皮竹茹汤治疗那些疾病？如何加减运用？

临床治疗幽门不全梗阻及术后呃逆不止、功能性呃逆、顽固性呃逆等属胃虚有热者，可加减用之。若兼胃阴不足者，可加麦冬、石斛等以养胃阴；胃热呕逆气阴两伤者，症见食少、口渴、舌苔花剥者，可加麦冬、茯苓、半夏、枇杷叶以养阴和胃，名济生橘皮竹茹汤；胃热呃逆、气不虚者，可去人参、甘草、大枣，加柿蒂降逆止呃，名新制橘皮竹茹汤；胃热重证见口渴、溲赤、便干、舌红苔黄者，宜加知母、栀子、大黄等；证兼痰热者，可酌加胆南星、天竺黄、全瓜蒌等；证兼瘀痹阻膈者，加桃仁、红花、代赭石以祛瘀降逆。

【参考医案】邱某，女，28岁，2005年2月21日就诊。妊娠45日，7日来恶心呕吐，呕出胆汁，口苦，二便正常。妊娠前患慢性肾小球肾炎，肾性高血压，经药物治疗控制后，血压130/90 mmHg，舌稍红，苔薄白，脉沉细。西医诊断：①早孕反应；②肾性高血压。中医诊断：妊娠恶阻。治宜清肝和胃。方用橘皮竹茹汤加味。药用：党参12g，陈皮10g，竹茹10g，甘草5g，枇杷叶12g，菊花10g，石决明15g（先下），大枣6个，生姜4片。3剂，水煎服，日1剂。2月25日二诊，恶心、呕吐消失，胃纳增加，舌淡红，苔薄白，脉沉细。守方续进5剂，诸症消失。[马大正.经方治疗妊娠、产后呕吐验案5则.河北中医,2006,28（9）:677]

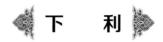

下　利

一、病机、脉证及预后

（一）湿热证

【原文】下利脉沉弦者，下重；脉大者，为未止；脉微弱数者，为欲自止，虽发热不死。（25）

【释义】本条论述下利的脉证与预后。脉沉主里,脉弦主痛,下利而脉沉弦,是病邪在里、气机不畅、传导失常,故见利下不爽、里急后重、腹痛;下利而见脉大,为热邪内盛,大则病进,故见下利不止、"为未止";若下利而脉见微弱数,微弱者无力之象,虽正气不足,然邪气亦衰、阳气渐复、利将自止,故"为欲自止";此虽有身热,而必不甚,且不久将退,故曰:"不死"。

【原文】下利,寸脉反浮数,尺中自涩者,必圊脓血。(32)

【释义】本条从脉象论述热利脓血的病机。下利,其病在里,故脉应沉而不浮;如属阴寒证,则脉当迟而不数。今下利"寸脉反浮数",可知非属阴寒所致,而是热利之候。寸脉浮数为阳热气盛;尺脉自涩为阴血虚损。寸脉浮数而尺脉自涩,为气分热邪内陷血分,热邪灼伤肠道脉络,营血腐败而下利脓血。

(二)虚寒证

1.虚寒欲绝证

【原文】夫六腑气绝于外者,手足寒,上气,脚缩;五脏气绝于内者,利不禁,下甚者,手足不仁。(24)

【释义】本条总论呕吐、哕、下利的病机及预后。"六腑气绝于外"、"五脏气绝于内",是指脏腑气衰、外不足以行表、内不能固守封藏的病理而言。若胃阳虚,则诸腑之气不达于表,故手足寒冷;胃之受纳和降失职,故吐、哕逆;上焦不能受气于中焦,宗气亦随之虚弱,故上气喘促;筋脉失于阳气的温煦,故蜷卧脚缩。若脾肾气衰,则脏气不能固藏而下利,初期以脾病为主,脾虚失运、清气下陷,故泄利不禁;久必及肾,肾阳虚衰,固摄失司,故下利尤甚;阴液随利而下泄,以致四肢筋脉失其濡养,故手足麻痹不仁。

【原文】下利手足厥冷,无脉者,灸之不温,若脉不还,反微喘者,死。少阴负趺阳者,为顺也。(26)

【释义】本条辨下利危候的顺逆预后。下利而见手足厥冷,无脉,是脾肾阳虚之危候。此证虽用艾灸温之,但因其阳气衰微,难以骤回,故而厥冷不去,所以说"灸之不温"。若温之,脉不但不回,反见微喘,更是阴气下竭,阳气上脱,阴阳离决的死证;若脉气见回,趺阳脉较少阴脉有力,则为吉兆,说明脉有胃气,预后为顺。

【原文】下利后脉绝,手足厥冷,晬时脉还,手足温者生,脉不还者死。(35)

【释义】本条论述虚寒下利而脉微欲绝的转归。下利后出现脉绝,手足厥冷,是阴竭阳衰之危候,其预后转归可依阳气存亡与否而定。如经一昼夜,脉气来复,手足转温,是阳气来复,生机未息之象,故主生;若脉仍不还,手足不温,则是真阳已绝,生机已灭,故主死。

2.虚寒向愈证

【原文】下利有微热而渴,脉弱者,今自愈。(27)

【释义】本条论述阴寒下利将愈的脉证。虚寒下利,症见微热、口渴的,是阳气来复之兆,脉弱者,为邪气已衰、邪衰正复,故其病当自愈。

【原文】下利脉数,有微热,汗出,今自愈;设脉紧,为未解。(28)

【释义】本条再论阴寒下利向愈与未解的脉证。虚寒下利,多为脾肾阳虚所致。如在其病变过程中而见脉数,这非邪气有余,而是阳气来复之象。如再见微热、汗出,更是寒去阳和之兆,故当自愈。如果下利而脉象紧,紧主寒,表示寒邪仍盛,故知病为"未解"。

【原文】下利脉数而渴者,今自愈;设不差,必圊脓血,以有热故也。(29)

【释义】本条论述阴寒下利而阳复太过的病机。本条与本篇第27、28条均论述阴寒下利而出现脉数、口渴，为阳气来复，其病有向愈之势。但阳复太过则为邪热，邪热损伤肠道脉络，内陷血分，必见大便脓血，故云："必圊脓血"。

【原文】下利脉反弦，发热身汗者，自愈。（30）

【释义】本条再论阴寒下利向愈的脉证。阴寒下利属于里证，脉本应沉，今脉不沉却见弦象，并见发热，汗出者，为阳气来复，营卫调和之征，故云"自愈"。

二、治法与禁忌

（一）湿滞气利治法

【原文】下利气者，当利其小便。（31）

【释义】本条论述气滞湿困下利气的治法。下利气指下利的过程中气随利出，矢气频频，多伴有肠鸣腹胀、小便不利等症。其病机为脾虚不运、湿邪内盛、湿盛气阻、郁滞肠间。治"当利其小便"，使小便利、湿邪去、气机通畅、肠道调和，则下利已而矢气亦除。

（二）虚寒下利治禁

【原文】下利清谷，不可攻其表，汗出必胀满。（33）

【释义】本条论述虚寒下利治禁。下利清谷，是因脾肾阳虚、阴寒内盛，不能腐化水谷所致，治当先温其里，纵有表邪未解，亦不可径用汗法攻表。若误攻其表，必汗出而阳气益虚，阴寒更盛，以致气化被阻，发生腹部胀满的变证，所谓"脏寒生满病"。

【原文】下利脉沉而迟，其人面少赤，身有微热，下利清谷者，必郁冒，汗出而解。病人必微厥，所以然者，其面戴阳，下虚故也。（34）

【释义】本条论述虚寒下利而虚阳浮越的病机变化。"下利脉沉而迟"，指阴寒下利的一般脉证；"其人面少赤，身有微热，下利清谷"，则表明阴寒下利发生阴盛格阳、虚阳浮越的病机变化。面赤如妆，身有微热为阴寒内盛，格阳于外之象；里虚阳微，则下利清谷；若虚阳尚能振奋，进而与阴邪相争，则必有郁闷不舒、头昏目瞀之状；更因阳虚不能温养于外，故在郁冒的同时而微有四肢不温之象。这种邪正交争的结果，正胜邪却，阴阳相和，则周身津津汗出、头目清爽、遍体舒适而愈。"所以然者，其面戴阳，下虚故也"，进一步阐明其病机是肾阳亏虚、阴寒内盛、阴盛格阳、虚阳上浮。

三、证治

（一）寒证

1. 虚寒下利——四逆汤案

【原文】下利腹胀满，身体疼痛者，先温其里，乃攻其表。温里宜四逆汤，攻表宜桂枝汤。（36）

四逆汤方：

附子（生用）一枚　干姜一两半　甘草二两（炙）

上三味，以水三升，煮取一升二合，去滓，分温再服。强人可大附子一枚，干姜三两。

桂枝汤方：

桂枝三两（去皮）　芍药三两　甘草二两（炙）　生姜三两　大枣十二枚

上五味，㕮咀，以水七升，微火煮取三升，去滓，适寒温服一升，服已须臾，啜稀粥一升，以助药力，温覆令一时许，遍身漐漐微似有汗者益佳，不可令如水淋漓。若一服汗出病差，停后服。

【释义】本条论述虚寒下利兼有表证的证治。下利腹胀满，是脾肾阳虚、阴寒内盛、运化失司；身体疼痛为外邪侵袭，邪滞于表。本证为表里同病，但以里气虚寒为急。故先用四逆汤温里回阳，待里气充实，而表证仍在时，再用桂枝汤以解外邪。

【参考医案】吴某，男，53岁，1990年6月20日就诊。久患慢性结肠炎，素体脾虚，面黄体瘦，饮食不多，常因饮食不慎，或受寒凉，即患腹泻赤白。病则服用健脾温中药，泄泻可止。前天因多食西瓜，生冷伤脾，即腹泻白冻便，每日7～8次，中药给以理中温里、五苓渗湿，但泻不止，病情加重。精神萎弱，面色潮红，体温37.5℃，语言无力，口微渴，四肢厥逆。舌淡、苔薄，脉沉细欲绝。一派脾虚阳气将绝之候，此乃内真寒而外假热证，阳气将绝，非大剂温中回阳固脱不可，方用四逆加人参汤主之。药用：红参（另煎和服）10g，制附片12g，炮姜、炙甘草各5g。服药1剂，厥回泻止，热退渴解，病由危转安。再用原方减附子为6g，红参为5g，加白术、茯苓各10g。连服3剂，而诸症消失，病渐恢复。[张政.经方治疗结肠炎验案举隅.浙江中医杂志,1997,39(3):137]

2. 寒厥下利——通脉四逆汤案

【原文】下利清谷，里寒外热，汗出而厥者，通脉四逆汤主之。（45）

通脉四逆汤方：

附子大者一枚（生用） 干姜三两（强人可四两） 甘草二两（炙）

上三味，以水三升，煮取一升二合，去滓，分温再服。

【释义】本条论述寒厥下利，阴盛格阳的证治。脾肾阳虚，阴寒内盛，故下利清谷；阴盛格阳，虚阳外浮，故身热汗出。里寒是病之本质，外热为病之假象，属真寒假热之候。阴从下利而欲下脱，阳从汗出而欲外越，阴阳之气不相顺接，故出现汗出而厥的危重现象。治以通脉四逆汤，即急以回阳救逆。本方即四逆汤而倍加干姜之量，以加强其温经回阳之力。

【参考医案】刘某，女，56岁。腹泻一个月，每日3～5次不等，便极稀薄，杂有米谷颗粒，似由吃冷饭所致。近两天来，恶心，未进饮食，也未大便，仅小便3次，量不多，半日来神志不清，手脚发凉，1小时前全身发热，两手躁动，意欲裸衣，发病之初不恶寒，不发热，不吐，不腹痛，从未服何药。检查：体形消瘦，两目微陷，神志不清，头时左右摇动，两手躁动不安，面色红，两目闭合，口时开时闭，唇不焦，色略淡，舌淡红，湿润无苔，脉微欲绝，身手足皆较热，腹部柔软。证属寒厥下利之阴盛格阳证。治宜回阳救逆，方用通脉四逆汤：炙甘草6g，干姜6g，附子9g。水煎服。二诊：患者于服药后3小时，神志清醒，体温恢复正常，不再躁动，呼吸平稳，一如常人，且有饥饿感觉，乃嘱食小米粥以养护。但脉尚沉细，故投升阳益胃汤去黄连加芍药，去黄连恐其苦寒伤胃。次日饮食二便均可，已能做饭，乃告痊愈。[刘俊士.古妙方验案精选.北京:人民军医出版社,1992]

3. 虚寒肠滑气利——诃梨勒散案

【原文】气利，诃梨勒散主之。（47）

诃梨勒散方：

诃梨勒十枚（煨）

上一味为散，粥饮和，顿服。 疑非仲景方。

【释义】本条论述虚寒性肠滑气利证治。病下利泄泻，滑脱不禁，大便随矢气而出之气利是由中气下陷、气虚不固所致。故治用诃梨勒散温涩固脱、涩肠止利。方中诃梨勒即诃子，煨用则专以涩肠固脱，并用粥饮和服，以补益肠胃、健立中气。

【参考医案】郑某，男，19岁，1993年7月10日就诊。一年前因劳累过度偶感胃脘有气直趋肛门而出，每日发作20次左右，自感不同于矢气。一般排气时，气至肛门之际，可以自我短暂控制，而气利则无法自我控制，在脘腹中下行时间2秒钟左右即排出，无臭气，曾作胃镜、结肠镜检查，均未发现异常，服镇静剂、维生素类等药，并作肛肠灌药治疗，每周2次。连续3个月均未收效。刻诊：时有轻微胃脘痛、脐下痛，其痛状如饥饿感，进食后略有好转，全身困倦乏力，尤其气利后更显，头昏，记忆力减退，注意力不集中，饮食尚可，二便正常，舌苔无变化，脉沉缓。遂按气利治之，处方：诃子25g，赤石脂30g，花椒5g。3剂，每日1剂，水煎2次。分3次服。药后气利证顿减，日仅有5次～6次，效不更方，续服五剂而愈。随访三个月恢复正常。[王付.诃梨勒散加味治愈"气利"一得.湖北中医杂志,1994,16(6):14]

4. 虚寒下利脓血——桃花汤案

【原文】下利便脓血者，桃花汤主之。（42）

桃花汤方：

赤石脂一斤（一半剉，一半筛末） 干姜一两 粳米一升

上三味，以水七升，煮米令熟，去滓，温服七合，内赤石脂末方寸匕，日三服；若一服愈，余勿服。

【释义】本条论述虚寒下利便脓血的证治。利下脓血，久利不止，属脏气虚寒、气血不固、滑脱不禁而成；其血多暗而无气味，并有神疲乏力、四肢不温、肠鸣腹胀、喜温畏冷、舌淡苔白、脉微细或沉弱等证表现，治用桃花汤温中涩肠以固脱。方中赤石脂涩肠固脱，干姜温中暖脾，粳米养胃和中。方名桃花汤，因方中主药赤石脂色似桃花，又名桃花石，故名之。方后强调"内赤石脂末"冲服，是为增强涩肠固脱之功效。

【典型病案】李某，女，37岁，2007年11月16日就诊。2006年11月曾因急性肠炎入院治疗，此后至今大便每日4～6次，便质溏薄，水谷不化，稍进油腻辛辣之物腹泻即加重，脘腹冷痛，肠鸣，矢气，腰腹坠胀，面色苍白，精神委靡，舌质淡边有齿痕，苔薄白，脉沉无力。[李倩.曾辅民应用桃花汤加味治疗久泻举隅.实用中医药杂志,2009,25(3):176]

【辨治思路解析】

（1）病证辨析：患者主要表现为久泻不止、当诊为下利。伴有脘腹冷痛、肠鸣、矢气、腰腹坠胀、面色苍白、精神委靡、舌质淡边有齿痕苔薄白、脉沉无力等脾肾阳虚之象，当属于虚寒下利。

（2）病因病机分析：患者久泻缠绵难愈，气随泻去，气去则阳衰。脾阳久虚不能充养肾阳，肾阳虚衰亦不能温养脾土，脾肾两脏相互影响，最终脾肾两虚。脾肾阳虚，受纳水谷、运化精微及排泄二便功能失职，则久泻；脾土不温，不能腐熟水谷，则见完谷不化；阳虚阴寒内盛，气机凝滞，故脘腹冷痛，肠鸣，矢气，腰腹坠胀；脾肾阳虚，阳气不能化精微以养神，故致精神委靡；脾虚化源不足，面部失于濡养故面色苍白；舌质淡边有齿痕苔薄白，脉沉无力均为阳虚失于温运，水寒之气内停之征。虽无"便脓血"，但证属少阴虚寒滑脱，病机为脾肾阳虚、肠胃虚寒、滑脱不禁。

（3）治法与方药分析：辨证为脾肾阳虚、肠胃虚寒、下关不固；治以温肾暖脾、涩肠固脱；方用桃花汤加减。

赤石脂30g（一半研末冲服，一半入煎剂），干姜30g，粳米30g，附子片50g（先煎），补骨脂20g。4剂，水煎服。

方中赤石脂温涩固脱以止泄痢，干姜大辛大热，温中散寒，二者相伍，温中涩肠止痢；粳米甘

平，养胃和中，助赤石脂、干姜以固肠胃；制附子片、补骨脂补肾助阳、温脾止泻。

服 4 剂药后精神、面色已有明显好转。大便基本成形，停药数日后又便溏、夹少数完谷、腰腹坠胀、关节冷痛、舌质淡边有齿痕苔薄白、脉沉少力。药已中病，但病重药轻，故停药后又腹泻。当守方并加重温肾散寒、固肠止泻之力。药用赤石脂 30g（一半研末冲服，一半入煎剂），干姜 30g，粳米 30g，肉豆蔻 30g，五味子 15g，补骨脂 20g，苍术 20g，附子片 60g（先煎），生姜 30g，炙甘草 20g，4 剂。服药后泻止痊愈。

【讨论】

（1）桃花汤证的辨证要点是什么？

桃花汤证的辨证要点为下利不止、滑脱不禁、大便稀薄、脓血杂下、血色晦暗、气味腥冷不臭，伴见腹痛、喜暖喜按、口不渴、脉缓弱而细等。病因病机为久利不止，脏气虚寒，气血不固，滑脱不禁。

（2）仲景强调本方的应用是"一服愈，余勿服"，"不必尽剂"对桃花汤有何临床意义？

①桃花汤证为伤寒六经病变过程中的后期危重阶段，属全身性虚寒证，既可由表证转变而来，也可由体虚外邪直接侵入而发病。"下利不止，便脓血"，此时应予以涩肠止利之品，取其急则治标之意，俟利止，仍需祛其余病。为防止过于收涩而闭门留寇，招致他变，故宜中病即止，"不必尽剂"。②下焦阳气衰微，不能化气生津，又因下利不止，极易导致津液外泄。而桃花汤中之干姜大辛大热，若不注意"中病即止"而辛热太过，则热灼更伤津液，终致阴不涵阳，虚阳浮越之阴虚阳亢证候。③桃花汤所治之下利乃内伤阴络之患，干姜为大辛大热之品，辛热易灼伤脉络，辛散易走窜动血，导致血不循经，溢于脉外，便血更甚，故当中病即止，不必尽剂。④运用本方是否"不必尽剂"关键取决于是否已达药效，只有在"若一服愈"的前提下才"余勿服"。既不能一味强调"不可尽剂"而治不达功，也不可放任服用而变生他证。

（3）原方中赤石脂用法何以要一半筛末冲服，一半入煎剂？

虚寒性下痢，为脾肾阳虚、寒湿中阻、肠失固摄，而赤石脂体重性温，涩肠固脱，恰中其机。冲服粉末能留着于肠中，收涩效果更强，煎剂则不及其功。据现代药理研究表明，赤石脂的主要成分为水化硅酸铝和铁、镁、钙的氧化物，内服能吸附消化道内的毒物，同时对发炎的胃肠黏膜有保护作用，可减少异物的刺激和吸附炎性渗出物，并且对胃肠出血亦有止血作用等。

（4）现代运用桃花汤治疗哪些疾病？其临证依据是什么？使用禁忌证是什么？

临床应用本方化裁治疗慢性肾炎蛋白尿、崩漏、功能性子宫出血、带下病、消化道疾病（直肠脱垂、腹痛、消化道出血）等各科疾病，疗效均佳，其基本病机为脾肾阳虚。若热痢便脓血、里急后重、肛门灼热者，切忌用之。

（5）桃花汤治疗虚寒下利、滑脱不禁之久痢久泻临证如何加减运用？

若脾肾阳虚甚者，可加附子、肉桂、肉豆蔻等；阳虚阴寒甚者，加人参、附子、炙甘草以补虚散寒；腹痛甚者加肉桂、白芍、当归以养血柔肝止痛；久泻气虚滑脱者，宜加人参、黄芪、白术等；菌痢后期兼有热象者，可酌加黄芩、黄连、白头翁等。

【参考医案】 丁某，男，41 岁，1992 年 11 月 4 日就诊。去年入夏以来腹泻黏液较多，反复不止，先认为食滞，用胃苓汤；后诊断为脾虚寒，用理中汤，腹泻仍然不止。面黄，体瘦如柴，精神疲倦，语声无力，粪如鸭溏，伴黏液，便后脱肛。舌淡白，脉虚弱。经纤维结肠镜检查，诊为"结肠黏膜重度炎症"。此乃脾肾阳虚、收摄失职。治当补益脾肾、涩肠止泻，方拟桃花汤加味。药用：赤石脂、粳米各 20g，黄芪、白术、茯苓各 10g，炮姜、升麻各 4g，诃子肉 5 g。连服 5 剂，泻止病愈。［张政.经方治疗结肠炎验案举隅.浙江中医杂志,1997,39（3）:137］

（二）热证

1. 实积下利——大承气汤案

【原文】下利三部脉皆平，按之心下坚者，急下之，宜大承气汤。（37）

【释义】本条论述实积下利心下坚的证治。三部脉皆平指寸关尺三部脉皆如平人之象，说明正气尚盛而不虚；按之心下坚，指脘腹满痛，按之坚硬，是因有形实邪内结肠腑。本证因实积结滞而致下利，下利日久既可伤津液，又可伤正气，故应"急下之"。

【原文】下利脉迟而滑者，实也，利未欲止，急下之，宜大承气汤。（38）

【释义】本条论述实积下利脉迟而滑的证治。下利见脉迟而滑的，亦属实证。脉迟是气滞不行之象，脉滑为食滞内结之征。食积气滞、腑气不和、传导不利，故下利而迟滑脉并见。本证因邪实致利，邪实不去，则不利不止，故治应急下，治宜大承气汤通腑去实，实去则利止。

【原文】下利脉反滑者，当有所去，下乃愈，宜大承气汤。（39）

【释义】本条论述实积下利脉反滑的证治。下利日久，必伤气阴，脉应细弱，今反见滑脉，是宿食积滞不消、邪气未尽之证，故云"当有所去"。治宜大承气汤急去未尽之邪，邪实一去，利即自愈，故"下乃愈"。

【原文】下利已差，至其年月日时复发者，以病不尽故也，当下之，宜大承气汤。（40）

大承气汤方：见痉病中。

【释义】本条论述实积下利愈而复发的证治。下利愈后，但到一定时间又复发的，是病邪未能根除，余邪留滞于胃肠，每遇到气候节令的变化，或饮食失调，劳倦内伤等因素的影响，而再次发生下利。此证多见于痢疾，后世并有"休息痢"之称。治疗当从本论治，除邪务尽，以大承气汤攻下未尽之邪。

【典型病案】陈某，年十六，幼龄丧父，唯母是依，终岁勤劳，尚难一饱。时值新年，贩卖花炮，冀博微利。饮食失时，饥餐冷饭，更受风寒，遂病腹痛拒按，时时下利，色纯黑，身不热，脉滑大而口渴。家清贫，无力延医。经十余日，始来求诊。[曹颖甫.经方实验录.上海:上海科学技术出版社,1979]

【辨治思路解析】

（1）病证辨析：患者主要以腹痛拒按、时时下利为主证，故当辨为下利病。其下利之物色纯黑，未见下利赤白脓血，故可排除下利属痢疾者；其身不热，与寒厥下利之"外热"有别；其腹痛拒按与虚寒性下利之腹痛喜按揉亦不同。所病与本篇第 37、38、39 条大承气汤脉证相似，当辨为肠腑实热下利证。

（2）病因病机分析：患者饮食失时，饥餐冷饭，损伤脾阳，中虚不运，宿食内停于肠腑，复感风寒，内外合邪，腑气不通，故腹痛拒按；两寒相搏，与宿食相合，郁而化热，并逼迫津液下趋，故时时下利、利下纯黑；热盛伤津，故口渴；脉滑大亦为食积化热之候。其病机为两寒相搏，与宿食相合，郁而化热。

（3）治法与方药分析：病属肠腑实热下利证；治宜攻下积滞、通因通用；方用大承气汤加减。

大黄 12g，枳实 12g，芒硝 9g。1 剂，水煎服。

方用大黄苦寒泻热、荡涤肠胃积滞；芒硝软坚润燥通便，助大黄攻积，增强峻下热结之力；枳实苦辛破结、导滞消痞。

1 剂而大下黑粪 3 次，干湿相杂，利止而愈。

【讨论】实热下利证的辨证要点是什么？

实热下利证的辨证要点为热结旁流、下利臭秽、谵语、心腹坚满、舌苔燥黄、脉滑。其病机为胃肠燥屎内结、实热积滞

【参考医案】茅某，女，32 岁，1986 年 4 月 18 日就诊。神昏谵语，阵作两日，便秘已旬，烦躁不安，日晡潮热，面红目赤，脘腹硬满，疼痛拒按，口中臭秽，苔黄燥厚，脉沉实。此由阳明腑实、浊气上蒸、清窍闭塞、扰乱神明所致。治以苦寒夺下，大承气汤主之。生大黄 10g（后下），江枳实 10g，川厚朴 10g，玄明粉 10g（冲服），2 剂。服药 1 剂，肠鸣矢气，解燥屎数枚，诸症顿减。二剂药后，排热臭便甚多，腹软身凉，神志清晰，言语如常，疾病乃愈。月后随访，未曾复发。[黄瑞彬.大承气汤治愈急重证举隅.黑龙江中医药,1988,(2):20-21]

2. 实积下利——小承气汤案

【原文】下利谵语者，有燥屎也，小承气汤主之。（41）

小承气汤方：

大黄四两　厚朴二两（炙）　枳实大者三枚（炙）

上三味，以水四升，煮取一升二合，去滓，分温二服，得利则止。

【释义】本条论述下利谵语实证的治法。下利谵语属于胃肠实热者，因燥屎内结而热结旁流，还当有潮热、汗出、腹满拒按、下利臭秽不畅、舌苔黄燥、脉滑数有力等症，治宜小承气汤通腑泻热。

【典型病案】梁某，男，28 岁。某院诊断为"流行性乙型脑炎"。病已 6 日，曾连服中药清热、解毒、养阴之剂，病热有增无减。会诊时体温高达 40.3℃。脉象沉数有力，腹满微硬，哕声连续，目赤不闭，无汗，手足妄动，烦躁不宁，有欲狂之势，神昏谵语，四肢微厥，昨日下利纯青黑水，舌苔秽腻，色不老黄。[中国中医研究院.蒲辅周医案.北京:人民卫生出版社,2005]

【辨治思路解析】

（1）病证辨析：此患症见高热、神昏烦躁、腹满、下利纯青黑水，与本篇第 41 条所述相符，诊为阳明热炽、热结旁流证。因腹满微硬，未至大实满，舌苔秽腻、色不老黄，故不属大承气汤证。

（2）病因病机分析：患者感触疫毒，火热炽盛，热扰神明，故见高热、手足妄动、烦躁不宁、有欲狂之势、神昏谵语；阳明热盛，燥屎内结，热结旁流，故腹满微硬、下利纯青黑水；阳热内郁，不达四末，故内热而肢厥、无汗；阳明胃肠实热，腑气不通，胃热上腾，胃失和降，故哕声连续；舌苔秽腻、色不老黄，脉沉数有力为内有实热。其病机为阳明热盛、热结旁流。

（3）治法与方药分析：病属阳明热炽、热结旁流证；治宜泻热通腑、下其热结；方用小承气汤。

大黄 20g，枳实 15g，厚朴 15g。1 剂，水煎服。

方中大黄荡涤实热、攻下积滞、推陈致新；枳实破结消积；厚朴行气泄满，与枳实合用，以助大黄推荡之力。

1 剂服后，哕止便通、汗出厥回、神清热退，诸症豁然。

【讨论】

下利为什么可用承气汤？临床上如何具体运用？

下利用承气汤治疗，其病机是因邪热与燥实搏结于肠道，并逼津液下趋，形成热结旁流之证。由于里实热积滞，且势急而正气未虚，故用承气汤急下其实，此即"通因通用"之法，适用于实证，即《黄帝内经》所云"实者泻之"之意。实热积滞引起下利，多伴有下利臭秽稀水、腹胀痛、心下按之硬、脉沉滑而有力、或至年月日复发者，可选用大、小承气汤攻下里实。临床痞满燥实俱备者，

可选大承气汤；若以痞满为主、燥实不甚、见谵语者，则用小承气汤为宜。

【参考医案】陈某，女，5岁，1994年3月22日就诊。诊见：脐周持续性疼痛，阵发性加剧4天，腹胀如鼓，呕吐频频，曾呕出蛔虫两条。患儿哭闹不安，呻吟不断，4日来一直未解大便，矢气，舌质红，苔腻，脉急促有力。查体：体温37.2℃，形体消瘦，精神倦怠，两颊可见蛔虫斑，两目巩膜有灰蓝斑点，心肺无异常，腹膨大，拒按，脐部左侧可触及粗索状包块，肝脾未及。经某医院诊为"蛔虫性肠梗阻"，服乌梅汤罔效。遂立小承气汤加减：厚朴15g，枳实10g，生大黄15g，火麻仁10g，桃仁10g，生甘草10g。急煎服1剂，当晚解下蛔虫一团（20余条），腹胀痛顿除，精神转佳，思饮食。翌日复诊，诸疾悉除而愈。〔王拥军.小承气汤临床举隅.实用中医内科杂志,1996,10(3):37〕

3. 热利下重——白头翁汤案

【原文】热利下重者，白头翁汤主之。（43）

白头翁方：

白头翁二两　黄连　黄柏　秦皮各三两

上四味，以水七升，煮取二升，去滓，温服一升；不愈，更服。

【释义】本条论述热利下重的证治。热利，指湿热下利；下重，即里急后重，滞下不爽。本证病机是湿热胶结于肠、腐灼肠道脉络、恶秽之物欲出不得。其症并见发热、口渴、心烦、腹痛下坠、下利臭秽、或利下脓血色泽鲜明、或利下脓血赤白相间、肛门灼痛、舌质红苔黄腻、脉数等。治以白头翁汤清热燥湿、凉血止利。方中白头翁清热凉血为主，辅以秦皮泻热涩肠，黄连、黄柏清热燥湿、坚阴厚肠以止利。

【典型病案】患者，女，28岁。自诉：腹痛、腹泻、发热、大便带脓血，四肢无力3天。检查：体温38.2℃。粪便镜检：脓细胞及白细胞（＋）。诊断为"肠炎"。给磺胺、苏打片等口服，经3天治疗仍不见效，且逐渐加重。现症见头痛头晕发热更甚，恶心厌食，腹痛，大便脓血，1天数次，里急后重，体温38.9℃，舌苔薄白。〔王小蓉,张来剑.白头翁汤治验三则.现代医药卫生,2002,18(9):800〕

【辨治思路解析】

（1）病证辨析：患者主要表现为腹痛、腹泻、大便脓血、里急后重且兼有发热甚、头痛、恶心厌食等实热证，与本篇第43条所述相符，当辨为热利下重证，属初痢。若为久痢，且以下利不止、滑脱不禁、所下脓血色暗不鲜为主症，则不属热利下重证而属虚寒下利之桃花汤证。

（2）病因病机分析：湿热蕴结于肠，腐灼肠道脉络，阻滞气机，秽浊之物欲出不能，故发热、腹痛后重；热毒深陷血分，气血与热毒相搏，下迫大肠，腐败化为脓血，故下痢脓血；湿热困脾，运化无力，故恶心厌食、四肢无力；下利亡津，热则伤阴，阴血亏虚，清窍失养，复加湿热浊气上扰，故头晕头痛。其病机为湿热蕴结肠道、腐灼肠道脉络、阻滞气机。

（3）治法与方药分析：病属热利下重证；治宜清热解毒、凉血止痢；方用白头翁汤加减。

白头翁6g，黄连3g，秦皮3g，甘草3g，阿胶6g。3剂，水煎服。

方中白头翁归大肠与肝经，味苦性寒，能入血分，清热燥湿、凉血止痢；黄连苦寒，清热解毒、燥湿厚肠；秦皮归大肠经，苦寒性涩，主热痢下重；酌加阿胶以滋养阴血；甘草以益胃和中。全方"取寒能胜热，苦能坚肾，涩能断下"，加以养阴和胃，共奏止痢与扶正顾本之奇功。

二诊：服药2剂诸症已愈，唯感身体虚弱，投以人参归脾汤1剂以善其后。

【讨论】

（1）热利下重证辨证要点是什么？

"热利下重"是指热盛之痢疾而言，以下痢赤多白少、滞下不爽、所下脓血色泽鲜明、腹痛、里急后重、舌红苔黄、脉弦数等为证治要点。病因病机为湿热郁结肠道、腐灼肠道脉络、阻滞气机。

（2）现代运用白头翁汤治疗哪些疾病？其临证依据和使用注意事项是什么？

白头翁汤主治病机为肝经湿热，因此可以广泛应用于肝经湿热证，不必局限于肠道之热痢。如带状疱疹及某些湿疹、痔疮、急性结膜炎、胆囊炎、胆石症、急性菌痢、慢性溃疡性结肠炎、肾炎、大叶性肺炎、频发性室性期前收缩、宫颈炎、产后血淋等各科疾病均可应用。然此方药味苦寒，易伤脾胃，故"宁可再剂，不可重剂"。

（3）白头翁汤治疗热痢临证如何加减运用？

初痢证见恶寒发热者，可加葛根、金银花、连翘等；里急后重者可加当归、芍药、木香、槟榔以行血调气；若腹胀苔腻、食滞明显者，可加枳实、山楂、莱菔子等；热利伤及营血，症见壮热口渴、烦躁舌绛，可加金银花、生地黄、牡丹皮、赤芍；血虚者加阿胶、甘草以滋阴和中。

【参考医案】吉某，女，50岁。误食毒蕈中毒8天，腹痛拒按，大便色黑而稀，一天6~7次，里急后重，脘闷恶心，不食不饥，小便黄赤，舌苔灰腻垢浊，脉滑而数。此乃蕈毒内蕴、热入血分，治宜清热凉血解毒，方选白头翁汤加味：白头翁10g，黄连3g，生甘草4.5g，黄柏10g，金银花15g，赤芍、秦皮各10g，木香4.5g。2剂药后脘闷呕恶渐轻，腹痛亦减，大便由黑转黄，里急后重消除，血分之热已退，蕈毒余邪未尽，仍以原方减轻其量。再服2剂，则诸症消失，病情向愈，改用和胃解毒，以善其后。［顾方曙.张谷才教授运用经方验案五则.辽宁中医杂志,1988,(4):5-6］

4.下利虚烦——栀子豉汤案

【原文】下利后更烦，按之心下濡者，为虚烦也，栀子豉汤主之。（44）
栀子豉汤方：
栀子十四枚　香豉四合（绵裹）
上二味，以水四升，先煮栀子，得二升半，内豉，煮取一升半，去滓，分二服，温进一服，得吐则止。

【释义】本条论述下利后虚烦的证治。下利如因实热所致，其症本有心烦，如下利后，实邪已去，则心烦可除，但今下利后，不但心烦未除，反而有甚于初，故曰"更烦"，此乃余邪郁于胸膈、扰及心神所致。病因肠腑有形积滞已去，无形邪热内扰，则心下按之濡软不坚，故谓之"虚烦"。治以栀子豉汤清热除烦，方中栀子清心除烦，淡豆豉宣泄胸中郁热，二药相合，余热得除、虚烦可解。

【参考医案】江某，女，26岁。经行半个月淋漓不净，昨起发热，体温38.2℃，今晨又加心烦口渴，小腹不适，经水如注，脉稍浮数，舌质红，苔薄腻。证属风热内扰、胞络受损，拟清热疏风、调理胞络。方用栀子豉汤加味：炒栀子15g，淡豆豉15g，益母草12g，一剂后体温降至37.2℃，出血明显减少，三剂热消血止，心烦亦除，唯见小腹稍胀，带下有臭味，脉细弦，舌淡红，苔薄腻，改投黄连解毒汤肃清下焦湿热。方用：黄连3g，黄芩10g，黄柏10g，炒栀子15g，二剂而愈。［马大正.吴国栋先生用经方治验四案.中医药研究杂志,1986,(2):24-25］

5.下利肺痛

【原文】下利肺痛，紫参汤主之。（46）
紫参汤方：
紫参半斤　甘草三两
上二味，以水五升，先煮紫参，取二升，内甘草，煮取一升半，分温三服。疑非仲景方。

【释义】本条论述下利而肺痛的证治。下利腹痛，为下利的常见证，而肺痛则为下利的变证。

因肺居胸中，肺与大肠相表里，大肠湿热内蕴，故除常见下利腹痛的症状外，亦能因大肠湿热而影响肺气不利，可出现下利而兼有胸闷、胸痛的症状表现。治以紫参汤清利湿热，使湿热去、大肠和、肺气利，则痛自止。

【附方】《千金翼》小承气汤：治大便不通，哕数谵语。方见上。

《外台》黄芩汤：治干呕下利。

黄芩三两　人参三两　干姜三两　桂枝一两　大枣十二枚　半夏半升

上六味，以水七升，煮取三升，温分三服。

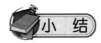

小　结

本篇系统地论述呕吐、哕、下利的辨证论治。根据呕吐的病因、病机，其证有虚寒、实热、寒热错杂及饮邪的不同。虚寒呕吐，证属肝胃虚寒者，以吴茱萸汤温肝散寒、和胃止呕；属脾肾阳虚、阴盛格阳者，以四逆汤回阳救逆、散寒止呕。实热呕吐，证属热郁少阳者，以小柴胡汤疏解少阳、和胃降逆；属胃肠实热者，以大黄甘草汤泻热通便；属热客胃肠者，以黄芩加半夏生姜汤清肠止利、和胃降逆；属里热兼表者，以文蛤汤发散祛邪、清热止渴。寒热错杂呕吐，属寒热互结中焦、脾胃升降失调者，以半夏泻心汤辛开苦降、寒热并治。寒饮内停呕吐，属胃寒停饮者，以小半夏汤散寒蠲饮、降逆止呕；属寒饮搏结胸胃者，以生姜半夏汤辛散寒饮、舒展阳气；属虚寒停饮者，以半夏干姜散散寒蠲饮、降逆止呕；属饮阻气逆者，以茯苓泽泻汤利水通阳、健脾和胃。停饮呕后调治，以猪苓散健脾利水，预防新饮内停。

本篇提出了"呕家有痈脓，不可治呕"、"病人欲吐者，不可下之"的治禁，以示审证求因，治病求本，因势利导的重要性。

胃反，以大半夏汤补虚润燥、和胃降逆。

哕的证治，属胃寒气逆者，以橘皮汤散寒理气；属胃虚有热者，以橘皮竹茹汤清热补虚、降逆止哕。

本篇下利，包括泄泻、痢疾，主要责之于大肠的传导失职，但有寒热虚实之分，治有温、下、消、清、涩等法，其证可概括为寒证、热证。寒证属虚寒下利者，以四逆汤温里散寒；属寒厥下利者，以通脉四逆汤回阳救逆；属虚寒肠滑气利者，以诃梨勒散温涩固脱；属虚寒下利脓血者，以桃花汤温涩止利。热证属实积下利者，以大、小承气汤攻下里实、通腑泄热；属热利下重者，以白头翁汤清热燥湿、凉血止利；属下利虚烦者，以栀子豉汤清心除烦；属下利肺痛者，以紫参汤清热止痛。

疮痈肠痈浸淫病脉证并治第十八

本篇论述金疮、痈肿、肠痈、浸淫疮的辨证治疗。其中"疮"指金疮，即刀斧所伤；"痈"指痈肿，为体表痈疡之一；"肠痈"属于内痈范畴，是热毒内聚，瘀结肠中，而生痈脓的一种病证；"浸淫疮"是指一种皮肤病。因都属外科疾患，故合为一篇讨论。

本篇精选肠痈等病证医案4则。

◈ 疮 痈 ◈

一、疮痈初起脉证

【原文】诸浮数脉，应当发热，而反洒淅恶寒，若有痛处，当发其痈。（1）

【释义】本条论述疮痈初起脉证与病机。一般浮数脉并见，多为表热证，以发热为主，或微恶风寒；若以洒淅恶寒为甚，说明非一般的外感疾病，加之身体某一局部有固定痛点，此为热毒壅滞、营卫不通之象，即可判断将发痈肿。

二、痈肿辨脓法

【原文】师曰：诸痈肿，欲知有脓无脓，以手掩肿上，热者为有脓，不热者为无脓。（2）

【释义】本条论述辨别痈肿有脓无脓的方法。凡诊痈肿，欲知其有脓无脓，可用手掩于痈肿上，若有热感，即为有脓的征象；反之，即为无脓。临床除此还可从痈肿的软与硬、陷与起、痛与不痛、颜色的改变等各方面进行综合判断，则更为确切。

◈ 肠 痈 ◈

一、脓未成证治——大黄牡丹汤案

【原文】肠痈者，少腹肿痞，按之即痛如淋，小便自调，时时发热，自汗出，复恶寒。其脉迟紧者，脓未成，可下之，当有血。脉洪数者，脓已成，不可下也。大黄牡丹汤主之。（4）

大黄牡丹汤方：

大黄四两　牡丹一两　桃仁五十个　瓜子半升　芒硝三合

上五味，以水六升，煮取一升，去滓，内芒硝，再煎沸，顿服之，有脓当下；如无脓，当下血。

【释义】本条论述肠痈脓未成证治。肠痈之病，热毒内聚，营血瘀滞，肠腑气机失调，经脉不通，故少腹肿痞、拘急拒按、按之则如小便淋痛之状、少腹拘急、痛引脐中；因病在肠而不在膀胱，故小便正常；正邪相争于里，营卫失调于表，故时时发热、恶寒、自汗出；脉迟紧者，表明热毒壅聚、营卫瘀结、脓尚未成。应急治以攻下通腑、荡热逐瘀、消肿排脓，用大黄牡丹汤。方中大黄、芒硝荡涤实热、宣通壅滞；丹皮、桃仁凉血逐瘀；瓜子（冬瓜仁或瓜蒌仁均可）排脓消痈。诸药合用，有泻热通腑、化瘀排脓、消肿散结的作用。服药后有脓则被排出，大便中会有污血。若热盛肉腐、痈脓已成熟、脉洪数者，则不可攻下，以防脓毒溃散。

【典型病案】余某，男，46 岁，1998 年 8 月 2 日就诊。转移性右下腹痛 7 天，伴恶心、食欲差、持续发热、腹痛呈持续性隐痛、阵发性加重。在当地以胃肠炎治疗，病情加重。查体：急性病容、痛苦表情，急腹症体征，腹部胀，右下腹压痛明显，伴肌紧张，可触及不具体包块约 8cm×8cm，苔黄腻，脉弦数。血常规检查：白细胞计数 $15.6×10^9/L$，中性粒细胞计数 0.82，淋巴细胞计数 0.18。腹部 B 超检查提示：右下腹可探及大小约 8cm×6cm×6cm 液性暗区。[马龙安,舒畅.大黄牡丹皮汤临床应用体会.实用中医药杂志,2002,18(2):41]

【辨治思路解析】

（1）病证辨析：患者主要表现为右下腹痛拒按、有包块、腹胀伴恶心、纳差、发热、腹部隐痛、阵发性加重、苔黄腻、脉弦数。与本篇第 4 条所述相符。故当辨为肠痈脓未成证。

（2）病因病机分析：本病为肠道功能失调、传化不利、糟粕积滞、生湿生热。败血浊气聚郁肠内，腐肉化脓未成，聚而成形，形成包块，故少腹肿痞；经脉瘀阻，气血不通，故腹痛；腹痛数日，虽经治疗，仍持续发热，是病情虽延而病机未变；毒邪内聚，邪热外发，营卫失调，故时时发热、自汗出、复恶寒；血瘀热郁，结实不通，束敛血脉，故脉来迟而紧。其病机为热毒内聚、营血瘀结、经脉不通、气机不畅而脓未成。

（3）治法与方药分析：病属肠痈脓未成证；治宜活血化瘀、消痈排脓、理气止痛；方用大黄牡丹汤加味。

大黄 15g，丹皮 15g，桃仁 15g，冬瓜子 10g，芒硝 6g（后下），金银花 30g，败酱草 30g，连翘 15g，赤芍 15g。5 剂，水煎服。

方中大黄、芒硝泻热通腑；赤芍、丹皮、桃仁活血散瘀；金银花、连翘、冬瓜仁、败酱草清热解毒排脓。全方共奏清热解毒、通腑泻热、行气活血、消痈散瘀之效。

二诊：治疗 5 天，腹痛减轻、右下腹无肌紧张、包块局限并明显缩小、食欲增加，上方去芒硝，加三棱 15g，莪术 15g，炙穿山甲 10g，每日 1 剂。

三诊：连用 6 剂中药，腹痛基本消失，腹部 B 超提示右下腹肿块 3cm×2cm×2cm，再服上方 5 剂，症状体征消失而痊愈出院。

【讨论】

（1）肠痈脓未成证的辨证要点是什么？

肠痈脓未成证的辨证要点为少腹肿痞、按之即痛如淋、时时发热、汗出恶寒、脉迟紧，属于实热证未成脓、热毒实盛之急性肠痈。

（2）大黄牡丹汤可治疗哪些疾病？其临证依据是什么？

大黄牡丹汤是治疗急性阑尾炎的专方，肠痈未成脓、轻度化脓及阑尾周围脓肿，不论老幼均可应用。此外，对多种妇科病、泌尿系统疾病、肝脓疡、肺脓疡等，只要是以瘀热毒盛、腑气不通为主要病机者，均可以本方为主治之。

（3）大黄牡丹汤如何加减应用？

腹痛高热，酌加黄连、蒲公英、金银花、连翘、野菊花，以清热解毒；大便似痢不爽，舌红脉数伤阴者，去芒硝，酌加五味子、生地黄、沙参、麦冬等，以养阴清热；右侧少腹出现肿块者，酌加金银花、王不留行、穿山甲、白花蛇舌草、败酱草、赤芍等，以清热解毒散瘀；腹满气滞、腹痛剧烈者，酌加木香、枳实、延胡索、莱菔子、青皮、川楝子等，以行气止痛；湿热重者，酌加苍术、黄柏、金银花、连翘、红藤、败酱草等，以增强清热利湿之功；湿重苔厚腻者，酌加佩兰、藿香、苍术、生薏苡仁、白蔻仁等，以芳香化浊。

（4）大黄牡丹汤临床应用需要注意什么？

大黄牡丹汤属峻下剂，如大便已通，中病即止，密切观察病情变化，然后决定药物的加减和剂量用法。孕妇慎用，重型急性化脓性阑尾炎未出现阳明腑实证者禁用，胎前产后、老幼体弱、脾胃虚弱者慎用。

【参考医案】向某，男，6岁，1988年12月26日就诊。呕吐、发热、阵发性头痛两天，经某医院做脑扫描检查，见"右侧脑半球巨形病灶"，诊断为"右额叶血肿"，治疗5日症不减。现发热39.5℃，头阵痛剧，日呕吐3～5次，舌苔薄黄，脉弦数。询问其病史，知患儿于发病前几天有头部外伤史。此因外伤瘀血内停、阻塞脉络、瘀滞热伏所致。治拟活血破瘀、清热凉血。投大黄牡丹皮汤加减：酒大黄（后下）、丹皮、桃仁、芒硝（冲）、红花（泡）、三七粉（冲）各9g，3剂。外贴麝香追风膏。复诊时，头痛减轻，体温降至37.8℃，日呕吐1～2次，原方加刺猬皮30g。续服16剂后，又在原方基础上加服吡拉西坦调治月余，服讫经脑扫描复查未见任何异常，至今情况良好。
[谢新阳.大黄牡丹皮汤治疗头部疾患验案集录.国医论坛,1990,(3):11]

二、脓成证治——薏苡附子败酱散案

【原文】肠痈之为病，其身甲错，腹皮急，按之濡，如肿状，腹无积聚，身无热，脉数，此为肠内有痈脓，薏苡附子败酱散主之。（3）

薏苡附子败酱散方：

薏苡仁十分　附子二分　败酱五分

上三味，杵为末，取方寸匕，以水二升，煎减半，顿服，小便当下。

【释义】本条论述肠痈脓已成证治。肠痈失治或误治，血滞于里，营燥于外，肌肤失气血之濡养，故其身上皮肤如鳞甲交错之粗糙；痈脓内结于肠，气血郁滞于腹，故腹皮拘紧，但不属腹内积聚，故按之濡软；由于邪毒化脓，病在局部，故全身不发热；热毒内结，耗伤气血，正不胜邪，故脉数而无力。治以薏苡附子败酱散，方中重用薏苡仁排脓消痈利肠；败酱草清热解毒、祛瘀排脓；轻用附子为佐，辛散温通、振奋阳气以行滞散结。三味相伍排脓解毒、散结消肿。

【典型病案】高某，女，76岁。糖尿病史7年，于9天前突感上腹部疼痛，呈持续性，3小时后转移至右下腹为阵发性，伴恶心、胸闷、口渴、尿黄，无寒战及发热。在家曾用西药效果不佳，来门诊就诊，查体：体温37.6℃，消瘦，痛苦表情，巩膜无黄染，双肺呼吸音清，未闻及干湿啰音，心音低钝，心率90次/分，心律整齐，各瓣膜听诊区未闻及病理性杂音，腹平坦，麦氏点压痛呈反跳痛，触及9.5cm×8.5cm大小包块，舌淡红，苔黄腻，脉沉弦。血常规检查：白细胞计数11.5×10⁹/L，中性粒细胞计数0.73,淋巴细胞计数0.27。心电图示:冠状动脉供血不足。尿糖(++),血糖8.1mmol/L。
[王兴兰,赵德全,刘香莲.加味薏苡附子败酱散为主治疗阑尾周围脓肿.四川中医,1994,(7):22]

【辨治思路解析】

（1）病证辨析：该患者主要表现为上腹部持续性疼痛、转移为阵发性右下腹疼痛、有包块、拒按，伴恶心、胸闷、口渴、尿黄、无寒战及发热等症，与本篇第3条所述相符，当辨为肠痈脓成证。

（2）病因病机分析：患者有糖尿病史7年，湿热之毒蕴久内结于肠，血败肉腐成脓，发为本病，出现右下腹部阵发性疼痛；但肠内无燥屎，故腹部皮肤紧张隆起如肿块，但按之柔软；脓虽积于里，但由于病变已局限，故体表无大热；湿热伤阴，故口渴、尿黄、舌淡红；湿热扰中，胃气上逆，故恶心；气机不畅，故出现胸闷；苔黄腻为湿热内蕴之征；脉沉主里、弦为有余之象。其病机为热毒内聚肠中、血败肉腐、热蕴成脓。

（3）治法与方药分析：病属肠痈脓成证；治宜活血化瘀、消痈排脓、理气止痛；方用薏苡附子败酱散加味。

薏苡仁30g，附子6g，败酱草30g，冬瓜仁30g，丹参15g，川楝子12g，桃仁、丹皮、大黄（后入），赤芍各10g。水煎两遍，早晚两次分服，每日1剂。头2剂大黄后入，以后大黄和其他药物一齐入，共服中药9剂。

方中重用薏苡仁排脓、开壅、利肠；败酱草清热解毒、破瘀排脓；加丹参、大黄、桃仁、丹皮、赤芍活血散瘀；川楝子行气止痛，使气行则血行；加冬瓜仁以助薏苡仁排脓之力；轻用附子以辛热散结，兼振奋阳气。诸药合用，共奏消肿排脓、活血散瘀、行气止痛之效。

复诊：右下腹疼痛消失，触诊未及包块。做B超亦证实包块消失。血常规检查正常而痊愈。

【讨论】

（1）肠痈脓成证的辨证要点是什么？

肠痈脓成证的辨证要点为腹部皮肤紧急、深按柔软、腹中无积聚、全身无大热、脉数，属里虚而热不盛、体虚脉弱的慢性肠痈，且已成脓未溃。

（2）肠痈脓已成与未成如何鉴别及治疗？

肠痈辨证施治的关键是有脓无脓。肠痈脓已成，症见外观腹部局部紧张而肿、用手按压肿痛处濡软不硬、肌肤甲错、身无热、脉数无力，治以薏苡附子败酱散，排脓消痈、清热解毒、振奋阳气。若肠痈脓未成，症见少腹部肿痛处有痞硬感觉、拒按、痛引前阴、疼痛如淋状、时时发热、恶寒、自汗、脉迟紧有力，治以大黄牡丹汤，急下通腑、荡热逐瘀、消肿排脓。

（3）薏苡附子败酱散如何加减应用？

本方为辨证治疗肠痈脓已成之主方。若痈脓表现瘀热证，则加丹皮、桃仁等活血化瘀药，或加冬瓜仁、红藤等排脓解毒药；若患者体虚阳气不足，方中附子可适当加大用量，并可加入黄芪、党参之类。本方亦可辨证治疗慢性盆腔炎、卵巢囊肿等。另外，本方加减治疗克罗恩病、多发性胸痛脓疡、肝脓肿等亦效。

【参考医案】杨某，女，43岁，1987年7月21日就诊。患者一年多来反复出现尿频、尿急、尿痛。间歇期虽尿痛不著，却淋沥不已、余沥难尽、尿液混浊、腰酸腰痛。每次尿常规检查均有白细胞或脓细胞（＋～＋＋），尿蛋白时为阳性。尿培养有葡萄球菌生长。西医诊为"慢性肾盂肾炎"，并根据药敏试验多次使用抗生素治疗而罔效。近10多天上述症状复发，诊见面色灰暗乏华，四肢欠温，腰间叩击痛，舌淡、苔白略腻，脉沉细无力。尿常规检查：淡黄微浊，蛋白（±），白细胞（5～8）个/HP，白细胞管型（0～1）个/HP，上皮细胞（10～12）个/HP均为低倍镜，尿酸碱度6.5。一周前再次尿菌培养为葡萄球菌生长。此属中医"劳淋"范畴，乃属肾阳虚衰、膀胱湿热、气化失司、水道不利所致，治宜振奋肾阳、清热利湿。方用薏苡附子败酱散：熟附子12g，薏苡仁、败酱草各30g，9剂。药后尿频、尿急、尿痛、腰痛等症状消失，尿常规检查转阴性，但尿时仍有余沥不尽感。继服原方至30剂，诸症消失，尿菌培养阴性。追踪三个月，症无复发，并每个月复查尿常规检查均为阴性而告愈。［许琼政，张俊卿，李全贵，等.古方新用三则.新中医，1990，(1):42］

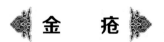

金 疮

一、金疮出血的脉证

【原文】问曰：寸口脉浮微而涩，然当亡血，若汗出，设不汗者云何？答曰：若身有疮，被刀

斧所伤，亡血故也。（5）

【释义】本条论述金疮出血脉证。寸口脉浮微为浮而无力之象，主阳气不足；涩为阴血亏乏。浮微与涩并见，为气血双亏，阴阳俱虚，多见于亡血或多汗之人，因血汗同源。若无汗出过多病史，但患者身上有创伤，被刀斧等利器所伤而失血，也可导致这种脉象。

二、金疮治法

（一）血脉瘀阻

【原文】病金疮，王不留行散主之。（6）

王不留行散方：

王不留行十分（八月八日采） 蒴藋细叶十分（七月七日采） 桑东南根白皮十分（三月三日采）甘草十八分 川椒三分（除目及闭口，去汗） 黄芩二分 干姜二分 芍药 厚朴各二分

上九味，桑根皮以上三味烧灰存性，勿令灰过，各别杵筛，合治之为散，服方寸匕。小疮即粉之，大疮但服之，产后亦可服。如风寒，桑东根勿取之。三物皆阴干百日。

【释义】本条论述金疮治疗。金疮指被刀斧等金属利器所致的外伤。由于肌肤经脉创伤，局部气血瘀滞，故用王不留行散消瘀止血镇痛。方中王不留行主金创止血，复通经脉且能散瘀，故为本方主药；蒴藋细叶行血通经、消瘀化凝；桑白皮有补合金疮、续绝通脉之功，三味烧灰存性，取入血止血之意；黄芩清热解毒；芍药敛阴养血、活血止痛；川椒、干姜辛散通阳，厚朴燥湿利气行滞，三药合用，以防风寒湿浸淫疮局部；甘草解毒生肌、调和诸药。此方止血通脉、续断敛伤、疏利血气，且寒温相配、气血兼顾，既可外用，亦可内服。"小疮即粉之"，指损伤不大，外敷可也；"大疮"则须内服；"产后亦可服"者，取其行瘀止血、行气活血之功。风寒去桑皮，防其过于寒凉之故。

（二）金疮成脓

【原文】排脓散方：

枳实十六枚 芍药六分 桔梗二分

上三味，杵为散，取鸡子黄一枚，以药散与鸡黄相等，揉和令相得，饮和服之，日一服。

排脓汤方：

甘草二两 桔梗三两 生姜一两 大枣十枚

上四味，以水三升，煮取一升，温服五合，日再服。

【释义】排脓散方，本方未列主治证，方为枳实芍药散加桔梗所成。方中枳实行气导滞，芍药和营除血痹，二药合用，可化瘀行滞、排脓去腐，治肠道积滞、大便带脓血、肠内痈脓。"妇人产后病脉证并治"篇枳实芍药散有"兼主痈脓"之论可作佐证。桔梗为排脓要药，"肺痿肺痈咳嗽上气病脉证并治"篇有桔梗汤，以治肺痈久久吐脓如米粥者。枳芍合桔梗，可加强排脓作用。鸡子黄为血肉有情之品，益脾养血。全方以理气活血为主，兼可养血生肌。盖气行则血活，血行则脓消；养血则生肌，新肉生则腐肉去，腐去脓消，疮痈自愈。

排脓汤方，本方亦未载主治证，方为桔梗汤加生姜、大枣而成。桔梗长于入肺消痰排脓；甘草解毒除热，配合桔梗以奏排脓消肿解毒之效；佐以生姜、大枣调和营卫。四药合用，对于上部痈脓、微有寒热者，较为适宜。

以上二方，一散一汤，均名"排脓"，但药物组成并不相同，相同者只有桔梗一味，可见桔梗为排脓之要药。由于枳实、芍药偏治胃肠气分血分病变，故排脓散以治肠痈或胃痈为主；排脓汤为桔梗汤更加姜枣组成，故以治肺痈为主。

浸 淫 疮

一、浸淫疮预后

【原文】浸淫疮，从口流向四肢者，可治；从四肢流来入口者，不可治。（7）

【释义】本条论述浸淫疮预后。浸淫疮是一种皮肤病，初起形如粟米、范围较小、瘙痒不止，搔破则黄水淋漓、浸渍皮肤、蔓延迅速、浸淫成片、遍及全身，类于后世的"黄水疮"。若该疮从口部向四肢蔓延，是病邪由内向外发散，故易治；若该疮从四肢流向心胸、口部，蔓延发展，是病邪内攻，故病重难治。

二、浸淫疮治法

【原文】浸淫疮，黄连粉主之。方未见（8）

【释义】本条论述浸淫疮治法。黄连粉方虽未见，但以黄连为主药是无疑的。本病多由湿热火毒所致，遂以黄连粉泻心火、解热毒、燥湿浊，内服外用皆可，使邪去毒消，疮即可愈。后世医家有单用黄连一味治黄水疮及疮疖痈肿，并可治赤眼、牙痛、舌肿、痢疾等属湿热火毒者。

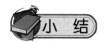

小 结

本篇论述了疮痈、肠痈、金疮、浸淫疮等疾患的病因、病机、证治及预后。

疮痈，又名痈肿，是由各方面原因引起湿热火毒、聚结一处、蒸腐血肉成痈成疮。其病在外，称疮痈；痈脓结于肠内，则为肠痈。

浸淫疮是因湿热火毒聚郁于肌肤所致的皮肤病。初起形如粟米，瘙痒不止，先痒后痛，搔破流黄水，蔓延迅速，浸淫成片，遍于全身，为浸淫疮。

金疮是指肌肤被刀斧等金属器械所致的创伤，亦有伤后夹感毒邪而溃烂成疮者。

上述之病均伤血脉筋肉，属外科疾患，故合为一篇论述。

篇中重点论述了肠痈的证候和方药。其中肠痈脓未成者，用大黄牡丹汤攻下凉血活血散瘀；脓已成者则不可下，用薏苡附子败酱散振奋阳气、消痈排脓。

跌蹶手指臂肿转筋阴狐疝蛔虫病脉证治第十九

本篇论述跌蹶、手指臂肿、转筋、阴狐疝和蛔虫病几种不便归类的病证治疗，其中蛔虫病为重点。跌蹶，指足背强直，行动不便，只能前行，不能后退的病证。手指臂肿，是以手指臂部肿胀，或身体肌肉跳动为主证的病证。转筋，指一种筋脉拘挛作痛的病证，以下肢为多见，甚则牵引小腹拘急疼痛，脉象强直而弦。阴狐疝，是一种阴囊忽大忽小、时上时下的病证。蛔虫病，时常发生于脐腹部剧烈疼痛，甚或吐出蛔虫。这五种疾病病证性质不同，既不便于归类，又不能各自成篇，故在论述杂病各篇之末，合为一篇讨论。

本篇精选蛔虫病等病证医案 2 则。

❖ 跌　蹶 ❖

【原文】师曰：病跌蹶，其人但能前，不能却，刺腨入二寸，此太阳经伤也。（1）

【释义】本条论述跌蹶成因与证治。跌蹶是一种足背僵直、行走不利、只能前行、不能后退的疾病。其成因由足太阳经脉受伤、经气不利、筋脉失养所致。治当以针刺腨部以调其经气、舒缓筋脉。

❖ 手 指 臂 肿 ❖

【原文】病人常以手指臂肿动，此人身体瞤瞤者，藜芦甘草汤主之。（2）

藜芦甘草汤方：方未见。

【释义】本条论述手指臂肿证治。本病以手指和臂部时常肿胀颤动，甚或全身肌肉跳动为主。本病由风痰阻于经络所致，治用藜芦甘草汤涌吐风痰。方中藜芦涌吐膈间风痰；甘草和胃。

❖ 转　筋 ❖

【原文】转筋之为病，其人臂脚直，脉上下行，微弦。转筋入腹者，鸡屎白散主之。（3）

鸡屎白散方：

鸡屎白

上一味，为散，取方寸匕，以水六合，和，温服。

【释义】本条论述转筋证治。本病主要表现为四肢筋脉拘挛掣痛，以下肢多见，甚则转筋入腹。常由湿浊化热伤津或阴液大伤、筋脉失养所致。方用鸡屎白散，重在清热利湿。

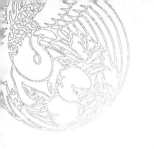

阴 狐 疝

【原文】阴狐疝气者，偏有小大，时时上下，蜘蛛散主之。（4）

蜘蛛散方：

蜘蛛十四枚（熬焦）桂枝半两

上二味，为散，取八分一匕，饮和服，日再服。蜜丸亦可。

【释义】本条论述阴狐疝气证治。本病是一种阴囊偏大偏小、时上时下的病证，由寒气凝结于足厥阴肝经所致，治用蜘蛛散辛温通利、散寒开结。方中蜘蛛破结利气，配桂枝辛温散肝经寒气。但蜘蛛有毒，用之宜慎，可制蜜丸。

蛔 虫 病

一、脉证

【原文】问曰：病腹痛有虫，其脉何以别之？师曰：腹中痛，其脉当沉，若弦，反洪大，故有蛔虫。（5）

【释义】此条论述蛔虫腹痛脉证。本证以腹痛为主症，一般来说，里寒所致腹痛，脉当沉或弦，今脉反洪大，当为蛔虫病，乃蛔虫扰动所致气机逆乱。

二、证治

（一）蛔虫腹痛

【原文】蛔虫之为病，令人吐涎，心痛发作有时，毒药不止，甘草粉蜜汤主之。（6）

甘草粉蜜汤方：

甘草二两　粉一两　蜜四两

上三味，以水三升，先煮甘草，取二升，去滓，内粉、蜜，搅令和，煎如薄粥，温服一升，差即止。

【释义】此条论述蛔虫腹痛的证治。吐涎为口吐清水，心痛指上腹疼痛，乃蛔虫扰窜胃肠所致；虫动则痛作，虫静则痛止，故发作有时，一般杀虫药无效。故当以甘草粉蜜汤治之。甘草、粉、蜜三药相伍甘平安中、缓急止痛。也有认为粉为铅粉，因其有剧毒，宜在虫静时以其杀蛔驱蛔，但用时应慎。

（二）蛔厥——乌梅丸案

【原文】蛔厥者，当吐蛔，令病者静而复时烦，此为脏寒，蛔上入膈，故烦，须臾复止，得食而呕，又烦者，蛔闻食臭出，其人当自吐蛔。（7）

蛔厥者，乌梅丸主之。（8）

乌梅丸方：

乌梅三百枚　细辛六两　干姜十两　黄连一斤　当归四两　附子六两（炮）　川椒四两（去汗）

桂枝六两　人参六两　黄柏六两

上十味，异捣筛，合治之，以苦酒渍乌梅一宿，去核，蒸之五升米下，饭熟，捣成泥，和药令相得，内臼中，与蜜杵二千下，丸如梧子大，先食饮服十丸，日三服，稍加至二十丸。禁生冷滑臭等食。

【释义】 上两条论述蛔厥证治。蛔厥因蛔虫扰动，而腹痛剧烈，以致手足厥冷。由于脏腑寒热错杂，以致蛔虫窜动、上扰胸膈、蛔动则痛作、静则痛止；气机逆乱，故手足逆冷、烦扰不宁；胃失和降则呕吐，甚则吐蛔。治以乌梅丸寒温并用、安蛔杀虫。重用乌梅，并用醋渍，以安蛔止痛，并能敛肝泄热为君药；黄连、黄柏味苦性寒，清心肝之热，苦能安蛔；用大辛大热之蜀椒、细辛、附子、干姜、桂枝以温脏祛寒，使脏温蛔安；人参、当归、蜜、米补气养血、养中安脏，是为祛邪安中之计。

【典型病案】 王某，女，25岁。突然上腹部剧痛，痛不可忍，时作呕吐，经检查确诊为"胆道蛔虫症"，经治疗无效。后来痛势更重，痛及背部，自汗出，神疲身倦，食少，大便干结，3日未行来诊。症见上腹部疼痛明显，面部有分散之虫斑，面色苍白，身弯曲不能伸直，舌质暗红，苔薄白，脉弦数。[刘选民.乌梅丸化裁治疗胆道蛔虫症48例.现代中医药,2002.(6):36]

【辨治思路解析】

（1）病证辨析：患者主要表现为突发性上腹部剧痛、痛不可忍、时作呕吐、面部有虫斑、脉弦数，与本篇第5条和第7条所述大致相同，故可诊为蛔虫腹痛。该患者面部有虫斑，为蛔虫腹痛之特异性表现，故与其他腹痛不难鉴别。

（2）病因病机分析：蛔虫病多因素体脾胃虚弱、饮食不洁所致。该患者因蛔虫寄生于肠，内脏虚寒，蛔动不安，乱于肠则发为腹痛，上扰于胆故上腹剧痛；痛势剧烈，故面色苍白而自汗出、身弯曲不能伸直；蛔静则痛止；蛔虫窜扰，胃气上逆，故呕吐清水；腑气不通，故大便干结；神疲身倦、食少，是脾虚之征；舌质暗红、脉弦数为有热之象。其病机为胃热肠寒、寒热错杂、蛔虫内扰、气机逆乱。

（3）治法与方药分析：病属蛔虫腹痛；治宜清上温下、安蛔止痛；方用乌梅丸加味。

乌梅、苦楝皮、川楝子、使君子各15g，花椒、干姜、黄柏各10g，川黄连、木香各6g，大黄、槟榔各10g，细辛3g。5剂，水煎服。

根据蛔虫"闻甘即起，闻酸即止，闻苦即运，见辛则伏头而下"的特性，辨证选药。方用乌梅以安蛔止痛，并能敛肝泄热；花椒、细辛、干姜辛热伏蛔祛寒；黄连、黄柏、大黄苦寒清热安蛔，取其酸苦辛辣之味，使蛔虫静伏而下；木香、槟榔、川楝子理气消滞止痛，增强止痛效果；苦楝皮、槟榔、川楝子驱蛔杀虫。全方共奏清上温下、安蛔杀虫止痛之功。

二诊：药后痛止，大便溏泻2次，夜间安休，食欲恢复，精神清爽。经B超复查，胆道蛔虫消失。随访半年未见复发。

【讨论】

（1）蛔虫病的辨证要点是什么？

蛔虫病的辨证要点为腹痛而脉洪大。临床还应结合其他症状，如平时心腹疼痛、吐清涎、眼白睛有蓝色斑点、下唇黏膜有半透明状颗粒、舌面有红点、苔多剥蚀、面部有白斑、鼻孔瘙痒、睡中磨齿、贪食不易消化之物、嗜食异物、便下蛔虫等，方能做出正确诊断。值得注意的是脉洪大只是蛔虫病的脉象之一，并非蛔虫病皆见洪大脉，也有腹痛剧烈时，见沉细而伏之脉者，故临证当分析详辨。

（2）若增加杀虫作用，乌梅丸方中可加入哪些药物？

乌梅丸以安蛔为主，驱蛔之力不足，若要增强其杀虫作用，可酌加使君子、苦楝皮、榧子、槟榔等。热重者，可去附子、干姜；寒重者，可减黄连，去黄柏；呕吐者，可加半夏、生姜；腹痛甚者，可加白芍、甘草；腹胀甚者，加厚朴、木香；便秘者，可加大黄。

（3）乌梅丸临床可用治哪些疾病？

乌梅丸常用于治疗胆道蛔虫、蛔虫性肠梗阻、胆汁反流性胃炎、反流性食管炎、慢性结肠炎、胆囊鞭毛虫症、十二指肠壅积症、胆汁性肝硬化继发肝肾综合征、急慢性菌痢、感染性休克、宫颈癌术后呕吐、妇女崩漏、经期头痛等多种疾病，表现为寒热错杂、虚实并见者，均有较好疗效。

【参考医案】吴某，女，35 岁。腹痛胀满、泄泻一年余，经 X 线检查未见器质性改变，诊断为"过敏性结肠炎"，曾用中药百余剂，无明显效果。现症腹痛、胀满、泄泻、每日 3～4 次，下泻溏薄夹黏液不爽，食纳不佳，日见消瘦；腹部柔软，脐左下侧有压痛，口干不欲饮，舌边红，苔白腻，脉弦。此为肝气犯胃、上热下寒，宜泄肝和胃理脾、温消并用法。乌梅 20g，桂枝 15g，川椒 10g，附子 10g，炮姜 10g，川黄连 10g，川黄柏 15g，白芍 20g，当归 15g，白头翁 15g，木香 10g，槟榔 15g，白术 15g，川楝子 15g。水煎，日二次服。二诊：服上方 8 剂，腹胀痛大减，大便成形，日 2～3 次，未见黏液，食纳好转，全身有力，继以上方增减治疗。乌梅 20g，肉桂 7.5g，炮姜 10g，附子 7.5g，川黄连 10g，川黄柏 10g，白芍 20g，木香 7.5g，白术 15g，川楝子 15g，甘草 10g。水煎，日二次服。三诊：服上方 20 剂已基本痊愈，每日大便 1～2 次，成形不溏，腹无痛楚，食纳增，体重增加 2kg，面色转润，舌淡口和，脉沉。现时感有便意，此时脾虚寒尚未全复，继以抑肝温脾法。乌梅 15g，炮姜 10g，白术 15g，茯苓 15g，山药 15g，白芍 15g，肉桂 7.5g，白扁豆 15g，甘草 10g。水煎，日二次服。四诊：服上方 9 剂，而痊愈。[张佩青.张琪临证经验荟要.北京:中国中医药出版社,1993]

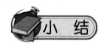

小 结

本篇将几种不便归类的病证置于内科杂证后加以论述，体现《金匮要略》病种杂多的特点。

趺蹶是由太阳经脉受伤所致，治疗可用针刺足太阳经穴（如承山）的方法，以通利经气、舒缓筋脉。

手指臂肿是由风痰阻滞经络所致，可用藜芦甘草汤以涌吐风痰。后世医家常用导痰汤、指迷茯苓丸治疗胸膈间风痰，通络舒筋，可谓是对此法的运用与发挥。

转筋多由湿浊化热，伤及筋脉所致，治以鸡屎白散泻浊去湿、舒缓筋脉。

阴狐疝由寒凝厥阴肝经所致，用蜘蛛散辛温通利、温经散寒。

蛔虫病治疗一般以杀虫为主，如用杀虫药杀蛔后病仍不愈者，可用甘草粉蜜汤和胃缓痛。如因腹痛剧烈而致手足逆冷、静而时烦、反复发作、甚至吐蛔者，则属蛔厥证，可用乌梅丸泄肝清胃、温脏安蛔、杀虫扶正。

妇人妊娠病脉证并治第二十

本篇专论妇女妊娠期间常见病的脉证。主要内容包括妊娠与癥病的鉴别、癥病漏下、妊娠呕吐、腹痛、下血、小便难、水气、伤胎等病证的诊断和治疗。

本篇精选癥积、厥证、眩晕、排尿性晕厥、泄泻、崩漏、子淋、淋证、胎动不安等病证医案17则。

一、胎与癥的鉴别及癥病的治疗——桂枝茯苓丸案

【原文】妇人宿有癥病，经断未及三月，而得漏下不止，胎动在脐上者，为癥痼害。妊娠六月动者，前三月经水利时，胎也。下血者，后断三月衃也。所以血不止者，其癥不去故也，当下其症，桂枝茯苓丸主之。（2）

桂枝茯苓丸方：

桂枝　茯苓　牡丹（去心）　桃仁（去皮尖，熬）　芍药各等分

上五味，末之，炼蜜和丸，如兔屎大，每日食前服一丸。不知，加至三丸。

【释义】本条论述癥病与妊娠的鉴别及癥病的治法。妇人素有癥病，停经未及三个月，又漏下不止，并觉脐上似有胎动，此为癥病所致，不属真正胎动，故原文指出"为癥痼害"。若怀孕6个月自觉有胎动，且停经前三个月月经正常，受孕后胞宫按月增大，此属胎孕。若停经前三个月经水失常，后停经三个月，又见漏下，胞宫也未按月增大，此为"衃"，即瘀积所致。素有癥积，气滞血瘀，故经水异常。癥积不去，则漏下不止，治以桂枝茯苓丸消癥化瘀，使瘀去血止。方中桂枝、芍药通调血脉，丹皮、桃仁活血消癥，茯苓益脾渗湿，以蜜为丸，从小量服用，使癥下而不伤胎。

【典型病案】武某，女，39岁。患者于七年前曾做输卵管结扎术。两个月前经期下河洗衣服后出现阴道出血、淋漓不断、血色紫暗、无血块，未作治疗。入院3天来出血量增多，小腹胀痛，痛时小腹可扪及拳头大包块，阴道有烂肉样物夹血而下，白带多，质稠，有臭味，大便稀。入院后经妇科检查，宫颈Ⅱ度糜烂，有组织样物突出，子宫前位，约80天孕大，质硬，压痛（+++），活动欠佳。经取组织病检，诊为"子宫黏膜下肌瘤"。经西药治疗一周，疗效欠佳。于1988年9月2日转中医科治疗。刻诊：阴道出血不止，有组织样物流出，小腹冷痛，可扪及包块，质硬，固定不移，有明显压痛，舌质暗，有瘀点，苔白，脉沉涩有力。[王优芳.桂枝茯苓丸治疗子宫肌瘤.四川中医,1990,(3):40]

【辨治思路解析】

（1）病证辨析：患者主要表现为月经失调、漏下不止、血色紫暗，且小腹冷痛，腹部包块、质硬、固定不移、疼痛拒按，与本篇第2条所述大致相同，当辨为癥病漏下。癥病当与妊娠相鉴别：月经失常、停经未及三个月、漏下不止、血色紫暗，并觉脐上似有胎动者为癥病；平素月经正常，停经一个月后出现呕吐、不能食等症，以后胞宫按月逐渐增大，六个月左右时自觉有胎动者为妊娠。

（2）病因病机分析：患者曾做输卵管结扎术，损伤胞络，瘀血内阻，渐积成癥，复感寒湿之邪，乘胞脉空虚，余血未尽之际侵袭胞宫，与余血相搏结，致使癥积更甚，血不归经，故漏下不止、血色紫暗；寒湿瘀血积结胞宫，气血不畅，故小腹冷痛、腹部包块、质硬、固定不移、疼痛拒按；舌

质暗、有瘀点、苔白、脉沉涩有力均为寒湿瘀血阻滞之象。其病机为癥积不去，寒湿瘀血积结胞宫。

（3）治法与方药分析：病属癥病漏下；治宜温经化瘀、行气活血；方用桂枝茯苓丸加味。

桂枝 12g，茯苓 15g，丹皮、赤芍、桃仁、艾叶、鳖甲各 10g，红花、川芎、肉桂、生甘草各 6g。3 剂，水煎服。

方中桂枝温阳化气、和营而通血脉；茯苓健脾化湿、引湿下行，与桂枝同用，可通阳化气、利水除湿；赤芍除血痹；丹皮、桃仁、川芎、红花活血化瘀、以攻癥瘤；艾叶、肉桂温通冲任；鳖甲软坚散结消癥；甘草益气养血。诸药相协，破癥行瘀、调和营卫，瘀祛则漏下恶血自除矣。

二诊：诸症明显好转，出血减少，无组织物排出，血色变淡，说明药已入辄，效不更方，继服 30 剂，经妇科检查子宫明显缩小，约 40 天孕大，诸症悉除。继守原方服药二十余剂，月事恢复正常，妇科检查子宫恢复正常。随访至今未复发。

【讨论】

（1）癥病下血的辨证要点是什么？

癥病下血的辨证要点有三：一是素有癥病史，如常见小腹胀满疼痛，或有癥块；二是经行异常，如闭经数月后又出现漏下不止；三是伴下血色暗夹块及舌质紫暗等瘀血症状。

（2）《金匮要略》中治疗癥瘤为何选用丸剂？

治疗癥瘕瘤疾宜用丸剂缓消。原方炼蜜为丸，意在缓消癥积。因癥积为有形瘤疾，非短期能除，若用汤剂，既恐药力偏急、久服伤正，又虑服之不便而难以坚持，故多选择丸剂。其他如治疟母用鳖甲煎丸、治虚劳用大黄䗪虫丸，皆寓有此意。

（3）具有桂枝、茯苓的方剂有哪些？各主治何病证？

茯苓、桂枝是仲景常用对药，二者配伍具有通阳利水作用。《金匮要略》一书中具有茯苓、桂枝的方剂有：①侯氏黑散。其功效为清肝化痰、养血祛风，主治中风夹寒之证。②苓桂草枣汤。其功效为培土制水、通阳降逆，主治误汗后阳虚饮动、欲作奔豚之证。③苓桂术甘汤。其功效为温阳化饮、健脾利水，主治狭义痰饮之饮停心下证。④木防己加茯苓芒硝汤。其功效为补虚除饮、散结消坚，主治膈间支饮服木防己汤后仍有痞坚者。⑤五苓散。其功效为化气利水，主治饮停下焦、气化不利、水饮逆动证。⑥桂苓五味甘草汤。其功效为敛气平冲，兼以化饮，主治服小青龙汤后发生冲气上逆之证。⑦防己茯苓汤。其功效为通阳化气、表里分清，主治皮水阳郁证。⑧茵陈五苓散。其功效为利湿清热退黄，主治黄疸湿重于热证。⑨茯苓泽泻汤。其功效为健脾利水、化气散饮，主治呕吐饮阻气逆证。⑩桂枝茯苓丸。其功效为化瘀消癥，主治宿有癥积、血瘀气滞、血不归经、下血不止证。⑪肾气丸。其功效为补肾益阴温阳，主治肾虚而致虚劳腰痛、消渴、转胞、痰饮、脚气。

（4）桂枝茯苓丸临床如何运用？

桂枝茯苓丸临床应用非常广泛。凡病机与瘀血阻滞，寒湿（痰）凝滞有关的病证，都可用本方化裁治疗。如子宫肌瘤常加三棱、莪术、鳖甲、牡蛎等；卵巢囊肿常加香附、泽兰、苇茎汤、消瘰丸等；慢性盆腔炎或伴积液常加泽泻、益母草、薏苡仁、生黄芪；慢性附件炎常加芦根、冬瓜子、桃仁；附件炎性包块常加红藤、刘寄奴、蒲公英、败酱草、黄芪等；子宫内膜异位症可加血竭、川楝子、延胡索、夏枯草；输卵管阻塞及其引起的不孕常加莪术、王不留行、贯众、丹参、皂角刺、路路通、金银花、连翘、土茯苓等；人工流产后恶露不止合失笑散；痛经、前列腺肥大及其引起的尿潴留常加牛膝、大黄、益母草、泽兰、海藻、土鳖虫；盆腔瘀血综合征、闭经常加郁金、石菖蒲、橘络；子宫直肠窝积液可加三棱、莪术、贯众、金银花、连翘、甘草；面部斑块加当归、香附、薏苡仁、红花、甘草；异位妊娠加乳香、没药、丹参、昆布、海藻、生蒲黄等。临证运用本方，虽属"有故无殒"，但仍须注意，中病即止，不可过服，若阴道下血反多，腰酸腹痛较甚，则非本方所宜，当辨而治之。

【参考医案】周某，女，35 岁，1978 年 7 月 5 日就诊。停经三月余，食少纳差，体倦泛呕，自以为受孕。半个月前忽见阴道下血，腹中坠痛，前医按胎动下血论治，迭进益气安胎、养血止血之剂十余付，罔效，前来就诊。症见：少腹胀满，拒按刺痛，下坠，夜间脐有跳动，下血晦暗，滴沥不断，腰酸乏力，精神不振，舌淡紫暗，脉涩。据脉参证，此乃癥积为患，非胎也。病家不以为然。余曰："胎何能三个月始动，下血半个月何胎能存，数进止血安胎之剂因何不效?"病家默然，即以桂枝茯苓丸合下瘀血汤之复方祛瘀消癥、推陈致新。处方：桂枝、茯苓、丹皮、赤芍、桃仁各 15g，大黄、䗪虫、甘草各 12g。2 剂，水煎服。药进 1 剂，阴道下血量多，进 2 剂腹中坠痛，难以忍受，遂下一扁圆形紫暗血块，形似烂肉，外附弹子大白色水泡，连接一起，尤如一串串葡萄覆盖其上，腹痛顿减。病家请余视之，乃西医所谓"葡萄胎"也，斯属中医"癥积"范畴。药既中的，逐邪务净，嘱守原方追服 1 剂。药后又下此物一块，前后约重 1.5kg，兼杂墨紫色血水甚多，腹痛消失，下血逐渐停止。患者现面色㿠白，汗出乏力，如同产后，乃失血过多，气血亏虚之故。继以当归补血汤加入人参益气养血，调理一旬而愈，一年后怀孕，生一男婴，母子健康，随访至今，身体健壮。

[张法运,孙文华.经方治疗葡萄胎验案一则.河南中医,1989,(5):20]

二、恶阻

（一）恶阻轻证——桂枝汤案

【原文】师曰：妇人得平脉，阴脉小弱，其人渴，不能食，无寒热，名妊娠，桂枝汤主之。方见下利中。于法六十日当有此证，设有医治逆者，却一月，加吐下者，则绝之。（1）

【释义】本条论述恶阻轻证证治。育龄妇女停经后，诊得平和之脉，唯尺脉略显小弱，并见呕吐、不能食等症，而身无外感寒热之象，此为妊娠反应，即恶阻。因孕初胎元初结，经血归胞养胎，阴血相对不足，故阴脉小弱。冲脉之气上逆犯胃致胃气上逆，可见呕不能食。此脉无病而身有病，又无寒热邪气，故以桂枝汤调阴阳，和脾胃。

妊娠恶阻，多见于孕后两个月左右，故原文说"于法六十日当有此证"。若受孕初期，医者误治，恶阻之症不但未愈，且增吐、泻，此时应暂停服药，以饮食调养为主，或随证施治，绝其病根。

【典型病案】李某，女，24 岁，1985 年 9 月 18 日就诊。患者停经 45 天后，突感周身畏寒，以后每日早晨起床后发生恶心呕吐，所吐之物多系清涎。头目眩晕，倦怠嗜睡，择食厌食。尿乳胶试验（+）。诊为"妊娠恶阻"，舌苔薄白而润，脉象细滑。[邵继棠.桂枝汤治疗妊娠恶阻.四川中医,1986,32(11):34]

【辨治思路解析】

（1）病证辨析：患者为育龄妇女，停经后出现恶心呕吐，择食厌食等症，且尿乳胶试验（+），与本篇第 1 条所述大致相同，当辨为妊娠恶阻轻证。且所吐之物多系清涎，此外该患者兼见周身畏寒、头晕体倦、怠惰思睡、舌苔薄白而润、脉象细滑等症，故当辨为阳虚饮停证。

（2）病因病机分析：患者妊娠初期，胎元初结，血归胞中以养胎，胎气未盛，阴血相对不足，阴阳失调，冲脉隶属阳明，冲脉之气上逆犯胃，胃失和降，故恶心呕吐；卫阳不足，营卫失调，故周身恶寒；脾胃虚弱，气不化津，水饮内停，故不思饮食，且所吐之物多系清涎；中阳不振，清阳不升，故头晕体倦、怠惰思睡；舌苔薄白而润、脉象细滑亦为阳虚饮停之征。其病机为阴阳失调、脾胃虚弱、冲气上逆、水饮内停。

（3）治法与方药分析：病属阳虚饮停之妊娠恶阻轻证；治宜调阴阳、和脾胃、平冲逆；方用桂枝汤加味。

桂枝 6g，白芍 6g，鲜生姜 6g，甘草 3g，法半夏 10g，茯苓 10g，陈皮 5g，砂仁 5g，大枣 4 枚。

另加伏龙肝 30g 煎取清汁，代水熬药，2 剂。

方中桂枝通阳气，且可振奋阳气以消饮邪；白芍养阴血，伍桂枝调和营卫；茯苓淡渗利水，配桂枝温阳化饮；生姜、大枣、甘草调和脾胃、滋生气血；加半夏、伏龙肝、陈皮、砂仁以增强和胃理气温中、降逆止呕的作用。

复诊：药尽 2 剂，畏寒消失，呕恶渐止，续服 3 剂，诸恙尽瘥。

【讨论】

（1）桂枝汤为何能治疗妊娠恶阻？

桂枝汤为调和阴阳之祖方，其治外感疾病时，可以解肌，调和营卫。治内伤杂病时，可以化气，调和阴阳。妊娠恶阻之病，多因冲气上逆，胃失和降所致。其证亦属气血阴阳一时性失调。桂枝汤善于调阴阳、和气血、理肝脾，实为治疗恶阻之对症良方。

（2）桂枝汤的临床可用于治疗那些妇科疾病？其加减变化如何？

本方除可治妊娠恶阻外，还可用于滑胎、妊娠背冷、妊娠癃闭、乳汁自溢等病机为脾胃虚弱、气血阴阳失调者。对妊娠恶阻较重者，可加陈皮、砂仁、法半夏、竹茹；气虚者，可加党参、黄芪、白术；治滑胎兼血虚者，加当归、阿胶、熟地黄；肾虚不固者加杜仲、菟丝子、桑寄生。

【参考医案】孟某，女，12 岁，1987 年 6 月 4 日就诊。近两个月来排尿时经常昏倒，不省人事，无叫声，无吐涎，晕厥 3～5 分钟，醒后手足欠温，肢体汗出，头晕，倦怠乏力，休息片刻后，无明显不适，已经影响上学。到某医院检查无阳性体征，诊断为"排尿性晕厥"。给服地西泮、谷维素、维生素 B，静脉滴注刺五加、参附汤、四味回阳饮等药不效。查体：神志清楚，面色红润，舌淡红，苔薄白，脉弦缓。中医诊断：厥证。中医辨证属阴阳之气不能顺接，拟用和法，以平为期，调和阴阳。投桂枝汤：桂枝 15g，白芍 15g，炙甘草 10g，生姜 3 片，大枣 4 枚。3 剂，水煎服。服药后晕厥次数明显减少，仅于早晚 5～7 点（卯、酉）发作，卯酉乃是阴阳相接之时，药中病机，效不更方，续服 3 剂而愈，随访 2 年未见复发。[金树武,杨锦慧.桂枝汤治疗排尿性晕厥.中医药学报,1991,(5):41]

（二）恶阻重证——干姜人参半夏丸案

【原文】妊娠呕吐不止，干姜人参半夏丸主之。（6）

干姜人参半夏丸方：

干姜 人参各一两 半夏二两

上三味，末之，以生姜汁糊为丸，如梧子大，饮服十丸，日三服。

【释义】本条论述恶阻重证证治。恶阻本为妊娠常见之症，多由胃虚胎气上逆所致。多持续时间短，且可不药而愈，或经治疗后，快速痊愈。本证呕吐较重，且持续时间较长，以药测知，为胃虚寒饮、浊气上逆所致，用干姜人参半夏丸治疗。方中干姜温中散寒，人参扶正补虚，半夏、姜汁蠲饮降逆。诸药使中阳得振，寒饮得化，胃气得降，则呕吐可止。

【典型病案】林某，女，26 岁。停经两个月，开始胃纳不佳，饮食无味，倦怠嗜卧，晨起头晕恶心，干呕吐逆，口涎增多，时或吐出痰涎宿食。根据经验自知是"妊娠恶阻"，认为恶阻乃妊娠常事，未加适当处理。延时将近一个月，渐至水饮不入、食入则吐、所吐皆痰清水、稀薄澄澈、动则头晕、眩掉时则呕吐增剧。诊其面色苍白，形容憔悴，羸瘦衰弱，无力以动，闭眼畏光，面里蜷卧，口中和，四末冷，胸脘痞塞不舒，二便如常，而量少，唇舌色淡，苔白而滑，其脉虽细，但滑象明显。[林善星.应用干姜人参半夏汤的一些经验.中医杂志,1964,(9):31]

【辨治思路解析】

（1）病证辨析：患者妊娠反应剧烈而呕吐不止，与本篇第 6 条所述大致相同，当辨为妊娠恶阻重证，且该患所吐皆痰清水，稀薄澄澈，食入则吐，水饮不入，动则头晕，眩掉时则呕吐增剧，此外兼见面色苍白、形容憔悴、羸瘦衰弱、无力以动、闭眼畏光、倦怠蜷卧、口中和、四末冷、唇舌色淡、苔白而滑，诊其脉虽细，但滑象明显，故当辨为脾胃虚寒、寒饮中阻证。

（2）病因病机分析：患者怀孕两个月，出现恶心呕吐、胃纳不佳、饮食无味，本属恶阻初起之轻证，可用上案的桂枝汤调和阴阳、温胃降逆。然该患者未及时治疗，延时一个月，胃气素虚，加之反复呕吐不止，脾胃之气更伤，脾胃虚寒，水饮内停，饮随气上，故吐清涎，且所吐皆痰清水、稀薄澄澈、动则头晕、眩掉，时则呕吐增剧；脾阳不振，故胸脘痞塞不舒；脾胃虚弱，气血生化乏源，故面色苍白、形容憔悴、羸瘦衰弱、无力以动；痰饮中阻，阳气更伤，寒从中生，故四肢冷、口中和；唇舌色淡、苔白而滑、脉细滑，均为脾胃虚寒、饮阻中焦之象。其病机为脾胃阳虚、寒饮中阻。

（3）治法与方药分析：病属脾胃虚寒，寒饮中阻之妊娠恶阻重证；治宜温中益气、蠲饮降逆；方用干姜人参半夏丸。

干姜 4.5g，党参 9g，半夏 4.5g。3 剂，水煎服。

方用干姜，大辛大热，温中散寒；人参益气补中以补中土之虚；半夏辛温燥湿、降逆化饮，以止上逆之呕吐。三味相伍，使中阳得振，寒饮蠲化，胃气顺降，则呕吐可止。

复诊：呕吐大减，略能进食稀粥和汤饮。说明药已入辄，效不更方，再服 3 剂，呕吐俱停，但饮食尚少，脾胃功能尚未恢复，继以益气健脾、行气化滞之剂，方用五味异功散调理而安。七个月后顺产一男婴。

【讨论】

（1）何为妊娠恶阻？桂枝汤与干姜人参半夏丸均治恶阻，应如何区别应用？

妇女妊娠两个月左右因阴阳失调、冲脉之气上逆、胃失和降而致呕吐、不能食的表现称为妊娠恶阻。此证基本上可自行缓解，一般不需治疗。若呕吐较剧、干呕或吐涎、头昏、怕冷、倦怠嗜睡、不欲食、舌质淡、苔薄白、脉缓滑等，属于恶阻初起之轻证，为阴阳失调、胃中有寒所致，可用桂枝汤调和阴阳、温胃降逆。若见呕吐持久不止，呕吐物多为清冷稀涎或清水、头眩、心悸、精神委靡、溲清便溏、舌淡苔白润、脉缓滑无力等，属于恶阻日久不愈之较重证，为脾胃虚寒、寒饮中阻所致，可用干姜人参半夏丸温中益气、蠲饮降逆。

（2）干姜人参半夏丸治疗恶阻应注意什么？原方制剂及服法有何特点？

妊娠时应慎用半夏。对于用半夏治疗妊娠恶阻，历代医家均有争议。后世一些医家曾将其列为妊娠忌药，然半夏止呕作用明显，凡属胃虚寒饮的恶阻，临证也可谨慎使用。一是使用制半夏，二是要与人参（或党参）配伍应用。正如陈修园云："半夏得人参，不惟不碍胎，且能固胎"。本方以生姜汁糊为丸剂，一是借生姜汁化饮降逆之功，增强疗效；二是便于受纳。现在临床多改作汤剂，在服药时加入生姜汁数滴。若呕吐剧烈，汤丸难下，可将诸药碾为细末，频频用舌舔服。

（3）干姜人参半夏丸临证时应如何随症加减？

妊娠恶阻如属虚热者，去干姜，加姜竹茹、麦冬；若属胃热者，加黄芩、黄连；若气逆重者，去人参，加砂仁、陈皮；若兼有湿浊者，加白蔻仁、藿香、佩兰；胃虚寒饮甚者，可加桂枝、茯苓，其止呕效更佳。

【参考医案】林某，45 岁。素体虚寒，喜热怕冷，春夏之交，突患眩冒。其症头眩眼花，睁眼则天旋地转，眼前昏黑，起则眩晕加剧，且做恶心呕吐，终日闭眼而卧，喜静恶噪，饮食须由他人喂饲，尚可进食流粥，唾液增多，津津欲唾，腹中漉漉如水声，脉象弦滑，苔滑色灰。余诊时病已十余天矣。询其前医用"苓桂术甘汤"、"桂枝加龙骨牡蛎汤"等方，以及应用西药，均未见效。思患者素体虚寒，故喜静而恶噪；寒饮上逆，故口内津津欲唾，甚则腹中水声漉漉可闻。前医所拟之方，虽能逐饮，但嫌力轻；且去逐饮则力虚难负，中虚不复则饮邪难除。乃拟：干姜6g，党参6g，半夏9g，桂枝4.5g（后下），茯苓15g。水煎服，4剂而恢复健康。数月后复发一次，证象如前，照方再服，亦获良效。[林善星.应用干姜人参半夏汤的一些经验.中医杂志,1964,(9):32]

三、妊娠腹痛

（一）阳虚寒盛——附子汤案

【原文】妇人怀娠六七月，脉弦发热，其胎愈胀，腹痛恶寒者，少腹如扇，所以然者，子脏开故也，当以附子汤温其脏。方未见。（3）

【释义】本条论述妊娠阳虚寒甚腹痛证治。妊娠六七个月出现脉弦发热、胎愈胀大、腹痛恶寒、如风吹之感，为阳虚阴盛所致。此脉弦为虚寒之象，发热为虚阳外浮所致。因阳虚不能温煦胞宫，故觉胎愈胀大、腹痛恶寒、少腹如扇。治疗当用附子汤温阳散寒、暖宫安胎。

【典型病案】周某，女，28岁，1995年10月12日就诊。身体素健，妊娠6个月，腹部冷痛，恶寒身重，服用当归芍药散等，腹痛仍未好转。刻诊：面色青黄，少腹冷痛，恶寒身倦，入夜加重，低热，腹胀，大便溏薄，舌淡，苔白，脉弦。[马重骅.附子汤的临床应用.山西中医,2000,16(1):56]

【辨治思路解析】

（1）病证辨析：患者妊娠6个月，主要表现为少腹痛，故当属妊娠腹痛，且腹部冷痛、恶寒身重、入夜加重，并伴低热、腹胀、大便溏薄、舌淡苔白、脉弦等症，故当辨为阳虚寒盛兼脾虚证。胎动不安也有小腹疼痛的症状，但其腹痛之前多先有胎动下坠感，且其腹痛常与腰酸并见，伴少量阴道流血，此即为与妊娠腹痛的主要鉴别点。

（2）病因病机分析：患者妊娠6个月，阳气不足，阴寒内生，胞脉失于温煦，更致气血运行不畅、胞脉受阻，故少腹冷痛、恶寒身倦、入夜加重；脾阳虚衰，运化无权，故大便溏薄；阳虚阴盛，寒凝气滞故腹胀；虚阳外浮故低热；舌淡苔白、脉弦，为虚寒之征。其病机为阳气虚衰、阴寒内盛。

（3）治法与方药分析：病属妊娠腹痛之阳虚寒盛兼脾虚证；治宜温里回阳、益气健脾；方用附子汤加味。

熟附片、白术各15g，白芍、党参各12g，茯苓、黄芪各30g。水煎服，每日1剂。

方用炮附子温肾暖宫祛寒以扶先天之阳，配合党参，以培后天之本，并增先天扶阳之力，如此先后天均得扶培；白术、茯苓甘温益气，既能健运中焦，又能运脾燥湿、补脾安胎；芍药，其一制约附子温燥而谨防伤阴，其二能缓急止痛，其三助苓、术以利湿；加黄芪补气。诸药合用，共奏扶阳固本、祛寒化湿之效。

二诊：患者家属以处方内有附子，辛热有毒，可致坠胎，遂弃之不用，仅服余药2剂，诸症未减。告之附子为温阳散寒之佳品，本方之主药，弃之不用，焉能收效？遂以原方服4剂，诸症消失，后足月顺产一男婴，母子健康。

【讨论】

（1）附子汤证的辨证要点是什么？

附子汤证属妊娠阳虚寒盛腹痛证。妊娠六七个月，忽然出现脉弦发热、腹痛恶寒，并自觉胎胀，如扇形膨隆，或少腹作冷有如风吹之感。其病机为阳虚阴盛。其症发热非为外感，而是虚阳外浮之象；阳虚不能温煦胞宫，阴寒之气内盛，故自觉胎愈胀大、其形如扇，腹痛恶寒，少腹感觉冷如风吹之状。

（2）现代运用附子汤治疗哪些疾病？其临证依据是什么？

对于确属阳虚阴盛的妊娠腹痛、子肿、先兆流产、习惯性流产、早产等病证，均可用本方。亦可将本方重剂煎汤，温洗或热敷腹部。

（3）妊娠期用附子的注意事项？

附子被后世医家列为妊娠忌药，这是因为附子辛热有毒，有耗津液、损胎元之可能。所以妊娠期用附子应注意的是：一确属阳虚阴盛的腹痛才能用之；二是要与扶正安胎的人参（或党参）、白术等配伍应用。

【参考医案】张某，女，39岁。13年前曾患产后大出血，经治血止。半年后，右上肢肩下腕上整个部位有痛感，逐渐加重，每于夜半子丑之时痛甚难忍。众医皆谓阴虚而用滋阴养血通络法，久治罔效，1985年10月25日邀余诊治。现症：夜半子丑痛甚，难以睡眠，平时汗出湿衣，手足心热，恶心，舌体淡胖苔白厚腻，脉沉缓无力。证属肾阳虚衰、寒湿内生、流注经络、阻遏气血、不通则痛。治以温阳益气、除湿活血。方用《伤寒论》附子汤原方：制附子30g（另包先煎30分钟），茯苓18g，党参20g，焦白术12g，赤芍12g。水煎服，1剂而痛减，连服30剂后诸症均瘥，随访至今未发。[刘春普.经方经验举隅.国医论坛,1988,(2):23]

（二）肝脾失调——当归芍药散案

【原文】妇人怀妊，腹中疞痛。当归芍药散主之。（5）

当归芍药散方：

当归三两　芍药一斤　芎劳半斤—作三两　茯苓四两　白术四两　泽泻半斤

上六味，杵为散，取方寸匕，酒和，日三服。

【释义】本条论述妊娠肝脾不调腹痛证治。疞痛，为腹中拘急、绵绵作痛。以方测症，本证由肝脾失调、气血瘀滞所致，还应有小便不利、足跗浮肿等症。治用当归芍药散养血疏肝、健脾利湿。方中重用芍药敛肝、和营、止痛，佐以当归、川芎调肝养血，配白术、茯苓、泽泻健脾渗湿。

【典型病案】于某，23岁。自孕后一个月，觉小腹隐痛，时作时止，四个月后痛及上腹，有时牵及两胁，呈游走痛，而且胀满，伴胸闷太息，嗳气，身沉，食少，面色萎黄，脉弦滑、关脉弦细。[张天恩,毕明义.当归芍药散的临床应用.陕西中医,1985,6(7):315]

【辨治思路解析】

（1）病证辨析：患者主要表现为孕后小腹隐痛并痛及上腹、时作时止，当属妊娠腹痛，且有时牵及两胁、呈游走痛，且胀满，伴胸闷太息、嗳气、身沉、食少、面色萎黄、脉弦滑、关脉弦细等症，当辨为肝郁脾虚湿滞之妊娠腹痛证。

（2）病因病机分析：妊娠时血聚于胞宫养胎，肝血相对不足，疏泄失职而气滞血瘀；木不疏土，脾虚失运则生湿，肝郁脾虚、气郁血滞湿阻而发本病。胎阻气机，血行不畅，故小腹隐痛、时作时止；气滞肝脉，故痛连两胁、呈游走痛，且胀满、胸闷太息、嗳气；湿邪困脾，故身沉、食少；气血生化不足，不能荣于面，故面色萎黄；脉弦滑、关脉弦细等症均为肝郁脾虚、气郁血滞湿阻之征。其病机为肝脾失调、气郁血滞湿阻。

（3）治法与方药分析：病属妊娠腹痛之肝郁脾虚血滞湿阻证；治宜调和肝脾、化瘀利水；方用当归芍药散加味。

当归、川芎、茯苓各10g，白术、白芍各15g，泽泻6g。2剂，水煎服。

方中芍药养血柔肝、缓急止痛；当归、川芎调肝和血；茯苓、白术、泽泻健脾利湿。

服2剂后腹痛即除。随访足月顺产一男孩。

【讨论】

（1）妊娠肝脾不和所致腹痛的辨证要点是什么？

当归芍药散治疗妊娠肝脾不和的腹痛，本条文中只指出"怀妊，腹中疞痛"，根据病机，临床应用时，应掌握两点：①面唇少华、眩晕耳鸣、爪甲不荣、肢体麻木、腹痛绵绵或拘急而痛，或月经量少、色淡，甚则闭经，脉象弦细等肝虚血少证。②有纳呆食少、带下清稀、面浮肢肿、泄泻或小便不利等脾虚湿停证。

（2）现代运用当归芍药散治疗哪些疾病？其临证依据是什么？

本方广泛用于妇科（胎位不正、先兆流产、功能性子宫出血）、内科（心绞痛）、五官科（过敏性鼻炎）、外科（慢性阑尾炎）等病证，但其病机都与肝脾失调，气郁血滞湿阻有关。"水气病脉证并治"篇提出妇人病水有血分、水分之不同，本病病机为血与水阻滞所致，临床中由血水阻滞而致疾病多见，故仲景创化瘀利水法，当归芍药散为其代表方（三味水药，三味血药）。血分病"水气病脉并治"篇中未给出方药，当归芍药散养血活血、利水健脾，既调经又利水，血水同治，可选用。

（3）当归芍药散临证如何加减运用？

临证如胎位不正可加续断、菟丝子、桑寄生、大腹皮、苏叶、陈皮等；先兆流产可加川续断、桑寄生、菟丝子、苎麻根；功能性子宫出血及各种原因引起的妇科前阴出血可加茜草、仙鹤草、黑蒲黄等；慢性盆腔炎可加白花蛇舌草、红藤、薏苡仁等；特发性浮肿、痛经、不孕、妊娠高血压综合征、妊娠坐骨神经痛、子宫肿瘤、更年期综合征、羊水过多可加猪苓、陈皮、大腹皮、广木香、砂仁；心绞痛可加太子参、丹参、水蛭；慢性阑尾炎可加败酱草。

（4）当归芍药散的特点及使用注意事项？

当归芍药散养血调肝、渗湿健脾，体现了肝脾两调、血水同治的特点；当归芍药散治妊娠病时，应注意方中川芎的用量，因其为血中气药，辛温走窜，量宜小。

【参考医案】 黄某，男，45岁，1991年2月10日就诊。主诉腹痛泄泻十余天。肠鸣，腹泻如注，泻下水样便，伴周身困倦，胸闷纳呆，小便短少，苔薄白，脉弱。辨属肝脾失调。治宜调和肝脾。当归芍药散出入：白术10g，云茯苓10g，当归10g，白芍10g，川芎6g。服6剂而痊愈。[任存德.曹生海.当归芍药散临床治验4则.国医论坛，1995，(5):15]

四、胞阻——胶艾汤案

【原文】 师曰：妇人有漏下者，有半产后因续下血都不绝者，有妊娠下血者，假令妊娠腹中痛，为胞阻，胶艾汤主之。（4）

芎归胶艾汤方：一方加干姜一两。胡洽治妇人胞动，无干姜。

芎䓖　阿胶　甘草各二两　艾叶　当归各三两　芍药四两　干地黄六两

上七味，以水五升，清酒三升，合煮取三升，去滓，内胶，令消尽，温服一升，日三服。不差，更作。

【释义】 本条论述妇人三种下血证治。妇人下血，常见病情有三：一是经水淋漓不断的漏下，二是半产后下血不止，三是妊娠胞阻下血。"假令"二字承"有妊娠下血者"意指妊娠下血而又腹中痛者，属胞阻。三者虽病因不同，但病机皆系冲任脉虚，阴血不能内守。故皆可用胶艾汤调补冲任、固经养血，异病同治。方中归、芎、地、芍养血和血，阿胶养阴止血，艾叶温经止血，甘草调和诸药，清酒以助药力。诸药合用，养血止血，调补冲任，暖宫调经。

【典型病案】 陈某，35岁。婚后14年，妊娠3次均自然流产，流产时间均于停经70～80天之间。此次妊娠2个月，5天前不慎跌仆，阴道即点滴出血，小腹阵发性腹痛，妇科诊断为"先兆流产"，用黄体酮治疗无效。[赵荣胜.治疗先兆流产38例介绍.浙江中医杂志，1984，(5):228]

【辨治思路解析】

（1）病证辨析：患者主要表现为妊娠下血、小腹疼痛，与本篇第4条所述病证相符，当辨为胞阻，本证需与激经相鉴别。激经，又称妊娠经来，其临床特点为在妊娠初期，月经仍按期来潮，但量少，对孕妇及胎儿无明显损害，属一种异常生理现象，到妊娠四五个月后自行停止，不必用药。

（2）病因病机分析：患者系高龄孕妇，几孕几堕，加之跌仆，复伤冲任，冲任虚损，不能统摄血脉，阴血不能内守，血液下漏，不能入胞以养胎，影响胎之正常发育，故腹中作痛；冲为血海，任主胞胎，冲任虚损，不能制约经血，故下血。其病机为冲任虚损，阴血不能内守。

（3）治法与方药分析：病属胞阻；治宜调补冲任、养血安胎；方用胶艾汤加味。

阿胶12g，当归12g，艾叶3g，白芍10g，生地黄10g，川芎5g，桑寄生10g，炒荆芥10g，太子参15g，仙鹤草15g，菟丝子15g，血余炭6g。2剂，水煎服。

方中阿胶甘平，养血止血；艾叶苦辛温，温经止血；二味皆为调经安胎，治崩止漏之要药；当归、白芍、生地黄、川芎养血调经、化瘀生新，以防止血留瘀；另加桑寄生、菟丝子、太子参、仙鹤草、血余炭以奏益肾补气、固胎止漏之功。

二诊：血止痛除，药已中的，遂当归散加味调理肝脾肾，以达养胎安胎之目的。方用当归10g，白芍10g，白术10g，黄芩10g，川芎5g，川续断10g，党参12g，桑寄生15g，菟丝子15g。水煎服，每2～3天服用1剂，服至妊娠五个月底停药，后足月顺产一女婴。

【讨论】

（1）胞阻之胶艾汤证辨证的要点是什么？

其辨证要点为妊娠下血，血色多浅淡、或暗淡、质清稀，并常伴头晕目眩、神疲体倦、舌淡、脉细等症。其病机为冲任虚损、血虚兼寒。

（2）胶艾汤的配伍特点是什么？

胶艾汤又名芎归胶艾汤及胶艾四物汤，其配伍特点为标本兼顾，以"养"为"塞"，用阿胶、艾叶止血以治标，四物汤调肝养血以治本，全方以养血固冲为主，而达止血固崩之矢；养血止血之中配性温暖宫之艾叶，使补中寓温、寓活于养。本方证下血机理除冲任虚损外，还考虑到久漏致瘀，瘀血不去，血不归经，瘀祛生新，方中配以当归、川芎，妙在防塞留瘀，寓破于养。

（3）胶艾汤治疗妊娠漏下如何随症加减？

妊娠漏下偏于虚寒者用本方最佳，若兼气虚者，酌加黄芪、党参、五味子；兼有阴虚者，酌加枸杞子、女贞子；兼有瘀滞者，酌加益母草、云南白药；肾虚腰痛者去川芎，加杜仲、桑寄生、苎麻根，当归改用当归炭。

【参考医案】江某，女，24岁，1987年4月4日就诊。既往月经一向正常，上节育环后连续3个月月经过多，色淡质稀，经期延至10余日，焦虑不安，有取环之念，妇科医师荐其中药治疗而邀余察。诉头晕腰酸、神疲纳差，望其面色萎黄、舌质淡、苔薄白，切其脉象虚弱。四诊合参，此为脾肾两虚、冲任失守。拟补脾益肾、固守冲任。处方：阿胶12g，炭艾叶8g，当归身10g，炒白芍10g，熟地黄12g，西党参15g，炙黄芪15g，炒白术12g，菟丝子12g，炙甘草5g。服2剂血量明显减少，再进2剂血止。嘱每个月月经来潮时服上方4剂，连服2个月后月经复常。并以归脾丸善后，每次10g，日服2次，以固其效。随访2年未复发。[徐朝强，周爱香.胶艾汤运用举隅.江西中医药,1995,(6):11]

五、小便难——当归贝母苦参丸案

【原文】妊娠小便难，饮食如故，当归贝母苦参丸主之。（7）

当归贝母苦参丸方：男子加滑石半两。

当归　贝母　苦参各四两

上三味，末之，炼蜜丸如小豆大，饮服三丸，加至十丸。

【释义】本条论述妊娠小便难证治。妊娠但见小便难而饮食如常，可知病在下焦，不在中焦。以方测症，由孕后血虚有热，气郁化燥，膀胱津液不足，导致小便难而不爽。治以当归贝母苦参丸养血开郁、清热除湿。方中当归活血润燥，贝母利气解郁清热，苦参利湿热、除热结。合而用之，使血得濡养、热郁得开、湿热得除，则小便畅利。

【典型病案】张某，女，28岁，1976年6月15日就诊。孕8个月，小便滴沥难下，小腹胀急。西医诊断为"妊娠尿潴留"。经用抗生素、导尿等法治疗十余日，不但无效，反而出现发热等症。患者苦于导尿，故邀余会诊。症见口干苦，气短，少腹及尿道热痛，面赤，舌质绛，苔黄腻，脉弦细滑数。体温38.5℃；血常规：白细胞$13×10^9$/L；尿常规：脓球（+++）、红细胞（++）、白细胞（++）。[薛璞.当归贝母苦参丸临床运用举隅.山西中医,1990,6(2):14]

【辨治思路解析】

（1）病证辨析：患者孕8个月，出现小便滴沥难下、小腹胀急，故当属妊娠小便难，后世医家称为"子淋"或"妊娠小便淋痛"。且兼有发热、口干口苦、气短、少腹及尿道热痛、面红赤、舌质绛、苔黄腻、脉弦细滑数等症，与本篇第7条所述大致相同，当辨为妊娠小便难之血虚湿热证。假如孕妇小便不利，伴有足面浮肿、渐及下肢、甚则遍身俱肿的症状，则属妊娠肿胀，即"子肿"；若由于胎气压迫，浊阴上逆，水气不化而以少腹胀满、小便不通、烦热气喘为主证，则属妇人转胞。

（2）病因病机分析：患者素体阴虚，孕后阴血下注冲任以养胎，则阴血更亏，血虚有热，气郁化燥，移热于膀胱，湿热伤津，膀胱津液不足致小便淋漓涩痛难下，复因反复导尿，尿道感染，湿热下注，膀胱气化失常，又加肺气不宣，上壅下闭，水道不利，湿无从出，故上有面红、口干口苦、气短，下见小便滞涩难下而热痛、小腹胀急、少腹及尿道热痛；舌质绛、苔黄腻、脉弦细滑数乃血虚热郁、下焦湿热之象。其病机为血虚热郁、湿热下注。

（3）治法与方药分析：病属血虚热郁、下焦湿热证；治宜养血润燥、清热利湿；方用当归贝母苦参丸。

当归12g，贝母12g，苦参12g。3剂，水煎服。

方用当归和血润燥；贝母清肺开郁，既清水之上源，又利下焦之湿热，具有开上泄下之力；苦参清利下焦湿热，使血得养、热得清、湿得利，则病愈。

二诊：体温37.5℃，小腹、尿道热痛减轻，脉细滑稍数，口干但不苦，气已不短，舌质红苔黄腻。药已中的，但湿热仍在，原方加金银花15g，败酱草30g，以清热解毒、活血排脓。3剂。

三诊：拔除导尿管一天，小便通，色微黄，便时微感不适，伴体倦、手足心热、舌质红苔微黄、脉滑细稍数，为余热未尽，气阴两伤。前方加太子参60g，生山药30g，鸡内金10g，以扶正祛邪。3剂。

四诊：体温、血常规、尿常规检查均正常，诸症悉除，出院调养。

【讨论】

（1）当归贝母苦参丸证的"小便难"，如何正确理解？

《金匮要略》原文中的"小便难"，在临床上可表现为小便短黄不爽，或尿频尿急、淋漓涩痛，伴小便灼热、小腹胀痛。这也是当归贝母苦参丸的辨证要点。现代医学中的妊娠膀胱炎、妊娠尿潴留、妊娠尿路感染等疾病可与本病类参。

（2）妊娠小便难为何不可通利太过？

妊娠小便难，虽与湿热有关，但不可通利太过。因怀孕后阴血下聚胞中养胎，全身阴血相对不足，若渗利太过，不仅耗伤津血，还恐引起滑胎。所以原方后注"男子加滑石四两"，说明虽同属一病，但妊娠妇女与男子用药有别。

（3）当归贝母苦参丸的用药有何特色？

本方体现了下病上取的治疗思路。原方治"妊娠小便难"，除清热利湿治下焦外，还用贝母开郁下气治上焦，体现了正本清源、下病上取，故临床治疗小便难，若单纯清利下焦无效时，可资借鉴。

（4）当归贝母苦参丸治疗妊娠小便难临证如何加减运用？

临证如小便涩痛重者可加甘草梢、木通以通利之；热盛小溲色深者，可加萹蓄、瞿麦、野菊花、败酱草以清热解毒；阴虚者加生地黄、麦冬；气虚者加黄芪、党参；腰痛酸楚者加牛膝、川续断；偏实热者，可加黄柏、淡竹叶等。

（5）葵子茯苓散与当归贝母苦参丸均治妊娠小便异常，二方的证治有何异同？

当归贝母苦参丸和葵子茯苓散均能治妊娠小便病变，两者不同的是：前者所治为"小便难"；后者所治为"小便不利"。"难"者为不爽之象，热结津液不足使然；"不利"即小便不通畅之意，为气化受阻、水出不畅之故。前者小便难是由于血虚有热，气郁化燥，津液不足而引起，故用当归贝母苦参丸养血润燥清热；后者小便不利而成水肿，是由于受胎气影响，气化被阻所致，故以葵子茯苓散滑利通窍，利水通阳。

【参考医案】周某，男，24 岁，1967 年 11 月 13 日就诊。患者 5 天前拔牙复加劳累后出现恶寒发热、腰痛、尿痛，西医诊为"急性肾盂肾炎"，经肌内注射青霉素、链霉素治疗后，寒热消退，他症未除，特请吴老诊治。患者素有累疾，体质较弱。刻下小便艰涩、灼痛黄赤、腰酸胀痛、纳呆食少、乏力倦怠、大便干结、舌质暗红、苔薄黄、脉弦数。尿常规检查：尿蛋白（＋）、脓球（＋）、红细胞 4～5 个/HP。辨证：素体虚弱，湿热结阻，气化不利。治法：清热利湿、散结开郁。处方：当归 15g，浙贝母 9g，苦参 9g。3 剂，水煎服，每日 1 剂。11 月 17 日复诊：药后诸症显减，二便畅利，舌苔薄黄，脉弦略数。药已中的，原方再进 3 剂。12 月 12 日再诊：诸症消失，舌苔薄白，脉弦细。连续检查尿常规未见异常，病告痊愈。[史恒军,汤云龙,赵建斌.吴一纯经方治验拾零.国医论坛,1993,(2):15]

六、水肿——葵子茯苓散案

【原文】妊娠有水气，身重，小便不利，洒淅恶寒，起即头眩，葵子茯苓散主之。（8）

葵子茯苓散方：

葵子一斤　茯苓三两

上二味，杵为散，饮服方寸匕，日三服，小便利则愈。

【释义】本条论述妊娠水气证治。妊娠水气，多因胎气影响、膀胱气化受阻、水湿停聚所致。水盛于外，故身肿重；水气阻遏卫气不行，故洒淅恶寒；清阳不升，故起即头眩。本病关键在于膀胱气化不行，小便不利，故以葵子茯苓散利水通阳。方以葵子滑利通窍，茯苓淡渗利水。二药合用，使小便通利、水有出路，诸症可愈。但因葵子能滑胎，故用量不宜过大，且研末为散分服。

【参考医案】蒋某，32 岁。1996 年 3 月 18 日上午 9:20 时，产房特邀会诊。患者系经产妇，今产后 2 时许，胞衣未能娩出，阴道出血量很少，有时甚至不见出血，腹部显觉增大，按压腹部或子宫部位，有大量血块或血液涌出，血色淡红，小腹微胀，面色㿠白，头晕心悸，神疲气短，汗出肢冷。舌质淡、苔薄白，脉虚弱而涩。处方：炒冬葵子（杵碎）、云茯苓各 30g，红参片、明附片（先煎）各 10g，炙黄芪 60g，炙甘草 6g。1 剂，煎两服，上午 11:40 时服头煎，药后自觉头晕心悸、神疲气短、汗出肢冷好转，下午 4:30 时服二煎，下午 6:10 时胞衣自下，出血量约 50ml。为善后起见，又继服 2 剂而康复。[周德清,王乃汉.葵子茯苓散在产后病中的活用实例.浙江中医杂志,1997,(7):309]

七、胎动不安

（一）血虚湿热——当归散案

【原文】妇人妊娠，宜常服当归散主之。（9）

当归散方：

当归　黄芩　芍药　芎䓖各一斤　白术半斤

上五味，杵为散，酒饮服方寸匕，日再服。妊娠常服即易产，胎无疾苦。产后百病悉主之。

【释义】本条论述血虚湿热胎动不安治法。妇女怀妊，最重视肝脾二脏。因肝主藏血，血以养胎；脾主健运，为气血生化之源。若肝血虚而内热，脾不运而生湿，酿蕴湿热，则影响胎儿，甚致胎动不安。治用当归散养血健脾、清化湿热，以安胎气。方中当归、芍药补肝养血，配川芎舒气血之滞，白术健脾除湿，黄芩坚阴清热。合而用之，使血虚得补、湿热得除，以奏安胎之效。

原文"常服"二字需活看。"常服"可指妊娠肝脾不调，血虚湿热者可常服；若孕妇体健无病，胎元自安，则无须服药。

【典型病案】曾某，女，31岁，1981年6月2日就诊。妊娠4月余，常感头昏乏力。近两三天伴小腹隐痛不舒，时有下坠感，小溲短赤，饮食不佳，舌红苔薄黄微腻，脉滑略数。[张秀萍,周维顺.浅谈《金匮要略》的安胎法及其临床应用.浙江中医药大学学报,1990,14(5):7]

【辨治思路解析】

（1）病证辨析：患者妊娠4月余，以小腹隐痛不舒、时有下坠感为主证，故当属胎动不安。此外，该患还兼见头昏乏力、小溲短赤、饮食不佳、舌红苔薄黄微腻、脉滑略数等症，与本篇第9条所述病证大致相同，当辨为肝脾失调、血虚湿热之胎动不安。胎动不安当与妊娠腹痛相鉴别，二者虽均在妊娠期出现腹痛，但妊娠腹痛并无腰酸，亦无下血。

（2）病因病机分析：妇人妊娠后，最需重视肝脾两脏。因胎在母腹，全赖气血以养之。肝血足则胎得养，脾运健则气血充。该患者年过三十，属血虚之体，孕后更甚，肝血不足，脾运不健，酿湿蕴热，则胞胎失养，影响胎儿，导致胎动不安，故小腹隐痛不舒、时有下坠感；肝血不足，故常感头昏乏力；脾运失健，故饮食不佳；小溲短赤、饮食不佳、舌红苔薄黄微腻、脉滑略数等症皆为血虚湿热之象。其病机为肝脾失调、血虚湿热。

（3）治法与方药分析：病属胎动不安之肝脾失调、血虚湿热证；治宜养血清热、调肝益脾，以安胎气；方用当归散加味。

当归10g，黄芩10g，生白芍9g，制川芎5g，焦白术9g，枸杞子10g，炒杜仲10g，苏梗6g，炒谷芽、麦芽各12g。5剂，水煎服。

方用当归养血，芍药敛阴，二味相合则养血益阴以安胎；配以枸杞子更能柔肝补血；川芎调肝理血、解郁行滞，以使肝气条达；配以苏梗、杜仲且能固胎；黄芩清热坚阴；白术健脾祛湿；配谷芽、麦芽和胃助运。诸药相伍，则血得复，湿热得除，以奏安胎之效。

二诊：服药后，诸症均减，唯头昏乏力未除，药已入辙，效不更方，前方加减继服5剂，后腹痛除而胎得安。

【讨论】

（1）当归散证的辨证要点是什么？

当归散证的辨证要点为胎动下坠或妊娠下血，或腹痛，或曾经半产等，并伴神疲肢倦、口干口苦、纳少、面黄形瘦、大便或结或溏、舌尖微红或苔薄黄、脉细滑等症。其病机为血虚湿热、胎动不安。

（2）如何理解"妇人妊娠，宜常服当归散主之"？

当归散是治疗血虚湿热胎动不安的方剂。关于安胎养胎，古人虽有多种方法，但一般都是借防治疾病的手段，以收安胎的效果。若孕妇素体健康，则无需服药养胎。唯对于禀赋薄弱、屡为半产漏下之人，或难产，或已见胎动不安而漏红者，需要积极治疗，此即所谓养胎或安胎。妇人妊娠最需要重视肝脾二脏，肝主藏血，血以养胎，脾主健运，乃气血生化之源。本条即属肝血不足、脾失健运之证。肝血虚而生内热，脾不运而生湿，湿热内阻，影响胎儿则胎动不安。故用当归散养血健脾、清化湿热。方中当归、芍药补肝养血，合川芎以舒肝气，白术健脾除湿，黄芩坚阴清热，诸药合用，使血虚得补，湿热可除，共奏养胎、安胎之效。后世将白术、黄芩视为安胎圣药，其源盖出于此，但这两味药仅对脾胃虚弱、湿热不化而胎动不安者有效，并非安胎通用之药。原文"常服"二字需活看，主要指妊娠而肝脾虚弱者宜常服之，并非妊娠无病而常服之方。

（3）当归散如何加减运用？

临床上常可加补肾之品如熟地黄、桑寄生、续断、菟丝子、阿胶、杜仲等预防习惯性流产。如长期服用，以散剂为佳；短期服用，以汤剂为宜。如恶阻加生姜、半夏、陈皮；腹痛加艾叶、木香；漏下加阿胶、艾叶；子肿加茯苓、泽泻；子痫加钩藤、决明子、菊花。

【参考医案】朱某，女，25岁，1975年4月26日就诊。患者孕七个月，因夜班劳累，于三天前出现阴道少量流血，妇科以"先兆流产"收住院，经西药治疗罔效，特邀中医会诊。刻诊：阴道出血量较前稍增多，血色鲜红，面赤唇红，口渴咽燥，心烦不安，舌红，苔薄黄燥，脉滑稍数。辨证：热扰冲任、胎漏不止。立法：清热养血安胎。处方：全当归10g，白芍20g，川芎10g，黄芩15g，炒白术10g，水煎服。服一剂药后，出血即止，服完两剂，诸症全消。出院休息10天后正常上班，至妊娠足月顺产一女婴。[韩奕.《金匮》妇科方治验举隅.北京中医药,1991,(5):50]

（二）脾虚寒湿——白术散案

【原文】妊娠养胎，白术散主之。（10）

白术散方：见《外台》。

白术四分　芎䓖四分　蜀椒三分（去汗）　牡蛎二分

上四味，杵为散，酒服一钱匕，日三服，夜一服。但苦痛，加芍药；心下毒痛，倍加芎䓖；心烦吐痛，不能食饮，加细辛一两，半夏大者二十枚。服之后，更以醋浆水服之。若呕，以醋浆水服之；复不解者，小麦汁服之。已后渴者，大麦粥服之。病虽愈，服之勿置。

【释义】本条论述脾虚寒湿所致胎动不安的治法。若妊期脾虚而寒湿中阻，影响胎气，可见脘腹时痛，呕吐清涎，或胎动不安等症。治以白术散健脾温中、除寒湿、以安胎。方中白术健脾燥湿，川芎和肝舒气，蜀椒温中散寒，牡蛎除湿利水；其中白术配川芎，可健脾温血养胎；蜀椒配牡蛎，可镇逆固胎。

"妊娠养胎"是泛指之词，但白术散只适用于脾虚寒湿中阻所致的胎动不安，通过治病达到保胎安胎的作用。

【典型病案】孙某，女，29岁，1978年3月5日就诊。妊娠4个多月，3天前因饮食不慎而致上腹部隐痛不舒，泛吐清水，不思饮食，大便溏薄，日1～2次。昨起伴腰骶酸楚，小腹胀坠疼痛，经服西药未见好转。形体肥胖，舌淡苔薄白微腻，脉弦滑。[张秀萍,周维顺.浅谈《金匮要略》的安胎法及其临床应用.浙江中医药大学学报,1990,14(5):7]

【辨治思路解析】

（1）病证辨析：患者妊娠4月余，出现小腹胀坠疼痛、腰骶酸楚，故当属胎动不安。且兼见形体肥胖、泛吐清水、不思饮食、大便溏薄、舌淡苔薄白微腻、脉弦滑等症，与本篇第10条所述大致相同，当辨为脾虚寒湿之胎动不安。若孕妇胎动不安、腹中时急，兼见心烦喜呕、乏力、少食、口干则为血虚湿热胎动不安，二者有别。

（2）病因病机分析：该孕妇素体肥胖，禀赋薄弱，加之孕期饮食不慎致使中焦寒湿逗留，阴寒内盛，寒湿之邪阻滞，客于腰腹，损于冲任，故腰骶酸楚、小腹胀坠疼痛；寒湿之邪滞于中而逆于上，故上腹部隐痛不舒、泛吐清水；脾阳虚弱，健运失司，故大便溏薄、不思饮食；舌淡苔薄白微腻、脉弦滑为脾虚而寒湿中阻之象。其病机为脾虚寒湿中阻。

（3）治法与方药分析：病属胎动不安之脾虚寒湿证；治宜健脾温中、散寒除湿以安胎气；方用白术散加味。

焦白术 9g，川椒 5g，牡蛎 15g，制川芎 3g，砂仁 3g，苏梗 6g，焦六曲 12g，菟丝子 10g，制狗脊 12g，炒白芍 9g，炙甘草 5g。4 剂，水煎服。

方用白术健脾燥湿，川椒温中散寒，川芎和肝舒气，牡蛎除湿利水，且白术伍川芎、白芍健脾养血安胎，川椒伍牡蛎镇逆固胎，砂仁、焦六曲和胃助运，菟丝子、狗脊补肾壮腰、固胎止痛。

二诊：药后腹痛减，胃纳增，后继服 5 剂，诸症均除。

【讨论】

（1）当归散与白术散的功效有何异同？

当归散与白术散均为安胎之剂，在治法上都体现了调理肝脾的原则，均能治疗胎动不安。但二者同中有异，亦须详辨。白术散所治胎动不安，病属脾虚不足，兼夹寒湿，病位侧重于脾，症状可兼气虚乏力、带下清稀或色白黏稠、四肢不温、食少便溏，故此方意在健脾除湿，温中安胎。而当归散所治之胎动不安，证属肝血内虚，兼夹湿热，病位侧重于肝，临床常兼带下黄稠、舌苔黄腻等症，故本方旨在调理肝脾、清化湿热。故此，当归散与白术散归经有入肝、入脾之异，功效有清化、温补之别。

（2）"妊娠养胎，白术散主之"，对原文"养胎"二字如何理解？

对"养胎"的理解方法与前条"常服"二字相同，当结合临床进行辨证论治，即有脾虚寒湿胎动不安者方可用之，无病者不能用，不必拘泥"养胎"二字。

（3）现代运用白术散治疗哪些疾病？

现代除用本方治疗先兆流产、习惯性流产，还可治疗肥胖型妇人羊水过多症及脾虚寒湿性的呕吐、腹痛、泄泻、带下等。

（三）心火气盛

【原文】妇人伤胎，怀身腹满，不得小便，从腰以下重，如有水气状，怀身七月，太阴当养不养，此心气实，当刺泻劳宫及关元，小便微利则愈。见《玉函》。（11）

【释义】本条论述妊娠伤胎证治。妇人伤胎，多出现在妊娠七个月左右，可见胞宫膨大、腹满、不得小便、腰以下沉重如有水气状。其病机为妊娠七个月，正当手太阴肺经养胎之时，由于心气实而心火旺，肺金为心火所乘，致太阴当养不养，而胎失所养，则胎气不顺，肺失通调，水道不利，出现上述诸症。治以针刺劳宫泻心气，刺关元顺胎气，气行则水行，小便通利，诸症自愈。

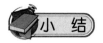
小 结

本篇主要论述了妊娠期常见病的脉证。

妊娠与癥病的鉴别，应从以下三点考虑，即停经前 3 个月月经是否正常，胎动出现的部位和时间是否与停经月份相吻合，腹部柔软无痛还是疼痛有块。若属于癥病漏下不止，当用桂枝茯苓丸消瘀化癥。

妊娠恶阻轻证，属阴阳失调、冲气上逆者，用桂枝汤调和阴阳、平冲降逆。妊娠恶阻重证，属胃虚寒饮者，用干姜人参半夏丸温中散寒、化饮降逆。对妊娠腹痛的辨治，应注意其疼痛性质与兼证。若腹痛伴少腹恶寒有如冷风吹者，为阳虚阴盛，用附子汤温阳散寒、暖宫安胎；若腹中拘急，绵绵作痛，或腹中绞痛，属肝脾失调，气郁血滞湿阻者，用当归芍药散养血调肝、健脾除湿。妊娠下血伴腹痛者，名胞阻，冲任虚寒者，用胶艾汤养血止血、固经安胎、调补冲任。妊娠血虚热郁、湿热蕴结，致小便难者，用当归贝母苦参丸养血开郁、清热除湿。妊娠气化受阻致水停，身体肿重者，用葵子茯苓散利水通阳。母病致胎动不安者，宜祛病安胎。其中偏血虚湿热者，用当归散养血健脾、清化湿热；偏脾虚寒湿者，用白术散温中除湿、健脾安胎。若妊娠七个月伤胎，不得小便，属心火气盛者，可刺劳宫与关元穴，以泻心火、利小便。

本篇对妊娠病的调治体现了三个特点：一是重视肝脾，如当归芍药散、当归散、白术散调治肝脾；二是宗"有故无殒"之旨，治病不拘身孕，如用药不避附子、半夏，针刺选用关元穴等；三是勿忘身孕，如用附子、半夏时，十分重视配伍，并且多选用丸、散剂型，以避免伤及胎元。

妇人产后病脉证治第二十一

本篇专论妇人产后常见病的证治。首先提出新产妇人常见的痉病、郁冒、大便难三病，继而论述产后中风、产后腹痛、烦乱呕逆及下利等病证。

本篇精选产后郁冒、气厥、眩晕、产后腹痛、产后中风、呕吐、男性不育症、下利、便血等病证医案 16 则。

一、产后常见三病

（一）成因

【原文】问曰：新产妇人有三病，一者病痉，二者病郁冒，三者大便难，何谓也？师曰：新产血虚，多出汗，喜中风，故令病痉；亡血复汗，寒多，故令郁冒；亡津液，胃燥，故大便难。（1）

【释义】本条论述产后三病的形成机理。痉病、郁冒、大便难是新产后妇人容易发生的三种病症，虽病情不同，但其病机皆由亡血伤津、气血不足所致。

一是痉病。新产失血过多，复加汗出，腠理不固，感受风邪，化燥伤津，以致筋脉失濡，出现痉挛抽搐，甚至角弓反张、口噤不开等症。二是郁冒。郁冒多由于产后失血多汗而致，既伤津血，又损阳气，寒邪乘虚侵袭，郁闭于里，阳气不能伸展外达，反逆而上冲，表现为头昏眼花、郁闷不舒等。三是大便难。此亦由产后失血多汗、损耗津液、肠胃失润、传导失司而成。

（二）证治

1. 产后郁冒——小柴胡汤案

【原文】产妇郁冒，其脉微弱，呕不能食，大便反坚，但头汗出。所以然者，血虚而厥，厥而必冒。冒家欲解，必大汗出。以血虚下厥，孤阳上出，故头汗出。所以产妇喜汗出者，亡阴血虚，阳气独盛，故当汗出，阴阳乃复。大便坚，呕不能食，小柴胡汤主之。方见呕吐中。（2）

【释义】本条论述产妇郁冒与大便难兼见的脉因证治。产妇郁冒由产后亡血伤津、复感邪气、邪气闭阻、上逆所致。阴血亏虚则阳无所制，阳气相对偏盛而上逆，故见头昏目眩、郁闷不舒、但头汗出；气机郁闭，胃失和降，则呕不能食；津亏肠燥，则大便难；正虚津血不足，故脉微弱。欲使郁冒病解，则当全身汗出津津，以使阴阳恢复相对平衡，此即"冒家欲解，必大汗出"之意，并非大汗淋漓。

对郁冒兼见呕不能食，大便秘结，属血虚津伤、阴阳失调、胃失和降者，治用小柴胡汤和利枢机、扶正达邪，使外邪得去、里气宣通、阴阳调和，则郁冒诸症可解。

【典型病案】高某，女，28 岁。自诉产后几天洗澡后，但觉头晕、头部汗出甚多、呕逆欲吐、纳不能下。曾就医诊治，给予生化汤、生脉散、浮小麦、麻黄根、牡蛎等及注射阿托品、青霉素之类，未效。特邀林老会诊。此时为产后第 13 天，症见面色无华、头昏、头汗甚多、齐颈而止、呕逆纳呆、口干微饮、心烦不安、寐差、腹微胀而不痛、溲短少、大便 5 天未通、乳汁减少、恶露未净、卧床忌起、动则汗出淋漓、头昏冒及呕逆加剧，舌淡红、苔白微燥，脉微弱。[陈静.林上卿老中医治疗产后病经验介绍.福建中医药,2003,34(4):14-15]

【辨治思路解析】

（1）病证辨析：患者以头昏冒、心烦不安、但头汗出、呕逆纳呆、大便不通为主症，与本篇第2条所述大致相符，当属产后郁冒。本病与产后血晕均可出现眩晕症状，但产后血晕发病多在分娩后数小时内，临床以不省人事、口噤或口开手撒、冷汗淋漓，甚则昏迷不醒为特点，是产后急重症之一，两者有别。

（2）病因病机分析：患者产后失血多汗，既伤津血，又损阳气，沐浴之时寒邪乘虚侵袭，使表气郁闭而里气不宣，导致偏盛之阳气上逆，故头晕与头汗并见；气血亏虚，上不能奉养心神，故心烦不安、寐差；中虚不能化生乳汁，故乳汁减少；气机郁闭，胃失和降，故呕逆纳呆；血虚肠燥，传导失职，故大便不通；但因呕逆欲吐，纳不能下，无以形成足量粪便，故仅见腹微胀而不痛；动则气耗，故卧床忌起、动则汗出、头昏冒及呕逆加剧；面色无华、口干微饮、溲短少、舌淡红、苔白微燥、脉微弱，均为血虚津亏之象。其病机为产后体虚，寒邪乘虚侵袭，表气郁闭，里气不宣，逆而上冲。

（3）治法与方药分析：病属产后郁冒；治宜扶正达郁、和利枢机；方用小柴胡汤加味。

党参、柴胡、益母草各15g，黄芩、半夏、生姜各10g，甘草6g，红枣12枚。水煎服，分3次温服。

方以小柴胡汤扶正达邪、和利枢机，使外邪得去、里气宣通、阴阳调和、诸症悉去。因是新产妇人，恶露尚未得净，考虑到产后多瘀的特点，故于方中加益母草活血祛瘀。

1剂则微汗出，脉象更弱，遂以原方加党参15g，以加强补气之力，再进1剂，头汗全消，头晕呕逆亦撤，纳增，二便通，恶露净。

【讨论】

（1）产后郁冒的辨证要点是什么？

产妇郁冒的辨证要点除头眩目瞀、郁闷不舒主症外，还伴有脉微弱、呕不能食、大便坚、但头汗出等症。其病机为产后失血、多汗，既伤津血，又损阳气，寒邪乘虚侵袭，表气郁闭，里气不宣，逆而上冲。

（2）小柴胡汤在临床上用于治疗哪些妇产科病？其运用要点是什么？

小柴胡汤用于诸如产后发热、产后败血症、产后乳痈、清宫术后发热、经行发热、更年期综合征等疾病的治疗，但病机不离少阳枢机不利。

2. 胃肠实热——大承气汤案

【原文】病解能食，七八日更发热者，此为胃实，大承气汤主之。方见痉病中。（3）

【释义】本条论述郁冒解后转为胃实的证治。郁冒本不能食，郁冒病解后胃气恢复，转而能食。但经七八日后又出现发热，为未尽的余邪与食滞相互搏结，胃肠结实所致，当以大承气汤攻下实邪。

【典型病案】麦某，女，24岁，1950年6月8日下午7时就诊。结婚5年，生育一次。此次怀孕足月，临产前3天无大便。至本月3日产一男孩。产后发热，至今6天未退，经医治无效。症见发热、心烦、胸翳、8天无大便、面色两颧赤、舌苔厚黄而干，8日下午4时起神昏谵语，两手脉沉伏不显，按足部趺阳脉滑实有力。[邓鹤芝.医案数则.广东中医,1962,(7):31]

【辨治思路解析】

（1）病证辨析：患者主要表现为产后大便不通、发热、神昏谵语、趺阳脉滑实有力，与本篇第3条所述"胃实"之症大致相符，故当属产后阳明腑实证。与本篇第1条产后血虚津亏之大便难不同，血虚津亏之大便难除大便不通之主证外，还可兼见面色苍白、头晕眼花、肌肤干燥等症。

（2）病因病机分析：患者燥实内结，腑气不通，临产前三天出现大便不通的症状，而产后复伤津液，燥结更甚，大便8日不行；燥实之邪郁而化热，故发热持续不退；热邪上蒸头面，故两颧红赤；燥实内结，不得下泄，浊热上扰心神，故心烦、胸翳、神昏谵语；舌苔厚黄而干、两手脉沉伏不显、跌阳脉滑实有力均为阳明腑实、燥热内结之象。其病机为阳明腑实、热邪内闭。

（3）治法与方药分析：病属产后阳明腑实证；治宜荡涤肠胃、通利热邪、急下存阴；方用大承气汤。

枳实12g，川厚朴18g，大黄12g，芒硝12g，先以清水两盏，煎枳实、川厚朴至1盏，去滓，纳大黄、芒硝微火煮数沸，去滓，分3次温服。

方中大黄、芒硝通腑泻热，急下存阴；配伍枳实、厚朴行气破气，以增强通腑药的泻下之功。

服药时已下午21时，需人慢慢用药匙喂服。至23时服完，次日2时患者渐渐清醒，旋大便2次。

9日二诊，谵语止，发热、心烦、胸翳减轻，两手脉滑有力，效不更方，照方连服3剂，每服1剂，大便2次，各症状大减。

11日三诊，尚有余热，舌苔黄已除，但口干，得下后虽阳明实热主体已解，但一是因其当时阳明实热势盛（高热持续6天，不大便持续8天，一度甚至有热扰心包之象），伤阴耗气；二是因余热尚在，故方改清热养阴益气之剂。拟用甘淡微凉之剂。

处方：玄参18g，竹叶12g，白芍15g，甘草6g，麦冬12g，西洋参9g。以清水3盏煎至1盏，温服。

【讨论】产后发热采用攻下泻热法的适应证是什么？

鉴于新产妇人气虚血弱的体质特点，属于里热证的单纯产后发热多采用清热的方法，一般不宜妄加攻逐。因攻下法峻烈，在大力驱邪的同时，也易损伤正气，故本法不应视作产后发热里热证的常法。只有在产后发热主要由阳明实热引起，其症除壮热不恶寒特征外，尚见有腹满腹痛拒按、大便秘结、脉象沉滑有力、舌苔黄燥等"胃实"之症时，方可施用。

二、产后腹痛

（一）血虚里寒——当归生姜羊肉汤案

【原文】产后腹中疒痛，当归生姜羊肉汤主之；并治腹中寒疝，虚劳不足。（4）

当归生姜羊肉汤方：见寒疝中。

【释义】本条论述产后血虚里寒的腹痛证治。血虚而寒动于中，经脉失于温煦濡养则腹部拘急，绵绵作痛，喜温喜按。用当归生姜羊肉汤养血补虚、温中散寒。方中用羊肉，取其血肉有情，大补气血、散寒止痛；当归养血补虚，生姜温中散寒。当归生姜羊肉汤为形、精兼顾之方，可治妇人产后腹痛、寒疝疼痛与虚劳不足，一方并治三病，为异病同治之例。

【典型病案】张某，女，23岁，1989年3月6日就诊。患者分娩时产程较长，出血量多。产后第2天，自觉少腹隐隐作痛，喜按，伴头晕，心烦胸闷。体温36℃，脉搏100次/分，血压100/60mmHg。语声低怯，面色㿠白，恶露量少色淡，舌质淡、苔薄白，脉虚细。［史爱国,苏华荣.史怀春治疗产后腹痛验案举隅.山西中医,1996,12（6）:1-2］

【辨治思路解析】

（1）病证辨析：患者于产后出现少腹疼痛，病属产后腹痛无疑。其腹痛特点为隐隐作痛、喜按，故当属虚性腹痛，而与疼痛剧烈、拒按之实性腹痛有别。此外，患者兼见头晕、心烦胸闷、语声低微、面色㿠白、恶露量少色淡、舌淡苔薄白、脉虚细等症，当辨为血虚里寒之产后腹痛。

（2）病因病机分析：患者分娩时产程较长，出血较多，气血亏虚，寒从中生，寒主收引，血液运行迟滞，发为腹痛，且以腹痛隐隐、喜按为特点；气虚不能走息道，故语声低怯；血虚不荣，故面色㿠白、头晕；恶露量少色淡、舌淡苔薄白、脉虚细均为气血虚弱之象。其病机为血虚里寒、里寒较轻。

（3）治法与方药分析：病属产后腹痛之血虚里寒证；治宜养血益气、温中补虚；方用当归生姜羊肉汤加味。

炒白芍 30g，当归、麦冬各 12g，生姜、党参各 15g，羊肉 500g。炖服。

方中当归养血活血，合白芍、麦冬养血滋阴；羊肉为血肉有情之品，既补血又补气；生姜温中；党参益气补中，且有"阳生阴长"之意。

服药 1 剂腹痛大减，服药 2 剂后腹痛消失。

【讨论】当归生姜羊肉汤主治之产后腹痛的辨证要点是什么？

当归生姜羊肉汤主治产后腹痛以小腹疼痛为主症；其疼痛特点为腹中拘急、绵绵作痛、喜温喜按、持续不已；恶露量少，色淡红，质稀无块；并常见面色苍白、头晕眼花、心悸怔忡等症伴随。病机属血虚里寒。

【参考医案】祝某，女，41 岁，1992 年 12 月 4 日就诊。产后患全身麻木痹痛 8 年，近 2 年又增生气后晕厥。自述生头胎时，产后不忌冷水而感受风寒，致全身痹痛，至生二三胎时渐加重，但自恃体壮不就医。近 2 年又出现生气后晕厥，伴口吐白沫、四肢抽搐，但患者初晕倒时心中甚明白，1 分钟左右就失去知觉，历时 20 分钟，晕厥频繁，痹痛与麻木愈来愈重。只能在心情愉快时，痹痛才有所缓解。近日又做"人流" 1 次，痹痛弥加，不能忍耐，且畏寒恶风、嗜睡健忘、舌淡、苔白、脉弱迟。辨属产后受风寒，气血亏损，阳气大虚，厥阴寒逆，故见痹痛、气厥证。治宜养血和营、温阳降逆。仿仲景当归生姜羊肉汤加味：当归、生姜各 30g，羊肉 500g，桂枝、山茱萸、肉桂各 10g，代赭石 15g。日 1 剂，水煎，早晚各 1 服。连服 8 剂，痹痛麻木明显好转，但觉口干苦，是厥阴寒除、相火壮旺。原方略事加减，继进 4 剂，自述生气后不再晕厥，精神好转，痹痛亦愈。1993 年 2 月虽又因生气而致血崩，但未出现晕厥。[辛军.经方治验 4 则.国医论坛,1994,(5):18]

（二）气血郁滞——枳实芍药散案

【原文】产后腹痛，烦满不得卧，枳实芍药散主之。（5）

枳实芍药散方：

枳实（烧令黑，勿太过） 芍药等分

上二味，杵为散，服方寸匕，日三服，并主痈脓，以麦粥下之。

【释义】本条论述产后气血郁滞腹痛的证治。产后腹痛有虚实之异。本条腹痛兼心烦胀满不得安卧，属里实。与阳明里实不同，为产后气血郁滞，治以行气散结、和血止痛的枳实芍药散。方中枳实理气散结，炒黑入血行血中之气；芍药和血止痛；大麦粥和胃安中。三药合用，使气血调畅，则腹痛烦满诸症可除。痈肿等化脓性疾患多因血瘀气滞，故亦用本方主治。

【典型病案】杨某，女，27 岁，1981 年 4 月 15 日就诊。产后 7 天，恶露已尽，小腹隐痛，前医治疗无效。现小腹疼痛剧烈，面色苍白带青，痛苦面容，烦躁满闷，不能睡卧，拒按，舌质淡紫，苔薄白，脉沉弦。 [尹光侯.枳实芍药散治疗产后腹痛.四川中医,1986,(11):38]

【辨治思路解析】

（1）病证辨析：患者以产后小腹疼痛为主症，病属产后腹痛无疑。其腹痛特点为疼痛剧烈、拒按，故当属实性腹痛，而与隐隐作痛、喜按之虚性腹痛有别。此外，患者兼见烦躁满闷、不能睡卧、面色苍白带青、痛苦面容等症，与本篇第 5 条所述大致相符，当辨为气血郁滞之产后腹痛。

（2）病因病机分析：产后腹痛的主要病机有不通则痛与不荣则痛两端。本案患者产后气血亏虚，胞脉失养，不荣则痛，故出现小腹隐痛。前医治疗以补益为主，而产后病多虚多瘀，单纯补益虽使正气得复，亦使气血瘀滞冲任、胞脉失畅，导致不通则痛，故患者现虚象不显，转而以实证表现为主，出现小腹疼痛剧烈、拒按之症。疼痛剧烈，故面色苍白带青、痛苦面容；气机不畅，故烦躁满闷、不能睡卧；舌淡紫、苔薄白、脉沉弦均为气血瘀滞之象。其病机为产后气血郁滞成实。

（3）治法与方药分析：病属产后腹痛之气血郁滞证；治宜破气散结、和血止痛；方用枳实芍药散。

枳实（烧黑），芍药各12g。水煎服。

方中枳实破气散结，炒黑并能行血中之气；芍药和血止痛。

药后当晚即安，1剂而愈。

【讨论】枳实芍药散所治产后腹痛的辨证要点是什么？还可用于治疗哪些疾病？

枳实芍药散所治产后腹痛的辨证要点为产后小腹胀痛、按之加剧、恶露色暗不畅、心烦腹满不得安卧，或见胁肋胀痛、烦躁易怒等。本方现代还被用于治疗胃痛、腹痛、胃下垂、子宫脱垂、痛经等病证，但其病机不离气血郁滞。

【参考医案】吴某，女，24岁。因产后腹痛，经服祛瘀生新药而愈。继因深夜贪凉，致皮肤浮肿，气息喘急。余意腹痛虽愈，究是瘀血未尽，为今病皮肤肿胀之原因，是血瘀滞于内，复加外寒滞其卫气，且产后腹痛，病程已久，元气必亏。治应行血而勿伤正，补虚而莫助邪。用《金匮》枳实芍药散，以枳实行气滞，芍药行血滞，大麦粥补养正气，可算面面周到。服完后，肿消喘定，夙疾皆除。[湖南省中医药研究所.湖南省中医医案选辑·第一集.长沙:湖南人民出版社,1960]

（三）瘀血内结——下瘀血汤案

【原文】师曰：产妇腹痛，法当以枳实芍药散，假令不愈者，此为腹中有干血着脐下，宜下瘀血汤主之；亦主经水不利。（6）

下瘀血汤方：

大黄二两　桃仁二十枚　䗪虫二十枚（熬，去足）

上三味，末之，炼蜜和为四丸，以酒一升，煎一丸，取八合顿服之，新血下如豚肝。

【释义】本条论述产后瘀血内结腹痛的证治。产后腹痛似属气血郁滞，服用枳实芍药散行气和血。若药后病不愈者，为产后有瘀血凝着于胞宫，"脐下"实指小腹内之胞宫，前方用药过轻，不能胜任。症见恶露不尽、少腹刺痛拒按、痛处固定不移、舌紫暗或有瘀点瘀斑、脉沉涩，当用下瘀血汤破血逐瘀。方中大黄荡涤瘀血，桃仁润燥活血化瘀，䗪虫破结逐瘀。三药相合，破血之力峻，故以蜜为丸，缓和药性；以酒煎药，引入血分，助行药势。服药后，所下之血色如猪肝，为瘀血下行之征。本方还可用于瘀血内结所致的经水不利。

【典型病案】杨某，女，32岁。产后4日，恶露行而不畅，时夹血块，少腹胀满，拒按，脘闷恶心，自觉有气上冲。舌质红，舌边缘有紫斑，苔灰白。[张谷才.从《金匮》方来谈瘀血的证治.辽宁中医杂志,1980,(8):13]

【辨治思路解析】

（1）病证辨析：患者以产后少腹胀满拒按为主症，兼见恶露行而不畅、时夹血块等症，与本篇第6条所述大致相符，当辨为瘀血内结之产后腹痛。本证与枳实芍药散证相似，但瘀血更重；与气血亏虚之虚性腹痛显然有别。

（2）病因病机分析：患者产后4日，余血浊液未清，瘀阻气机，血瘀气滞，不通则痛，发为本病，故小腹疼痛、拒按，恶露行而不畅、时夹血块；兼有气滞，故少腹胀满；瘀阻冲任，故脘闷恶心、自觉有气上冲；舌质红、舌边缘有紫斑、苔灰白均为瘀血之征。其病机为血瘀气滞，瘀血内结。

（3）治法与方药分析：病属瘀血内结证；治宜破血逐瘀；方用下瘀血汤加味。

大黄 6g，桃仁 10g，䗪虫 6g，当归 10g，川芎 6g，赤芍 10g，牛膝 10g，甘草 5g。2 剂，水煎服。

下瘀血汤以活血化瘀之品为主，辅有少量具有破瘀之效的虫类药，以增强其活血之功。因有气机阻滞的病机因素存在，故于下瘀血汤中加入行气之药川芎。因病发新产之后，体虚因素当有所顾及，故于方中加入养血和血之当归，以及活血并兼补肝肾之牛膝。

二诊：恶露渐多，夹有紫血块，腹痛减轻。提示内有干血渐除，故减轻方中活血之力，守原方改桃仁为 6g，大黄为 4g。再服 2 剂。药后腹痛解除，胀满消失，病即痊愈。根据"产后一块冰"之产妇特质，加入少量艾叶温经止血。

【讨论】

（1）下瘀血汤所治之产后腹痛的辨证要点是什么？

下瘀血汤适用于瘀血内停证，以产后脐下小腹或少腹疼痛拒按、或呈刺痛、恶露紫暗有块、量少不行、甚或恶露不下为辨证要点。其病机为干血结于脐下。

（2）产后腹痛三方证如何鉴别？

产后腹痛三方证为当归生姜羊肉汤证、枳实芍药散证、下瘀血汤证。当归生姜羊肉汤证以腹中绵绵疼痛或拘急缓痛、腹痛喜温喜按为辨证要点；兼见形寒畏冷、面色㿠白等血虚证；病机为血虚里寒；治宜补虚散寒。枳实芍药散证以腹中胀痛、脘阻胸满、心烦不宁、夜不能卧为辨证要点；病机为气血郁滞；治宜行气和血。下瘀血汤证以腹痛拒按、按之有硬块，或痛如针刺为辨证要点；病机为瘀血内结；治宜破血行瘀。

（3）本方在临床可以治疗哪些疾病？

本方临床广泛用于消化、神经、精神、生殖等系统的瘀血病症。如用于乙型肝炎、肝硬化、溃疡病、肠粘连、精神分裂症、脑卒中后遗症、急慢性盆腔炎、附件炎、痛经、闭经、胎盘滞留、异位妊娠、面瘫、长期低热等病证。

【参考医案】金某，男，45 岁。2 年前从楼梯坠下，留下脑震荡后遗眩晕症，时作时止，发作时头晕眼花、泛泛欲呕，伴心悸、健忘、痰多白沫、舌左侧见瘀斑、苔白腻、脉沉迟。方用下瘀血汤合苓桂术甘汤加味。䗪虫 9g，大黄 6g，桃仁 9g，茯苓 12g，桂枝 9g，白术 9g，甘草 6g，川芎 6g。服药 5 剂，眩晕、心悸好转，续方 5 剂后病愈。[戴克敏.姜春华教授治疗眩晕证的经验.北京中医药,1987,（2）:3]

（四）实热瘀结——大承气汤案

【原文】产后七八日，无太阳证，少腹坚痛，此恶露不尽；不大便，烦躁发热，切脉微实，再倍发热，日晡时烦躁者，不食，食则谵语，至夜即愈，宜大承气汤主之。热在里，结在膀胱也。方见痉病中。（7）

【释义】本条指出产后瘀血内阻兼阳明里实的证治。产后七八日，无太阳表证，症见少腹坚硬疼痛，此为恶露排出不畅、瘀血内阻胞宫所致。若兼不大便、烦躁发热、且在日晡时烦躁发热更重，不食、食则谵语，脉数实等症，乃实热结于阳明之证。阳明胃实，故发热烦躁、日晡为甚；阳明胃实，腑气不通，故不欲食；若勉强进食则更增邪热，热扰神明则谵语；至夜阳明气衰，热轻症减。本证病机为邪热结于阳明，瘀血阻于胞宫。治当通腑泄热，宜用大承气汤。方中大黄既可荡涤实热，又能攻逐瘀血，故该方既可治阳明实热，亦可使瘀血随大便而下，一举两得。若服大承气汤后瘀血未尽除者，可再行破血逐瘀之法。

【典型病案】同乡姻亲高常顺之女嫁王鹿萍长子，住西门路，产后六七日，体健能食，无病，忽觉胃纳反佳，食肉甚多。数日后，日晡所，觉身热烦躁，中夜略瘥，次日又是。延恽医诊，断为阴亏阳越。投药五六剂，不效。改请同乡朱医，谓此乃桂枝汤证，如何可用养阴药？即予轻量桂枝汤，内有桂枝1.5g，白芍3g，二十日许，病益剧。常顺之弟常利与余善，乃延余诊，知其产后恶露不多，腹胀，予桃核承气汤，次日稍愈。但仍发热，脉大。[曹颖甫.经方实验录.上海:上海科学技术出版社.1979]

【辨治思路解析】

（1）病证辨析：本案患者病于产后，以腹胀、发热为主要症状，此外兼见日晡潮热、烦躁、恶露不多、脉大等症，案中虽未提及腹痛之症，但与本篇第7条所述大致相符，当诊为实热瘀结之产后腹胀。

（2）病因病机分析：患者产后，恶露量少，余血未尽，自视体健，恣食肥甘厚腻之品，脾胃无力运化，食滞内停，蕴结肠道，阻滞气机，故而腹胀；食积胃肠，郁而化热，故身热烦躁；日晡所为阳明经气当令之时，此时阳明热邪愈张，至夜阳明气衰，故日晡热剧，中夜略瘥；胞宫瘀阻不甚，故无少腹坚痛；病属实热，故而脉大。其病机为实热结于阳明，瘀阻胞宫。

（3）治法与方药分析：病属实热瘀结之产后腹胀；治宜通腑泄热；方用大承气汤。

生大黄15g，枳实9g，芒硝9g，厚朴6g。水煎服。

方中以大黄泻热通便、泻阳明实热，亦可使瘀血随大便而下；芒硝软坚润燥通便；枳实、厚朴行气导滞、除满消胀，助大黄、芒硝荡涤积滞、攻下热结。

服后，当夜不下，次早，方下一次，干燥而黑。午时又来请诊，谓热已退，但觉腹中胀，脉仍洪大，嘱仍服原方。实则依余意，当加重大黄，以病家胆小，故从轻。次日，大便下五六次，得溏薄之黑粪，粪后得水，能坐起，调理而愈。

【讨论】

（1）原文中所述病症的病机是什么？"膀胱"所指为何？

本条原文指出实热瘀结之产后腹痛的证治，其病机为"热在里，结在膀胱也"，即热结于阳明，瘀阻于胞宫。"膀胱"即上条"脐下"的互辞，泛指下焦，含子宫之义。

（2）产后是否绝对不可下？

产妇多虚，故一般认为，产妇为病不宜攻下。但此治禁不可绝对视之，若属阳明里实严重之证，不以峻剂攻下则不能攻克其邪。程门雪在《金匮篇解·产后篇》中说："产后腹痛……虚中夹实，则朴、枳、硝、黄亦可合补药用。仲景治产后便坚，用大承气汤者有二方，虽非常法，聊备一格，非绝对不可用也。当以证为辨，痞满坚拒按作痛，方可用之"。但是产后毕竟是气血亏虚之体，故应仔细辨证，慎防攻伐太过。

（3）大承气汤在《金匮要略》中所治病证有哪些？

大承气汤在《金匮要略》中先后出现5次，主治热盛动风之痉病、阳明腑实之腹满、热结旁流之下利、实热瘀结之腹痛、产后大便难属胃实者等不同病症。其主治病症从病性言，皆属于实；从病邪言，有热、实、瘀之不同；从治疗途径言，主要是着眼于因势利导，给邪以去路，体现"异病同治"的思想。

三、产后中风

（一）太阳中风——阳旦汤案

【原文】产后风续之数十日不解，头微痛，恶寒，时时有热，心下闷，干呕，汗出，虽久，阳

旦证续在耳，可与阳旦汤。即桂枝汤，方见下利中。（8）

【释义】本条论述产后中风持续不愈的证治。产后正虚，易感风邪，致太阳中风表证。若持续数十天仍不愈，见头痛、恶寒、汗出、时发热，并兼干呕、心下闷等症状。虽然病程延续日久，若太阳中风证仍在，仍可用桂枝汤解表祛风、调和营卫。不必拘泥于病程的长短，当以证候为凭。

【典型病案】黄某，女，29岁。产后4日，寒热交作，经西医治疗无效。发热，体温38.9℃，恶寒，头痛且晕，时自汗出，胸脘不舒，饮食不振，时欲呕吐，小便淡黄，大便稍结，乳水尚能正常泌哺，舌质淡红，苔薄黄，脉濡。[谢胜臣.经方验案.新中医,1984,(4):25]

【辨治思路解析】

（1）病证辨析：患者病于产后，主症为发热，病属产后发热无疑。小腹未见疼痛，恶露未见异常，知其发热不是由感染邪毒所致；乳房无明显异常，乳汁分泌正常，知其发热亦非由乳痈所致；发热与恶寒并见，时时自汗，头痛不适，且无明显血虚见症，知其发热也非血虚所致，而是由感受外邪在表引起。患者症见寒热复作、发热恶寒、头痛且晕、时自汗出、胸脘不舒、饮食不振、时欲呕吐、小便淡黄、大便稍结、乳水尚能正常泌哺、舌质淡红苔薄黄、脉濡，当辨为产后发热之太阳中风，兼有郁热证。

（2）病因病机分析：患者产后营卫皆虚，腠理不密，卫外不固，风寒乘袭，出现发热、恶寒、头痛；风邪袭表，营卫不和，故时自汗出；产后气血不足，故而头晕；正气未复，不能驱邪外出，故迁延不愈，寒热复作；外邪不去，郁而化热，影响脾胃功能，故胸脘不舒、饮食不振、时欲呕吐、小便淡黄、大便稍结；舌淡红、苔薄黄，脉濡亦提示风寒在表、营卫不和，兼有化热。其病机为产后营卫俱虚、风邪袭表。

（3）治法与方药分析：病属产后发热之太阳中风，兼有郁热证；治宜解肌和营、清泄邪热；方用阳旦汤加味。

桂枝15g，黄芩10g，白芍10g，生姜3片，炙甘草6g，红枣4枚。2剂，水煎服。

方中以桂枝汤解表驱邪、调和营卫；用黄芩清解邪热。

二诊：药后寒热已除，说明外邪已解。唯自汗出、神疲乏力等症不解，说明正虚未复，改拟桂枝汤合玉屏风散，以增强其益气固表之力。桂枝10g，白术10g，白芍15g，黄芪15g，防风8g，生姜2片，大枣3枚，甘草6g，3剂。诸症渐除而愈。

【讨论】

（1）阳旦汤证的辨证要点是什么？

阳旦汤证辨证要点为头微痛、恶寒、时发热、汗出、干呕、胸脘痞闷，属太阳表虚证。其病因病机为产后营卫俱虚、风邪袭表。

（2）阳旦汤组成与桂枝汤关系如何？

关于阳旦汤的组成，丹波元坚认为指桂枝汤；喻嘉言认为是桂枝汤加黄芩；魏荔彤认为是桂枝汤加附子；陈修园认为是桂枝汤增桂加附子；何志雄谓是桂枝汤加芍药、黄芩。有学者据《伤寒论·辨太阳病脉证并治》第30条："问曰：证象阳旦……病形象桂枝，因加附子参其间，增桂令汗出，附子温经，亡阳故也"，认为是"产后中风"之属阳气虚弱证，而不属于太阳中风证。均可供参考。

（二）阳虚中风——竹叶汤案

【原文】产后中风，发热，面正赤，喘而头痛，竹叶汤主之。（9）

竹叶汤方：

竹叶一把　葛根三两　防风　桔梗　桂枝　人参　甘草各一两　附子一枚（炮）　大枣十五枚　生姜五两

上十味，以水一斗，煮取二升半，分温三服，温覆使汗出。颈项强，用大附子一枚，破之如豆大，煎药扬去沫。呕者，加半夏半升洗。

【释义】本条论述产后中风兼阳虚证治。产后气血虚弱，卫外不固，复感外邪，发热头痛为病邪在表，面赤气喘乃虚阳上越之象，以致正虚邪实。若单纯解表祛邪，易致虚阳外脱，但若扶正补虚，又易助邪碍表，故用竹叶汤扶正祛邪、标本兼顾。方中竹叶甘淡轻清为君，辅以葛根、桂枝、防风、桔梗疏风解表，人参、附子温阳益气，生姜、大枣调和营卫，甘草协和诸药。

【典型病案】郑某，女，29岁。患者体质素虚，复加产时出血甚多，大汗淋漓，产后渐起头痛，发热，体温38.3～39℃，住当地医院治疗，诊为"产褥热"，用广谱抗生素数日，体温降至正常出院。返家翌日发热如前，他医以桑菊饮、银翘散等清热解表之剂，配合青霉素、链霉素等治疗未效，特邀会诊。时值产后15天，面色红赤，头痛，发热，周身骨节酸楚，心烦不寐，咳嗽痰白稠黏，口渴喜热饮，纳差，大便秘结3天，溲短少，恶露少量，舌绛红，苔白腻，脉浮缓。[陈静.林上卿老中医治疗产后病经验介绍.福建中医药,2003,34(4):14-15]

【辨治思路解析】

（1）病证辨析：患者病于产后，主症为发热，病属产后发热无疑。此外，该患者兼见面色红赤、头痛、发热、周身骨节酸楚、咳嗽痰白稠黏等症，与本篇第9条所述大致相符，当辨为产后阳虚中风证。该患者虽恶露量少，但未见色暗有块，亦无小腹疼痛拒按，舌无瘀点瘀斑，脉亦未见弦涩，故知其不属于瘀血之产后发热。

（2）病因病机分析：患者体质素虚，复加产时出血甚多，大汗淋漓，除血虚外，阳气亦虚，腠理不密，卫外不固，外邪乘袭而发为本病。病情虽迁延日久且几经治疗，但产后身体虚弱，正气不足以抗邪，表证仍在，病属外感，故发热、头痛、咳嗽痰白稠黏、周身骨节酸楚；正气不足，故恶寒不显；虚阳上越，故面色红赤；阳气虚，津液不能化气上承，故口渴喜热饮；气血不足，脾胃虚弱，故纳差、恶露量少；邪郁化热，故心烦不寐、大便秘结、溲短少；舌绛红、苔白腻、脉浮缓亦为阳虚外感，兼有郁热之象。其病机为气血阳气俱虚、外感风邪。

（3）治法与方药分析：病属阳虚中风证；治宜祛邪为主，兼以扶正，扶正从温补阳气入手；方用竹叶汤。

竹叶、党参、葛根各15g，防风、桔梗、桂枝、附子、甘草各6g，生姜10g，红枣10枚。2剂，水煎服。

方中桂枝、防风、桔梗疏解外邪、宣降肺气；葛根、竹叶疏风清热；人参、附子温阳益气；甘草、生姜、大枣调和营卫。

2剂后微汗出，余症依然，脉浮缓弱。说明药已入辙，唯附子量轻，不能为力，乃改12g以引阳下行，继服2剂。药后诸症锐减，便畅、溲清、纳增、脉缓和。继以调养心脾而安。

【讨论】竹叶汤证的辨证要点是什么？其临床如何运用？

竹叶汤为产后中风兼阳虚的主治方。其辨证要点为发热面赤、头痛气喘。其病机为阳气虚弱、外感风邪。本方可以治疗流行性感冒、食管炎、支气管炎、慢性胃炎、神经性头痛、淋巴结炎、产后发热、妊娠发热、产后缺乳、带下等病证而见上述证机者。

【参考医案】赵某，女，45岁。近一年月经紊乱，一个月行经数次，量多有块，有时经行淋漓不尽，持续月余。经西医检查确诊为"多发性子宫肌瘤"而行子宫全切手术，术后第三日感畏寒，发热，体温37.8℃，口服退热西药两日，体温增至38.7℃，全身酸痛，动则有汗，虚烦不眠，上肢酸痛兼有麻胀感。又治疗三日，发热持续，余往会诊。症见面色发黄兼青，口唇亦青，头额有汗，舌胖嫩，苔白腻，脉紧。系产后里虚兼湿，复受表邪侵袭，用竹叶汤治之：附子60g，党参20g，淡竹叶10g，葛根10g，防风6g，桔梗10g，桂枝10g，生甘草6g，生姜10g，大枣15g。1剂后体温降至 37.2℃，2 剂而热退汗止，唯身体酸困，疲乏无力，苔腻已减六、七，脉转沉迟。此乃表邪已解，营卫不和，用新加汤加味以调和营卫、益气化湿：太子参30g，桂枝10g，杭芍15g，白豆蔻仁6g，生姜10g，甘草6g，大枣15g，麦芽10g。服药 3 剂，身痛消失，体力增强，饮食正常，病遂痊愈。［戴慧芬.竹叶汤的临床应用及体会.国医论坛,1987,(4):32］

四、虚热烦呕——竹皮大丸案

【原文】妇人乳中虚，烦乱呕逆，安中益气，竹皮大丸主之。(10)

竹皮大丸方：

生竹茹二分　石膏二分　桂枝一分　甘草七分　白薇一分

上五味，末之，枣肉和丸弹子大，以饮服一丸，日三夜二服。有热者倍白薇，烦喘者加柏实一分。

【释义】本条论述产后虚热烦呕证治。妇人产后哺乳期，阴血不足，中气亦虚，虚而生内热，虚热内扰心神，则心烦意乱；热犯于胃则呕逆。治用竹皮大丸清热降逆、安中益气。安中益气系补法，即补中益气之意。方中甘草用量独重，且以枣肉和丸，旨在安中、补益脾胃之气；竹茹清虚热、止呕逆；石膏清热除烦；白薇善清阴分虚热；桂枝虽辛温，但用量极轻，少佐之以防清热药伤阳，更能助竹茹降逆止呕。若虚热甚，可重用白薇以清虚热；虚热烦喘，可加柏实宁心润肺。

【典型病案】华某，女，31 岁，1979 年 7 月 10 日就诊。产后三个月，哺乳。身热体温 38.5℃，已七八日，偶有寒栗状，头昏乏力，心烦喜躁，呕逆不已，但吐不出，舌质红苔薄，脉虚数。［何任.金匮方临床医案.中医学报,2012,27(5):559-560］

【辨治思路解析】

（1）病证辨析：患者产后三个月，哺乳期出现身热，病属产后发热，且偶有寒栗，可知当兼有表证，但表证不着，此外，患者兼见头昏乏力、心烦喜躁、呕逆不已、但吐不出、舌质红苔薄、脉虚数等症，可知为胃气不足、表邪入里、虚热扰胃之呕逆证，与本篇第 10 条所述大致相符，当辨为产后虚热烦呕。本证呕吐为虚性呕吐，当与实性呕吐相鉴别，实性呕吐起病多急，如外邪犯胃，必兼表证；饮食停滞，则呕吐脘胀厌食，嗳腐吞酸；肝气犯胃，则呕吐胀连胁肋；痰饮内阻，则呕吐清水痰涎。

（2）病因病机分析：患者产后气血亏虚，哺乳，乳汁去多，虚其中脏，脾胃之气不足，故头昏乏力；外感风热邪气乘虚而入，风热在表，且表证不着，故发热，偶有寒栗；风热入里扰胃、胃失和降，故呕逆不已；气血不足，阴虚内热，故心烦喜躁；胃中无积滞，故虽然呕逆不已，但吐不出；舌红苔薄、脉虚数亦为虚热之象。病机为虚热扰胃、胃失和降，兼有风热表证。

（3）治法与方药分析：病属虚热烦呕证；治宜清热降逆、安中益气；方用竹皮大丸加味。

淡竹茹9g，生石膏9g，川桂枝5g，白薇6g，生甘草12g，制半夏9g，红枣5 枚。2 剂，水煎服。

方中竹茹、石膏清热降逆、和胃止呕；白薇苦寒凉血清热；半夏化痰降逆止呕；桂枝、甘草辛甘化气，重用甘草，意在安中益气；枣肉补益中气，为丸缓调。

药后热除，寒栗解，烦乱平，呕逆止，热已去而胃安。

【讨论】为什么说竹皮大丸是"安中益气"之剂？

安中益气即补中益气之意，是针对产后本自阴血不足，加之哺乳，乳汁去多，中气益虚，因虚热内扰，胃失和降，而见心中烦乱、呕逆不安之症所设的一种治法。竹皮大方中竹茹、石膏清热、降逆止呕；白薇清虚热；桂枝平冲逆；重用甘草以甘药缓急；甘草、大枣安中益气，诸药合用，具有清热降逆、安中益气之功。

【参考医案】邵某，男，31 岁，2003 年 7 月 13 日就诊。结婚 4 年未育。自述性生活正常，手淫史 9 年。配偶检查无异常。某医院诊断为"精液不液化症",用中西药治疗罔效。平素自觉发热头晕,舌淡红、苔黄,脉滑数。此为过服温燥峻补之品,致精室蕴热、阻滞输精管、湿热下注所致。治以益气开阳泄浊、化瘀通络、清利湿热。方用竹皮大丸加味。处方:竹茹、丹参各20g,石膏30g,白薇15g,桂枝、鸡内金各10g,甘草5g,地龙12g。每天1剂,水煎分2次服。1个月后查精液示:精液量4ml,灰白色,pH7.8,30分钟内液化,精液密度80×10⁹/L,精子活动率0.80,畸形精子0.15,精子活力0.80,白细胞计数、精液黏度及精浆果糖脂皆为正常范围。自身循环抗精子抗体和精浆抗精子抗体及其妻循环抗精子抗体皆为阴性。自述无不适,舌淡红、苔白,脉平和。嘱以饮食调理,2个月后其妻B超示:已妊娠。[王鸿根,郭运翠,宋金明.竹皮大丸新用.新中医,2004,36(12):35]

五、热利伤阴——白头翁加甘草阿胶汤案

【原文】产后下利虚极,白头翁加甘草阿胶汤主之。(11)

白头翁加甘草阿胶汤方:

白头翁　甘草　阿胶各二两　秦皮　黄连　柏皮各三两

上六味,以水七升,煮取二升半,内胶令消尽,分温三服。

【释义】本条指出产后热利伤阴的证治。产后气血不足,又兼下利更伤其阴,故曰"虚极"。白头翁汤为治疗热利下重的主方。以方测症,当有发热腹痛、里急后重、下利脓血等湿热壅滞之症。证属虚实夹杂,故用白头翁汤清热止痢;加阿胶养血益阴;甘草补虚和中,并能缓解白头翁汤之苦寒。

【典型病案】阎某,女,24岁。病因夏月感受暑湿,至秋后娩时,恶漏太多,膜原伏暑又泄而痢。其症利下赤白,里急后重,日夜40余次,腹痛甚则发厥,口极苦而喜饮,按其胸腹灼手。脉息细数。本妇又每日厥十余次,症已棘手,严装待毙,僵卧如尸。余遂晓之曰:病势危矣,然诊右脉尚有神,或可挽救,姑仿张仲景经方以消息之。亟命脱去重棉,用湿布覆心部,干则易之。[何廉臣.重印全国名医验案类编.上海:上海科学技术出版社,1959]

【辨治思路解析】

(1)病证辨析:患者于产后出现泻痢腹痛、里急后重、痢下赤白,且该患者日夜40余次、腹痛甚则发厥、口苦喜饮、按其胸腹灼手、脉细数,当知其属热利伤阴重证,当诊断为产后痢疾。痢疾与泄泻虽均可见腹痛和排便次数的改变,但泄泻以排便次数增多、便质稀溏,甚至如水样为特征,且其腹痛多于肠鸣脘胀并见,便后即减;而痢疾则以腹痛、里急后重、痢下赤白脓血为特征,且其腹痛与里急后重同时出现,便后不减,故二者不难鉴别。

(2)病因病机分析:患者妊娠期于夏月感受暑湿,伤津耗气,虽当时正气尚可抗邪,却不足以驱邪外出,故暑湿之邪伏于膜原而未发,直至产后,气血骤虚,阴虚有热,伏暑与虚热相合,内热盛实,热迫湿盛,故导致湿热下痢,加之分娩之时正值秋后,阳气收敛,火气下降,下迫大肠,故而发病。正如《素问·生气通天论》所言:"夏伤于暑,秋为痎疟"。湿热之邪壅滞肠中,气机不畅,传导失常,故见腹痛、里急后重;湿热熏灼肠道,血络受伤,气血瘀滞,化为脓血,故下痢赤白;膜原伏暑,邪热久留,肝胆郁热,故口苦喜饮、按其胸腹灼手;加之产后阴虚有热,两热相并,热盛耗阴,血虚于下,阳郁于上,经脉不利,故腹痛厥逆;病属产后,气血大亏,又加下痢虚极,下痢日夜40余次,气血更伤,故脉息细数。其病机为产后气血已虚,又兼下利更伤阴。

(3)治法与方药分析:病属产后痢疾之热利伤阴重证;治宜清热凉血、燥湿止痢、益气养血;方用白头翁加甘草阿胶汤加减。

白头翁12g,北秦皮6g,炒黄柏6g,金银花18g,川黄连3g(盐炒),生炒杭芍各9g,益元散

9g，净阿胶 3g（烊冲），淡黄芩 6g，鲜荷叶一张。水煎服。

白头翁、北秦皮、炒黄柏、川黄连、黄芩清热燥湿、凉血解毒；金银花、鲜荷叶透热；生炒杭芍、益元散、阿胶益气养血、顾护正气。热去经脉通，则疼痛厥逆自止，下痢减缓。

医者嘱咐家属脱去重棉，即认为疾病的原因在于热盛耗阴、阴虚郁热、血虚经脉不利而厥逆，因此用"湿布覆心部，干则易之"，是帮助散内热的一种方法。

次日复诊，痛厥已除，痢亦轻减，遂以甘凉濡润，如鲜石斛、鲜生地黄、鲜藕肉、鲜莲子、甘蔗等，益气养阴、凉血生津，连服 5 剂，正气复，热已除，痢自止，幸收全功。

【讨论】

（1）白头翁加甘草阿胶汤证的辨证要点是什么？临床如何应用？

本方针对湿热下痢之热甚者，因此临床把握要点：急性热痢，症见腹痛腹泻、肛门灼热、里急后重。火热耗气，则邪热入里伤阴动血，故症状甚至出现血痢。本方凡属体虚、气血亏虚之下痢即可应用，不必拘泥于产后。

（2）本案产妇"每日厥十余次，症已棘手，严装待毙，僵卧如尸"与通脉四逆汤证在病机上有何区别？

"呕吐哕下利病脉证并治"篇关于下利身厥，第 45 条曰："下利清谷，里寒外热，汗出而厥者，通脉四逆汤主之"。其指出虚寒下利，是阴盛格阳、里寒外热所致。原文"里寒外热"者指出正气下竭，虚阳从汗出而外脱。因此治以回阳固脱，通脉四逆汤主之。其脉象必然微弱或虚浮，症见四肢厥逆，或昏厥。本证产妇虽然"每日厥十余次，僵卧如尸"，然而"脉息细数，细为阴虚，数则为热"、"诊右脉尚有神"，说明脾胃之气尚在。并且"按其胸腹灼手"，提示内热炽盛。虽然下痢赤白，使阴血虚于下，但是阳热郁于内，使经脉不利而厥。故与通脉四逆汤证"里寒外热"之厥逆在病理病证上完全不同。因此治法上，本证以清热解毒透热为主，辅帮助气养血，使热去郁解，正气复，经脉通利则厥逆止腹痛止而下利缓。

【参考医案】王某，女，49 岁，1993 年 4 月 26 日就诊。患者 2 年前因腹痛阵作，带下量多夹有血丝，经某院诊为"子宫颈癌"。因惧怕手术，遂予以放射治疗。2 个疗程后，诸症减轻。但半年后出现腹泻后重，时有便血，经某院诊断为"放疗后并发症"。经服药（具体不详）治疗，腹泻减轻，但仍有后重便血现象。服中药槐角丸治疗无效，改服补中益气汤治疗仍不效。现患者肛门灼热，大便稀，日 2～3 次，便时带血，色鲜红，量不多，后重脱肛，乏力嗜卧。察舌淡红、苔薄微腻，脉细滑无力。诊为余毒未尽、气虚下陷。予白头翁加甘草阿胶汤合三奇散，再加白及粉吞服，每日 1 剂，3 剂后诸症大减。续服 5 剂，病获痊愈。[朱树宽,王紫君.白头翁加甘草阿胶汤治疗宫颈癌放疗后并发症 25 例.浙江中医杂志,1996,(9):395]

【附方】《千金》三物黄芩汤：治妇人在草蓐，自发露得风，四肢苦烦热。头痛者与小柴胡汤；头不痛，但烦者，此汤主之。

黄芩一两 苦参二两 干地黄四两

上三味，以水八升，煮取二升，温服一升，多吐下虫。

《千金》内补当归建中汤：治妇人产后虚羸不足，腹中刺痛不止，吸吸少气，或苦少腹中急摩痛引腰背，不能食饮；产后一月，日得服四、五剂为善，令人强壮宜。

当归四两 桂枝三两 芍药六两 生姜三两 甘草二两 大枣十二枚

上六味，以水一斗，煮取三升，分温三服，一日令尽。若大虚，加饴糖六两，汤成内之，于火上暖令饴消。若去血过多，崩伤内衄不止，加地黄六两，阿胶二两，合八味，汤成内阿胶。若无当归，以芎穷代之。若无生姜，以干姜代之。

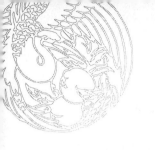

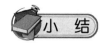

本篇重点论述了妇人产后常见病的证治，为后世对产后病证治规律的认识奠定了基础。

对于新产妇人，篇中提出"虚"，尤其是阴血损伤为其主要病理基础，在此阶段，若亡血伤津、气血不足，可致产后痉病、郁冒、大便难三大病证。三者虽然病情各异，其治疗都必须围绕顾护津液、养血复阴的总原则进行。

产后腹痛的证治有四：属血虚里寒者，以当归生姜羊肉汤养血散寒；属气血郁滞者，以枳实芍药散活血行气；属瘀血内结者，以下瘀血汤活血逐瘀；属瘀血与阳明实热相兼，阳明实热为急者，以大承气汤攻下阳明，兼下瘀血。

产后郁冒兼大便难，属血虚津伤、阴阳失调、胃失和降者，以小柴胡汤和利枢机；属胃家实大便秘结为主者，以大承气汤攻下实邪。产后中风属营卫不和者，以阳旦汤调和营卫；兼元阳虚衰者，以竹叶汤扶阳气、祛风邪。产后中虚内热，胃失和降，见烦乱呕逆者，以竹皮大丸清热降逆、安中益气。产后下痢属湿热内蕴，阴血不足者，以白头翁加甘草阿胶汤清热止痢、养血缓中。

以上诸证治体现了对妇人产后病既要照顾到产后多虚，又不可拘泥。根据产后多虚多瘀，易受邪袭之病理特点，在补虚的同时，结合临床证候，具体分析，或发汗，或攻下，或行瘀。

妇人杂病脉证并治第二十二

本篇论述妇人杂病的病因病机、病证及治法。全篇突出了"虚"、"积冷"、"结气"为妇人杂病的病因病机总纲；所论病证涉及月经病、带下病、梅核气、脏躁、热入血室及前阴诸疾；其治法和剂型亦较丰富，为后世妇科杂病的辨证施治奠定基础。

本篇精选妇人热入血室、梅核气、脏躁、月经病、带下病、腹痛、转胞、阴吹、阴疮等病证医案 23 则。

一、成因、证候与治则

【原文】妇人之病，因虚、积冷、结气，为诸经水断绝，至有历年，血寒积结，胞门寒伤，经络凝坚。

在上呕吐涎唾，久成肺痈，形体损分。在中盘结，绕脐寒疝；或两胁疼痛，与脏相连；或结热中，痛在关元，脉数无疮，肌若鱼鳞，时着男子，非止女身。在下未多，经候不匀，令阴掣痛，少腹恶寒；或引腰脊，下根气街，气冲急痛，膝胫疼烦。奄忽眩冒，状如厥癫；或有忧惨，悲伤多嗔，此皆带下，非有鬼神。

久则羸瘦，脉虚多寒；三十六病，千变万端；审脉阴阳，虚实紧弦；行其针药，治危得安；其虽同病，脉各异源；子当辨记，勿谓不然。（8）

【释义】本条为妇人杂病的辨治总纲，概论妇人杂病的病因病机、证候变化及其论治原则。

虚、积冷、结气为妇人杂病三个主要原因，可致以月经病为主的"诸经水断绝"之病，日久必然损耗气血，营卫不畅，气滞血凝，其所造成病变可涉及上、中、下三焦。

虚、积冷、结气若影响上、中、下三焦可引起多种疾病，并相互影响。上、中焦病证多肺、肝、脾受病，病变繁多且男女皆可见；虚、积冷、结气若影响下焦则多产生妇女经、带、情志诸病。

妇人杂病常见有三十六种，其变化多端，错综复杂，在辨证时，应详察脉之阴阳，以辨寒热虚实，审症求因予以针对性治疗；具体治法或施针灸或用汤药，以达转危为安的目的。其总的精神示人治疗杂病要掌握辨证论治的原则，凭脉辨证，脉症合参。

二、证治

（一）热入血室——小柴胡汤案

【原文】妇人中风，七八日续来寒热，发作有时，经水适断，此为热入血室，其血必结，故使如疟状，发作有时，小柴胡汤主之。方见呕吐中。（1）

妇人伤寒发热，经水适来，昼日明了，暮则谵语，如见鬼状者，此为热入血室，治之无犯胃气及上二焦，必自愈。（2）

妇人中风，发热恶寒，经水适来，得之七八日，热除脉迟，身凉和，胸胁满，如结胸状，谵语者，此为热入血室也，当刺期门，随其实而取之。（3）

阳明病，下血谵语者，此为热入血室，但头汗出，当刺期门，随其实而泻之，濈然汗出者愈。（4）

【释义】此4条皆论热入血室证治。热入血室多因经期前后外感邪气，正虚邪陷，结于血室；或阳明邪热炽盛，迫血妄行。其病因虽异，然邪热内陷血室病机则一。其证候多样，可见胸胁满如结胸状；或暮则谵语如见鬼状；或下血、经断诸症。治疗上以泻热为主，针药并用。或以小柴胡汤和利枢机、扶正达邪；或以针刺期门以泻实热、清瘀热。

【典型病案】赵某，女，30岁。主诉：发热1周，初起发热恶寒，继则往来寒热。体温在38～39℃，经水适来，血量不多，胸胁苦满，心中烦乱，睡卧难安，头晕头痛，入夜更甚。某院诊为"病毒性感冒"，经服抗生素及解表药治疗不愈。诊见：舌苔白厚根部淡黄，脉弦数。［聂惠民.临床验案4则.国医论坛,2005,20(6):13］

【辨治思路解析】

（1）病证辨析：本案初起发热恶寒，继之往来寒热，又适逢经期，并兼见胸胁苦满、心中烦乱、睡卧难安、头晕头痛、入夜更甚、舌苔白厚根部淡黄、脉弦数等症，与本篇第2条所述大致相同，当辨为热入血室。热入血室与阳明腑实均可见谵语，但前者以暮则谵语为特点，后者以食则谵语为特点。

（2）病因病机分析：患者初起病邪在表，故见发热恶寒；表邪内传，太阳证罢，邪入少阳，适逢经期，血室空虚，病邪乘虚内入与血相搏，结于血室而发本病。邪郁少阳，少阳枢机不利，故往来寒热、胸胁苦满；邪热郁于血室，故月经量少；郁结血分扰及心神，故心中烦乱、睡卧难安，入夜更甚；舌苔白厚根部淡黄、脉弦数均为表邪化热、枢机不利之征。证属表邪化热、扰于血室。

（3）治法与方药分析：治宜和解少阳，清热凉血；方用小柴胡汤加减。

柴胡10g，太子参12g，黄芩10g，法半夏10g，生甘草3g，生姜3片，丹皮10g，山栀子10g，赤芍、白芍各10g，生地黄10g。3剂，日1剂，水煎分3次温服。

方中小柴胡汤和解少阳为主；丹皮、栀子清热凉血，乃"丹栀柴胡汤"之意；更加养血、凉血、活血之芍药、生地黄，清解血室之热。

3剂服尽，热退病愈，追访3年，病未再发。

【讨论】热入血室证如何治疗？

热入血室证候多样，或经水适断，或经水适来；或表证已罢、邪热内陷；或阳明热盛迫血下行。病情虽不尽相同，然邪热内陷血室的病机则一，故治疗上无论针刺或用药，皆以和利枢机、扶正达邪、清透兼施为主，使邪热有出路，针刺期门或用小柴胡汤加减均是其具体应用。同时还应根据热入血室的不同表现、症情轻重，分别论治。血未结者可兼以清热凉血，加用生地黄、栀子、丹皮；血已结者予以清热行瘀，加用丹参、赤芍、桃仁等药。切不可单纯清热凉血或妄用破血之品，以免邪气内郁不能外达，或破血耗气伤正。

【参考医案】李某，女，21岁，1972年3月就诊。家人陪诊，见其神志失常，话语如狂，手足舞动，并有惊恐不安之象。家人云：3日前患外感，发热恶寒，体温达39.5℃，始有心烦意乱，如见鬼神，惶恐不安。当地医院诊为"精神失常"，服药罔效。近日更是病情加剧，口渴思饮。细问病史，知患者发热恶寒时，正值月经来潮，诊得六脉弦数，舌红苔黄。故此诊为热入血室，以小柴胡汤立方。组方：柴胡12g，半夏9g，黄芩10g，党参10g，生代赭石15g，灵磁石18g，当归15g，白芍15g，甘草3g，生姜3片，大枣3枚。2剂，水煎服。

3日后复诊，药后神志已定，睡眠好，惊恐之状已解，唯感头疼头晕，口渴喜冷饮，舌红苔黄，脉洪数。此乃热后伤阴，胃阴亏虚，邪热未退。以白虎汤投之。组方：生石膏20g，知母6g，玄参18g，丹皮10g，柴胡6g，当归12g，麦冬12g，甘草3g。水煎服。患者药后，复如常人，病已告愈。

［王金亮.中国平遥王氏妇科.太原:山西科学技术出版社,2012］

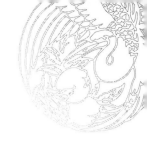

（二）梅核气——半夏厚朴汤案

【原文】 妇人咽中如有炙脔，半夏厚朴汤主之。（5）

半夏厚朴汤方：《千金》作胸满，心下坚，咽中帖帖，如有炙肉，吐之不出，吞之不下。

半夏一升　厚朴三两　茯苓四两　生姜五两　干苏叶二两

上五味，以水七升，煮取四升，分温四服，日三夜一服。

【释义】 本条论述气郁痰凝梅核气证治。咽中如有炙脔，即咽中阻塞如有异物感，但饮食吞咽无碍，也无疼痛，即后世所称"梅核气"。本病多因情志不遂、气机不畅、痰气交阻上逆于咽喉所致。半夏厚朴汤方中半夏、厚朴、生姜辛以散结，苦以降逆，茯苓下气化痰降逆；苏叶芳香宣气解郁；诸药合用，开结化痰，顺气降逆。

【典型病案】 张某，女，31岁。3个月前因情绪不舒，咽喉部有一物作阻，吞之不下，饮食如常，两便尚可，自己疑有食管癌，但经食管钡餐检查无癌肿发现，不口干，两胁亦不胀满，舌正常，两脉弦滑。[刘俊士.古妙方验案精选.北京:人民军医出版杜,1992]

【辨治思路解析】

（1）病证辨析：患者以咽中梗阻、吞之不下为主症，乃典型之"梅核气"，属郁证范畴。本病与虚火喉痹均有咽部异物感，但虚火喉痹兼有咽干、咽痒、灼热等症，多因感冒、长期饮酒及嗜食辛辣食物而引发，咽部症状与情绪无关，但过度辛劳或感受外邪则易加剧，二者有别。

（2）病因病机分析：患者有明显的情志不舒病史，致气郁痰凝、上逆于咽喉发为本病。痰气交阻咽喉，故自觉咽中梗阻、若有异物感、吞之不下、但与饮食无碍；脉弦滑为气郁痰阻之脉。其病机为情志不遂、气郁生痰、痰气交阻。

（3）治法与方药分析：病属梅核气之气郁痰阻证；治宜解郁化痰、顺气降逆；方用半夏厚朴汤加减。

苏梗9g，法半夏9g，茯苓15g，厚朴9g，川楝子12g，生姜3片。3剂，水煎服。

方中半夏、生姜、厚朴辛以散结、苦以降逆；茯苓佐半夏下气涤痰降逆；苏梗芳香入肺，以宣其气；配川楝子疏肝解郁。

服药3剂后，症状大减，继服原方3剂，以巩固疗效。

【讨论】

（1）梅核气的辨证要点是什么？

本病以咽中如有物梗塞、咯之不出、吞之不下、但饮食吞咽无碍为主症，可兼情志抑郁、心烦易怒、失眠、胸闷、善太息。因妇人多积冷结气，易患此疾，然男子亦兼而有之，皆由气郁痰阻，结于咽喉所致。

（2）半夏厚朴汤的适应证及现代应用如何？

半夏厚朴汤由半夏、厚朴、茯苓、紫苏、生姜等药组成，具有行气解郁、降逆化痰之功，仲景用本方治疗气郁痰凝之"妇人咽中如有炙脔"的病证。临床上梅核气患者常伴有情志抑郁、胸闷叹息等肝郁气滞证，故多以本方酌加疏肝理气之香附、陈皮、郁金，或伍以瓜蒌仁、杏仁等化痰药，有助于提高疗效。方中药性偏温，对痰气互结而无热者较为适宜。半夏厚朴汤除治疗梅核气外，还可用于治疗因痰凝气滞而致的精神病、咳喘、食管炎、更年期综合征、小儿厌食症等病。

【参考医案】

赵某，男，48岁。日前气候突变，出海捕鱼归来即觉畏冷发热，头痛体楚，自服红霉素、索米痛片，症状似有减轻，昨起咽痒阵咳，气闷胸满，痰多色白，纳谷不香，苔白腻，脉浮紧，胸透见两侧肺纹理增粗，西医诊为"急性支气管炎"。中医辨证，拟为风寒袭肺、痰湿内生，治宜宣肺散寒、止咳化痰。法半夏9g，厚朴9g，苏叶9g，茯苓12g，生姜15g，橘红6g，甘草3g。服2剂，咳止痰少，头痛若失，仅觉胸闷气满，按原方，苏叶易为苏梗6g，再服2剂告安。[庄奕周.半夏厚朴汤的临床应用.福建中医药,1987,(4):43]

（三）脏躁——甘麦大枣汤案

【原文】妇人脏躁，喜悲伤欲哭，象如神灵所作，数欠伸，甘麦大枣汤主之。（6）

甘草小麦大枣汤方：

甘草三两　小麦一升　大枣十枚

上三味，以水六升，煮取三升，温分三服。亦补脾气。

【释义】本条论述脏躁的证治。脏躁主要表现为情绪失控，以哭笑、喜怒无常，语言不能自主，频作伸欠，神疲乏力等为主症，由于发作无常，故曰"象如神灵所作"。甘麦大枣汤方中小麦养心安神，甘草、大枣甘润补中，能补益心脾，功兼两脏。以方测症，本病脏阴不足，虚热内扰是其病机关键。

【典型病案】宋某，女，31岁，1992年5月22日就诊。自述因参加招聘干部考试因故未被录取，遂致精神苦闷，心中郁愤不平，以致彻夜不眠、感伤哭泣、胸胁胀痛、脘痞纳呆。有时神情恍惚，时欲叹息，甚则喜怒失于理智。经西医药治疗收效甚微。舌淡苔薄白，脉弦细。[俞承烈.赵炳恒应用甘麦大枣汤的经验.浙江中医学报,1994,(3):30]

【辨治思路解析】

（1）病证辨析：患者以精神苦闷、感伤哭泣、失眠、神情恍惚等为主症，与本篇第6条所述相符，并兼见胸胁痞胀、脘痞纳呆、时欲叹息、甚则喜怒失于理智、舌淡苔薄白、脉弦细等症，故当辨为脏躁之肝郁气滞，心脾两虚证。脏躁与梅核气均可见精神抑郁、胸闷叹息、失眠等神志症状，但前者以情绪波动不宁、喜悲伤欲哭为主；后者则以咽中如有物梗突出，二者当注意鉴别。

（2）病因病机分析：患者情志不遂，抑郁伤神，心神无主，神失所藏，故见烦闷失眠、感伤哭泣、神情恍惚失常等一系列精神病变；肝气郁结，木不疏土，故胸胁胀痛、脘痞纳呆；思虑过多，耗伤心气，心脾两虚，故舌淡、脉弦细。本证始于肝而伤及心脾，其病机为忧郁伤神、肝气郁结、心脾两虚。

（3）治法与方药分析：病属脏躁之肝气郁结、心脾两虚证；治宜补益心脾、疏肝解郁、宁心安神；方用甘麦大枣汤加味。

甘草10g，淮小麦30g，大枣20g，柴胡、玫瑰花、青皮、陈皮各6g，合欢皮20g，朱砂1g，琥珀末3g（吞服）。5剂，水煎服。

方中小麦养心安神，甘草、大枣甘润补中缓急，三药性平而味甘，以养心补脾缓肝之急、甘润以滋脾精，促使脾精充沛而灌注四旁，使郁火熄、脏不躁而心神有所主。故有治脏躁运用甘润之品，概因甘润之品能"滋脏气而止其燥也"，此《黄帝内经》所谓"心病者宜食麦"、"损其肝者缓其中"之法则也；加柴胡、玫瑰花、青皮、陈皮疏肝解郁、理气和胃；合欢皮解郁安神；琥珀、朱砂镇惊安神。

6月5日二诊：药后诸症得除。眠安神清，舌质淡、苔薄腻，脉弦细。说明肝气得疏，心神得安。原方续服7剂。

6月12日三诊：尚诉头晕乏力、有时胁下隐隐胀痛、苔薄舌淡脉弦细。拟四逆散合佛手片、香橼皮、玫瑰花、白蒺藜、钩藤各10g，疏肝理脾，7剂。四个月来随访一切正常。

【讨论】

（1）脏躁、梅核气、百合病如何鉴别？

三者均可表现为精神抑郁等情志症状，但脏躁以情志不宁为主，兼心脾两虚证候，治以补益心脾为主的甘润之品，方选甘麦大枣汤加减；梅核气以咽中如有物梗为主，兼痰阻气郁诸症，治宜解郁化痰、顺气降逆，方用半夏厚朴汤加减；百合病以心神不安及饮食行为失调为主症，兼阴虚内热之口苦、尿赤、脉微数，治宜养心润肺、滋阴清热，方选百合地黄汤加味。

（2）甘麦大枣汤临床如何应用？

本方广泛用于治疗神经精神疾患，如癔症、精神分裂症、神经衰弱、围绝经综合征、癫痫等病；还可治疗小儿盗汗、夜啼、厌食等多种儿科疾病。本方用量用法，医家或用大剂，或用小剂，多为水煎饮药汁。如果用小量效果不好，可加大剂量，尤其小麦用量宜大。用原方效果不好可适当加味，临床上常与百合地黄汤、酸枣仁汤、半夏厚朴汤、温胆汤联合应用，亦可酌加养血、安神、解郁之药，以增强疗效。

【参考医案】王某，女，35岁，1979年3月10日就诊。患者于18岁结婚，生育二胎，因在24岁分娩第二胎时出血过多，自此月经一直未潮11年，伴有头晕目眩，胃中嘈杂，神疲肢倦，腰膝酸软，两颧发赤，心悸，夜卧多梦，善太息，舌质淡红，苔薄黄，脉弦细。病由产后失血过多，血虚无以灌注冲任，心火亢盛，脾阴不足，拟甘润滋补以益心脾之法。处方：甘草10g，小麦30g，红枣15枚，每日1剂，嘱服半个月。3月17日二诊：服上方10剂后，月经来潮，腰腹略有胀痛，经色正常，四天月经干净，诸症渐向愈。按前方续服一个月，随访两年月经按期来潮，于1982年5月生1男孩。[王国璠.甘麦大枣汤治经闭二则.新中医,1984,(4):22]

（四）月经病

1.冲任虚寒夹瘀——温经汤案

【原文】问曰：妇人年五十所，病下利数十日不止，暮即发热，少腹里急，腹满，手掌烦热，唇口干燥，何也？师曰：此病属带下。何以故？曾经半产，瘀血在少腹不去。何以知之？其证唇口干燥，故知之。当以温经汤主之。（9）

温经汤方：

吴茱萸三两　当归二两　芎䓖二两　芍药二两　人参二两　桂枝二两　阿胶二两　生姜二两
牡丹皮（去心）二两　甘草二两　半夏半升　麦门冬一升（去心）

上十二味，以水一斗，煮取三升，分温三服。亦主妇人少腹寒，久不受胎；兼取崩中去血，或月水来过多，及至期不来。

【释义】本条论述妇人冲任虚寒夹有瘀血之崩漏证治。妇人年五十所，经水当止。若下血数十日不止，属崩漏。崩漏证有虚实，结合年龄及半产史，证属冲任虚寒夹瘀。冲任虚损，瘀血内留，故见下血，伴少腹里急、腹满、或刺痛、拒按等症；阴血虚则不能济阳，故暮即发热、手掌烦热；瘀血内阻则唇口干燥。治用温经汤温养血脉，方中吴茱萸、生姜、桂枝温经散寒、通利血脉；阿胶、川芎、当归、芍药、丹皮养血和血行瘀；人参、甘草益气补虚；半夏、麦冬润燥相合。全方集温、润、养、散药物于一炉，温经养血而不留瘀，活血散寒而不伤正，故为妇科调经的祖方。亦可主治妇人少腹寒、久不受孕属冲任虚寒者。

【典型病案】周某，女，51岁，1960年5月7日就诊。患者已停经3年，于半年前偶见漏下，未予治疗，1个月后，病情加重，经水淋漓不断，经色浅，夹有血块，时见少腹冷痛。唐山市某医院诊为"功能性子宫出血"，经注射止血针，服用止血药，虽止血数日，但少腹胀满时痛，且停药后复漏下不止。又服中药数十剂，亦罔效。身体日渐消瘦，遂来京诊治。诊见面色㿠白，五心烦热，午后潮热，口干咽燥，大便秘结。七年前曾小产一次，舌质淡红，苔薄白，脉细涩。[王明五,岳沛芬.岳美中验案选录.北京中医,1985,(1):7]

【辨治思路解析】

（1）病证辨析：该患者年届五十，以经水淋漓不断为主症，当属月经病之崩漏无疑。其症见下血色浅、夹有血块，兼五心烦热、午后潮热、口干咽燥、少腹胀满冷痛等症，且有小产史，与本篇第9条所述症状相类，当辨为冲任虚寒夹瘀漏下证。

（2）病因病机分析：患者年届五十，冲任亏虚，经水当止；既往小产史易致瘀血内停。冲任虚损兼瘀，故经断三年复漏下不止，且经色浅、夹有血块；下血不止，血亏阴虚液耗则面色㿠白、五心烦热、大便秘结；冲任虚寒，不能温养胞宫，故少腹冷痛时作；瘀血内停，阴津不能上承，故口干咽燥；舌质淡红、苔薄白、脉细涩亦为冲任虚寒兼有瘀血之象。证属冲任虚损、瘀血内留。

（3）治法与方药分析：冲任虚寒夹有瘀血之证，治宜温经散寒、养血行瘀；方用温经汤。

吴茱萸9g，当归9g，川芎6g，白芍12g，党参9g，桂枝6g，阿胶9g（烊化），生姜、丹皮、炙甘草、半夏各6g，麦冬9g。7剂，水煎服。

方中吴茱萸、生姜、桂枝温经散寒；白芍、当归、阿胶养血活血；川芎、丹皮活血祛瘀；人参、甘草益气补虚和中；麦冬、半夏养阴润燥降逆。诸药合用，使经寒者得温，气血虚者得补，瘀者得行，则新血自生。全方温经散寒而不留瘀，活血化瘀而不伤正。

二诊：漏下及午后潮热减轻，继服上方，20剂。

三诊：漏下忽见加重，夹有黑紫血块，血色深浅不一，腹满痛时轻时重，脉沉缓，此虽下血加剧，但五心烦热、口干咽燥等症大减，脉象由细涩转为沉缓，系服药之后，体质增强，正气渐充而血行顺畅之故，为正气驱邪外出之佳兆。若此瘀血不去，则新血不生。继服原方11剂，隔日1剂。调治两月余，下血、腹胀痛诸症悉除而痊愈。

【讨论】

（1）既有瘀血内停，为何不用破血逐瘀方而用温经汤？

因破血逐瘀方多用于瘀血不去之实证，温经汤证属冲任虚寒为本、瘀血内停为标之虚中夹实证，若单用破血逐瘀方治疗，更伤阴血，则病不愈。温经汤温养气血，兼以消瘀，集温、润、养、散药物于一炉，配伍全面，使温经养血不留瘀、活血散寒不伤正。

（2）温经汤现代如何应用？

本方是妇科调经的祖方，阴阳兼顾，既能温经散寒，又能滋养阴血，使寒者温而燥者润，瘀血行而下者断，经少能通，经多能止，子宫虚寒者能受孕。临床上温经汤常用于瘀血内阻，冲任气血不足的月经不调、痛经、赤白带下、崩漏、胎动不安、不孕等病证。也可用于男子精寒、精少、精子活动率差所致的不育症，以及睾丸冷痛、疝气等，亦可适当加用益气养血补肝肾之品。

【参考医案】李某，女，26岁。婚后三年未孕，妇幼保健院诊为"幼稚子宫"。患者19岁月经初潮，一直后错，久者半年行经一次，量少，色淡红，身材矮小，精神尚好，舌苔薄白，脉沉细尺弱。《黄帝内经》云："二七而天癸至，任脉通，太冲脉盛，月事以时下，故有子"。患者19岁月事方兴，且量少色淡，显属肾气不足，不能化生精血。血少，则胞宫失养，故胞宫小；精血虚，故月事迟迟不来。治以补先天、暖冲任、润养胞宫，以温经汤加减治之。处方：当归30g，炒白芍5g，川芎6g，党参30g，肉桂6g，巴戟天12g，阿胶15g，干姜6g，丹皮5g，甘草12g，紫河车2g（冲服）。调治半年，生一女婴。[张庆云.温经汤在临床上的应用.河南中医,1985,(6):22]

2. 冲任虚寒——胶姜汤案

【原文】妇人陷经，漏下黑不解，胶姜汤主之。臣亿等校诸本无胶姜汤方，想是前妊娠中胶艾汤。（12）

【释义】本条论述妇人陷经的证治。陷经者，经气下陷、气虚不摄为其病机；"漏下黑不解"是其主症；胶姜汤为其主治之方，本方温经散寒、固冲养血止血。胶姜汤药物组成不详，后世多数医家认为系胶艾汤加干姜，林亿等认为恐是胶姜汤。

【典型病案】尹某，女，41岁，1978年3月17日就诊。4年前因难产作剖宫产术，并切除阑尾。此后每次行经淋漓不净，延至12～16天，色紫黑夹有血块，带下量多，经来腰痛如折，不能转侧。平时疲乏无力，记忆力减退，稍久坐则下肢发麻。诊见面色晦滞，形体肥胖，舌质暗红，舌面花剥如地图，舌下有瘀点数个，脉沉弦。[张宏伟,刘东霞.张学文中医世家经验辑要.西安:陕西科学技术出版社,2004]

【辨治思路解析】

（1）病证辨析：此案患者每次行经淋漓不净、色紫黑，且兼有带下量多、经行腰痛、疲乏无力、记忆力减退、久坐下肢发麻等症，当辨为冲任虚寒、气血不足之漏下证。

（2）病因病机分析：该患者术后，气血大伤，冲任亏耗，血不归经，故每次经潮皆见漏下淋漓不止；离经之血留着为瘀，故下血色紫暗夹有血块，舌质暗红、舌下有瘀点；冲任虚寒，故经行腰痛；长期下血不止，耗伤阴血，故见舌面花剥如地图；病久气随血耗，气血亏损，颜面、脑髓、筋脉失养，故面色晦滞、疲乏无力、记忆力减退、久坐则下肢发麻；舌质暗红、舌下有瘀点，脉沉弦等症亦为冲任虚寒、气虚血瘀之象。证属冲任虚寒、经气下陷，不能摄血，血脉瘀阻。

（3）治法与方药分析：病属冲任虚寒、气血不足之漏下证；治宜温经扶阳、养血活血；方用胶姜汤加味。

阿胶9g，艾叶、干姜各6g，生地黄、当归、川芎、赤芍各9g，炒杜仲、桑寄生各15g，菟丝子30g，山茱萸9g，仙鹤草、焦山楂各15g。6剂，水煎服。

方中阿胶养血止血；干姜、艾叶、仙鹤草温经收涩止血；当归、生地黄、川芎、赤芍养血活血；桑寄生、杜仲、菟丝子、山茱萸益肾调补冲任。全方共奏益肾固冲、养血活血之功。

二诊：服上方第4剂时月经适来，瘀块明显减少，色暗红，量不甚多，腰痛减轻，继服2剂腰痛止。此次经期仅历时9天，脉同前，舌转正常，舌下瘀点已减少。说明药已中病，效不更方。然病久气随血耗，仍用上方加丹参15g，白术9g，炙甘草6g，以健脾益肾、化瘀调经。尔后继服调理固本之剂，服10剂，随访未再复发。

【讨论】

（1）胶姜汤的药物组成及现代应用如何？

胶姜汤由于原方已佚，故药物组成不详，后世多数医家认为胶艾汤加干姜较为可取。胶姜汤临床多用治月经不调、崩漏病机属冲任虚寒、不能摄血者。若症见神疲乏力，属中气虚者，可加人参、黄芪、白术补气摄血；若伴少腹冷而隐痛者，可加杜仲、鹿角霜等。

（2）胶姜汤证与温经汤证有何异同？

胶姜汤证与温经汤证在病机、症候上均有相似之处，当注意鉴别。前者经水淋漓不断，色紫暗，并兼气血不足证候，证属冲任虚寒、以虚为主，治以温经养血调补冲任、补虚为主；后者崩漏不止，或月经后期、量少甚或闭经，经期腹痛，少腹里急，腹满或疼痛拒按，并见唇口干燥、暮即发热等瘀血症，证属冲任虚寒、瘀血内停、虚实夹杂，治宜温经散寒、养血行瘀。

【参考医案】道光四年，闽都阃府宋公，其三媳妇产后三月余，夜半腹痛发热，经血暴下鲜红，次下黑块，继有血水，崩下不止，约有三四盆许，不省人事，牙关紧闭，挽余诊之，时将五鼓矣。其脉似有似无，身冷面青，气微肢厥。予曰：血脱当益阳气，用四逆汤加赤石脂一两，煎汤灌之，不差。又用阿胶、艾叶各四钱，干姜、附子各三钱，亦不差。沉思良久，方悟前方用干姜守而不走，不能导血归经也，乃用生姜一两，阿胶五钱，大枣四枚，服半时许，腹中微响，四肢头面有微汗，身渐温，须臾苏醒。自道身中疼痛，余令先与米汤一杯，又进前方，血崩立止，脉复厥回。大约胶姜汤，即生姜、阿胶二味也。盖阿胶养血平肝，去瘀生新；生姜散寒升气，亦陷者举之，郁者散之，伤者补之育之之意也。[陈修园.金匮方歌括.上海:上海科学技术出版社,1963]

3. 瘀血内阻——土瓜根散

【原文】带下经水不利，少腹满痛，经一月再见者，土瓜根散主之。(10)

土瓜根散方：阴㿉肿亦主之。

土瓜根　芍药　桂枝䗪虫各三分

上四味，杵为散，酒服方寸匕，日三服。

【释义】本条论述瘀血内阻致经水不利的证治。妇人经行不畅证有虚实，若兼见腹部既满且痛，多为气滞血瘀；月经一个月二至，虚实皆可见。以土瓜根散方测知，当属瘀血内阻之病机，可伴有少腹按痛、月经量少、色紫有块、舌紫暗。脉涩等脉证。方中土瓜根苦寒清热、行瘀通经；芍药和营止痛；桂枝温经行血，䗪虫破血行气通瘀，加酒以行药势，全方行气攻瘀以调经。

【典型病案】魏某，女，26岁，1999年4月23日就诊。自月经初潮至今，月经量少而疼痛，几经治疗，从未改善。今经朋友介绍，前来诊治。刻诊：月经点滴量少色暗有血块，少小腹疼痛，瘀血得下则疼痛缓解，月经持续时间2～3天，手足不温，心烦，头汗出，舌略红，苔薄略黄，脉沉。[王付.仲景方临床应用指导.北京:人民卫生出版社,2001]

【辨治思路解析】

(1)病证辨析：患者主要表现为月经点滴量少色暗有血块、下腹疼痛、血块得下则疼痛缓解，与本篇第10条所述"经水不利"病证相似。此外，该患者兼见心烦、头汗出、舌略红、苔薄略黄，故当辨为瘀血内阻，兼化热证。经水不利常见于气滞血瘀或血虚，属气滞血瘀者，经行量少、色暗红或紫黑有血块、少腹胀痛或刺痛；因血虚者，经行量少色暗淡质稀，并见气血不足之证，当注意鉴别。

(2)病因病机分析：患者瘀血阻于胞宫，故经行量少色暗有血块、小腹痛；瘀血阻络，阳气被郁，故手足不温、脉沉；瘀滞化热，故心烦，头汗出，舌略红、苔薄略黄。证属瘀血内阻化热、阳气被郁。

(3)治法与方药分析：病属经水不利之化热，阳气被郁证；治宜活血化瘀通经；方用土瓜根散加味。

土瓜根9g，白芍12g，桂枝12g，䗪虫、水蛭、虻虫、丹皮各10g，桃仁9g，当归12g。6剂，每日1剂，水煎二次合并分三服。并嘱其在下次月经来前1周诊治。

方中土瓜根（即王瓜根）、䗪虫破血祛瘀；桂枝温通血脉；芍药和营止痛。由于患者病史较长，土瓜根散力显不足，故加桃仁、水蛭、虻虫以增破血通瘀，丹皮凉血化瘀，当归养血活血使攻瘀不耗血，不用酒、散剂而改用汤剂更为安全。

二诊：月经量较原来增多，说明药已中病，基本按前方治疗，连续5个月，每月6剂。小腹不再疼痛，月经量正常，其他病证也随之解除。随访一年，经期无不适。

【讨论】

(1)土瓜根散证的辨证要点是什么？与温经汤证如何鉴别？

土瓜根散证以月经行而不畅或一个月两潮、月经量少、色紫有块、少腹满痛拒按或按之有硬块、舌质紫暗、脉涩为辨证要点。本证与温经汤证均可见经行量少不畅、少腹满痛拒按等症，但本证属瘀血内阻之实证，治当活血祛瘀以调经；温经汤证属冲任虚寒瘀血内停之虚实夹杂证，其症或可见崩漏不止、月经后期、久不受孕，治宜温经散寒、养血行瘀、标本兼治。

（2）土瓜根散治疗哪些疾病？如何运用？

本方适用于瘀血内阻的月经不调，经少不畅能通，一个月两潮可调，瘀去则月经亦恢复正常。方中土瓜根，目前临床很少用，常用丹参、桃仁、瓜蒌等代之。临床上常用于治疗中枢性痛经、闭经、月经不调、输卵管不全梗塞、附件炎、盆腔炎等病证而见瘀血所致病机者。

【参考医案】治某，女，54岁。症见每日几乎都有少量的经血，妇科诊断为"更年期月经过多症"。腹满便秘，舌下静脉郁滞，苔白，脉见左关浮，两尺沉取有力。两腹直肌拘挛，左脐及小指肚有红斑，手掌干燥，但血常规、尿常规等检查无异常。治疗方法是每日早晚各服土瓜根蜜丸20粒，连续服用14天后，便秘缓解，大便一日一行，腹胀未作，经血停止。[魏振装.土瓜根散的临床应用.国外医学:中医中药分册.1986,8(2):52]

4. 瘀结成实——抵当汤案

【原文】妇人经水不利下，抵当汤主之。亦治男子膀胱满急，有瘀血者。（14）

抵当汤方：

水蛭三十个（熬）　虻虫三十枚（熬，去翅足）　桃仁二十个（去皮尖）　大黄三两（酒浸）

上四味，为末，以水五升，煮取三升，去滓，温服一升。

【释义】本条论述经水不利属瘀结成实的证治。原文述证简略，"经水不利下"为其辨证重心。方测病机，证属瘀血内结成实。以方测症，当兼有少腹硬满疼痛拒按、或腹不满而患者言其满、大便色黑、脉象沉涩等症。抵当汤以水蛭、虻虫破血攻瘀，大黄、桃仁活血祛瘀、瘀血得下月经自可通行。

【典型病案】余尝诊一周姓少女，住小南门，年约十八九，经事三个月未行，面色萎黄，少腹微胀，证似干血劳初起，因嘱其吞服大黄䗪虫丸，每服三钱，日三次，尽月可愈。自是之后，遂不复来，意其差矣。越三个月，忽一中年妇人扶一女子来请医。顾视此女，面颊以下几瘦不成人，背驼腹胀，两手自按，呻吟不绝。余怪而问之：病已至此，何不早治？妇泣而告曰："此吾女也，三个月之前，曾就诊于先生，先生令服丸药，今腹胀加，四肢日削，背骨突出，经仍不行，故再求诊！"余闻而骇然，深悔前药之误。然病已奄奄，尤不能一尽心力。第察其情状，皮骨仅存，少腹胀硬，重按痛益甚。此瘀积内结，不攻其瘀，病焉能除？又虑其元气已伤，恐不胜攻，思先补之。然补能恋邪，尤为不可。[曹颖甫.经方实验录.上海:上海科学技术出版社,1984]

【辨治思路解析】

（1）病证辨析：患者年约十八九，经事三个月未行，属闭经。该患兼见少腹胀硬、疼痛拒按、四肢消瘦、背骨突出、腹满、大便色黑易解、小便自利、脉象沉涩等症，当属瘀血内结成实之闭经，乃瘀血重证。妇人经闭，一般分血枯与血瘀。前者多见久病、大病之后，常见气血不足之象而无少腹胀满硬痛；后者常见少腹胀痛或刺痛或按之有硬块，瘀血征明显。

（2）病因病机分析：患者停经三个月，初起医辨为干血劳，先以大黄䗪虫丸攻之，然月经仍未行而正气已伤。瘀血内结成实，故经事半年未行、少腹胀硬疼痛、重按痛甚、大便色黑；瘀血内停，营卫受阻，外不能濡养肌肉形体，复因久服大黄䗪虫丸伤正，故形体消瘦羸弱。病属瘀血内结、因实致虚、虚实错杂。

（3）治法与方药分析：瘀血内结成实之闭经，治宜攻瘀破血通经；方用抵当汤。

虻虫一钱，水蛭一钱，大黄五钱，桃仁五十粒。水煎服。

方中水蛭、虻虫攻瘀破血消癥；桃仁活血化瘀；大黄泻热导瘀。四味组方，为攻逐瘀血之峻剂，使瘀血去而新血生，则其经自行。

二诊：次日母女复来，患者下黑血甚多，胀减痛平，脉虚甚，说明药已中的，然患者病程甚久，气血太虚，不宜再下，且瘀血已去，新血将生，故用益气养血扶正为主，兼以活血行气之品善其后，以生地黄、黄芪、当归、潞党参、川芎、白芍、陈皮、茺蔚子，活血行气、导其瘀积。

1剂之后未见再诊。6年后于途中偶遇该患者，方知其生子已四五年。

【讨论】

（1）抵当汤证的辨证要点是什么？与土瓜根散证如何鉴别？

本证以闭经、少腹硬满疼痛拒按、或按之有硬块、或腹不满而患者自诉腹满、大便色黑易解、唇舌紫暗、脉象沉涩为辨证要点。本证当与土瓜根散证相鉴别，二者病机均属瘀血内结，均有少腹满痛拒按或按之有硬块，以及瘀血舌脉。然土瓜根散证经行不畅或月经一个月两潮，为瘀血内结之初；本证经水闭阻不通，为瘀血内结之重证。故前者以土瓜根散活血行瘀调经，后者以抵当汤攻瘀破血通经。

（2）抵当汤临床如何应用？

本方适用于瘀血内结、形气俱实的闭经，应用时还当具有某些蓄血的见证。临床上还可用于治疗子宫肌瘤、急性盆腔炎、急性附件炎、胎盘滞留、急性尿潴留、前列腺肥大、偏头痛、静脉血栓形成、顽固性痛经、精神分裂症等属瘀血内结较重者。本方为破血逐瘀峻剂，应用时既要掌握中病即止，又要掌握"不下，更服"。对于年老、体弱、孕妇有瘀血者慎用，若非用不可，要做到"衰其大半而止"，否则易致他变。

（3）《金匮要略》活血化瘀方的组成有何特点？

《金匮要略》活血化瘀方的组成，根据瘀血的病势轻重、病程长短而各有不同。属血行郁滞者，治以和血，常以当归、芍药、川芎等组方；若瘀血既成，则治以行瘀，多以桃仁、丹皮相伍组方；若瘀结成积，则治以破逐，多以大黄、桃仁与虫类药合用组方；若瘀久成劳，则峻逐瘀血，兼以扶正，治当小量久服或以丸剂缓消取效。

【参考医案】常熟鹿苑钱钦伯之妻，经停9个月，腹中有块攻痛，自知非孕。医予三棱、莪术多剂，未应。当延陈葆厚先生诊。先生曰：三棱、莪术仅能治血结之初起者，及其已结，则力不胜矣。吾有药能治之。顾药有反响，受者幸勿骂我也。主人诺。当予抵当丸三钱，开水送下。入夜，患者在床上反复爬行，腹痛不堪，果大骂医者不已。天将旦，随大便，下污物甚多。其色黄白红夹杂不一，痛乃大除。次日复诊，陈先生诘曰：昨夜骂我否？主人不能隐，具以情告。乃予加味四物汤，调理而瘥。[曹颖甫.经方实验录.上海：上海科学技术出版社,1984]

5. 水血并结血室——大黄甘遂汤案

【原文】妇人少腹满如敦状，小便微难而不渴，生后者，此为水与血俱结在血室也，大黄甘遂汤主之。（13）

大黄甘遂汤方：

大黄四两　甘遂二两　阿胶二两

上三味，以水三升，煮取一升，顿服之，其血当下。

【释义】本条论述妇人水血并结血室的证治。根据"少腹满如敦状"、小便微难口不渴，结合大黄甘遂汤方证并析，可知证属水血结于血室，治当破血逐水、水血兼攻。方中大黄攻瘀，甘遂逐水，阿胶滋阴养血以扶正。三药合用使水邪瘀热下泄，则少腹满如敦状可解。

【典型病案】谭某，三旬孀妇也。子女绕膝，日忙于生计，操劳过度，悒悒于心，以致气血内耗，身体渐羸，月经不行，行动则喘促，数月与兹，随其叔姊来治。口干不渴，大便燥结，两三日一行，小便黄短，少腹不仅肿胀，有时作痛，虽闭经已久，尚无块状，切脉细数而涩。[赵守真.治验回忆录.北京：人民卫生出版社,1962]

【辨治思路解析】

（1）病证辨析：本案患者闭经在先，而后小便不利、少腹肿胀时痛，与本篇第13条所述相似，当辨为水血并结血室证。若仅有少腹胀满而无闭经，或少腹胀满而无小便不利，不属本证。此外，对于闭经又有肿胀小便不利者，当注意其闭经与肿胀的先后，若先肿胀而后闭经，病在水分；先闭经而后肿胀，病在血分。

（2）病因病机分析：患者思虑伤脾，忧郁伤肝，脾伤则运化失常，水湿不运，肝伤则气滞血瘀，加之操劳过度，以致气血内耗，且经闭不行亦可影响水津输布而痰滞饮留水停，致水血互结于血室，月经不行，发为本病。水血互结，阻滞气机，气不布津，故口干不渴；水血瘀阻日久，化热伤阴，故大便燥结、小便黄短；气血内耗，故身体渐羸、行动则喘促；脉细数而涩亦为水血互结，化热伤阴之象。

（3）治法与方药分析：水血互结血室之证，治宜逐瘀行水；方用大黄甘遂汤与桂苓丸合剂。

大黄、阿胶各9g，甘遂1.5g（另冲），桂枝、丹皮各6g，茯苓12g，桃仁9g，丹参15g。

方中大黄、桃仁破瘀攻瘀；甘遂逐水；丹参、丹皮活血行瘀；茯苓、桂枝化气利水；阿胶养血扶正，使邪去而正不伤。

二诊：服后下血水甚多，杂有血块。说明水始去，瘀渐除。又服3剂。

三诊：下血水多血块少，少腹胀减，已不肿，诸症消失。说明水血之内邪得减，气机得畅。改用归芍异功散调理，经行、痛解。又进归脾汤善后，遂得康复。

【讨论】

（1）水血互结血室证的辨证要点是什么？与蓄水证、蓄血证如何鉴别？

水血互结血室证以少腹胀满、甚或突起如敦状、小便不利，伴闭经或产后恶露量少等瘀血内阻证为辨证要点。本证当与蓄水证、蓄血证相鉴别，三者均见少腹胀满但又有不同。蓄水证属水热互结，膀胱气化不行，症见口渴而小便不利；蓄血证属血热互结下焦，症见小便自利、其人如狂；本证属水血俱结于血室，症见小便不利、口干不渴、经闭不行。

（2）大黄甘遂汤与抵当汤临床如何区别使用？

大黄甘遂汤与抵当汤皆治瘀血实证，但两者病机同中有异。抵当汤治疗血热瘀结下焦，症见经闭不行、少腹硬满但小便自利，治以抵当汤攻瘀破血通经，方中水蛭、虻虫攻瘀破血，桃仁活血化瘀，大黄泻热导瘀，方为攻逐瘀血之峻剂。大黄甘遂汤主治血水并结血室，症见少腹满如敦状而小便不利、经闭不行或产后恶露量少，治宜大黄甘遂汤破血逐水，方中大黄攻瘀下血，甘遂攻下逐水，阿胶养血扶正、标本兼治，使邪去而正不伤。

（3）大黄甘遂汤临床如何应用？

本方可用于产后恶露不尽、肝硬化腹水、月经不调、癃闭、臌胀、附睾淤积症等病证，病机属水血互结血室者，在使用过程中注意祛邪不伤正。

【参考医案】成某，女，40岁，1984年9月14日诊。因颅底骨裂昏迷不醒而入院，入院第5天出现喧扰不宁、躁妄打骂、动而多怒，虽用大剂量镇静剂亦罔效。观患者面色晦滞，狂乱无知，大便数天未解，小便短涩黄赤，少腹硬满，舌红苔黄，舌下脉络瘀阻，脉弦数。此系血瘀凝滞、下焦通路受阻、火邪上逼心神所致，急需逐瘀泄热。投大黄甘遂汤加栀子：酒大黄15g，制甘遂3g，阿胶10g（兑服），山栀子10g。服药1剂，泻下黑色秽臭大便1次，狂躁大减，原方减量继用。酒大黄10g，阿胶10g（兑服），山栀子10g，制甘遂3g，服药2剂，二便通畅，少腹硬满消除，神志恢复正常。[黄道富,肖美珍.大黄甘遂汤的临床应用.吉林中医药,1991,(1):35]

（五）带下病

1. 湿热带下——矾石丸案

【原文】妇人经水闭不利，脏坚癖不止，中有干血，下白物，矾石丸主之。（15）

矾石丸方：

矾石三分（烧）　杏仁一分

上二味，末之，炼蜜和丸枣核大，内脏中，剧者再内之。

【释义】本条论述内有干血、郁为湿热而带下的外治法。由于"中有干血"可积久为湿、郁而为热；若湿热下注，腐败可成带下。以矾石丸纳入阴中除湿热以止带。方中矾石燥湿清热、敛涩止带、解毒杀虫；杏仁、白蜜滋润以制矾石燥涩之性。润涩相伍，使带下止而不致干涩不适。

【典型病案】张某，女，30岁，1991年2月24日就诊。阴道分泌物增多3年，呈白色，有时兼有黄色，每日需换内裤2～3次，曾诊为"宫颈糜烂"，多次服用中西药物均未好转。半年前曾于某医院诊为"子宫后壁突性肿块（肌瘤钙化）""宫颈糜烂"。近1个多月阴道分泌物较前明显增多，色白，有时黄白相兼，质稠而臭，小腹部疼痛胀满，胃脘部隐隐作痛，有灼热感，纳少，身重乏力。舌质正常，苔白微黄，脉沉弦，右关脉濡数。妇科检查：宫颈有红色糜烂区，局部充血肥大，有接触性出血。B超：子宫后壁左侧有一23mm^{3}实性肿块。［毕明义,赵迎春,陈洪荣.矾石丸治疗带下病208例.山东中医杂志,1994,13(2):69］

【辨治思路解析】

（1）病证辨析：患者主要表现为带下量多、色白或黄白相兼、质稠而臭，并兼见小腹部疼痛胀满、苔白微黄、脉沉弦、右关脉濡数等湿热证表现，与本篇第15条所述相符，当辨为湿热带下。

（2）病因病机分析：湿热内蕴下注，可见带下色白或黄白相兼、量多、质稠而臭；瘀血腐化，故宫颈糜烂；湿热内扰，胃气不和，故胃脘隐痛、有灼热感、纳少；湿热中阻，脾失健运，气血生化乏源，故身重乏力；舌苔白微黄，脉沉弦、右关脉濡数，亦为肝经有热，脾胃湿蕴之象，证属肝热脾虚，湿热下注。

（3）治法与方药分析：湿热下注之带下证，治宜清热止带，方用矾石丸，纳药阴道内，连放3日。

方中矾石性寒燥湿、清热去腐、解毒杀虫、酸涩收敛以止带；杏仁破滞利湿泄瘀，并配白蜜滋润以制矾石燥涩之性。矾石丸纳入阴中，以除湿热而止带下，为治疗白带的外治方法，亦为治标之剂。

二诊：患者来诊述，放药后第2天带下即明显减少，3次后带下已如常人，小腹疼痛亦明显减轻，湿热得除，嘱继续放药7天。

三诊：带下未见增多。嘱停放3天后，继放7天。

四诊：妇科检查糜烂区消失，又用药7天巩固疗效。

追访半年病未复发。

【讨论】湿热带下的辨证要点是什么？矾石丸临床如何应用？

湿热带下以带下色黄、质稠、臭秽，或伴溲黄、舌苔黄厚腻，脉滑数为其辨证要点。现代研究报道，矾石丸外用主要治疗生殖系统炎症，如宫颈糜烂、宫颈炎、念珠菌性外阴阴道炎、滴虫性阴道炎，凡带下病属瘀积兼湿热内蕴者，皆可用之治疗。但矾石有毒，内服尤当慎重，剂量大刺激性亦大，可引起口腔、喉头烧伤，呕吐，腹泻等毒副反应，甚至虚脱、死亡。中毒后可用牛奶洗胃，并用镁盐作为抗酸剂。外用枯矾的稀薄液，能起到消炎、收敛、防腐的作用。

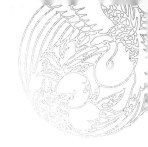

2. 寒湿带下——蛇床子散案

【原文】蛇床子散方，温阴中坐药。（20）

蛇床子散方：

蛇床子仁

上一味，末之，以白粉少许，和令相得，如枣大，绵裹内之，自然温。

【释义】本条论述寒湿带下的外治法。根据原文"温阴中"的治法及方后"绵裹内之，自然温"推测，本条症见阴中寒冷或连及后阴。蛇床子散方以性温味苦之蛇床子暖宫化湿除痒而为主药，白粉燥湿除秽虫，二药合用为坐药，其除湿杀虫效佳。以方测症，阴寒湿浊凝着下焦为其病机，可见带下清稀、腰部重坠、阴冷伴瘙痒等症。

【典型病案】何某，女，62 岁，1998 年 1 月 26 日就诊。主诉：患老年性阴道炎已有 3 年余，多次治疗，均因症状未能得到控制而更医。经妇科检查诊为"老年性阴道炎"。刻诊：阴部瘙痒而干燥，阴部寒冷，有白色分泌物，舌苔无变化，脉弱。[王付.仲景方临床应用指导.北京:人民卫生出版社,2001]

【辨治思路解析】

（1）病证辨析：患者主要表现为带下量多、色白，且阴冷瘙痒，与本篇第 20 条所述相符，当属寒湿带下。此与湿热带下之带下质稠色黄、量多、气臭者有别。

（2）病因病机分析：老年妇人多脾肾亏虚，肾阳虚则寒从中生，脾虚失运，则水湿内停；寒湿下注，故带下量多色白、阴部寒冷；年老阴亏血燥，故阴痒而干燥。证属脾肾亏虚血燥、寒湿下注。

（3）治法与方药分析：脾肾亏虚，寒湿下注之带下，治宜温肾散寒、燥湿止痒；方用蛇床子散加味。

蛇床子 24g，苍术 15g，蜀椒 6g，地肤子 24g，黄柏 6g，5 剂，每日 1 剂，水煎，分 3 次内服外用。每次服药约 150ml 左右，外用 250ml。

方中蛇床子，辛苦温，入肾经，与苍术、蜀椒相配，可温阳暖宫、散寒除湿、杀虫止痒；地肤子、黄柏燥湿止痒。诸药共享，使寒湿得除，带下则愈。内服、外治配合使用，疗效更佳。

二诊：病证好转，效不更方，又予前方 5 剂。

三诊：之后，用本方约二十余剂，病证悉罢。

【讨论】

（1）寒湿带下与湿热带下如何鉴别？

湿热带下，量多色黄秽浊或黏稠，有秽臭气，兼小便短赤，舌红苔黄脉滑数。寒湿带下，清稀、色白，绵绵不断，腰酸困重，倦怠便溏，少腹寒冷，甚或阴中寒冷连及后阴，尿频阴痒，舌淡苔白脉沉迟。

（2）蛇床子散临床适应证如何？与矾石丸如何区别使用？

蛇床子散为坐药，可直接温其受邪之处，以逐阴中寒湿、杀虫除痒。可用于治疗宫颈糜烂、滴虫性阴道炎、念珠菌性外阴阴道炎、湿疹、外阴瘙痒症、包皮、念珠菌性龟头炎等属下焦寒湿证者。本方与矾石丸同治带下阴痒，均有杀虫止痒作用，皆外用。然后者清热燥湿，主治下焦湿热之带下。

（六）腹痛

1. 瘀血内阻——红蓝花酒案

【原文】妇人六十二种风，及腹中血气刺痛，红蓝花酒主之。（16）

红蓝花酒方：疑非仲景方。

红蓝花一两

上一味，以酒一大升，煎减半，顿服一半。未止，再服。

【释义】 本条论述风血相搏、血凝气滞的腹痛证治。妇人六十二种风，泛指一切风邪。妇人经期或产后若不慎外感风邪，与血气相搏滞于腹中，瘀滞于胞中，阻碍气血运行，故见腹中刺痛，此为瘀血腹痛，治用红蓝花酒活血化瘀、理气止痛。方中红蓝花辛温活血止痛，以酒辛行气血，使血行流畅、风邪得散、通则不痛。

【参考医案】 韩某，女，28岁，1981年6月10日就诊。患者产后27天，腹痛当脐左右，窜痛不定，甚则如刺难忍，口渴不喜饮，胃呆纳滞，大便秘结，面色无华。病居半个月，经医服药未能奏效。诊其脉沉细弦，舌淡苔腻而润。证属产后血虚受风、经脉阻滞，治当活血化瘀、行气止痛。遵仲师明训，方用红蓝花酒。处方：红花10g，以米酒1碗，煎减半，分2次温服。方中主以红花活血止痛，米酒亦助行血气，二药合用共奏温通气血之功，令气行血开，而刺痛自止。二诊：次日患者腹痛减半，纳增神振，大便得行，再予2剂。三诊：腹痛痊愈，诸症平息。唯感肢体倦怠，给当归芍药散加减2剂调理，得收全功。经8个月随访，未见复发。[陈振智.红蓝花酒治产后腹痛.浙江中医杂志,1986,(7):302]

2. 肝脾失调——当归芍药散案

【原文】 妇人腹中诸疾痛，当归芍药散主之。（17）

当归芍药散方：见前妊娠中。

【释义】 本条论述妇人肝脾不调腹痛的治疗。条文叙症简略，结合当归芍药散证病机，表明妇人腹痛的原因虽与寒热虚实、气滞血瘀有关，但肝脾失调、气滞血凝较为多见，此亦原文"妇人腹中诸疾痛"意义所在。

【参考医案】 朱某，女，34岁。患者痛经已年余，每次月经将来之时，腹痛腹泻，经来量少，过两天后，经行始畅，痛泻才止，平日胃纳较差，腰痛，有白带，脉象左弦右缓。此为肝脾失调之候，治宜调理肝脾。前医曾用逍遥散、归芍六君之类，于法颇相近似，惜少利经之药，而服药又在经行之后，所以无效。乃用当归芍药散。处方：当归、白芍、白术各10g，川芎5g，茯苓、泽泻各10g，陈皮6g，共研为末，嘱于每月行经之前服之，每日3次，每次10g，白酒调下。方中当归、川芎调肝和血，芍药敛肝和营以止痛，更配以茯苓、白术、泽泻健脾利湿，诸药合用，共奏调和肝脾、理气血、利水湿之功。方加陈皮，以增行气之力。经前服用，可促进活血利水，其效佳。3个月后，经行正常，白带亦止。[谭日强.金匮要略浅述.人民卫生出版社,1981]

3. 脾胃虚寒

【原文】 妇人腹中痛，小建中汤主之。（18）

小建中汤方：见前虚劳中。

【释义】 本条所论腹痛脉证不全，其病机、证候、方药分析参见"血痹虚劳病脉证并治"篇第13条。

（七）转胞——肾气丸案

【原文】 问曰：妇人病饮食如故，烦热不得卧，而反倚息者，何也？师曰：此名转胞不得溺也，以胞系了戾，故致此病，但利小便则愈，宜肾气丸主之。方见脚气中。（19）

【释义】 本条论述妇人转胞的证治。转胞以小便不通、脐下急迫为主症。本条证属肾气虚、膀胱气化不行，故见不得尿；小便不利，浊气上逆，肺失宣降，故烦热不得卧而反倚息，治以化气利小便的肾气丸。

【典型病案】张某，女，44 岁，1975 年 9 月就诊。1 个月前曾少腹胀满，但不痛，溺时不畅，只是劳动时感到不舒，未作任何治疗，3 天左右症状自觉消失。就诊前夕，脐下胀满急痛，牵引腰部，意欲解小溲缓其急，溺时点滴难出，胸中烦闷，呼吸促迫，但坐不得眠，然而食欲并无影响，大便正常。舌淡红少苔，脉细弱。[赵淑炳,江淑安.金匮肾气丸的应用.湖北中医杂志,1979,(1):37]

【辨治思路解析】

（1）病证辨析：本案患者诊见脐下胀满急痛、牵引腰部，意欲解小溲缓其急，溺时点滴难出，与本篇第 19 条所述相符，当辨为转胞。此证当与淋证相鉴别，转胞虽脐下急痛、小便不通，但无尿痛；淋证则以尿时淋漓涩痛为主症。

（2）病因病机分析：根据本案脐下急痛、小便不通之主症，以及腰部、呼吸异常等症状，当属肾气虚弱、膀胱气化不行所致。由于肾气虚，膀胱气化失司，则膀胱之系缭绕不顺，故少腹胀满、溺时不畅、脐下胀满急痛牵引腰部；下窍不通，浊阴上犯，虚热上扰，故胸中烦闷、呼吸促迫、但坐不得眠；其病在下焦，中焦水谷之气运化正常，故食欲、大便正常；舌淡红少苔、脉细弱，为肾气虚之象。

（3）治法与方药分析：肾气虚衰之转胞，治宜补肾化气利水；方用肾气丸。

干地黄 24g，山药、山茱萸各 12g，泽泻、牡丹皮、茯苓各 9g，桂枝 3g，附子 3g（炮）。上 8 味共为细末，炼蜜丸，每丸重 9g，日服 2～3 次，每次服 1 丸。

方中干地黄、山药、山茱萸补肾阴以滋生气之源；附子、桂枝通阳温经蒸腾肾阴以化气；牡丹皮、茯苓、泽泻利小便、通血脉以通促补。全方集寒热补泻不同之药，补阴之虚可以生气、助阳之弱可以化水，阴阳并调，则肾气自充、膀胱气化自行、膀胱之系缭绕不顺可解、小便通利。

二诊：连服 5 天，气化行、小便通，诸症自愈。

【讨论】

（1）转胞证之因有哪些？肾气丸所治转胞的辨证要点是什么？

转胞是以脐下急痛、小便不通为主症的疾患。男女皆可罹患，但以妇人多见，尤多见妊娠妇女。形成本病的主要原因有：①肾气不足，膀胱气化不行；②妊娠胎气不举，压迫膀胱；③中焦脾虚，中气下陷；④上焦肺虚，通调失职；⑤忍尿入房。以上原因均能导致胞系了戾即膀胱缭绕不顺，而成小便不利的转胞，故应审证求因，分别论治。

肾气丸所治妇人转胞的病机为肾气虚、膀胱气化不行；以小便不通、脐下急痛，伴腰膝酸痛乏力，舌淡苔白润、脉沉细或沉弱等为其辨证要点。

（2）根据异病同治的原则，肾气丸还治疗哪些疾病？

《金匮要略》中用肾气丸者有五：①《中风历节病脉证并治第五》篇用治脚气上入、少腹不仁；②"血痹虚劳病脉证并治"篇用治虚劳腰痛、少腹拘急、小便不利；③"痰饮咳嗽病脉证并治"篇用治短气有微饮、当从小便去者；④"消渴小便不利淋病脉证并治"篇用治男子消渴、小便反多、以饮一斗、小便一斗者；⑤"妇人杂病脉证并治"篇用治妇人烦热不得卧、但饮食如故之转胞不得溺者。以上五病，虽症状不同，但病机皆属于肾气虚、膀胱气化功能失常，故均可用肾气丸益肾化气，体现了异病同治的原则。

（八）前阴诸疾

1. 阴疮——狼牙汤案

【原文】少阴脉滑而数者，阴中即生疮，阴中蚀疮烂者，狼牙汤洗之。（21）

狼牙汤方：

狼牙三两

上一味，以水四升，煮取半升，以绵缠箸如茧，浸汤沥阴中，日四遍。

【释义】本条论述妇人前阴疮蚀的外治法。"少阴脉滑数"乃湿热下注，蕴结不散，聚于肾之窍前阴，热盛血腐故令前阴生疮，久则可致热毒腐蚀而糜烂，症见前阴痒痛、浊带淋漓，此即"阴中蚀疮烂者"。治用狼牙汤洗涤阴部、清热燥湿、杀虫止痒。

【参考医案】王某，女，36岁。外阴瘙痒、变白8年余，间断治疗6年多，其效果不佳。现感外阴干痒，入夜加剧，阴中灼热疼痛，头晕，口干，杂色带下。妇科检查：外阴皮肤粗糙、有大量的抓痕，大小阴唇、阴蒂、会阴部变白，阴道分泌物减少。舌红苔少，脉弦细。证属下焦湿热，治宜清热燥湿、杀虫止痒。方用狼牙汤加味：狼牙草30g，蛇床子15g，烟草20g，茯苓10g，白鲜皮10g，炒白术10g，地骨皮10g。水煎先熏后洗外阴30分钟左右，日1剂，如法熏洗3次。经期停药。二诊：患者半个月后复诊，外阴瘙痒干痛明显减轻，其外阴皮色恢复正常，不粗糙，小阴唇两侧白色减少，药已中病，继用上方5剂。1个月后，会阴白斑、阴痒消失，外阴皮肤光滑而告愈。[高庆超.狼牙汤加味治女阴硬化苔癣15例.中医外治杂志,1996,(2):43]

2. 阴吹——膏发煎案

【原文】胃气下泄，阴吹而正喧，此谷气之实也，膏发煎导之。（22）

膏发煎方：见黄疸中。

【释义】阴吹指前阴出气，犹如后阴矢气一样。本条原因乃"胃气下泄"、"谷气实也"，以方测症，本证还当有大便燥结、小便不利之症，证属胃肠燥结兼瘀，治用猪膏发煎化瘀、润肠通便。方中猪膏滋润填精，发煎活血化瘀，使大便通畅、浊气下行则阴吹可止。

【参考医案】高某，女，28岁。素体阳盛，婚后半年，阴道内有气体排出，纳谷不香，脘腹胀满，口干咽燥，大便秘结，小便黄赤，舌质红，苔黄腻，脉滑而有力。此证属胃肠燥结、腑气不通，以致浊气下泄、干及前阴，而发生阴中出气有声。治宜润燥通便，方用膏发煎方。猪膏250g，乱发如鸡子大3撮，洗净油垢，和膏中煎之，发消药成，分成2次服。3剂后大便通，阴吹止。[吴标，梁武风.阴吹证治.广西中医药,1985,(1):22]

（九）误治成痞

【原文】妇人吐涎沫，医反下之，心下即痞，当先治其吐涎沫，小青龙汤主之。涎沫止，乃治痞，泻心汤主之。（7）

小青龙汤方：见痰饮中。

泻心汤方：见惊悸中。

【释义】本条论述妇人上焦寒饮误下成痞的先后治疗。吐涎沫多见上焦寒饮，治当温化寒饮。若误用下法，可损伤中阳，寒饮内陷可成心下痞证。若证属上焦寒饮，可用小青龙汤温散寒饮。若寒饮解除，或咳喘、吐涎沫止后，可根据辨证，选用泻心汤以治其心下痞满证，其辨治思路与《伤寒论》表解乃可攻痞相同。

（十）半产漏下

【原文】寸口脉弦而大，弦则为减，大则为芤，减则为寒，芤则为虚，寒虚相搏，此名曰革，妇人则半产漏下，旋覆花汤主之。（11）

旋覆花汤方：见五脏风寒积聚篇。

【释义】本条论述半产漏下的脉证机理与治疗。本条原文已见于"血痹虚劳病脉证并治"篇，相比之下，句首多"寸口"，句末多"旋覆花汤主之"，少"男子亡血失精"句，可见本条复列于此，是专为妇人病而设。由于本条之脉理，已详见于前，旋覆花汤功效作用请参见"五脏风寒积聚病脉证并治"篇。

（十一）小儿疳虫蚀齿

【原文】小儿疳虫蚀齿方：疑非仲景方。（23）

雄黄　葶苈

上二味，末之，取腊日猪脂镕，以槐枝绵裹头四五枚，点药烙之。

【释义】林亿等疑本条非仲景方，但《金匮玉函要略辑义》认为："玉函经第八卷末亦载小儿药三方，盖另有幼科书而亡佚者，此类岂其遗方耶"；程云来亦认为此方可能是仲景《口齿论》错简于此，二说均有参考价值。临床上此方可治疗小儿疳热生虫、牙龈糜烂，或牙齿蛀蚀之口齿疾患。

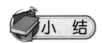

小　结

本篇内容丰富，所论涉及妇人杂病的病因病机、热入血室、月经病、带下病、腹痛、梅核气、脏躁、转胞、阴吹、阴疮等十多种妇科病症。

原文强调妇人杂病的病因，不外虚、积冷、结气三者，病证涉及上、中、下三焦各部，并有经带异常的特点。提出脉证合参，针药结合的论治原则。

本篇重点论述了月经病的证治，如属冲任虚寒兼瘀者用温经汤；气陷者，用胶姜汤；因瘀致经水不利，用土瓜根散；经闭不行宜抵当汤；水血互结血室者，宜大黄甘遂汤。带下病则主以外治法，并据湿热与寒湿之不同，分别予以矾石丸、蛇床子散纳药阴中；若湿热带下兼阴中生疮溃烂者，以狼牙汤外洗。

热入血室的治疗，均以泄热为主，小柴胡汤或针刺期门可随证应用。其他如梅核气、脏躁、转胞、腹痛等非女性独有病证亦列其中。篇中所用诸多方药，或调血气、或调肝脾、或建中补脾、或水血同治，表明仲景治妇人病注重调理气血、调理肝脾、调治水血的辨治思路。

本篇在治疗方法上最为丰富多样，既有汤、丸、散、酒的内服型剂，亦有洗、坐等外用剂型及针刺法。本篇与妇人妊娠病、产后病，为中医妇产科的形成与发展奠定了基础。故在学习本篇时应与妊娠病、产后病及《伤寒论》的有关条文进行互参，并结合后世的有关论述全面理解和掌握，做到融会贯通。

附 录 一

一、杂疗方第二十三

退五脏虚热 四时加减柴胡饮子方。（1）

冬三月加柴胡八分 白术八分 陈皮五分 大腹槟榔四枚，并皮子用 生姜五分 桔梗七分

春三月加枳实 减白术，共六味

夏三月加生姜三分 枳实五分 甘草三分，共八味

秋三月加陈皮三分，共六味

上各㕮咀，分为三贴，一贴以水三升，煮取二升，分温三服。如人行四五里进一服。如四体壅，添甘草少许，每贴分作三小贴，每小贴以水一升，煮取七合，温服，再合滓为一服，重煮，都成四服。

长服诃梨勒丸。疑非仲景方。（2）

诃梨勒（煨）陈皮 厚朴各三两

上三味，末之，炼蜜丸如梧子大，酒饮服二十丸，加至三十丸。

三物备急丸方。见《千金方》，司空裴秀为散用亦可。先和成汁，乃倾口中，令从齿间得入，至良验。（3）

大黄一两 干姜一两 巴豆一两（去皮、心，熬，外研如脂）

上药各须精新，先捣大黄、干姜为末，研巴豆内中，合治一千杵，用为散，蜜和丸亦佳，密器中贮之，莫令歇。主心腹诸卒暴百病。若中恶客忤，心腹胀满，卒痛如锥刺，气急口噤，停尸卒死者，以暖水若酒，服大豆许三四丸，或不下，捧头起，灌令下咽，须臾当差，如未差，更与三丸，当腹中鸣，即吐下便差。若口噤，亦须折齿灌之。

治伤寒，令愈不复，紫石寒食散方。（4）

紫石英 白石英 赤石脂 钟乳（碓炼）栝楼根 防风 桔梗 文蛤 鬼臼各十分 太一余粮十分（烧）干姜 附子（炮，去皮）桂枝（去皮）各四分

上十三味，杵为散，酒服方寸匕。

救卒死方。（5）

薤捣汁灌鼻中。

又方：

雄鸡冠割取血，管吹内鼻中。

猪脂如鸡子大，苦酒一升，煮沸，灌喉中。

鸡肝及血涂面上，以灰围四旁，立起。

大豆二七粒，以鸡子白并酒和，尽以吞之。

救卒死而壮热者方。（6）

矾石半斤，以水一斗半，煮消，以渍脚，令没踝。

救卒死而目闭者方。（7）

骑牛临面，捣薤汁灌耳中，吹皂荚末鼻中，立效。

救卒死而张口反折者方。（8）

灸手足两爪后十四壮了，饮以五毒诸膏散有巴豆者。

救卒死而四肢不收失便者方。（9）

马屎一升，水三斗，煮取二斗以洗之；又取牛洞稀粪也一升，温酒灌口中，灸心下一寸、脐上三寸、脐下四寸各一百壮，差。

救小儿卒死而吐利，不知是何病方。（10）

狗屎一丸，绞取汁，以灌之。无湿者，水煮干者取汁。

治尸蹶方。

尸蹶脉动而无气，气闭不通，故静而死也。治方脉证见上卷。（11）

菖蒲屑，内鼻两孔中吹之，令人以桂屑着舌下。

又方：

剔取左角发方寸，烧末，酒和，灌令入喉，立起。

救卒死、客忤死，还魂汤主之方。《千金方》云：主卒忤鬼击飞尸，诸奄忽气绝，无复觉，或已无脉，口噤拗不开，去齿下汤。汤下口不下者，分病人发左右，捉肩引之。药下复增取一升，须臾立甦。（12）

麻黄三两（去节）一方四两　杏仁（去皮，尖）七十个　甘草一两（炙）《千金》用桂心二两

上三味，以水八升，煮取三升，去滓，分令咽之，通治诸感忤。

又方：

韭根一把　乌梅二七个　吴茱萸半升（炒）

上三味，以水一斗煮之，以病人栉内中，三沸，栉浮者生，沉者死。煮取三升，去滓，分饮之。

救自缢死方。

救自缢死，旦至暮，虽已冷，必可治；暮至旦，小难也，恐此当言阴气盛故也。然夏时夜短于昼，又热，犹应可治。又云：心下若微温者，一日以上，犹可治之方。（13）

徐徐抱解，不得截绳，上下安被卧之。一人以脚踏其两肩，手少挽其发，常弦弦勿纵之；一人以手按据胸上，数动之；一人摩捋臂胫，屈伸之。若已僵，但渐渐强屈之，并按其腹。如此一炊顷，气从口出，呼吸眼开而犹引按莫置，亦勿苦劳之。须臾，可少桂汤及粥清含与之，令濡喉，渐渐能咽，及稍止。若向令两人以管吹其两耳，罙好。此法最善，无不活也。

疗中暍方。

凡中暍死，不可使得冷，得冷便死，疗之方。（14）

屈草带，绕暍人脐，使三两人溺其中，令温。亦可用热泥和屈草，亦可扣瓦椀底，按及车缸，以着暍人，取令溺，须得流去，此谓道路穷，卒无汤，当令溺其中，欲使多人溺，取令温。若有汤便可与之，不可泥及车缸，恐此物冷，暍既在夏月，得热泥土，暖车缸，亦可用也。

救溺死方。（15）

取灶中灰两石余，以埋人，从头至足。水出七孔，即活。

上疗自缢、溺、暍之法，并出自张仲景为之。其意殊绝，殆非常情所及，本草所能关，实救人之大术矣。伤寒家数有暍病，非此遇热之暍。见《外台》、《肘后》目。

治马坠及一切筋骨损方见《肘后方》。（16）

大黄一两（切，浸，汤成下）　绯帛如手大（烧灰）　乱发如鸡子大（烧灰用）　久用炊单布一尺　（烧灰）　败蒲一握（三寸）　桃仁四十九枚（去皮、尖，熬）　甘草如中指节（炙，剉）

上七味，以童子小便量多少煎汤成，内酒一大盏，次下大黄，去滓，分温三服。先剉败蒲席半领，煎汤浴，衣被盖覆，斯须通利数行，痛楚立差。利及浴水赤，勿怪，即瘀血也。

二、禽兽鱼虫禁忌并治第二十四

凡饮食滋味，以养于生，食之有妨，反能为害，自非服药炼液，焉能不饮食乎？切见时人，不闲调摄，疾疢

竞起，若不因食而生，苟全其生，须知切忌者矣。所食之味，有与病相宜，有与身为害，若得宜则益体，害则成疾，以此致危，例皆难疗。凡煮药饮汁，以解毒者，虽云救急，不可热饮，诸毒病得热更甚，宜冷饮之。（1）

肝病禁辛，心病禁咸，脾病禁酸，肺病禁苦，肾病禁甘；春不食肝，夏不食心，秋不食肺，冬不食肾，四季不食脾。辩曰：春不食肝者，为肝气王，脾气败，若食肝，则又补肝，脾气败尤甚，不可救。又肝王之时，不可以死气入肝，恐伤魂也；若非旺时即虚，以补肝之佳，余脏准此。（2）

凡肝脏，自不可轻啖，自死者弥甚。（3）

凡心皆为神识所舍，勿食之，使人来生复其报对矣。（4）

凡肉及肝，落地不着尘土者，不可食之。猪肉落水浮者，不可食。（5）

诸肉及鱼，若狗不食，鸟不啄者，不可食。（6）

诸肉不干，火炙不动，见水自动者，不可食之。（7）

肉中有如朱点者，不可食之。六畜肉热血不断者，不可食之。（8）

父母及身本命肉，食之，令人神魂不安。（9）

食肥肉及热羹，不得饮冷水。（10）

诸五脏及鱼，投地尘土不污者，不可食之。（11）

秽饭、馁肉、臭鱼，食之皆伤人。（12）

自死肉，口闭者，不可食之。（13）

六畜自死，皆疫死，则有毒，不可食之。（14）

兽自死，北首及伏地者，食之杀人。（15）

食生肉，饱饮乳，变成白虫一作血蛊。（16）

疫死牛肉，食之令病洞下，亦致坚积，宜利药下之。（17）

脯藏米瓮中，有毒，及经夏食之，发肾病。（18）

治自死六畜肉中毒方。（19）

黄柏屑，捣服方寸匕。

治食郁肉漏脯中毒方　　郁肉，密器盖之，隔宿者是也。漏脯，茅屋漏下，沾著者是也。（20）

烧犬屎，酒服方寸匕，每服人乳汁亦良。饮生韭汁三升，亦得。

治黍米中藏干脯，食之中毒方。（21）

大豆浓煮汁，饮数升即解。亦治狸肉漏脯等毒。

治食生肉中毒方。（22）

掘地深三尺，取其下土三升，以水五升煮数沸，澄清汁，饮一升，即愈。

治六畜鸟兽肝中毒方。（23）

水浸豆豉，绞取汁，服数升愈。

马脚无夜眼者，不可食之。（24）

食酸马肉，不饮酒，则杀人。（25）

马肉不可热食，伤人心。（26）

马鞍下肉，食之杀人。（27）

白马黑头者，不可食之。（28）

白马青蹄者，不可食之。（29）

马肉、豚肉共食，饱醉卧，大忌。（30）

驴马肉合猪肉食之，成霍乱。（31）

马肝及毛，不可妄食，中毒害人。（32）

治马肝毒中人未死方。（33）

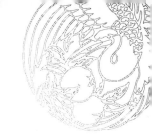

雄鼠屎二七粒，末之，水和服，日再服。屎尖者是。

又方：

人垢，取方寸匕，服之佳。

治食马肉中毒欲死方。（34）

香豉二两　杏仁三两

上二味，蒸一食顷，熟杵之服，日再服。

又方：

煮芦根汁，饮之良。

疫死牛，或目赤，或黄，食之大忌。（35）

牛肉共猪肉食之，必作寸白虫。（36）

青牛肠，不可合犬肉食之。（37）

牛肺，从三月至五月，其中有虫如马尾，割去勿食，食则损人。（38）

牛、羊、猪肉，皆不得以楮木、桑木蒸炙，食之令人腹内生虫。（39）

噉蛇牛肉杀人。何以知之？噉蛇者，毛发向后顺者，是也。（40）

治噉蛇牛肉食之欲死方。（41）

饮人乳汁一升，立愈。

又方：

以泔洗头，饮一升，愈。

牛肚细切，以水一斗，煮取一升，暖饮之，大汗出者愈。

治食牛肉中毒方。（42）

甘草煮汁饮之，即解。

羊肉，其有宿热者，不可食之。（43）

羊肉不可共生鱼、酪食之，害人。（44）

羊蹄甲中有珠子白者，名羊悬筋，食之令人癫。（45）

白羊黑头，食其脑，作肠痈。（46）

羊肝共生椒食之，破人五脏。（47）

猪肉共羊肝和食之，令人心闷。（48）

猪肉以生胡荽同食，烂人脐。（49）

猪脂不可合梅子食之。（50）

猪肉和葵食之，少气。（51）

鹿肉不可和蒲白作羹，食之发恶疮。（52）

麋脂及梅、李子，若妊妇食之，令子青盲，男子伤精。（53）

麋肉不可合虾及生菜、梅、李果食之，皆病人。（54）

痼疾人不可食熊肉，令终身不愈。（55）

白犬自死，不出舌者，食之害人。（56）

食狗鼠余，令人发瘘疮。（57）

治食犬肉不消成病者方。

治食犬肉不消，心下坚，或腹胀，口干大渴，心急发热，妄语如狂，或洞下方。（58）

杏仁一升（合皮，熟，研用）

上一味，以沸汤三升，和取汁，分三服，利下肉片，大验。

妇人妊娠，不可食兔肉、山羊肉，及鳖、鸡、鸭，令子无声音。（59）

兔肉不可合白鸡肉食之，令人面发黄。（60）

兔肉着干姜食之，成霍乱。（61）

凡鸟自死，口不闭，翅不合者，不可食之。（62）

诸禽肉，肝青者，食之杀人。（63）

鸡有六翮四距者，不可食之。（64）

乌鸡白首者，不可食之。（65）

鸡不可共葫蒜食之，滞气。一云鸡子。（66）

山鸡不可合鸟兽肉食之。（67）

雉肉久食之，令人瘦。（68）

鸭卵不可合鳖肉食之。（69）

妇人妊娠，食雀肉，令子淫乱无耻。（70）

雀肉不可合李子食之。（71）

燕肉勿食，入水为蛟龙所噉。（72）

治食鸟兽中箭肉毒方鸟兽有中毒箭死者，其肉有毒，解之方。（73）

大豆煮汁，及盐汁，服之解。

鱼头正白，如连珠至脊上，食之杀人。（74）

鱼头中无腮者，不可食之，杀人。（75）

鱼无肠胆者，不可食之，三年阴不起，女子绝生。（76）

鱼头似有角者，不可食之。鱼目合者，不可食之。（77）

六甲日，勿食鳞甲之物。（78）

鱼不可合鸡肉食之。（79）

鱼不得合鸬鹚肉食之。（80）

鲤鱼鲊，不可合小豆藿食之；其子不可合猪肝食之，害人。（81）

鲤鱼不可合犬肉食之。（82）

鲫鱼不可合猴雉肉食之。一云：不可合猪肝食。 （83）

鳀鱼合鹿肉生食，令人筋甲缩。（84）

青鱼鲊，不可合生葫荽及生葵并麦中食之。（85）

鳅、鳝不可合白犬血食之。（86）

龟肉不可合酒、果子食之。（87）

鳖目凹陷者，及厌下有王字形者，不可食之。（88）

又其肉不得合鸡、鸭子食之。（89）

龟、鳖肉不可合苋菜食之。（90）

虾无须，及腹下通黑，煮之反白者，不可食之。（91）

食脍，饮乳酪，令人腹中生虫，为瘕。（92）

治食鲙不化成癥病方。

鲙食之，在心胸间不化，吐复不出，速下除之，久成癥病，治之方。（93）

橘皮一两　大黄二两　朴硝二两

上三味，以水一大升，煮至小升，顿服即消。

食鲙多不消，结为症病，治之方。（94）

马鞭草

上一味，捣汁饮之。或以姜叶汁，饮之一升，亦消。又可服吐药吐之。

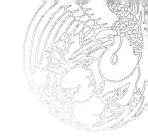

食鱼后中毒，两种烦乱，治之方。（95）

橘皮

浓煎汁，服之即解。

食鯸鮧鱼中毒方。（96）

芦根煮汁，服之即解。

蟹目相向，足斑目赤者，不可食之。（97）

食蟹中毒治之方。（98）

紫苏煮汁，饮之三升。紫苏子捣汁饮之，亦良。

又方：

冬瓜汁，饮二升。食冬瓜亦可。

凡蟹未遇霜，多毒，其熟者，乃可食之。（99）

蜘蛛落食中，有毒，勿食之。（100）

凡蜂、蝇、虫、蚁等多集食上，食之致瘘。（101）

三、果实菜谷禁忌并治第二十五

果子生食，生疮。（1）

果子落地经宿，虫蚁食之者，人大忌食之。（2）

生米停留多日，有损处，食之伤人。（3）

桃子多食，令人热，仍不得入水浴，令人病淋沥寒热病。（4）

杏酪不熟，伤人。（5）

梅多食，坏人齿。（6）

李不可多食，令人胪胀。（7）

林檎不可多食，令人百脉弱。（8）

橘柚多食，令人口爽，不知五味。（9）

梨不可多食，令人寒中。金疮、产妇亦不宜食。（10）

樱桃、杏多食，伤筋骨。（11）

安石榴不可多食，损人肺。（12）

胡桃不可多食，令人动痰饮。（13）

生枣多食，令人热渴气胀，寒热羸瘦者，弥不可食，伤人。（14）

食诸果中毒治之方。（15）

猪骨（烧灰）

上一味，末之，水服方寸匕。亦治马肝、漏脯等毒。

木耳赤色，及仰生者，勿食。菌仰卷，及赤色者，不可食。（16）

食诸菌中毒，闷乱欲死，治之方。（17）

人粪汁，饮一升。土浆，饮一二升。大豆浓煮汁，饮之。服诸吐利药，并解。

食枫柱菌而哭不止，治之以前方。（18）

误食野芋，烦毒欲死，治之以前方。其野芋根，山东人名魁芋。人种芋三年不收，亦成野芋，并杀人。（19）

蜀椒闭口者有毒，误食之，戟人咽喉，气病欲绝，或吐下白沫，身体痹冷，急治之方。（20）

肉桂煎汁饮之。多饮冷水一二升，或食蒜，或饮地浆，或浓煮豉汁，饮之，并解。

正月勿食生葱，令人面生游风。（21）

二月勿食蓼，伤人肾。（22）

三月勿食小蒜，伤人志性。（23）

四月、八月勿食胡荽，伤人神。（24）

五月勿食韭，令人乏气力。（25）

五月五日勿食一切生菜，发百病。（26）

六月、七月勿食茱萸，伤神气。（27）

八月、九月勿食姜，伤人神。（28）

十月勿食椒，损人心，伤心脉。（29）

十一月、十二月勿食薤，令人多涕唾。（30）

四季勿食生葵，令人饮食不化，发百病。非但食中，药中皆不可用，深宜慎之。（31）

时病差未健，食生菜，手足必肿。（32）

夜食生菜，不利人。（33）

十月勿食被霜生菜，令人面无光，目涩，心痛，腰疼，或发心疟。疟发时，手足十指爪皆青，困委。（34）

葱、韭初生芽者，食之伤人心气。（35）

饮白酒，食生韭，令人病增。（36）

生葱不可共蜜食之，杀人。独颗蒜弥忌。（37）

枣和生葱食之，令人病。（38）

生葱和雄鸡、雉、白犬肉食之，令人七窍经年流血。（39）

食糖、蜜后四日内，食生葱、蒜，令人心痛。（40）

夜食诸姜、蒜、葱等，伤人心。（41）

芜菁根多食，令人气胀。（42）

薤不可共牛肉作羹，食之成瘕病，韭亦然。（43）

莼多病食，动痔疾。（44）

野苣不可同蜜食之，作内痔。（45）

白苣不可共酪同食，作䘌虫。（46）

黄瓜食之，发热病。（47）

葵心不可食，伤人，叶尤冷，黄背赤茎者，勿食之。（48）

胡荽久食之，令人多忘。（49）

病人不可食胡荽及黄花菜。（50）

芋不可多食，动病。（51）

妊妇食姜，令子余指。（52）

蓼多食，发心痛。（53）

蓼和生鱼食之，令人夺气，阴咳疼痛。（54）

芥菜不可共兔肉食之，成恶邪病。（55）

小蒜多食，伤人心力。（56）

食躁式躁方。（57）

豉浓煮汁饮之。

误食钩吻杀人解之方。（58）钩吻与芹菜相似，误食之，杀人，解之方《肘后》云：与茱萸、食芹相似。

荠苨八两

上一味，水六升，煮取二升，分温二服。钩吻生地傍无他草，其茎有毛者，以此别之。

治误食水莨菪中毒方。（59）

菜中有水莨菪，叶圆而光，有毒。误食之，令人狂乱，状如中风，或吐血，治之方。

甘草煮汁，服之即解。

治食芹菜中龙精毒方。（60）

春秋二时，龙带精入芹菜中，人偶食之为病。发时手青腹满，痛不可忍，名蛟龙病，治之方。

硬糖二三升

上一味，日两度服之，吐出如蜥蜴三五枚，差。

食苦瓠中毒治之方。（61）

黎穰煮汁，数服之，解。

扁豆，寒热者不可食之。（62）

久食小豆，令人枯燥。（63）

食大豆屑，忌啖猪肉。（64）

大麦久食，令人作癣。（65）

白黍米不可同饴、蜜食，亦不可合葵食之。（66）

荍麦多食之，令人发落。（67）

盐多食，伤人肺。（68）

食冷物，冰人齿。食热物，勿饮冷水。（69）

饮酒，食生苍耳，令人心痛。（70）

夏月大醉汗流，不得冷水洗着身，及使扇，即成病。（71）

饮酒，大忌灸腹背，令人肠结。（72）

醉后勿饱食，发寒热。（73）

饮酒食猪肉，卧秫稻穰中，则发黄。（74）

食饴，多饮酒，大忌。（75）

凡水及酒，照见人影动者，不可饮之。（76）

醋合酪食之，令人血瘕。（77）

食白米粥，勿食生苍耳，成走疰。（78）

食甜粥已，食盐即吐。（79）

犀角筋，搅饮食，沫出，及浇地坟起者，食之杀人。（80）

饮食中毒，烦满，治之方。（81）

苦参三两　苦酒一升半

上二味，煮三沸，三上、三下服之，吐食出即差。或以水煮亦得。

又方：

犀角汤亦佳。

贪食，食多不消，心腹坚满痛，治之方。（82）

盐一升　水三升

上二味，煮令盐消，分三服，当吐出食，便差。

矾石生入腹，破人心肝，亦禁水。（83）

商陆以水服，杀人。（84）

葶苈子，傅头疮，药成入脑，杀人。（85）

水银入人耳，及六畜等，皆死。以金银着耳边，水银则吐。（86）

苦练（楝）无子者，杀人。（87）

凡诸毒，多是假毒以投，无知时宜煮甘草荠苨汁饮之。通除诸毒药。（88）

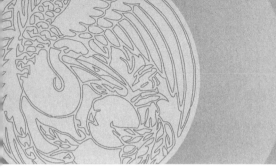

附 录 二

枳实芍药散

枳实薤白桂枝汤

侯氏黑散

厚朴七物汤

厚朴三物汤

厚朴大黄汤

厚朴麻黄汤

茯苓戎盐汤

茯苓泽泻汤

茯苓杏仁甘草汤

茯苓桂枝甘草大枣汤

茱萸汤

栀子大黄汤

栀子豉汤

十画

胶姜汤（方未见）

桔梗汤

桃花汤

狼牙汤

通脉四逆汤

射干麻黄汤

桂枝汤

桂枝加桂汤

桂枝茯苓丸

桂枝附子汤

桂枝生姜枳实汤

桂枝芍药知母汤

桂枝加黄芪汤

桂枝加龙骨牡蛎汤

桂枝去芍药加麻黄细辛附子汤

桂枝去芍药加蜀漆牡蛎龙骨救逆汤

桂苓五味甘草汤

桂苓五味甘草去桂加干姜细辛半夏汤

十一画

排脓散

排脓汤

旋覆花汤

蛇床子散

崔氏八味丸

麻子仁丸

麻黄加术汤

麻黄附子汤

麻黄杏仁薏苡甘草汤

猪苓汤

猪苓散

猪膏发煎

黄土汤

黄连粉（方未见药）

黄芪建中汤

黄芪桂枝五物汤

黄芪芍药桂枝苦酒汤

黄芩加半夏生姜汤

十二画

温经汤

滑石代赭汤

滑石白鱼散

硝石矾石散

雄黄熏方

紫参汤

越婢汤

越婢加术汤

越婢加半夏汤

葶苈大枣泻肺汤

葛根汤

葵子茯苓散

十三画以上

蜀漆散

蒲灰散

蜘蛛散

酸枣仁汤

薏苡附子散

薏苡附子败酱散

橘皮汤

橘枳姜汤

橘皮竹茹汤

薯蓣丸

藜芦甘草汤（方未见药）

鳖甲煎丸